编写单位｜中山大学中山眼科中心｜眼科学国家重点实验室

眼科专科护理管理学

主　编　卢素芬　吴素虹

副主编　曾素华　林浩添　黄玩英　刘　文

编　者（以姓氏笔画为序）

邓杏灵　卢素芬　刘　文　吴素虹

林明色　林浩添　林静仪　罗春燕

黄玩英　黄思建　黄晓燕　曹乾忠

植翠明　曾素华

人民卫生出版社

·北　京·

图书在版编目（CIP）数据

眼科专科护理管理学 / 卢素芬，吴素虹主编 . —北京：人民卫生出版社，2022.7

ISBN 978-7-117-33318-4

Ⅰ.①眼… Ⅱ.①卢…②吴… Ⅲ.①眼科学 —护理学 Ⅳ.①R473.77

中国版本图书馆 CIP 数据核字（2022）第 111910 号

人卫智网	www.ipmph.com	医学教育、学术、考试、健康，购书智慧智能综合服务平台
人卫官网	www.pmph.com	人卫官方资讯发布平台

眼科专科护理管理学

Yanke Zhuanke Huli Guanlixue

主　　编：卢素芬　　吴素虹
出版发行：人民卫生出版社（中继线 010-59780011）
地　　址：北京市朝阳区潘家园南里 19 号
邮　　编：100021
E - mail：pmph @ pmph.com
购书热线：010-59787592　010-59787584　010-65264830
印　　刷：北京顶佳世纪印刷有限公司
经　　销：新华书店
开　　本：787 × 1092　1/16　印张：27
字　　数：623 千字
版　　次：2022 年 7 月第 1 版
印　　次：2022 年 9 月第 1 次印刷
标准书号：ISBN 978-7-117-33318-4
定　　价：98.00 元

打击盗版举报电话：**010-59787491**　E-mail：WQ @ pmph.com
质量问题联系电话：**010-59787234**　E-mail：zhiliang @ pmph.com
数字融合服务电话：**4001118166**　E-mail：zengzhi @ pmph.com

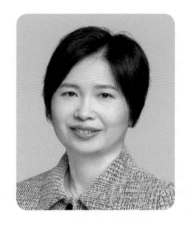

卢素芬,副主任护理师,曾任中山大学中山眼科中心护理部干事、白内障科护士长。

广东省护理学会首届眼科护理专业委员会秘书,中山大学护理委员会首届眼科护理专业委员会秘书,《眼科学报》审稿专家。

从事临床眼科护理工作 32 年。任《临床眼科护理学》(人民卫生出版社)副主编,《眼科手术配合技巧》(人民卫生出版社)副主编,《眼的奥秘与呵护》(人民卫生出版社)副主编,《眼病家庭康复宝典》(人民卫生出版社)副主编,《临床眼科护理工作标准操作程序》(广东科技出版社)副主编。获广东省科学技术奖二等奖 1 项;主持广东省医学科研基金 1 项,参与设计国家实用新型专利 2 项。以通讯作者在 *Annals of Eye Science* 发表论文 2 篇,在国家级和省级核心期刊共发表论文 30 多篇。在国内建立首个眼科住院患者临床护理质量评价指标体系,带领白内障科护理团队建立白内障日间手术标准护理模式,引领国内眼科日间手术护理的发展,负责筹备建立了国内首个高度近视诊疗平台,实施高度近视矫正患者全流程管理,对眼科专科护理的发展发挥了重要作用。

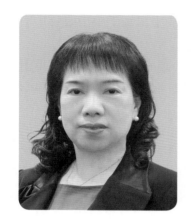

吴素虹，主任护理师，曾任中山大学中山眼科中心医务处副处长兼护理部主任。

广东省护理学会理事，建立广东省护理学会眼科护理专业委员会并担任主任委员，建立中山大学护理委员会眼科护理专业委员会并担任主任委员。

从事临床眼科护理工作30多年。主编《临床眼科护理学》（人民卫生出版社）、《眼科手术配合技巧》（人民卫生出版社）、《眼的奥秘与呵护》（人民卫生出版社）、《眼病家庭康复宝典》（人民卫生出版社）、《临床眼科护理指引》（广东科技出版社）、《临床眼科护理工作标准操作程序》（广东科技出版社）。获广东省科学技术奖二等奖1项、中山医科大学医疗成果奖2项，以设计人获国家实用新型专利3项。获广东省第二届护理用品创新大赛二等奖，获中山大学"巾帼标兵"称号。以第一作者在《中华护理杂志》发表论文6篇，在国家级和省级核心期刊发表论文40多篇。"高度近视后巩膜加强术患者的护理研究"被美国只读光盘（CD-ROM）数据库Medline《医学文摘》摘录收藏。

护理与医疗密不可分,护理工作涉及患者就医的各个环节,在保障医疗质量与安全、促进患者康复、构建和谐医患关系等方面发挥着重要作用。

护理管理是医院管理的一个重要组成部分,规范的临床护理管理在促进护理学科发展和医院建设方面意义重大。

护理管理活动有其独特的专业性、技巧性及务实性,由于眼的解剖及生理功能特点,临床眼科护理管理更有其特殊性。而护理质量是衡量医院护理服务水平的重要标志,也是护理管理的核心。

本书着重介绍了临床眼科护理质量的规范化、系统化、标准化及科学化管理。全书分为十二章,主要内容有:护理管理理论,临床眼科护理质量规范化、标准化、系统化管理,现代管理工具的临床应用,眼科日间病房管理,眼科临床路径护理部分,眼科临床护士的培养,等等。倡导具有临床眼科特色的系统化护理管理理念,全覆盖门诊、病房、手术室管理流程,设计、梳理了大量管理工具及临床护理表单是本书的亮点。

本书编者毫不保留地把多年在眼科临床护理管理中不断探索、学习及积累的丰富眼科临床护理管理经验结合现代护理管理方法整理成书,为眼科护理管理者提供借鉴,旨在帮助眼科护理管理者提高工作效率及管理技巧,不断提高眼科护理管理水平,为促进眼科专科护理的发展及眼科学科建设作出贡献。

尽管编者在编写过程中已做了很大努力并认真核对,但难免存在疏漏之处,敬请读者指正。

卢素芬　吴素虹
2022 年 3 月

目　录

第一章　绪　论

第一节　护 理 管 理

护理管理是护理工作的重要内容之一,是将管理学的科学理论和方法应用于护理管理实践活动的过程。

一、护理管理概述

(一) 管理的概念与内容

1. 管理的概念　管理是在特定的环境下,对组织所拥有的资源进行有效的计划、组织、领导和控制,以便达成既定的组织目标的过程。

2. 管理的内容　管理的内容主要包括管理职能、管理对象、管理方法。

(1) 管理职能:管理职能是管理系统所具有的职责和功能。法国管理学家亨利·法约尔(Henri Fayol)首次提出计划、组织、指挥、协调和控制是所有管理者都要执行的五项管理职能。美国管理学家哈罗德·孔茨(Harold Koontz)和西里尔·奥唐奈(Cyril O'Donnell)将计划、组织、人员配备、领导和控制五种职能作为管理教科书的框架。

(2) 管理对象:管理对象也称管理客体,是指管理者实施管理活动的对象,主要是指人、财、物、信息、技术、时间、空间等一切资源,其中最重要的是对人的管理。

(3) 管理方法:是指在管理活动中为实现管理目标、保证管理活动的顺利进行而采取的方案和措施,是管理理论、原理的具体化和实际化。随着科学管理理念的不断深入,管理方法也逐渐趋于数据化、标准化、系统化和民主化。

(二) 护理管理的概念与内容

1. 护理管理的概念　世界卫生组织对护理管理的定义:护理管理是为了提高人们的健康水平,系统地利用护士的潜在能力和有关的其他人员或设备、环境以及社会活动的过程。

2. 护理管理者的概念 护理管理者是从事护理管理活动的人或人群的总称,具体是指为了实现组织目标而负责对护理资源进行计划、组织、领导和控制的护士。

3. 护理管理的内容

(1)护理管理的任务:目前,我国护理管理的主要任务是借鉴国内外先进的管理理论、方法、模式,结合我国医疗改革和护理学科发展的现状,建立适合我国的护理管理体系,对护理人员、技术、设备及信息等进行科学管理,以提高护理工作效率和效果。根据工作内容不同可分为护理行政管理、护理业务管理、护理教育管理、护理科研管理。

(2)护理管理的研究内容:护理管理研究的目的是寻找护理管理活动的基本规律和一般方法,并运用科学管理的方法提高护理工作效率和护理质量,进而推进护理学科的发展。主要研究内容包括管理模式的研究、质量管理的研究、人力资源管理的研究、护理经济管理的研究、护理信息管理研究、护理文化建设的研究、护理管理环境研究等。

二、管理理论

管理理论是对管理实践中积累的经验进行提炼和总结,逐步形成对管理活动的系统化认识。管理理论的形成受到管理活动所处的历史环境和社会发展阶段的影响,反过来,管理理论又对管理实践活动起到指导和推动的作用。19 世纪末至 20 世纪初,管理科学成为一门独立的科学学科,之后管理学的发展经历了三个发展阶段,即古典管理理论阶段、行为科学理论阶段、现代管理理论阶段。

(一)古典管理理论

古典管理理论的产生是在 20 世纪初,以泰勒的科学管理理论、法约尔的管理过程理论、韦伯的行政组织理论为代表。

1. 泰勒的科学管理理论 弗雷德里克·温斯洛·泰勒(Frederick Winslow Taylor)是美国古典管理学家、科学管理的创始人。他从一名学徒工开始,先后被提拔为车间管理员,技师,小组长,工长,设计室主任和总工程师。他不断在工厂实地进行试验,系统地研究和分析工人的操作方法和动作所花费的时间,逐渐形成其管理体系——科学管理。1911 年,他出版了《科学管理原理》一书,被公认为"科学管理之父"。泰勒的科学管理主要有两大贡献:一是管理要走向科学;二是劳资双方的精神革命。泰勒认为科学管理的根本目的是通过工作方法的科学研究来提高劳动生产率,要达到最高工作效率的重要手段是用科学化、标准化的管理方法代替经验管理。

泰勒的科学管理理论广泛应用于护理管理中,如护理管理者按工作内容对护士进行分工,护士分别执行不同的护理工作职责,形成了护理工作中的功能制护理模式,这种模式发挥护士各自的特长,分工明确,大大提高了工作效率。同时,制定护理各项工作和技术操作的标准和工作流程,并对护士进行培训与考核,使护理工作达到标准化,大大提高护理服务质量。近年来,随着医院管理更看重医疗质量和医疗效率,在护理管理中,标准化、流程化更受到管理者的重视,管理者致力将复杂的护理工作流程化、简单化,最后标准化,并且通过教育培训、制度的约束、信息化的管理等让护士按标准执行,确保了护理质量和提高护理工作效率,也体现了护理管理的价值。

2. 法约尔的管理过程理论　亨利·法约尔早期就参与企业的管理工作,并长期担任企业高级领导职务,他以企业整体作为研究对象。他认为,管理理论是有关管理得到普遍承认的理论,是经过普遍经验检验并得到论证的一套有关原则、标准、方法、程序等内容的完整体系。1916 年,他出版了《工业管理和一般管理》,标志着一般管理理论的形成。

法约尔管理过程理论的主要观点:

(1)区别了经营和管理:将管理活动从经营职能中提炼出来,成为经营的第六项职能。他认为管理是普遍的一种单独活动,有自己的一套知识体系,由各种职能构成,管理者通过完成各种职能来实现目标。

(2)倡导管理教育:法约尔认为,管理能力可以通过教育来获得,每一个管理者都按照自己的方法、原则和个人的经验行事,但是谁也不曾设法将那些被人们接受的规则和经验变成普遍的管理理论,管理能力需要通过教育来获得。

(3)明确提出了管理的五大职能:法约尔将管理活动分为计划、组织、指挥、协调和控制等五大管理职能,并进行了相应的分析和讨论。管理的五大职能并不是管理者个人的责任,是分配于领导人与整个组织成员之间的工作。

(4)提出十四项管理原则:法约尔的十四项管理原则包括:①合理分工;②权力与责任的一致;③严明的纪律;④统一指挥;⑤统一领导;⑥个人利益服从整体利益;⑦个人报酬公平合理;⑧集权与分权相适应;⑨明确的等级制度;⑩良好的工作秩序;⑪公平、公正的领导方法;⑫人员任用稳定;⑬鼓励员工的首创精神;⑭增强团队合作和协作精神。

3. 韦伯的行政组织理论　马克斯·韦伯(Max Weber)是德国著名的社会学家,他提出了理想的行政管理组织理论,从行政管理的角度对管理的组织结构体系进行深入的研究,他认为只有高度结构的正式的理想化的理想行政组织体系,才是对员工进行强制性管理的最合理手段,才是达到目标,提高劳动效率的最有效形式,并且在精确性、稳定性、纪律性和可靠性方面优于其他组织形式。

韦伯的行政组织理论有以下特点:①明确的职位分工;②自上而下的权利等级系统;③人员任用通过正式考评和教育实现;④严格遵守制度和纪律;⑤建立理想化的行动组织,工作中人与人之间只有职位关系,不受个人感情和喜好的影响;⑥建立管理人员职业化制度,使之具有固定的薪金和明文规定的晋升制度。

(二)行为科学理论

行为科学理论是 20 世纪 30 年代开始形成的一门研究人类行为的新学科,综合应用心理学、社会学、社会心理学、人类学、经济学、政治学、历史学、法律学、教育学、精神病学及管理理论和方法,研究组织中人的行为、动机以及行为过程和行为效果之间的关系。以求通过改善组织中人与人之间的关系,激励人的积极性,提高生产效率。

1. 梅奥的人际关系理论　梅奥(George Elton Mayo,1880—1949)为原籍澳大利亚的美国行为科学家,人际关系理论的创始人,美国艺术与科学院院士,在美国西方电器公司进行了长达 9 年的实验研究——霍桑试验(Hawthorne Studies),真正揭开了作为组织中的人的行为研究的序幕。梅奥的人际关系理论主要观点:

(1)工人是社会人而不是经济人:传统组织理论把人当作"经济人",认为金钱是刺激人积极性的唯一动力。梅奥认为,人们的行为并不是单纯地追求金钱,还有社会、心理方面的需要,即追求人与人之间的友情、安全感、归属感和受人尊敬等,而后者更为重要。因此,不能单纯从技术和物质条件着眼,而必须首先从社会心理等方面考虑合理的组织与管理。

(2)组织中存在非正式组织:梅奥通过霍桑试验发现,组织中除了存在着古典管理理论所研究的为了实现企业目标而明确规定各成员相互关系和职责范围的正式组织之外,还存在着非正式组织。这种非正式组织是在正式组织的共同劳动过程中,因相同兴趣、爱好、利益等而结成的自发性群体组织。非正式组织中有自己的核心人物和领袖,有大家共同遵循的观念、价值标准、行为准则和道德规范等。

(3)新的领导能力在于提高工人的满意度:在决定劳动生产率的诸因素中,置于首位的因素是工人的满意度,而生产条件、工资报酬只是第二位的。职工的满意度越高,其士气就越高,从而产生的效率就越高。高的满意度来源于工人个人需求的有效满足,不仅包括物质需求,还包括精神需求。

2. 马斯洛的人类需要层次理论　美国心理和行为学家亚伯拉罕·哈罗德·马斯洛(Abraham Harold Maslow)在 20 世纪 50 年代将人类的需要按重要性和发生的先后次序分为五个层次:①生理上的需要;②安全的需要;③爱和归属感;④自尊的需要;⑤自我实现的需要。五种需要像阶梯一样从低到高,按层次逐级递升,但这样次序不是完全固定的,可以变化,也有种种例外情况。一般来说,某一层次的需要相对满足了,就会向高一层次发展,追求更高一层次的需要就成为驱使行为的动力。

(三) 现代管理理论

现代管理理论是继科学管理理论、行为科学理论之后,西方管理理论和思想发展的第三阶段,这一阶段最大的特点就是学派林立,新的管理理论、思想、方法不断涌现。其中主要的代表学派包括权变理论学派、系统理论学派、决策理论学派、管理过程学派、管理科学学派、社会系统学派、经验主义学派、经理角色学派等。

1. 权变管理理论　权变理论是指 20 世纪 60 年代末 70 年代初在经验主义学派基础上进一步发展起来的管理理论;是西方组织管理学中以具体情况及具体对策的应变思想为基础而形成的一种管理理论。权变理论认为,每个组织的内在要素和外在环境都各不相同,因而在管理活动中不存在适用于任何情景的原则和方法。在管理实践中,要根据组织所处的环境和内部条件的发展变化随机应变,没有什么一成不变、普遍适用的管理方法。成功管理的关键在于对组织内外状况的充分了解和有效的应变策略。权变理论的精髓在于"变",关键是管理者能否敏锐地观察到内外环境的变化对组织各方面的影响,从而对管理方式和方法进行创新。

2. 系统管理理论　系统理论学派是将组织作为一个有机整体,把各项管理业务看成相互联系的一种管理学派。系统管理学派应用一般系统理论的范畴、原理、全面分析和研究组织的管理活动和管理过程,并建立起系统模型以便于分析。

组织作为一个系统,包含多个相互关联的要素,又称子系统。系统和子系统之间可以相互转变,系统可分解为子系统,子系统相互融合即为系统。系统的运行效果是通过各个子系统相互作用的效果决定的。另外，系统与外界环境进行物质、能量、信息交换，在不断循环往复中，系统实现自我调节、自我修复，从而实现组织目标。

3. 决策理论　行政决策理论是把第二次世界大战以后发展起来的系统理论、运筹学、计算机科学等综合运用于管理决策问题，形成的一门有关决策过程、准则、类型及方法的较完整的理论体系。主要代表人物是美国管理学家和社会学家赫伯特·西蒙（Herbert A. Simon），于1978年获得诺贝尔经济学奖。西蒙的管理决策理论的主要观点如下：

(1)管理就是决策。

1)决策理论是管理理论发展的新阶段。

2)组织就是作为决策者的个人所组成的系统。

3)组织的全部管理活动就是决策。

(2)决策是一个过程。

1)情报活动：找出制订决策的根据。

2)设计活动：找到可能的行动方案。

3)抉择活动：根据当时的情况和对未来发展的预测，从各备选方案中选定方案。

4)审查活动：对已选的方案及其实施进行评价。

(3)决策应采用"有限度的理性"准则或标准。

1)经济人的"绝对的理性"准则。

2)组织中人的行为是为实现一定目的，具有有限度的理性的以任务为中心的合理地选择手段的"管理人"的行为。

3)有限度的理性导致管理人寻求"符合要求的"或"令人满意的"措施。

(4)决策可分为定型化和非定型化决策，且决策技术不同。

1)决策的类型：程序化决策和非程序化决策。

2)决策的技术：传统技术和现代技术。

(5)决策和组织机构、集权与分权以及信息联系的关系

1)组织的划分必须以所要作出的决策类型为依据。

2)集权和分权不能脱离决策过程而孤立存在。

3)直线领导和参谋人员都有决策问题。

4)决策前提赖以从一个组织成员传递给另一个成员的任何过程。

第二节　护理质量管理

护理质量管理是医院管理的重要组成部分，质量是医院的命脉所在，是医院生存之本，也是衡量医院管理水平的重要标志。《三级医院评审标准（2020年版）实施细则》紧紧围绕医疗质量和患者安全这一核心，目的在于进一步加强医院现代化建设和规范化管理，为患者提供满意服务，为建设和谐社会和创新型国家作出积极贡献。

一、质量管理

(一) 质量管理的相关概念

1. **质量**　质量是指产品或工作的优劣程度,是一组固有特性满足要求的程度。质量一般包含规定质量、要求质量、魅力质量三层含义。

2. **质量管理**　2000 年版 ISO9000 标准中给出的定义是:质量管理是在质量方面指挥和控制组织的协调的活动。可以从以下几方面来理解:

(1)质量管理的职能是计划、组织、指挥、协调和控制。

(2)质量管理的首要任务是制定组织的质量方针、质量目标,并贯彻和实施。

(3)质量管理要通过质量策划、质量控制、质量保证和质量改进等活动来贯彻和实现组织的质量方针、质量目标。

(4)质量管理的核心是建立健全质量管理体系。

3. **质量体系**　指为保证产品、过程或服务质量,满足规定(或潜在)的要求,由组织机构、职责、程序、活动、能力和资源等构成的有机整体。质量体系按体系目的分为质量管理体系和质量保证体系两类。

4. **质量控制**　是为使产品或服务达到质量要求而采取的技术措施和管理措施方面的活动。质量控制的目标在于确保产品或服务质量能满足规定(或潜在)的要求。

5. **质量改进**　是为了向本组织及其顾客提供增值效益,在整个组织范围内所采取的提高活动和过程的效果与效率的措施。

(二) 质量管理的发展

质量管理的发展过程大致划分为质量检验阶段、统计质量控制阶段、全面质量管理阶段三个阶段。

1. **质量检验阶段**　在 20 世纪 20 年代,美国著名管理学家泰勒(Taylor)在他的著作《科学管理》中首次提出在人员中进行科学分工的要求,将计划职能与执行职能分开,在中间增加检验环节,设置专门的检验部门。质量检验阶段的主要特点是:有人专职制定标准;有人专职负责制造;有人专职按照标准检验产品。在这个发展阶段,质量管理只是强调事后把关。

2. **统计质量控制阶段**　主要特点是将数理统计方法运用到质量管理中。1931 年,美国休哈特(Shewhart)博士在他出版的《工业产品质量的经济控制》中对统计质量控制作了系统的论述。第二次世界大战爆发后,由于对军用产品的需要激增,统计质量控制方法得到了广泛的应用,美国国防部先后制定了三个军用标准:《质量控制指南》《数据分析用控制图法》《生产过程质量管理控制图法》。第二次世界大战结束后,统计质量控制不仅在美国许多民用工业企业中广泛应用,还迅速推广到美国以外的许多国家并取得良好的效果。

3. **全面质量管理阶段**　20 世纪 60 年代以来,随着科学技术和工业生产的发展,针对质量的要求越来越高,人们开始运用"系统工程"的概念,把质量问题作为一个有机整体加以综合分析研究,实施全员、全过程、全公司的管理。全面质量管理的内涵是以质量为中心,以全员参与为基础,目的在于通过让顾客满意和本组织所有者、员工、供方、合作伙伴或社会等

相关方受益而使组织达到长期成功的一种管理途径。全面质量管理常用的方法有戴明循环
(PDCA 循环)法、数理统计法、价值分析运筹学等。

二、护理质量管理

护理质量是医院质量的重要组成部分,在确保医疗服务效果、保证患者安全方面具有不
可替代的作用。

(一) 护理质量管理的概念

1. 护理质量　是护理工作者为患者提供护理技术服务和生活服务效果的总和,即护理
效果的好坏及质量优劣。

2. 护理质量管理　是指按照护理质量形成的过程和规律,对构成护理质量的各要素
进行计划、组织、协调和控制,以保证护理工作达到规定的标准和满足服务对象需要的活动
过程。

(二) 护理质量管理的基本原则

1. 以患者为中心的原则　患者是医疗护理服务的中心,不管是临床护理工作流程的设
计优化、护理标准的制定,还是日常服务活动的评价等护理管理活动,都必须建立以尊重患
者人格、满足患者的需求,提供专业化服务、保证患者安全为核心的文化和制度。

2. 预防为主的原则　护理管理者要知道质量是做出来的而不是检查出来的,要识别护
理过程的风险,建立应急预案,采取预防措施,降低或杜绝护理质量缺陷的发生。

3. 全员参与原则　决定护理质量的不是制度,而是执行制度的人,是人对制度、规范
执行的自觉性,因此,全员参与是护理质量管理的根本。护理管理者必须重视人的作用,加
强护士的培训与引导,增强护士的质量意识,让每一位护士都自觉参与到护理质量管理工
作中。

4. 质量数据化、标准化　质量管理强调"用数据说话",只有依靠数据,才能进行科学的
统计、分析、判断和预测。而标准化是在数据显示质量符合患者的期望值的基础上,将标准、
规范加以提炼上升到可依据的规范,是质量管理的基础工作,也是质量控制的依据。护理的
技术性、程序性、服务性都很强,每个过程、环节都需要标准化,才能使护理人员在工作有章
可循、有据可依,从而使护理质量管理向科学化、规范化迈进。

5. 持续改进原则　护理质量没有最好,只有更好,质量改进是一个不间断的过程,是不
断完善规章制度、修订措施的活动。

(三) 护理质量管理过程

1. 建立质量管理体系　健全的质量管理体系是保证护理质量持续改进的前提和关键,
一般根据医院的规模,应建立护理部—科护士长—护士长三级护理质量管理体系或护理
部—护士长两级护理质量管理体系。明确规定每一位护士在质量管理中的任务、职责与权
限,充分发挥各级护理管理人员的职能,保证护理质量的不断提高。

2. 制定质量标准　护理质量标准是规范护士行为和评价护理质量的依据,护理管理者
的重要任务之一就是建立护理质量标准,并根据实际情况不断修订护理质量标准。制定质
量标准应以患者为中心,以满足患者需求为导向,依据国家、部门或行业标准,结合医院的实

际情况制定护理质量标准。

3. 进行质量教育 随着全面质量管理理念在管理中的深入应用,质量教育已成为质量管理的先锋。提高质量教育,培养和提高护理人员的风险意识、质量意识,保证工作质量,实现优质护理服务。另外,也需加强护理人员对护理质量标准和质量管理方法的教育,提高护理人员对质量标准的执行能力,掌握和运用质量管理方法、技术并运用于临床实践,不断提高护理质量。

4. 实施全面质量管理 通过质量教育,使各级护理人员掌握质量标准并自觉在临床实践中执行标准,保证质量标准的落实。建立质量可追溯机制及监督检查机制,随时纠正偏差。

5. 评价与持续改进 评价是不断改进护理质量管理、增强护理管理效果的重要途径。质量评价的结果要通过向上反馈、平行反馈、向下反馈等形式告知相关的单位、部门、个人,有利于护理质量工作的改进,为护理质量持续改进奠定基础。

(四) 护理质量管理的特点

1. 特殊性 护理服务的对象是患者,提供护理服务护士也是人,是背景不同、受教育程度不同、人生价值不同、性格特点不同、能力差异不同的人。他们除具有生物学特点外,还具有不同的心理和社会特点。在护理活动中,患者因其素质、经历和对护理服务期望值的不同而对护理服务的感觉和评价各异,就是同样的服务也会有不同的感觉和评价。护理工作的特殊性决定了护理质量管理应该更具严谨性、科学性。

2. 广泛性 护理质量的管理涉及医院各个流程和各个部门,随着医学技术和护理学科的发展,护理质量管理的范围还在拓宽,护理服务从医院拓展到社区,使护理质量管理的范围更为广泛。此外,随着护理技术的发展,很多新技术在临床已广泛应用,对质量管理也提出了更高的要求,如人员培训、仪器设备维护保养使用等问题都直接对护理质量产生影响。护理质量管理的广泛性还表现在:不仅要有护理技术质量管理,还要有护理制度管理、护理信息管理等。因此,护理质量管理在医院管理中起着重要作用。

3. 群体性 护理人员众多且分散在各个科室,护理工作的特点是时间性、连续性、衔接性、集体性,护理质量既要发挥每个护理人员的技术专长,又要注意整个群体的协调配合。个人技术影响整体护理质量,而群体的素质、工作氛围又影响每个护理人员的技术发挥。

4. 复杂性 护理质量管理涉及的人员多、环节多、流程多,构成了管理的复杂性。只有遵循全面、系统、细致的质量管理思想,建立和实施系统、科学、合理的质量管理体系,才能保证优质的护理质量。

三、眼科护理质量管理结构

护理质量是护理工作的集中体现,是评价护理管理者水平、护理人员素质、护理业务技术和护理工作效果的核心内容。现代护理质量管理需运用科学管理方法,建立完整的质量管理体系,满足以"患者为中心"的护理要求。护理质量有一个稳定的结构,即质量框架,它体现了质量构成要素的内部关系。质量结构学说由美国学者多那比第安(Avedis Donabedion)于 1969 年提出,该学说通过三个层次对质量评价途径进行分类:结构质量、过程质量和结果质量。在我国,则按管理流程分为结构质量、环节质量、终末质量。

（一）结构质量管理

结构（基础）质量也叫要素质量，是构成护理工作质量的基本要素。主要由机构、人员、知识、技术、环境、仪器设备等要素构成。结构质量管理就是对构成结构质量的要素进行管理，这些要素的质量直接影响或决定着整体质量。

（二）环节质量管理

环节质量管理即质量形成过程的管理，体现在实施护理的过程中，护理人员按照规章制度、标准、规范等提供护理，满足患者需要的指标，是护理质量管理的重点。

（三）终末质量管理

终末质量管理又称成果质量管理，是运用一系列质量评价方法并以质量指标体系为标准，对给予患者的护理效果进行评价，是指患者最终得到的护理效果质量。终末质量是要素质量和环节质量综合作用的结果。

第三节　护理质量标准化管理

一、标准化概念

1. 标准　是指为在一定范围内获得最佳秩序，经协商一致制定并由公认机构批准，共同使用的和重复使用的一种规范文件。我国的标准分国家标准、行业标准、地方标准和企业标准四级。

2. 标准化　是在一定的范围内获得最佳秩序，对实际的或潜在的问题制定共同和重复使用规则的活动，称为标准化，包括制定、发布、实施和改进标准的过程。标准化的基本方法包括：简化、统一化、系列化、通用化、组合化、模块化。

二、护理质量标准化管理

（一）护理质量标准的概念及分类

1. 护理质量标准　是依据护理工作内容、特点、流程、管理要求、护士及服务对象的需求和特点制定的护士应遵守的准则、规定、程序和方法。

2. 护理质量标准分类　目前没有固定的分类方法，按使用范围分为护理业务质量标准、护理管理质量标准；根据使用目的分为方法性标准和衡量性标准；根据管理过程结构分为要素质量标准、过程质量标准、终末质量标准。

（二）护理质量标准化管理

护理质量标准化管理，就是制定护理质量标准，执行护理质量标准，并不断进行护理质量标准化建设的过程。

制定护理质量标准的原则如下：

1. 客观性原则　制定护理质量标准要用数据来表达，没有数据就没有质量的概念，对一些定性标准也尽量转化为可计量的指标。

2. 科学性原则 制定护理质量标准既要符合法律法规和规章制度的要求,又要满足患者的需求。要以科学证据为准绳,在循证的基础上根据护理质量标准形成的规律结合护理工作特点制定护理质量标准。

3. 可行性原则 制定护理质量标准需掌握医院目前的护理质量水平与国内外护理质量水平的差距,从临床护理实践出发,根据实际情况制定切实可行的护理质量标准和具体指标。制定的标准值应基于事实又要略高于事实,即标准应是经过努力才能达到的。

4. 严肃性和相对稳定性原则 护理质量标准一经审定,必须严肃认真地执行。强制性、指令性的标准应真正成为质量管理的法规,其他规范性的标准也应发挥规范指导作用。另外,需要保持各项标准的相对稳定性,不可朝令夕改。

（三）制定护理质量标准的方法和过程

1. 调查研究,收集资料 采用收集资料与现场考察相结合的方法调查收集国内外有关护理质量标准的资料、相关的科研成果、实践的经验、技术数据的统计资料,以及有关方面的意见和要求等。

2. 拟定标准,进行验证 在调查的基础上,对资料、数据进行分析、归纳、总结,初步形成护理质量管理标准。拟定标准后与护理质量管理专家、临床一线护士进行讨论,征求意见、建议,论证其科学性及可行性等形成试行标准。然后在小范围内进行试验,检验质量标准的可操作性,再根据试验结果修订最终的质量指标。

3. 审定、公布、实行 拟定的护理质量标准报相关卫生行政主管部门或医院审批,公布后实行。

4. 标准的修订 随着护理质量管理的不断发展,原有的标准不能适应新形势的要求时,应该对原有质量标准进行修订或废止,制定新的标准,以保证护理质量的不断提升。

总之,护理质量标准是护理管理的重要依据,不仅是衡量护理工作优劣的标准也是护士工作的指南。建立系统、科学、先进的护理质量标准与评价体系,有利于提高临床护理质量,保证患者的安全。

第四节　眼科护理质量的持续改进

一、眼科护理质量评价体系

健全的质量管理体系是保证护理质量持续改进的前提和关键,护理质量管理体系是医院质量管理体系的一部分,应与医院质量管理体系同步建立。

（一）成立眼科护理质量评价组织

根据医院的规模和护理部的管理模式,建立护理部—科护士长—护士长三级护理质量管理组织,成立护理质量管理委员会,下设 7 个护理质量管理小组,每个小组设立组长 1 名,小组有实施的计划、方案。每个科室成立护理质量持续改进小组，由护士长和高级责任护士负责，进行护理质量管理、督导、改进，保证护理质量的不断提高。

（二）制定眼科护理质量标准

护理质量标准是规范护士行为和评价护理质量的依据，护理管理者的一个重要任务是建立护理质量标准，并根据实际情况的需求不断修订、更新护理质量标准。

1. 制定眼科疾病护理标准及眼科护理工作标准。

2. 制定基础护理质量标准（表1-1）、护理文书书写质量标准（表1-2）、患者安全管理质量标准（表1-3）、病房管理质量标准（表1-4）、护理服务品质质量标准（表1-5）、病房医院感染管理质量标准（表1-6）、手术室医院感染管理质量标准（表1-7）、消毒供应中心医院感染管理质量标准（表1-8）、静脉输液质量标准（表1-9）。

表 1-1　基础护理质量标准

项目	质量标准	分值	扣分细则	扣分及原因	得分
晨晚间护理（26分）	1. 晨间护理：床单位整洁，或随脏随换，做到五无：床上无臭味、无渣屑、床褥无潮湿、床单无皱折、无污迹。患者每天更换衣服1次，每周全区换床单1次	10	1项不符合扣2分		
	2. 对危重及一级护理的卧床患者做好皮肤清洁，每周洗头1次	4	1项不符合扣2分		
	3. 协助不能自理的患者洗脸、梳头、口腔护理	6	1项不符合扣2分		
	4. 晚间护理：协助不能自理的患者做好生活护理，晚上挂好蚊帐	6	1项不符合扣2分		
各项治疗护理及时（28分）	1. 观察患者及时，掌握患者病情	6	病情变化无及时发现、报告、处理各扣2分		
	2. 静脉用药现配现用，加药至注射时间<2小时，输液速度与病情相符，有定时巡视	6	1项不符合扣2分		
	3. 协助并指导患者按时服药	5	1个患者不符合各扣0.5分		
	4. 特殊体位符合要求	5	1个患者不符合各扣2分		
	5. 各种管道引流通畅、清洁、定时更换	6	1项不符合扣2分		
生活护理到位（46分）	1. 床下无杂物，床单位清洁、整齐，床褥平整，床单位无血迹及污迹	10	1项不符合扣2分		
	2. 五送到床前：开水、热水、饮食、药物、便器	5	1项不符合扣1分		
	3. 患者无长胡须、长指、趾甲（特殊情况例外）	5	1项不符合扣2分		
	4. 特殊患者有约束带、床栏、手腕牌	6	1项不符合扣2分		
	5. 患者口腔、头发、手足、皮肤清洁，无压疮、烫伤、坠床、输液外漏等护理并发症	10	1项不符合扣1分		
	6. 护理分级符合标准，标记与级别相符，按级别护理巡视患者，及时解决患者所需	10	1个患者扣1分 患者拉灯次数多应铃时间4~5分钟，每次扣2分		

表 1-2 护理文书书写质量标准

项目	质量标准	分值	扣分细则	扣分及原因	得分
体温单 (15分)	1. 楣栏清晰、完整、准确	1	1 项不达标 −0.5 分		
	2. 手术日数记录准确(第 1 次用 0,1,2,3,……10,第 2 次为 Ⅱ-0,1,2,3,……10,第 3 次为 Ⅲ-0,1,2,3,……10)	2	不符合 1 项 −0.5 分		
	3. 40℃以上的相应时间,顶格(用红墨水)纵行填写入院、转科、出院、死亡时间等	2	错填 1 项 −1 分,涂改、字迹不清各 −1 分		
	4. 35℃以下相应时间,按要求填写正确(用黑签字笔竖写物理降温方式等)	1	无按要求填写 −1 分		
	5. 测量体温、脉搏、呼吸、血压、体重的次数,符合要求,点、线正确	5	漏 1 项 −1 分		
	6. 记录血压、大便、出入水量、导尿、灌肠及过敏试验等项目填写符合要求	3	错填 1 项 −1 分,漏填 1 项 −0.5 分		
	7. 体温单点、线清晰	1	点、线不清晰 −1 分		
医嘱单 (10分)	1. 执行医嘱及时、准确、清楚,有执行时间、执行者、核对者签名	3	查 3 份病历,处理医嘱不及时 −1 分,无填写执行时间 −0.5 分		
	2. 凡执行过敏试验的医嘱,临时医嘱单用红墨水填写(+)或黑签字笔填写(−),并在体温表上以同样方式填写在相应时间内,阳性者还应在病历牌和患者一览表上有标示	3	过敏试验后无用(+)或(−)记录在体温单上 −2 分,错用颜色填写(+)或(−)−1 分		
	3. 签全名	2	无签全名 −1 分		
	4. 书写整洁、不涂改	2	有涂改 −0.5 分 未用蓝(黑)笔书写 −1 分		
入院 评估 (15分)	1. 资料收集全面、准确、系统连贯	2	不符合各 −2 分		
	2. 填写齐全、准确	2	错、漏填 −0.5 分		
	3. 能反映患者生理、心理、社会、文化、精神等	5	错、漏 1 项 −2 分		
	4. 能突出专科特点(包括入院原因及专科情况)	3	未突出专科特点 −2 分		
	5. 书写在 24 小时班内完成	1	书写不及时 −2 分		
	6. 护士长及时审阅、修改、签名(红笔)	2	未修改要 −1 分,无签名 −1 分		

续表

项目	质量标准	分值	扣分细则	扣分及原因	得分
健康教育计划单 (5分)	1. 按患者需要制订相应健康教育计划单	2	1项不符合 −0.5分		
	2. 执行健康教育计划及时、准确,有签名	2	1项不及时、不准确各 −0.5分		
	3. 质控及时	1	不及时 −2分		
护理计划单 (5分)	1. 按患者需要有针对性地制订相应护理计划	1	1项不符合 −0.5分		
	2. 护理计划具体,易操作	1	1项不符合 −0.5分		
	3. 能及时修改护理计划	1	无及时修改 −1分		
	4. 执行护理计划及时、准确	1	执行不及时、不准确,1项 −1分		
	5. 质控及时	1	质控不及时,1项 −0.5分		
护理记录 (50分)	1. 参照《病历书写基本规范》(卫医政发〔2010〕11号)				
	2. 首次护理记录内容符合书写要求	4	1项不符合 −0.5分		
	3. 术前、中、后护理记录内容符合书写要求	4	1项不符合 −0.5分		
	4. 病程记录能连续、系统、准确地反映病情变化,并能反映异常化验结果	4	不符合 −1分		
	5. 记录客观、真实、准确、及时(因抢救危重患者不能及时书写护理文件的,应在抢救结束后6小时内据实补记),突出重点	10	1项不符合 −1分		
	6. 能反映护理措施,健康教育效果评价	4	未反映 −1~2分		
	7. 能反映患者情绪、心理变化	2	未反映 −1分		
	8. 危重病者出入液量记录符合要求	2	不符合 −0.5分		
	9. 危重病者生命体征测量符合要求	2	不符合扣1分		
	10. 根据病情客观、真实准确及时地记录危重病者病情变化	4	不符合1次 −1分		
	11. 病情稳定的患者3~5天记录1次。有病情变化时随时记录	2	不符合1次 −1分		
	12. 用语规范,符合医学术语	4	不规范1处 −0.5分		
	13. 无错别字、漏字,字迹清楚、整洁,不涂、刮、贴	2	不符合各 −0.5分		
	14. 记录后签全名,日、夜班均用黑签字笔书写	2	不符合各 −1分		
	15. 出院指导全面、具体,并能突出专科要求	4	不符合1项 −0.5分		
总分		100			

表 1-3 患者安全管理质量标准

项目		质量标准	分值	扣分细则	扣分及原因	得分
患者安全管理（50分）	患者安全教育（8分）	1. 定期召开员工及患者家属安全教育会议（公休会登记本），并有相应防护措施	2	1项不符 –1分		
		2. 宣传落实入院须知	1	1项不符 –1分		
		3. 落实各项高危风险评估、告知制度（坠床、走失、压疮、自杀等），制定相应防护措施并落实，有记录	3	1项不符 –1分		
		4. 使用热水袋要交代注意事项，有书面记录及床边交班	2	1项不符 –1分		
	环境安全制度（14分）	1. 走廊、通道无障碍物，每个床单位物品固定摆放。病房地面清洁、干燥，拖地时有防滑标志，防止患者滑倒、跌伤	4	1项不符 –1分		
		2. 低视力（≤0.05）患者使用的物品合理放置，便于患者拿取	1	1项不符 –1分		
		3. 病区无安全隐患，电插座、电线无松脱、外露，床边无尖锐的物品，窗户有安全网	2	1项不符 –1分		
		4. 防坠床——老年人、婴幼儿、低视力者有床栏及有专人看护，有巡视记录	2	1项不符 –1分		
		5. 防走失——老年、幼儿、意识不清者、语言不通者应戴标识带及有人陪伴	1	1项不符 –1分		
		6. 防自杀——长期使用激素者、抑郁症患者有防范措施，有巡视记录	1	1项不符 –1分		
		7. 防跌倒——地面干燥无杂物，低视力、老年人、行动不便者有人帮助，卫生间浴室有扶手、有防滑措施和标志，指导患者穿防滑鞋，有台阶的地面用醒目颜色标志，转弯处有足够的照明，呼叫铃置于患者随手可及处	2	1项不符 –1分		
		8. 热水器有使用说明	1	1项不符 –1分		
	防火安全制度（5分）	1. 防火——无在病房内吸烟、使用电炉、酒精灯及点燃明火	1	1项不符 –1分		
		2. 防火通道保持通畅，有明显的标志，无杂物	2	1项不符 –1分		
		3. 有火灾应急预案	1	1项不符 –1分		
		4. 医护人员能熟练应用消防设施和熟知走火通道	1	1项不符 –1分		

项目		质量标准	分值	扣分细则	扣分及原因	得分
患者安全管理（50分）	停电安全制度（2分）	1. 有停电的应急措施,病房应急灯处于备用状态	1	1项不符 −0.5 分		
		2. 有停电的应急预案	1	不符 −1 分		
	氧气安全制度（2分）	1. 防火标志明确,有氧、无氧牌清楚	1	1项不符 −0.5 分		
		2. 对用氧患者有宣教	1	不符 −1 分		
	防盗安全制度（2分）	1. 晚上9点以后病房无探视及其他无关人员	1	1项不符 −0.5 分		
		2. 对患者进行防盗宣教,无贵重物品在病房内,护士知晓发现可疑人员要及时报告保卫部门	1	1项不符 −0.5 分		
	危重患者转送（5分）	危重患者转区或者离区检查时有专人护送	5	1项不符 −2 分		
	三查七对制度（12分）	护士熟悉并严格执行三查七对制度,有差错事故防范措施		1项不符 −1 分		
药物安全管理（50分）	内服药物管理（12分）	1. 药名清楚,有剂量	2	1项不符 −1 分		
		2. 药瓶按编号排队列	2	1项不符 −1 分		
		3. 水剂等归类放置,不能混放	2	1项不符 −1 分		
		4. 药瓶每月清洗1次,保持整齐清洁,无多余药物	2	1项不符 −1 分		
		5. 药托、药杯每周清洗1次,保持整齐清洁,无多余药物	2	1项不符 −1 分		
		6. 备内服药时应用药匙,研药器、量杯应保持清洁,每天清洗	2	1项不符 −1 分		
	针剂药物管理（10分）	1. 药柜内针剂不可过满,无过期,无混放,标示清楚	2	1项不符 −1 分		
		2. 药物垫布定期限更换,无污渍	2	1项不符 −1 分		
		3. 稀释液要有开启日期、时间	2	1项不符 −1 分		
		4. 已开启放冰箱的存放药物如胰岛素等要用消毒物品封口,并注明开启日期或失效期	2	1项不符 −1 分		
		5. 抗生素要现配现用,不用串联管	2	1项不符 −1 分		

续表

项目		质量标准	分值	扣分细则	扣分及原因	得分
药物安全管理（50分）	静脉输液管理（8分）	1. 静脉输液归类放置,无混放	3	1项不符 –1分		
		2. 放在架上的静脉输液瓶签不应写有床号、姓名和药名	3	1项不符 –1分		
		3. 及时清理及按需领用药物,保证患者用药	2	1项不符 –1分		
	外用药物管理（8分）	1. 外用药物要归类放置: 消毒类:酒精、碘酊、苯扎溴铵、三氯异氰尿酸（健之素） 防腐类:盐酸甲苯、甲醛 漱口类:朵贝氏液、石蜡油、甲紫等 稀浓溶液分开放置:剧毒药、防腐类、消毒类、外用消毒液	4	1项不符 –1分		
		2. 外用药柜或治疗室应配备稀释量杯,并保持清洁	4	1项不符 –1分		
	急救药物管理（12分）	1. 急救药品、物品齐全,无过期、变质,处于备用状态	4	1项不符 –1分		
		2. 每月检查急救车及急救用物,并有执行者签名	4	1项不符 –1分		
		3. 吸痰、吸氧用物齐全,在有效期内	4	1项不符 –1分		

表 1-4 病房管理质量标准

项目	质量要求	分值	扣分细则	扣分及原因	得分
护士长管理（50分）	1. 有年、季、月计划并落实到位,有相应总结,并提出工作改进措施	5	1项不符 –1分		
	2. 各层次护士有岗位职责及具体分工,并能落实到人,落实到位	4	1项不符 –1分		
	3. 每月组织护士业务学习、护理查房 1 次,并有记录	4	1项不符 –1分		
	4. 有定期的护理质量追踪检查和小结,并有追踪检查和记录	5	1项不符 –1分		
	5. 有意外事故、差错事故及压疮发生时的执行报告制度和讨论记录	5	1项不符 –1分		
	6. 有病区公休会会议记录,对患者提出的问题能进行合理解决	4	1项不符 –1分		

项目	质量要求	分值	扣分细则	扣分及原因	得分
护士长管理（50分）	7. 合理安排护士人力，根据病区工作情况能合理进行弹性排班；护士能深入病房，无聚集聊天现象	5	1项不符 −2分		
	8. 护士着装整洁，仪表端庄，挂牌上岗；主动服务意识强，待人有礼符合职业道德规范	4	1项不符 −1分		
	9. 护士的基础和专科技能操作规范、熟练	5	1项不符 −1分		
	10. 病区满意度符合要求，无患者口头及书面投诉	5	1项不符 −2分		
	11. 有区内感染登记记录，发生区内感染时及时处理、报告	4	1项不符 −1分		
环境管理（28分）	1. 病区各区间环境整洁、整齐、安静、安全、秩序良好	5	1项不符 −2分		
	2. 各工作室物品分类放置有序、符合要求，标识规范、清晰（护士站、治疗室、配剂室、值班房、库房）	4	1项不符 −1分		
	3. 病房单位整齐清洁，床下无杂物；输液架等物品放置稳妥，无障碍物	4	1项不符 −1分		
	4. 工作现场无杂物，各种使用中的电线、开关保持安全、美观	3	1项不符 −2分		
	5. 配餐室、更衣室、重要仪器房不使用时要关好门窗，上锁	3	1项不符 −2分		
	6. 有便民措施，护士长定期检查患者意见本并及时处理意见（查记录）	3	1项不符 −1分		
	7. 按科室陪护率控制陪护人数	3	1项不符 −1分		
	8. 保持通道畅通	3	1项不符 −1分		
物质管理（22分）	1. 设备仪器管理 (1)有专人管理 (2)各类仪器性能良好，有定期保养、维修保养	8	1项不符 −2分		
	2. 被服管理 (1)有专人负责，每月清点并有记录 (2)有一定数量的棉胎、毛毯、枕芯，被服数量按患者数1∶3备用 (3)患者衣服、被服供应充足，患者无不满及投诉（问患者） (4)枕头、枕芯保持松软清洁，有定期清洁、消毒及报废制度（查记录）	8	1项不符 −1分		
	3. 病房单位设施、车床、轮椅等符合使用要求	6	1项不符 −1分		

表 1-5 护理服务品质质量标准

项目	质量标准	分值	扣分细则	扣分及原因	得分
服务素质（15 分）	1. 仪表端庄，礼貌待人	3	1 项不符 −1 分		
	2. 服务热情，使用服务规范用语	3			
	3. 遵守护理职业道德和规范	4			
	4. 遵守操作规程	5			
护理服务（70 分）	1. 环境安静、整洁、安全、有序	2	1 项不符 −1 分		
	2. 提供舒适的就医环境	3			
	3. 患者知晓自己的责任护士，对护理服务有评价	5	1 项不符 −2 分		
	4. 按分级护理标准、护理内涵、护理项目做好基础护理和专科护理	6	1 项不符 −1 分		
	5. 满足及解决患者的生活需要	4	1 项不符 −1 分		
	6. 分诊护士主动询问患者需要，及时准确分诊，引导患者就诊，维持良好就诊秩序，治疗室的护士及时为患者提供优质的治疗服务	10	1 项不符 −1 分		
	7. 病房患者入院有人接，出院有送，困难有人帮，疑难有人解，以人为本，做好个性化护理	10	1 项不符 −2 分		
	8. 有便民措施，提供轮椅、热饭、带患者检查等服务	10	1 项不符 −2 分		
	9. 责任护士对所负责的患者提供连续、全程的护理服务	10	1 项不符 −2 分		
	10. 健康教育贯穿于患者住院的全过程，患者理解配合	10	1 项不符 −2 分		
满意度调查（15 分）	患者满意度达 95% 以上。90% 以下不得分	15			

表 1-6 病房医院感染管理质量标准

质量标准	分值	扣分及原因	得分
1. 病房环境清洁无污迹，空气新鲜、无异味	3		
2. 护理人员衣帽整洁，严格遵守无菌操作规程	4		
3. 无菌物品一人一用一灭菌，无过期。一次性物品不重复使用	4		
4. 抽出的药液、开启的静脉输入用无菌液体须注明时间，抽出的药液超过 2 小时后不得使用，启封抽吸的各种溶媒超过 24 小时不得使用	4		
5. 治疗、换药工作前均应洗手，治疗后用消毒液擦手或洗手	4		
6. 各种消毒液使用时有标明开启日期并在有效期内使用	4		
7. 使用中的药物、无菌物品、无菌溶液有开启时间，在有效期内使用	4		
8. 进入病室的治疗车、换药车上配有快速手消毒剂	4		

续表

质量标准	分值	扣分及原因	得分
9. 三面镜、房角镜按消毒隔离规范进行清洁、消毒并记录	4		
10. 使用中的氧气湿化瓶每天消毒,干燥保存。湿化液使用无菌溶液	4		
11. 治疗室、冰箱等整洁,各种物品摆放有序,标记清楚,无私人物品,有定期清洁消毒制度	4		
12. 清洁区、半污染区、污染区的清洁用具应分开使用和清洗,标记明确、清晰,悬挂晾干,定期消毒	4		
13. 传染患者应按不同病种分室收治,并按传染病管理采取相应处理措施	4		
14. 血压计、听诊器、体温计按消毒隔离规范进行清洁、消毒并记录	3		
15. 有输液反应报告制度,及时报告、控制和处理	3		
16. 对含氯消毒液每日监测记录,监测结果符合要求	4		
17. 患者单位采用一床一巾湿扫法,终末处理符合要求	4		
18. 紫外线灯管消毒有日常监测、照射强度监测并有记录,定期进行空气质量监测,监测结果达标,并有记录	3		
19. 每月物体表面和医护人员手监测,结果符合要求	4		
20. 无菌物品专室专柜存放,有清晰的灭菌标志和日期,在有效期内,有定期清洁制度	4		
21. 医疗废物的管理符合要求,医疗垃圾按要求放置,锐器盒的使用符合要求	4		
22. 摆药前清洁配药台,治疗托、发药车、治疗车保持清洁	4		
23. 药柜清洁、整齐,无过期药物	4		
24. 患者的被服与医务人员的被服分别密封包装运输至指定地点,不在病房内清点	4		
25. 工作人员掌握各种常用消毒剂的名称、浓度、配制、使用和注意事项,如皮肤消毒剂、含氯消毒剂等	4		
26. 在各种诊疗活动、无菌技术操作前后实施洗手或手消毒,符合手卫生规范	4		
总分	100		

表 1-7 手术室医院感染管理质量标准

质量标准	分值	扣分及原因	得分
1. 布局合理符合功能流程和洁污分开的要求,严格划分污染区、清洁区、无菌区。分区明确,区域间标志明显。温度控制在 22~25℃,湿度控制在40%~60%	3		
2. 护理人员衣帽整洁,严格遵守无菌操作规程	3		
3. 无菌物品一人一用一灭菌,无过期。一次性物品不重复使用	3		

续表

质量标准	分值	扣分及原因	得分
4. 抽出的药液、开启的静脉输入用无菌液体须注明时间,抽出的药液超过2 小时后不得使用,启封抽吸的各种溶媒超过 24 小时不得使用	4		
5. 工作前均应洗手,操作后用消毒液擦手或洗手	3		
6. 皮肤消毒剂有开启日期并在有效期内使用	3		
7. 开启使用后的无菌棉球、纱布等在有效期内使用	3		
8. 手术护士负责维护手术间无菌环境,执行无菌技术并能监督他人	3		
9. 物品消毒灭菌符合原则:耐热、耐湿物品灭菌首选压力蒸汽灭菌,不耐热物品选化学方法消毒灭菌	4		
10. 连续使用的氧气湿化瓶、呼吸机的管道等每天更换消毒,干燥保存。湿化液应用灭菌溶液	3		
11. 治疗室、冰箱等整洁,各种物品摆放有序,标记清楚,无私人物品,有定期清洁消毒制度	3		
12. 清洁区、半污染区、污染区的清洁用具应分开使用和清洗,标记明确,悬挂晾干,定期消毒	3		
13. 传染患者、感染性手术应按不同病种和感染源分室手术,并按传染病管理采取相应处理措施。特殊感染手术术后处理符合《医院感染管理办法》	4		
14. 便器保持清洁,使用后用有效氯浓度 1 000mg/L 的消毒液浸泡消毒 30分钟,清洗后干燥备用	3		
15. 有输液反应报告制度,及时报告和处理	3		
16. 对消毒灭菌效果定期每月监测,灭菌合格率 100%,不合格物品不得使用	4		
17. 使用中消毒剂每季度监测,含氯消毒剂每日监测,监测结果符合要求	3		
18. 洁净系统有日常监测、保养维护记录	3		
19. 灭菌物品每月监测,监测结果符合要求	4		
20. 每月对手术间进行空气、物体表面和医护人员手监测,结果符合要求	4		
21. 器械清洗间内部布局合理,分污染区、清洁区,器械由污到洁,不得逆流	4		
22. 压力蒸汽灭菌效果监测符合要求:每炉次进行物理、化学监测,每周进行生物监测;环氧乙烷气体灭菌效果监测符合要求:每炉次进行物理、化学监测、生物监测;过氧化氢等离子灭菌效果监测符合要求:每炉次进行物理、化学监测,每天至少进行 1 次生物监测;每月常规监测医疗器械灭菌效果,原始资料记录备案	6		
23. 无菌物品专室专柜存放,有明显的灭菌标志和日期,在有效期内。有一次性使用无菌物品存放间,各种物品车专车专用,有定期清洁消毒制度	4		
24. 对消毒剂的浓度和清洗用水等的质量进行监测;对清洗、灭菌等环节的工作质量有监控措施;对灭菌后成品的包装、外观及内在质量有监测措施	4		
25. 一次性使用无菌医疗用品管理制度有进货、验收、监测、发放、使用等管理措施并有记录	4		

续表

质量标准	分值	扣分及原因	得分
26. 药物专室专柜存放,有明显的标志和日期,在有效期内	2		
27. 一次性医疗器械使用后交无害化中心处理,数量出入相符、无流失、记录备案	3		
28. 护理人员掌握各种常用消毒剂的名称、浓度、配制、使用和注意事项,如皮肤消毒剂、含氯消毒剂等	4		
29. 一次性物品的使用重点检查其使用有效期、存放及使用后处理	3		
总分	100		

表 1-8　消毒供应中心医院感染管理质量标准

质量标准	分值	扣分及原因	得分
1. 布局合理,清洁区、污染区分区明确,划分清楚,标志清晰。区域间应用实际屏障,人流、物流分开,由污到洁,不得逆流与穿梭	3		
2. 护理人员衣帽整洁,严格遵守各区域着装要求	2		
3. 各工作区域温度、相对湿度符合规范要求,有记录。去污区温度 16~21℃、相对湿度 30%~60%,检查包装区温度 22~23 ℃、相对湿度 30%~60%,无菌物品存放区温度<24℃、相对湿度<70%。每天有记录。有发现异常时的报告处理程序及处理效果	3		
4. 洁净区回风口格栅每天清洁,过滤网每周清洗,定期更换初、中、高效过滤网,有保养、清洁及更换记录	3		
5. 每灭菌批次应确认批量监测指示物、包外化学指示物、外观合格后才发放,并有记录。植入物应在生物监测合格后,方可发放并记录	3		
6. 无菌物品无过期,有定期检查记录,有无菌物品发放记录,可追溯	3		
7. 从灭菌器卸载取出的物品,待温度降至室温时方可移动,冷却时间应>30分钟	2		
8. 包装前、触摸无菌物品前均应洗手或手消毒	2		
9. 灭菌物品专室专柜存放,有明显的灭菌标志和日期,在有效期内。无菌物品存放架或柜应距地面高度 20~25cm,离墙 5~10cm,距天花板 50cm,有一次性使用无菌物品存放间	2		
10. 建立湿包登记、分析记录	2		
11. 一次性使用无菌物品应去除外包装后进入无菌物品存放区	3		
12. 下送车密闭运送,车上配有快速手消毒剂。运送无菌物品的器具使用后应清洁处理,干燥存放	2		
13. 各区域整洁,各种物品摆放有序,标记清楚,有定期清洁消毒制度	3		
14. 清洁区、半污染区、污染区的清洁用具应分开使用和清洗,标记明确,悬挂晾干,定期消毒	3		

质量标准	分值	扣分及原因	得分
15. 下收车密闭运送,车上配有快速手消毒剂。回收工具使用后进行清洁消毒	2		
16. 不在诊疗场所对污染的诊疗器械、器具和物品进行清点,避免反复装卸	2		
17. 物品消毒灭菌符合原则:耐热、耐湿物品灭菌首选压力蒸汽灭菌,消毒首选湿热消毒;不耐热物品首选化学方法消毒灭菌	3		
18. 遵循先清洗后消毒的处理程序处理诊疗器械、器具和物品,被朊毒体、气性坏疽及突发原因不明的传染病病原体污染的诊疗器械、器具和物品按相应的流程处理	3		
19. 重复使用医疗器械和物品清洗质量符合要求	3		
20. 清洗人员严格区分洁污区域和物品,严禁交叉污染	3		
21. 对消毒灭菌效果定期监测,灭菌合格率100%,不合格物品不得进入临床使用	4		
22. 消毒剂有开启日期并在有效期内使用。使用中消毒剂每季度监测,每日监测含氯消毒剂浓度,监测结果符合要求	3		
23. 紫外线和空气消毒机等有日常监测、照射强度监测等	3		
24. 消毒物品每季度监测,灭菌物品每月监测,监测结果符合要求	4		
25. 每月对无菌物品存放区、包装区进行空气、物体表面和医护人员手监测,结果符合要求	4		
26. 压力蒸汽灭菌效果监测符合要求;每炉次进行物理、化学监测,每月进行生物监测,原始资料记录备案	4		
27. 各种物品车专车专用,有定期清洁消毒制度	2		
28. 有明确的质量管理制度和检测措施:对原材料、洗涤剂、设备等进行质量监督;对消毒剂的浓度、常水和清洗用水等的质量进行监测;对初洗、精洗、组装、灭菌等环节的工作质量有监控措施;对灭菌后成品的包装、外观及内在质量有监测措施	4		
29. 一次性使用无菌医疗用品管理制度有进货、验收、监测、发放、使用等管理措施并有记录	4		
30. 一次性使用无菌医疗用品有抽样进行无菌检验监测,经培训的专人负责质量监测	3		
31. 一次性医疗器械使用后交无害化中心处理,数量出入相符、无流失,记录备案	3		
32. 护理人员掌握各种常用消毒剂、清洗剂、润滑油、除锈剂的名称、浓度、配制、使用和注意事项	3		
33. 医疗废物按《医疗废物管理条例》分类。使用符合标准的包装袋或容器	3		
总分	100		

表 1-9 静脉输液质量标准

项目	质量标准	分值	扣分及原因	得分
素质要求 (3分)	服装整洁,仪表端庄,态度和蔼,动作规范	3		
评估 (10分)	1. 核对医嘱	2		
	2. 评估患者身体及血管状况,告知患者目的、用药、方法及配合,取得患者配合	5		
	3. 评估患者单位环境(安全、整洁、便于操作)	3		
准备 (16分)	护士 洗手,戴口罩(开始计时)	2		
	用物 用物齐全,物品摆放便于操作并符合无菌原则(少1项扣1分,不符合要求扣1分)	4		
	药物 1. 按医嘱备药,与输液卡核对	2		
	2. 检查药液查对液体的名称、浓度、剂量、有效期;液体有无沉淀、混浊、变质有无絮状物,瓶口有无松动、裂缝等(少1项扣1分)	2		
	3. 输液瓶签倒贴于输液瓶上,去除输液瓶盖中心部分,用安尔碘常规消毒,待干后加药	1		
	4. 抽药规范,剂量准确,动作利索	2		
	5. 加药后签全名,再次核对安瓿	1		
	6. 打开输液器,连接输液器与药液	1		
	7. 再次核对,请人帮忙核对,核对者签全名,落实双人核对制度	1		
操作步骤 (51分)	1. 床边双人核对	2		
	2. 挂输液瓶于输液架上,排尽输液管内空气,不能排出液体滴壶内液面达到1/2~2/3,关闭调节器(1次排气不成功扣4分,弹气泡扣1分,未排除气泡扣2分)	6		
	3. 指导或协助患者摆放合适体位,暴露注射部位	2		
	4. 符合血管选择原则	3		
	5. 准备输液贴膜	1		
	6. 消毒注射部位皮肤 5cm×5cm,待干,棉签干湿适当,过干、过湿扣1分	3		
	7. 在穿刺点上方约6cm处扎紧止血带,再次消毒,止血带过紧、过松扣1分	2		
	8. 告知、指导配合	3		
	9. 正确穿刺绷紧皮肤,按静脉注射法进行穿刺,见血后再进针少许(穿刺时退1针扣3分,重穿1次扣5分,穿刺失败扣10分)	11		
	10. 固定美观、可靠	3		
	11. 正确调节输液速度(滴数控制在要求的 ±5滴范围内,每超过5滴扣1分),并记录	3		
	12. 操作后再次核对	3		
	13. 观察患者反应	3		
	14. 协助患者舒适卧位:整理患者床单位、患者衣袖,协助患者取舒适卧位,将呼叫器放于患者可及位置	3		
	15. 交代注意事项	3		

续表

项目	质量标准	分值	扣分及原因	得分
整理用物 （4分）	1. 清理用物	2		
	2. 一次性污物分类放置于污物收集器内（污物放置错误每件扣1分）	2		
评价 （16分）	1. 态度严谨，动作敏捷，操作细心准确	2		
	2. 遵循无菌操作原则，无污染，符合无菌操作原则	4		
	3. 操作规范，熟练有序	2		
	4. 沟通合理有效	2		
	5. 操作中体现对患者的人文关怀，以患者为中心，确保安全	3		
	6. 时间15分钟每超时1分钟扣2分	3		

（三）建立眼科护理质量评价指标

临床护理质量指标是在一定时间和条件下，科学动态地反映护理质量的基础、过程与结果。通过建立指标、持续监测和动态数据来评价护理质量，实现护理质量的科学管理和持续改进。眼科护理质量指标包括一级护理质量指标和二级护理质量指标。

1. 一级护理质量指标　一级护理质量指标包括：专科护理质量指标、患者安全质量指标、药物使用及安全管理指标、基础护理质量指标4项。

2. 二级护理质量指标　二级护理质量指标包括：眼周清洁执行率、眼部上药操作合格率、眼部保护法操作合格率、结膜囊冲洗合格率、剪睫毛操作合格率、视力检查操作合格率、非接触性眼压测量合格率、患者健康教育知晓率、护士对危急值知晓率、患者对手腕带知晓率、身份识别的执行率、跌倒坠床高危患者评估执行率、急救物品管理与急救技能合格率、输液制度执行率、发药到口执行率、消毒隔离制度落实率、术前剪指甲执行率、术后协助生活护理执行率、分级护理落实率、护理文书书写合格率、患者满意度21项。

3. 眼科专科护理质量指标的评价标准与评价方法　见表1-10。

表1-10　眼科专科护理质量指标的评价标准与评价方法

一级指标	二级指标	评价标准	评价方法
专科护理 质量指标	1. 眼周清洁执行率	眼睑、睫毛、内外眦角的清洁	每个护理单元抽查10例患者，按相同的方法抽查者
	2. 眼部上药操作合格率	眼部上药法包括点药、涂眼药膏，符合技术规范要求	每个护理单元抽查2名护士、每个护理单元抽查的护士层级相同
	3. 眼部保护法操作合格率	眼部保护法包括：用眼包包眼、眼罩、绷带包扎，符合技术规范要求	每个护理单元抽查2名护士、每个护理单元抽查的护士层级相同
	4. 结膜囊冲洗合格率	结膜囊冲洗符合技术规范要求	每个护理单元抽查2名护士、每个护理单元抽查的护士层级相同
	5. 剪睫毛操作合格率	剪睫毛操作符合技术规范要求	每个护理单元抽查2名护士、每个护理单元抽查的护士层级相同

一级指标	二级指标	评价标准	评价方法
专科护理质量指标	6. 视力检查操作合格率	视力检查操作符合技术规范要求	每个护理单元抽查2名护士、每个护理单元抽查的护士层级相同
	7. 非接触性眼压测量合格率	非接触性眼压测量符合技术规范要求	每个护理单元抽查2名护士、每个护理单元抽查的护士层级相同
	8. 患者健康教育知晓率	1. 掌握手术配合的知识 2. 掌握术后饮食与休息指导 3. 掌握术后用药的目的及注意事项 4. 掌握术后眼部保护知识 5. 掌握出院健康知识	每个护理单元抽查10名患者,按统一的随机抽样原则抽取患者
患者安全质量指标	1. 护士对危急值知晓率	1. 护士掌握心电图检查、放射科检查、检验科检查等项目的危急值 2. 护士掌握危急值上报流程和登记制度	每个护理单元抽查2名护士、每个护理单元抽查的护士层级相同
	2. 患者对手腕带知晓率	患者能复述佩戴手腕带的目的及注意事项	每个护理单元抽查10名患者,按统一的随机抽样原则抽取患者
	3. 身份识别的执行率	护士执行治疗、护理时采用两种或两种以上方法识别患者身份	每个护理单元抽查10名患者,按统一的随机抽样原则抽取患者
	4. 跌倒坠床高危患者评估执行率	1. 护士能够识别跌倒、坠床高危患者 2. 对跌倒、坠床高危患者有评估 3. 有警示标识、主动告知患者预防跌倒、坠床的方法 4. 有落实防跌倒、坠床措施 5. 患者或家属知晓防跌倒、坠床的方法 6. 护士知晓跌倒、坠床报告流程	1. 每个护理单元抽查10名患者,按统一的随机抽样原则抽取患者 2. 每个护理单元抽查2名护士对跌倒、坠床报告流程的掌握情况,每个护理单元抽查的护士层级相同
药物使用及安全管理指标	1. 急救物品管理与急救技能合格率	1. 急救物品齐全,在有效期内 2. 急救设备性能良好,处于备用状态 3. 按规范管理 4. 护士掌握急救药物用法、作用及注意事项 5. 护士掌握简易呼吸囊的使用	1. 检查各护理单元急救物品、药品、急救设备 2. 每个护理单元抽查2名护士,每个护理单元抽查的护士层级相同
	2. 输液制度执行率	1. 患者掌握用药后的注意事项 2. 患者掌握拔针后的注意事项 3. 护士按要求及时巡视补液,实际滴速与记录相符	1. 每个护理单元抽查10名患者,按统一的随机抽样原则抽取患者 2. 抽查10名患者输液巡视登记卡
	3. 发药到口执行率	1. 护士发药到床边 2. 发药时备好温开水	每个护理单元抽查10名患者,按统一的随机抽样原则抽取患者

一级指标	二级指标	评价标准	评价方法
基础护理质量指标	1. 术前剪指甲执行率	1. 患者手指甲短 2. 患者指甲无涂指甲油	每个护理单元抽查 10 名患者,按统一的随机抽样原则抽取患者
	2. 术后协助生活护理执行率	1. 术后协助患者进食 2. 术后协助患者如厕、洗澡	每个护理单元抽查 10 名患者,按统一的随机抽样原则抽取患者
	3. 分级护理落实率	1. 护理级别与病情相符 2. 患者床头卡、患者一览表有护理级别标识 3. 分级护理服务标准落实到位 4. 护士掌握各级护理的分级依据、服务标准、服务内容	1. 每个护理单元抽查 10 名患者,按统一的随机抽样原则抽取患者 2. 每个护理单元抽查 2 名护士、每个护理单元抽查的护士层级相同
	4. 护理文书书写合格率	1. 执行实时护理记录 2. 符合《病历书写基本规范》要求,按规定审核、签字	每个护理单元抽查 10 份护理病历
	5. 患者满意度	患者满意度达到 90% 以上	采用第三方调查,每季度同时对 12 个护理单元住院 3 天或以上的所有患者进行调查
	6. 消毒隔离制度落实率	1. 手卫生符合规范 2. 无菌物品在有效期内 3. 医疗垃圾处理符合规范 4. 技术操作符合无菌原则 5. 床单位终末处理符合规范	1. 每个护理单元抽查 1 名护士手卫生 2. 每个护理单元抽查 10 件正在使用的无菌物品 3. 每个护理单元抽查 1 项技术操作 4. 每个护理单元抽查 1 个床单位的终末处理

二、眼科护理质量评价

护理质量评价是护理质量管理的重要手段,贯穿于护理的全过程,护理质量评价可以客观地反映护理质量和效果,分析发生问题的原因,寻找改进的方法,进行持续改进,不断提高护理质量。

（一）眼科护理质量评价的方法

1. 以要素质量为导向的评价 以要素质量为导向的评价是以构成护理服务要素质量基本内容的各个方面为导向所进行的评价,包括与护理活动相关的组织架构、物质设施、资源和仪器设备、护士的素质等。具体表现为:环境、护士的工作安排、仪器设备的使用和维护、患者的情况、护理文书等。其评价方法有现场检查、考核、问卷调查、查阅资料等。

2. 以过程质量为导向的评价 以过程质量为导向的评价就是以护理流程的设计、实施和改进为导向对护理质量进行评价。具体表现为:

（1）护理管理方面:护士的配置、护士的排班、护理操作流程。

（2）护理服务方面:患者的接待、安置、宣教;是否主动沟通等。

(3)护理技术方面:急救流程、健康教育流程、操作流程是否合理。

其评价方法主要为现场检查、考核和资料分析。

3. 以结果质量为导向的评价 以结果质量为导向的评价是对患者最终的护理效果进行评价,常采用健康教育知晓率、患者对护理工作满意度、护理不良事件发生数等。其评价方法主要为现场检查、考核、问卷调查和资料分析。

(二)眼科护理质量评价的实施

1. 组长、护士长督导 设立组长、护士长督导记录表(表 1-11),组长、护士长每天对本组、本病区的护理工作进行督导,对存在的问题及时分析原因、进行整改及效果评价。

表 1-11 组长、护士长督导记录表

日期	检查项目	检查具体情况	责任人	检查者	整改措施	整改效果

2. 夜间护理质量检查 护理总值班由 1 名护士长及 1 名主管护理师组成,24 小时值班,指导、协助解决临床一线的疑难问题或者应急问题,特别是夜班及节假日。护理部制定夜查房记录表(表 1-12),定期进行夜间护理质量检查。对检查存在的问题,夜班护士需在晨交班后向护士长汇报,夜查者次日向护理部汇报,护士长对本部门存在的问题及时组织护士讨论、分析、提出整改措施、实施、评价。

表 1-12 护理部夜查房记录表

项目	分值	查房内容	病区一	病区二
值班护士在岗情况	13	1. 按时交接班(病情、物品交接清楚,各班工作完成后有签名、有划本)(5分) 2. 仪表、仪容符合礼仪规范(4分) 3. 遵守在岗纪律(4分)		
患者情况	16	1. 患者总数(4分) 2. 当天手术患者人数及病情(4分) 3. 危重患者及潜在安全意外事件(如跌倒坠床、走失、自杀等)(4分) 4. 需要多巡视患者如高龄患者、低视力患者(4分)		
病区环境	15	1. 安静、整洁(医护办公室、治疗室、走廊、患者单位、配餐室、清洁室整洁;库房、被服房上锁)(3分) 2. 陪护人数符合医院要求(3分) 3. 做好探视管理(3分) 4. 走火通道畅通(3分) 5. 水、电使用良好(3分)		

续表

项目	分值	查房内容	病区一	病区二
夜班工作情况	15	1. 按夜班工作职责要求(4分) 2. 按时巡视输液,滴数符合要求(3分) 3. 按时巡视患者,并做好记录(4分) 4. 护理操作遵守护理技术操作规范(4分)		
急救药品、麻剂药品管理	9	1. 氧气装置、吸痰机处于完好状态(3分) 2. 急救车物品齐全,封条完整(3分) 3. 麻剂药品固定放置、加锁,专人管理(3分)		
消毒隔离	24	1. 物品(一次性无菌物品、棉签、消毒液等)在有效期内使用(3分) 2. 滴眼液、棉签、洗眼液、手消毒液有开启日期(3分) 3. 锐器盒的使用符合要求(3分) 4. 按规定进行紫外线消毒(3分) 5. 摆药前必须清洁配药台(3分) 6. 治疗托、发药车、治疗车上下层保持清洁(3分) 7. 药柜清洁、整齐(3分) 8. 配药室、药车、检查室、办公室等表面清洁,各种抹布清洁,分类专用(3分)		
护理文书	8	1. 入院评估及时完成(4分) 2. 护理记录执行实时记录(4分)		
得分				
检查时间				
值班护士签名				

3. 每月护理质量管理小组进行评价　护理质量管理与持续改进委员会下设病房管理小组、患者安全管理小组、护理服务品质管理小组、感染控制小组、五常管理小组、基础护理质量管理小组。各个检查小组都有检查评分标准,病房管理小组、患者安全管理小组、护理服务品质管理小组、五常管理小组每月全院检查1次,护理文书小组每2个月全院检查1次,检查结果在每月护士长例会上汇报并提出整改建议,各部门对存在问题进行整改,评价。

4. 每季度全院护理质量交叉检查　护理部每季度组织全院护士长进行全院护理质量交叉检查(检查内容见表1-13),各检查小组在每月护士长例会上汇报检查结果并提出整改建议,各部门对存在问题进行整改、评价。

表 1-13　护理质量交叉检查安排表

分组	重点检查内容	检查方法	检查者	检查时间
护士长管理	1. 护士长对重点患者、危重患者情况的知晓率 2. 护士长管理督导落实情况	现场提问、检查		
责任制整体护理	1. 手腕带知晓情况 2. 护理组长护理工作督导登记本 3. 管床护士对所管患者的了解情况	现场提问、检查		

续表

分组	重点检查内容	检查方法	检查者	检查时间
药物管理	1. 发药到口执行情况 2. 药物管理情况(包括如何预防药物过期的措施、药柜清洁、标识清晰、药物分类放固定放置、贵重药清点、麻剧药加锁等)	现场提问、检查		
护理文书	1. 检查表格式护理记录单的使用情况 2. 执行实时护理记录,记录内容与患者病情相符,能体现重点观察项目及主要护理措施 3. 抽 3 份病区运行病历检查护理记录是否即时、动态、真实、客观反映病情并能体现病情观察的连续性	现场提问、检查		
消毒隔离1组	1. 无菌物品合格率(检查正在使用的棉签、滴眼液、安尔碘等共 10 件) 2. 医疗垃圾处理是否符合规范 3. 供应室、手术室、准分子激光室器械清洗、消毒、灭菌的流程。各种消毒炉的使用情况 4. 手术室、供应室灭菌效果的监测登记 5. 无菌物品存放符合规范 6. 三面镜、房角镜清洁、消毒情况	现场提问、检查		
消毒隔离2组	1. 手卫生是否符合规范(每个部门抽查 1 名护士) 2. 技术操作是否符合无菌原则(每个部门抽查 1 名护士) 3. 病房抽查 1 个床单位终末处理 4. 门诊治疗室、隔离治疗室操作环境(门诊)	实地考核、提问		
安全管理	1. 身份识别执行情况 2. 输液制度执行情况(告知、巡视) 3. 患者安全:防跌倒、防坠床、防渗漏标识清晰,有针对性并确保落实;消防通道通畅,无杂物,电开关总闸处无杂物,无易燃物品,并保持通道畅通	实地考核、提问		
五常管理	1. 药柜整齐、清洁,按标签分类放置 2. 发药车、滴眼车、换药车、治疗车整齐、清洁 3. 护理办公室、医生办公室、检查室、库房按五常管理 4. 患者床单位、洗手间、沐浴室按五常管理	现场提问、检查		
急救物品管理	1. 急救物品管理符合规范 2. 急救物品处于备用状态	现场检查		
护士培训	1. 抽查新入职护士职业生涯手册(带教老师、护士长按要求完成带教并签名) 2. 抽查新入职护士独立当班能力,评估执行情况 3. 护理查房、业务学习执行情况	现场提问、检查		
基础护理	1. 眼周清洁落实情况 2. 术前剪指甲执行情况 3. 术后协助生活护理执行情况	现场提问、检查		

续表

分组	重点检查内容	检查方法	检查者	检查时间
健康教育	1. 患者术后健康教育知晓情况 2. 管床护士执行住院患者回访情况	现场提问、检查		
危急值	护士临床危急值知晓情况(包括危急值、报告流程)	现场提问、检查		
患者满意度调查	每个护理单元发 15 份调查问卷(表 1-14)	现场调查		

表 1-14 患者满意度调查问卷表

科室:					年 月 日
项目	很不同意	不同意	一般	同意	很同意
1. 我初入病房时,我的责任护士很热情地接待我					
2. 住院后,责任护士给我详细介绍住院环境和注意事项(如开饭、探视、医生查房时间等)					
3. 照顾我的护士很负责任					
4. 当我呼叫时,护士总是能及时到我的床前					
5. 护士能够定期巡视病房,观察我的病情变化					
6. 我在住院治疗期间得到尊重(护士重视我、有礼貌)					
7. 病房的护士都熟悉我的病情和治疗方法					
8. 护士给我耐心解释所需要医学检查、治疗及给药的注意事项					
9. 当我疼痛时,我得到了及时有效的帮助					
10. 我住的房间和被单是干净的					
11. 我病区里的厕所和浴室是干净的					
12. 我住的那个房间能保护我的隐私					
13. 在我手术前后,责任护士能为我及家属提供健康指导(如:饮食、休息、体位、药物使用、手术前后注意事项)					
14. 护士长管理到位					
15. 如果您愿意,请提出书面意见 表扬: 批评与建议: 					

5. 护理质量指标监测 每季度进行 1 次护理质量指标的监测并对监测监管进行分析，在护士长会上通报，各护理单元对存在的问题进行整改。

第五节 护理质量管理方法及管理工具的运用

一、护理质量管理方法

常用的护理质量管理方法有 PDCA 循环、追踪方法学、根本原因分析法、品管圈、五常管理法、六西格玛、失效模式分析法等。其中，PDCA 循环是护理质量管理最基本的方法之一。

（一）PDCA 循环

1. PDCA 循环的概念 PDCA 循环由美国质量管理专家爱德华·戴明（W. Edwards Deming）于 1954 年提出，又称戴明循环。其包含四个阶段，即计划（plan）、执行（do）、检查（check）、处理（act），是一种程序化、标准化、科学化的管理方式；是全面质量管理的思想基础方法依据。

2. PDCA 循环的步骤 每一次 PDCA 循环都要经过四个阶段，八个步骤（图 1-1）。

（1）计划阶段：第一步，分析质量现状，找出存在的质量问题；第二步，分析产生质量问题的原因和影响因素；第三步，找出影响质量的主要因素；第四步，针对影响质量的主要因素制订相应的实施计划及预测效果。解决问题的措施应具体明确，回答 5W1H，即原因（why）、事件（what）、地点（where）、时间（when）、人员（who）、方法（how）等六个方面。

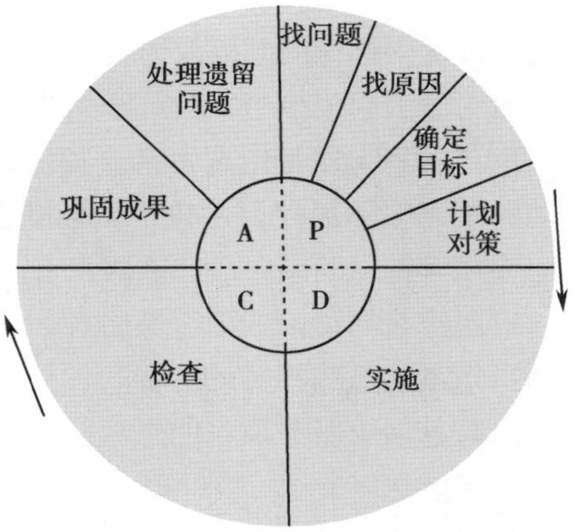

（2）实施阶段：执行措施、执行计划，是 PDCA 循环的第五步，高效的执行力是组织完成目标的重要一环。

图 1-1 PDCA 循环的八个步骤

（3）检查阶段：检验数据收集是否充分准确，比较预期目标与实际效果的差别，得出结论。这是 PDCA 循环的第六步。

（4）处理阶段：对检查结果进行分析、评价和总结。包括两个步骤：第七步，把成果和经验归纳成标准和规范并执行；第八步，把没有解决的质量问题或新发现的质量问题转入下一个 PDCA 循环，为制订下一轮循环计划提供资料。

3. PDCA 循环的特点 PDCA 循环可以使我们的思想方法和工作步骤更加条理化、系统化、图像化和科学化。它具有如下特点：

（1）大环套小环、小环保大环、推动大循环：PDCA 循环作为质量管理的基本方法，适用于各项管理工作和管理的各个环节。护理质量管理是医院质量管理循环中的一个子循环，与医技、行政、后勤等部门质量管理子循环共同组成医院质量管理的大循环,而各护理单元又是护理质量管理体系中的子循环。大循环套小循环,直至把任务具体落实到每个人;反过来,小循环保大循环,达到彼此促进,持续提高的目的。

(2)不断前进、不断提高:PDCA 循环就像爬楼梯一样,一个循环运转结束,生产的质量就会提高一步,然后再制订下一个循环,再运转、再提高,不断前进,不断提高。

(3)螺旋式上升:PDCA 循环不是在同一水平上循环,每循环一次,就解决一部分问题,取得一部分成果,工作就前进一步,水平就进步一步。每通过一次 PDCA 循环,都要进行总结,提出新目标,再进行第二次 PDCA 循环,使质量提高一步。PDCA 每循环一次,质量水平均更进一步。

(二) 追踪方法学

1. 追踪方法学的概念 追踪方法学或追踪法最早是由克斯纳(D. M. Kessener)和卡尔克(C. E. Kalk)于 20 世纪 70 年代提出的,是近年来国际医院评审中应用最广泛的一种方法,体现以患者为中心的医疗服务。

追踪方法学是通过跟踪患者就医过程或跟踪医院某一系统运行轨迹,感受医院服务品质,评价医院管理系统及考核医院整体服务,促进医疗质量的持续改进。

2. 追踪方法学的基本原理 追踪方法学是一种过程管理的方法学,是对患者在整个医疗系统中获得的诊疗、护理和服务经历进行追踪的方法,是现场检查的一种方法,强调的是现场评估。同时,追踪方法学检查可以让调查者从患者角度“看”医疗服务,并进行分析,提出医疗过程中存在的问题及改进方法。

追踪方法学包括个案追踪和系统追踪:

(1)个案追踪:是指选定某一特定患者,追踪患者从入院到出院所接受的所有医疗服务活动。按照国际医疗卫生机构认证联合委员会评审专家的追踪评审方法,通常选择那些最高危、跨学科、问题倾向最严重的患者。追踪目标患者的选择标准如下:

1)医疗机构诊治的前五类患者。

2)与系统追踪相关的患者。

3)跨越多个服务项目的患者。

4)转院患者。

5)当天或第 2 天即将出院的患者。

除以上标准外,对住院患者中病情复杂的患者进行追踪。

(2)系统追踪:在个案追踪的基础上,关注整个医疗机构的高风险流程或项目,重点考评围绕一个共同目标的各部门之间的协同工作情况,通过系统追踪来评价医院的组织系统功能是如何实现以及实现的程度。

3. 追踪方法学的实施步骤 追踪方法学是一种过程管理的方法学,其基本步骤包括三个方面:

(1)评价者以面谈、查阅文件等方式了解医院是否开展和如何做系统性的风险管理。

(2)以患者个体和个案追踪方法,实地访查第一线工作人员以及医院各部门的执行情况,了解各个计划的落实程度。

(3)在访查过程中,各个评价委员会以会议形式讨论和交换评价结果,再深入追查有疑问的部分。

4. 追踪方法学的主要检查内容

(1)个案追踪法:主要内容包括但不限于:

1)患者的相关记录,包括病历、护理记录、个人信息等。

2)直接观察对患者的治疗过程。

3)观察用药过程。

4)观察感染预防和控制。

5)观察治疗计划的制订过程。

6)观察环境对安全的影响及员工在降低风险方面的作用。

7)观察医疗设备的维护,并审核相关人员的资质。

8)观察急诊管理和患者流程问题,其他辅助科室的流程问题。

9)与患者或家属交谈,核实相关问题。

10)与员工面谈。

11)必要时审核会议纪要和程序。

发现的问题可在系统追踪中进一步探索,为其追踪检查提供了重点方向。

(2)系统追踪法:以个案为基础,集中考察医院的某个具体功能或环节:

1)评价有关环节的表现,特别是相关环节的整合与协调。

2)评价各职能部门和科室之间的沟通。

3)发现有关环节中潜在的问题。

4)与追踪环节相关人员的讨论,获取信息。

系统追踪包括药物管理、医院感染、质量安全改进和设备安全,系统的问题会影响患者的医疗服务。

(三) 根本原因分析法

1. 根本原因分析法的基本概念　根本原因分析(root cause analysis,RCA)是一项结构化的问题处理法,以逐步找出问题的根本原因并加以解决,而不是仅仅关注问题的表征。

根本原因分析是一个系统化的问题处理过程,包括确定和分析问题原因,找出问题解决办法,并制订问题预防措施。在组织管理领域内,根本原因分析能够帮助利益相关者发现组织问题的症结,并找出根本性的解决方案。所谓根本原因,就是导致我们所关注的问题发生的最基本的原因。

2. 根本原因分析法的实施步骤

(1)资料收集:根据事件性质及涉及范围,确定包含各相关医务人员、患者安全管理委员会成员,以及其他服务人员等组成的 RCA 分析团队,负责对事件进行描述、原因分析及改进行动的拟定实施。资料收集包括事件发生的时间、地点、范围、重要关系人、重要关系物,并以时间先后的述事方式呈现事件全过程,由 RCA 团队成员透过事件的通报内容,通过访谈相关人员获取资料,同时收集实物、书面及观察所得的材料,进行深入了解,还原事件的基本面,完成事件的描述。

（2）找出近端原因：根据描述内容绘制流程图，分析事件发生的原因。应用工具包括流程图、鱼骨图。

（3）剖析根本原因：根据上一步骤所发现的系统原因与特殊原因，进行事实对比，确定根本原因；评估资料与资源，拟定对策和行动方向。应用工具为流程解构图。

（4）拟定和执行改善对策：根据找出的根本原因，拟定改善对策和行动方向，将相关部门或服务流程包含在内，便于对未来事件的整合处理。强调行动的执行力，追踪实际执行状况。

（四）品管圈

1. 品管圈的概念　品管圈（quality control circle，QCC）就是由相同、相近或互补性质的工作场所的人们自动自发组成数人一圈的小圈团体（又称 QC 小组，一般 6 人左右），全体合作、集思广益，按照一定的活动程序来解决工作现场、管理、文化等方面所发生的问题及课题。它是一种比较活泼的品管形式，目的在于提高产品质量和提高工作效率。

2. 品管圈的特点　自下而上、自发主动地参与管理，是品管圈活动的特点，强调了基层医务人员的积极性，将他们从被动接受命令转变为主动参与管理。

3. 品管圈的实施步骤

（1）组圈

1）根据同一部门或工作性质相关联、同一班次之原则，组成品管圈。

2）选出圈长，圈长是未来 QCC 圈的灵魂人物，需具有领导力和专业能力，由普通员工担任，QCC 是自发组织，圈长应能对圈员有引导和必要的约束能力。

3）由圈长主持圈会，并确定一名记录员担任圈会记录工作。

4）以民主方式决定圈名、圈徽。

5）圈长填写品管圈活动组圈登记表，成立品管圈，并向 QCC 推动委员会申请注册登记备案。

（2）活动主题选定，制订活动计划。

1）每期品管圈活动，必须围绕一个明确的活动主题进行，结合部门工作目标，从质量、安全、服务、管理等方面，每人提出 2~3 个问题点，并列出问题点一览表。

2）以民主投票方式产生活动主题，主题的选定以品管圈活动在 3 个月左右能解决为原则。

3）提出选取理由，讨论并定案。

4）制订活动计划及进度表，并决定适合每一个圈员的职责和工作分工。

5）主题决定后要呈报部门直接主管 / 经理审核，批准后方能成为正式的品管圈活动主题。

6）活动计划表交 QCC 推行委员会备案存档。

7）本阶段推荐使用脑力激荡法和甘特图。

（3）目标设定：确定改善主题后，就要制订改善目标，应注意以下的问题：

1）了解目前的实际状况。

2）能有多少改进空间。

3）目标是经过努力后能够实现的。

4)目标应量化,是可以测量的。

(4)现状调查,数据收集。

1)根据上次的特性要因图(或围绕选定的主题,通过圈会),设计适合本圈现场需要的易于数据收集、整理的查检表。

2)决定收集数据的周期、收集时间、收集方式、记录方式及责任人。

3)圈会结束后,各责任人员即应依照圈会所决定的方式,开始收集数据。

4)数据一定要真实,不得经过人为修饰和造假。

5)本阶段使用查检表。

(5)数据收集整理

1)对上次圈会后收集数据过程中所发生的困难点,全员检讨并提出解决方法。

2)检讨上次圈会后设计的查检表,如需要,加以补充或修改,使数据更能顺利收集,重新收集数据。

3)如无前两点困难,则圈长落实责任人及时收集数据,使用QC手法,从各个角度去层别,以帕累托图形式直观反映,找出影响问题点的关键项目。

4)本阶段可根据需要使用适当之QC手法,如帕累托图、直方图等。

(6)原因分析

1)在圈会上确认每一关键项目。

2)针对选定的每一关键项目,运用脑力激荡法展开特性要因分析。

3)找出影响的主要因素,主要因素要求具体、明确且便于制订改善对策。

4)会后落实责任人对主要因素进行验证、确认。

5)对于重要原因以分工方式决定各圈员负责研究、观察、分析,提出对策构想并于下次圈会时提出报告。

6)本阶段使用脑力激荡法和特性要因法。

(7)对策制订及审批

1)根据上次圈会把握重要原因和实际观察、分析、研究的结果,按分工的方式,将所得之对策一一提出讨论,除责任人的方案构想外,以集思广益的方式,吸收好的意见。

2)根据上述的讨论获得对策方案后,让圈员分工整理成详细具体的方案。

3)对所制订的具体对策方案进行分析,制订实施计划,并在圈会上讨论,交换意见,定出具体的步骤、目标、日程和负责人,注明提案人。

4)圈长要求圈员根据讨论结果以合理化建议的形式提出具体的改善构想。

5)圈长将对策实施计划及合理化建议报部门主管/经理批准后实施(合理化建议实施绩效不参加合理化建议奖的评选,而直接参加品管圈成果评奖)。

6)如对策需涉及圈外人员,一般会邀请他们来参加此次圈会,共同商量对策方法和实施进度。

7)本阶段使用愚巧法、脑力激荡法、系统图法。

(8)对策实施及检讨

1)对所实施的对策,由各圈员就本身负责工作作出报告,顺利者给予奖励,有困难者加以分析并提出改进方案和修改计划。

2）对前几次圈会做整体性的自主查检，尤其对数据收集、实施对策、圈员向心力、热心度等，必须全盘分析并提出改善方案。

3）各圈员对所提出对策的改善进度进行反馈，并收集改善后的数据。

（9）效果确认

1）效果确认分为总体效果及单独效果。

2）每一个对策实施的单独效果，通过护理化建议管理程序验证，由圈长最后总结编制成合理化建议实施绩效报告书，进行效果确认。

3）对无效的对策需开会研讨决定取消或重新提出新的对策。

4）总体效果将根据已实施改善对策的数据，使用 QCC 工具（总推移图及层别推移图）用统计数据来判断。

5）圈会后应把所绘制的总推移图张贴到现场。

6）本阶段可使用检查表、推移图、层别图、帕累托图等。

（10）标准化

1）为使对策效果能长期稳定的维持，标准化是品管圈改善历程的重要步骤。

2）把品管圈有效对策纳入公司或部门标准化体系中。

（11）成果资料整理（成果比较）

1）计算各种有形成果，并换算成金额表示。

2）制作成果比较的图表，主要以帕累托图金额差表示。

3）列出各圈员这几次圈会以来所获得的无形成果，并做改善前、改善后的比较，可能的话，以雷达图方式表示。

4）将本期活动成果资料整理编制成品管圈活动成果报告书。

5）本阶段可使用帕累托图、雷达图等。

（12）活动总结及下一步打算

1）任何改善都不可能是十全十美、一次解决所有的问题，总还存在不足之处，找出不足之处，才能更上一个台阶。

2）老问题解决了，新问题又来了，所以问题改善没有终点。

3）按 PDCA 循环，品质需要持续改善，所以每完成一次 PDCA 循环后，就应考虑下一步计划，制订新的目标，开始新的 PDCA 改善循环。

（13）成果发表

1）对本圈的成果报告书再做一次总检讨，由全体圈员提出应补充或强调部分，并最后定案。

2）依照成果报告书，以分工方式，依各人专长，分给全体圈员，制作各类图表。

3）图表做成后，由圈长或推选发言人上台发言，并进行讨论交流。

4）准备参加全公司品管圈发表会。

（五）五常法

五常法管理是日本企业普遍采用的一种现场管理方法，现已在世界许多国家得到推广应用。开展五常法管理有助于改善环境,提高职工素质,对保证质量、提高工作效率、降低成本有重要作用,可提高员工改善环境的能力,提高员工工作的满意度。五常法包括:常组织、常整顿、常清洁、常规范、常自律。

1. 五常法相关概念

(1)常组织:将工作场所的任何物品区分为本周有必要与没有必要的,除了有必要的留下来,其他的都清除掉。目的是:①腾出空间,空间活用;②建立清爽的工作场所;③不必要的物品应断然加以处置,这是五常法的第一步。

(2)常整顿:把留下来的必要用的物品依规定位置摆放,并放置整齐,加以标示。目的是:①工作场所一目了然,消除找寻物品的时间;②整齐的工作环境,消除过多的积压物品。这是提升效率的基础。

(3)常清洁:就是经常进行整理、整顿和清扫,清楚工作场所内的垃圾,保持个人卫生和预防感染的责任;保持环境的整洁、有序。目的是:①消除影响质量的因素,保证设备的良好运转;②维持和巩固整理、整顿和清扫的效果,保持环境始终处于整齐、干净状态。

(4)常规范:就是将以上"三常"的做法规范化、制度化,并维持成果。目的是:形成制度和习惯。

(5)常自律:就是员工自觉执行各项规定和规则,每天运用五常法,养成好习惯。目的是:培养员工自觉执行各项规定的良好习惯,自愿实施整理、整顿、清扫和清洁,高标准、严要求地维护环境的整洁和美观。

2. 五常法管理的要求

(1)常组织

1)按物品的种类、使用频率进行分类并清除不需要的物品。

2)制定"需要"和"不需要"的判别标准。

3)清理不需要的物品。

4)调查使用物品的使用频率,决定日常用量。

5)制定废弃物处理办法。

6)整理结果的标识:需要使用的物品可用标牌、指示牌标识以便很快取到物品。

(2)常整顿

1)要落实"常组织"工作。

2)确定物品放置场所。

3)定位及规定放置方法。

4)标示物品。

(3)常清洁

1)制作专门的手册:将大家认可的各项工作和应保持的状态汇集成文,制作成手册或形成文件。

2)明确清洁的状态:干净、安全、高效。

3)定期检查:定期检查环境的清洁状态,物品放置的数量是否适宜等。

4)环境色彩明亮化,可调节员工的工作情绪。

（4）常规范

1）落实前"三常"工作。

2）制定目视管理、颜色管理的基准。

3）制定考核方法和奖惩制度，加强执行。

4）维持"五常"意识。

（5）常自律

1）持续推动前"四常"直至形成习惯。

2）制定共同的守则和规定。

3）教育训练。

4）开展各种提高个人素质的活动。

（六）六西格玛

1. 六西格玛的内涵　六西格玛（6σ）概念于 1986 年由摩托罗拉公司的比尔·史密斯（Bill Smith）提出，此概念属于品质管理范畴。西格玛（σ）是希腊文的一个字母，在统计学上用来表示标准偏差值，用以描述总体中的个体离均值的偏离程度。测量出的 σ 表征着诸如单位缺陷、百万缺陷或错误的概率性，σ 值越大，缺陷或错误就越少。6σ 是一个目标，这一质量水平意味的是所有的过程和结果中，99.999 66% 是无缺陷的，也就是说，做 100 万件事情，其中只有 3.4 件是有缺陷的，这几乎趋近人类能够达到的最为完美的境界。

2. 六西格玛管理　六西格玛是帮助企业集中于开发和提供近乎完美产品和服务的一个高度规范化的过程，它通过"测量"一个过程有多少个缺陷，并系统地分析怎样消除它们并尽可能地接近"零缺陷"，进行质量管理。六西格玛管理法是一种统计评估法，其核心是追求零缺陷生产，防范产品责任分析，降低成本，提高生产率和市场占有率，提高顾客满意度和忠诚度。六西格玛管理既着眼于产品、服务质量，又关注过程的改进。

3. 六西格玛管理的特征

（1）以顾客为关注焦点的管理理念：六西格玛管理的出发点就是研究客户最需要的是什么，最关心的是什么。六西格玛是根据顾客的需求来确定管理项目，将重点放在顾客最关心、对组织影响最大的方面。

（2）通过提高顾客满意度和降低资源成本促使组织的业绩提升：六西格玛项目瞄准的目标有两个：一是提高顾客满意度；二是降低资源成本。提升顾客满意度和服务水平，促使业绩提升。

（3）注重数据和事实：用数据说话是六西格玛的精髓，强调"用数据说话""依据数据进行决策""改进一个过程所需要的所有信息，都包含在数据中"。六西格玛管理广泛采用各种统计技术工具，使管理成为一种可测量、数字化的科学。

（4）是一种以项目为驱动力的管理方法：六西格玛管理方法的实施是以项目为基本单元，通过一个个项目的实施来实现。

（5）重视产品和流程的突破性质量改进：六西格玛项目的改进都是突破性的，通过这种改进能使产品质量得到显著提高，或者使流程得到改造，从而使组织获得显著的经济利益。

（6）有预见的积极主动管理：六西格玛包括一系列工具和实践经验，它用动态的、即时反应的、有预见的、积极的管理方式取代那些被动的习惯,促使企业在当今追求几乎完美的质量水平而不容出错的竞争环境下能够快速向前发展。

(7)无边界合作:六西格玛管理中无边界合作需要确切地理解最终用户和流程中工作流向的真正需求,在以广泛沟通为基础上,营造出一种真正支持团队合作的管理结构和环境。

(8)遵循 DMAIC 改进方法:六西格玛有一套全面而系统的发现、分析、解决问题的方法和步骤,这就是 DMAIC 改进方法。D(define),项目定义阶段;M(measure),数据衡量阶段;A(analyze),数据分析阶段;I(improve),项目改善阶段;C(control),项目控制阶段。

4. 六西格玛管理的实施程序

(1)辨别核心流程和关键顾客:①辨别核心流程;②界定业务流程的关键输出物和顾客对象;③绘制核心流程图。

(2)定义顾客需求:①收集顾客数据,制订顾客反馈战略;②制订绩效指标及需求说明;③分析顾客各种不同的需求并对其进行排序。

(3)针对顾客需求评估当前行为绩效:①选择评估指标;②对评估指标进行可操作性的界定,以避免产生误解;③确定评估指标的资料来源;④准备收集资料;⑤实施绩效评估,并检测评估结果的准确性,确认其是否有价值;⑥通过对评估结果所反映出来的误差进行数量和原因方面的分析,识别可能的改进机会。

(4)辨别优先次序,实施流程改进:对需要改进的流程进行区分,找到高潜力的改进机会,优先对其实施改进。业务流程改进遵循五步循环改进法,即 DMAIC 模式:

1)定义(define):定义阶段主要是明确问题、目标和流程,是六西格玛项目的起点也是至关重要的第一步。

2)评估(measure):评估阶段主要是分析问题的焦点是什么,借助关键数据缩小问题的范围,找到导致问题产生的关键原因,明确问题的核心所在。

3)分析(analyze):分析数据探究误差发生的根本原因,利用统计学工具对整个系统进行分析,找到影响质量的关键因素。

4)改进(improve):针对关键因素确立最佳改进方案,在分析的基础上提出并验证措施并将措施标准化。这个步骤需不断测试以检测改善后的方案是否有效。

5)控制(control):确保所做的改善能够维持下去,避免错误再发生,采取有效措施以维持改进的结果,控制是六西格玛能长期改善品质与成本的关键。

(5)扩展、整合六西格玛管理系统:①提供连续的评估以支持改进;②定义流程负责人及其相应的管理责任;③实施闭环管理,不断向六西格玛绩效水平推进。

5. 六西格玛管理的优点

(1)提升组织管理能力:六西格玛管理以数据和事实为驱动器,提升组织管理能力。管理大师韦尔奇(Welch)在通用电气公司 2000 年年报中指出:"六西格玛管理所创造的高品质,已经奇迹般地降低了通用电气公司在过去复杂管理流程中的浪费,简化了管理流程,降低了材料成本"。

(2)节约组织运营成本:对于企业而言,所有的不良品要么被废弃,要么需要重新返工,要么在客户现场需要维修、调换,这些都需要花费企业成本。质量缺陷的发生率下降将有效节约组织的运行成本。

(3)增加顾客价值:六西格玛管理可以使企业从了解并满足顾客需求到实现最大利润之间的各个环节实现良性循环——公司首先了解、掌握顾客的需求,然后通过采用六西格玛管理原则减少随意性和降低差错率,从而提高顾客满意程度。

(4)改进服务水平:由于六西格玛管理不但可以用来改善产品品质,而且可以用来改善服务流程,因此,对顾客服务的水平也得以大大提高。

(5)营造积极向上的组织文化:通过实施六西格玛管理,员工十分重视质量以及顾客的要求,并力求做到最好,因此,形成每个人努力保证质量、不断提高工作效率的工作氛围,营造出积极向上的组织文化。

(七) 失效模式与效应分析法(FMEA)

1. FMEA 概念 失效模式与效应分析法(failure mode and effects analysis, FMEA),是系统性、前瞻性的分析方法,是一种用来确定潜在失效模式及其原因的分析方法。

健康护理失效模式分析(healthcare failure mode and effects analysis, HFMEA)通过 FMEA 小组成员的集体讨论研究,分析护理工作流程中每一环节或步骤、所有可能产生的不良后果及其对整个流程造成的可能影响,找出护理过程中的高危、高风险环节,着重预防,做到在不良事件发生之前采取相应护理措施,从而有效降低风险,确保护理质量,增加患者满意度。

2. FMEA 评估 FMEA 评估包括:①流程或过程中的步骤;②失效模式;③失效原因;④失效可能造成的后果。

3. FMEA 步骤 FMEA 有七个步骤:

(1)建立主题:选择一个流程来进行分析,应注意这个流程不宜有太多流程,如果流程太多,可以选择一个子流程进行分析。

(2)组成团队:团队成员应包括流程中牵涉到的每一个人。

(3)画出流程:用流程图把流程的所有步骤列出来并编号。应注意所有列出的步骤团队所有成员须达成共识,确认这些步骤可以正确地描述整个流程。

(4)执行分析:对流程中的每一步骤进行分析,列出所有可能失效的模式,然后针对每个列出的失效模式找出所有可能的原因。

(5)计算危机值(risk priority number, RPN):RPN 值包括三个维度:发生可能性、被发现的可能性、严重性。每个维度在 1~10 分间选择一个数字代表其程度,如发生的可能性:1 表示"不可能发生",10 表示"发生的可能性很大",以此类推。三个数值相乘即为该失效模式的 RPN 值。RPN 值最低分是 1 分,最高分是 1 000 分。计算 RPN 值不但可以帮助团队找出需要优先注意的问题(RPN 值高的失效模式),而且通过比较可改善前后 RPN 值,能够帮助评估改善的程度。

(6)评估结果:团队优先考虑改善 RPN 值排在前几位的失效模式,因为高 RPN 值的失效模式是最需要改善的部分,低 RPN 值的失效模式对流程的影响最小,应该排在后面考虑。

(7)拟定改善计划:包括重新设计流程,以预防失效模式的发生;分析及测试新流程以及监测和追踪改善的效果。

4. FMEA 在护理管理中的应用

(1)应用于风险管理和患者安全质量管理：包括在新工作流程设计、现行工作流程改造、旧流程用于新情境中、管理瓶颈环节等方面的应用。

(2)应用于护理质量持续改进：前瞻性分析、识别护理流程中潜在的危险因素，预防技术失败等，提高患者护理过程在高危环节的安全性，为护理质量持续改进提供方法和保障。

二、护理质量管理工具

做好护理质量管理需要制定科学的质量评价标准，通过质量管理委员会、专项护理质量管理小组、质控护士等的全程控制，采用实用的管理工具评价方法，才能对存在的问题进行系统的分析，确保护理质量的持续改进。

(一) 查检表

简单的查检表，就是备忘录，将要进行查看的工作项目一项一项地整理出来，然后定期或不定期检查。

1. 查检表的概念　查检表是一种为了便于收集数据，使用简单记号填写记录检查情况，作为核对使用或进一步对核查数据进行统计分析而设计的一种表格或图表，又称点检表或查核表。

2. 查检表的分类　按用途可分为记录用查检表和点检用查检表。

(1)记录用查检表：主要用于收集数据资料，做进一步统计整理用。

(2)点检用查检表：主要是为了确认系统或流程重点环节的落实，或是预防不良事件的方式，确保安全。如：手术安全核查表。

3. 查检表的设计

(1)明确目的：要明确核查的目的，便于对数据进行分析，提出改进的对策。

(2)确定核查项目：选择关键环节或核查要点，不能忽略主要的潜在不安全因素。

(3)明确抽检的方式：全检或是抽检。

(4)明确核查的方式：核查的对象、数量、时间、周期，核查者及记录符号等。

(5)设计核查表并实施：核查表包括分类、核查要点、核查情况、核查日期、核查者等。核查要点须定义明确、容易理解、便于操作。同时注意核查表应随环境改变、设备更新、流程改进和核查所存在的问题不断进行修订、变更和完善。

(6)整理分析核查结果：核查结果统计完成进行整理分析，并根据分析结果提出改进措施。

(二) 层别法

1. 层别法的概念　层别法又叫分类法、分组法。它是按照一定的对象，把收集到的大量有关某一特定主题的统计数据加以归类、整理和汇总的一种方法，常与其他统计方法结合起来使用。

2. 层别法的应用步骤　层别法的应用步骤包括：

(1)收集数据。

(2)将收集到的数据根据不同的目的选择分层标志。

(3)按目的、要求分层。

(4)按层归类。

(5)根据分层结果结合其他的方法进行治疗改进。

3. 层别法的注意事项 层别时应注意根据分层的目的,按照一定的标准加以区分,将性质相同的分为一组,组内的数据波动幅度尽可能小,不同组之间的差别尽可能大,使数据反映的事实更突出、明显,以便找出产生问题的原因。分层目的不同,分层的标志不一样,常用的分层标志有:

(1)人员:按不同的人员或年龄、性别、职称等分层。

(2)机器:按设备的类型、型号、新旧程度等分层。

(3)材料:按产地、批号、规格等分层。

(4)方法:按不同的操作方法、工业要求等。

(5)测量:按测量设备、方法、人员、部位等分层。

(6)时间:按不同的日期、时间分层。

(7)环境:按季节、温度、湿度等分层。

(8)其他:按不同的使用地方等分层。

4. 层别法的作用 分层法是质量管理中分析处理质量问题的有效方法,分层的结果使模糊不清的全部数据变为更加清晰,各层间的差异突出地显示出来了,层内的数据差异减少了。在此基础上进行层间、层内的比较分析,可以更加深入发现和认识质量问题的原因。由于质量是多方面共同作用的结果,因此,对同一批数据,可以按不同性质分层,从不同角度来考虑、分析质量存在的问题及影响因素。

(三)排列图法

排列图法(Pareto chart)又称帕累托图、主次因素分析图、巴雷特图,最早是由意大利经济学家帕累托(Pareto)提出的,是为寻找主要问题或影响质量的主要原因所使用的图。

1. 排列图的概念 排列图就是将影响工程质量的各种因素,按照出现的频数,以从大到小的顺序排列在横坐标上,在右坐标上标出因素出现的累计频数,并画出对应的变化曲线的分析方法。

2. 排列图结构 排列图用双直角坐标系表示,左边纵坐标表示频数,右边纵坐标表示频率。分析线表示累计频率,横坐标表示影响质量的各项因素,按影响程度大小(即出现频次多少)从左到右排列,通过对排列图的观察分析可以找出影响质量的主要因素。曲线表示各影响因素大小的累计百分数,这条曲线称排列线(帕累托曲线)。

3. 排列图的作图步骤

(1)选择要进行质量分析的项目。

(2)选择用来进行质量分析的度量单位,如出现的次数(频数、件数)、成本、金额或其他。

(3)选择进行质量分析的数据的时间间隔。

(4)画横坐标。

(5)画纵坐标。

(6)在每个项目上画长方形,它的高度表示该项目度量单位的量值,显示出每个项目的影响大小。

(7) 由左到右累加每个项目的量值(以 % 表示),并画出累计频率曲线(帕累托曲线),用来表示各个项目的累计影响。

(8) 利用排列图确定对质量改进最为重要的项目(关键的少数项目)。

4. 排列图作用

(1) 排列图的作用主要是用来找出影响质量的关键性问题。一般来说,任何事物都遵循"少数关键,多数次要"的客观规律,要提高质量管理的效果,应以发生率最高的少数几个关键问题作为质量改进的目标。

(2) 根据影响因素的影响程度大小,确定采取措施的先后顺序。

(3) 动态排列图可评价采取措施后的效果。一般在采取措施后,为验证效果,要重新画排列图,以评价采取措施后的效果。

(四) 特性要因图

1. 特性要因图的概念　特性要因图,又名因果分析图,由日本管理大师石川馨先生所发明,形状像鱼骨,故又名石川图、鱼骨图。特性要因图是一种发现问题根本原因的分析方法,把对质量特性具有影响的各种因素加以归类、分解,由大到小,由粗到细,寻根溯源,并用箭头表示其间关系的一种图示方法,其特点是简捷实用、深入直观。

2. 特性要因图的结构(图 1-2)

(1) 特性就是长度、进度、不良率等代表制品、品质特性的简称,是指生产过程或工作过程出现的结果。所提出的特性必须是通过技术、流程、管理等改进措施能给予解决的问题。

(2) 要因就是重要的原因,是指给工作结果带来影响的各种原因,一般会影响到特性者则视为要因,并记入特性要因图中。

(3) 鱼骨是表示特性与原因或原因与原因之间关系的箭头符号,中间箭头为脊骨,是把全部原因与特性联系起来的主干;靠近脊骨的为大骨,依次为中骨、小骨、细骨,相对应的是大、中、小原因,最后细分到可以采取具体措施的程度为止。

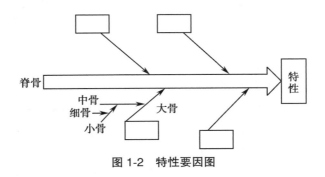

图 1-2　特性要因图

3. 特性要因图的分类　特性要因图一般可分为三种类型:

(1) 整理问题型鱼骨图:各要素与特性值间不存在原因关系,而是结构构成关系。

(2) 原因型鱼骨图:鱼头在右,特性值通常以"为什么……"来写。

(3) 对策型鱼骨图:鱼头在左,特性值通常以"如何提高 / 改善……"来写。

4. 特性要因图的制作步骤 制作特性要因图分两个步骤:分析问题原因/结构、绘制鱼骨图。

(1)分析问题原因/结构

1)针对问题点,选择层别方法(如人、机、料、环、法等)。

2)按头脑风暴分别对各层别类别找出所有可能原因(因素)。

3)将找出的各要素进行归类、整理,明确其从属关系。

4)分析选取重要因素。

5)检查各要素的描述方法,确保语法简明、意思明确。

(2)绘制鱼骨图

1)填写鱼头(按为什么不好的方式描述),画出主骨。

2)画出大骨,填写大要因。

3)画出中骨、小骨,填写中小要因。

4)用特殊符号标识重要因素。

要点:绘图时,应保证大骨与主骨成60°夹角,中骨与主骨平行。

5. 制作特性要因图的方法 能否制作出有用的特性要因图,关键在于能否找出直接影响特性的原因。一般来说在寻找原因时有"大骨展开法"和"小骨扩张法"两种。

(1)大骨展开法:先找出影响特性的大要因,一般从人、机、料、环、法五方面着手。从现代质量管理和全面质量管理的角度来看,可以在人、机、料、环、法五个方面加上设计、检验、信息三个因素作为大要因,根据大原因进一步找出中原因、小原因,并依次用大骨、中骨、小骨联系起来。应注意所分析的各层次原因之间的关系必须是因果关系,分析原因直到能采取措施为止。

(2)小骨扩张法:问题相关人员各自发表意见,逐条记录下来,然后将相互关系最为密切的原因汇总起来并进行分类,依次整理出小原因、中原因、大原因,再用箭头联系起来。

1)检查主要原因和细分原因是否有遗漏。

2)对于特别重要的原因要用明显的记号框起来,重要原因的确定,即对特性影响较大的因素,可用数据和排列图来确定。

6. 制作特性要因图的注意事项

(1)要广泛而充分地汇集各方面的意见,包括技术人员、生产人员、检验人员和其他辅助人员等,要特别重视有实际经营的现场人员的意见。

(2)脑力激荡时,应尽可能多而全地找出所有可能原因,而不仅限于自己能完全掌控或正在执行的内容。对人的原因,宜从行动而非思想态度层面着手分析。

(3)要分析和解决的问题只能有一个。

(4)大要因必须用中性词描述(不说明好坏),中、小要因必须使用价值判断(如……不良)。

(5)中要因与特性值、小要因与中要因间有直接的原因-问题关系,小要因应分析至可以直接下对策为止。

(6)如果某种原因可同时归属于两种或两种以上因素,请以关联性最强者为准(必要时考虑三现主义：即现时到现场看现物，通过相对条件的比较，找出相关性最强的要因归类）。

（7）选取重要原因时，不要超过 7 项，且应标识在最末端原因。

（五）控制图

1. 控制图的概念 控制图又称质量管理图、质量评估图，是根据数理统计原理分析和判断工序是否处于稳定状态所使用的、带有控制界线的一种质量管理图表。

控制图是建立在信息收集、分析系统的基础上确定控制的中心线（平均线）。

2. 控制图的结构（图 1-3） 通常应用最广的控制图是 W. A. 休哈特（W. A. Shewhart）在 1925 年提出的，它的基本结构是在直角坐标系中画三条平行于横轴的直线，中间一条实线是中线（CL），上、下两条实线分别为上、下控制线（UCL 和 LCL），并有按时间顺序抽取的样本统计量数值的描点序列。通常控制界线设定在 ±3 标准差的位置。中心线是所控制的统计量的平均值，上下控制界线与中心线相距数倍标准差。若控制图中的描点落在 UCL 与 LCL 之外或描点在 UCL 和 LCL 之间的排列不随机，则表明过程异常。

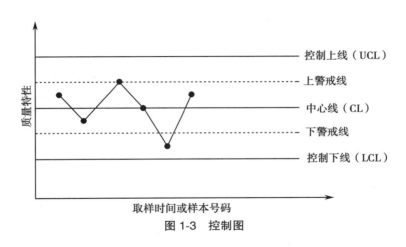

图 1-3 控制图

3. 控制图的分类

（1）根据质量特性的数据特征分类：计量数据控制图四种：均值 - 稽查控制图（Xbar-R）、均值 - 标准差控制图（Xbar-Rs）、中位数 - 极差控制图（Xmed-R）、单值 - 极差控制图（x-Rm）；计数控制图四种：不合格品率控制图（P）、不合格品数控制图（Pn）、缺陷数控制图（C）、单位缺陷数控制图（U）。它们的用途分别是：

1）均值 - 稽查控制图（Xbar-R）：是最常用的基本控制图，适用于各种计量值（适用样品数小于 10 的抽样分析）。Xbar 控制图主要用于观察分布的均值变化。

2）均值 - 标准差控制图（Xbar-Rs）：适用样品数大于 10 的抽样分析，与 Xbar-R 控制图相似，只是用标准差图（s 图）代替极差图（R 图）。极差计算简便，故 R 图得到广泛应用，但当样本量较大时，应用极差估计总体标准差的效率降低，需要用 s 图来代替 R 图。

3）中位数 - 极差控制图（Xmed-R）：与 Xbar-R 控制图相比，只是用中位数代替均值图。由于中位数的计算比均值简单，所以多用于需在现场把测定数据直接记入控制图的场合。

4）单值 - 极差控制图（x-Rm）：多用于对每一个产品都进行检验，采用自动化检查和测量的场合;取样费时、检验昂贵的场合;样品均匀,多抽样也无太大意义的场合。由于它不像前三种控制图那样能取得较多的信息,所以它判断过程的灵敏度要差一些。

5) P 控制图用于控制对象为不合格品率或合格率等计数值质量指标的场合。应注意的是根据多种检查项目综合评定不合格品率的情况,当控制图显示异常时,难以找出异常的原因。因此,使用 P 控制图时,应选择重要的检查项目作为判断不合格品的依据。常见的不良率有不合格品率、废品率、交货延迟率、各种差错率等。

6) Pn 控制图用于控制对象为不合格品数的场合。设 n 为样本大小,P 为不合格品率,Pn 作为不合格品数控制图的简记记号,由于计算不合格品率需进行除法,比较麻烦,所以在样品大小相同的情况下,用此图比较方便。

7) C 控制图用于控制一部机器、一个部件、一定长度、一定面积或任何一定的单位中(即样本大小不变)所出现的缺陷数目,如机器设备的缺陷数或故障次数等。

8) U 控制图:当样本大小变化时,不宜用 C 控制图,需换算为平均每单位的缺陷数后再使用 U 控制图。

(2)根据控制图使用目的的分类:分为分析用控制图和控制用控制图。

4. 绘制控制图的步骤

(1)建立 XY 坐标,横坐标表示取样时间或样本号码,纵坐标表示质量特性的数据。

(2)画出上、下控制线和中心线三条线(有的可以为五条线,在上、下控制线之间画出上、下警戒线)。

(3)定期将测量的质量特性数据,用圆点标在图的相应位置。

5. 控制图的作用 控制图不是事后检查,而是环节控制,贯穿于护理工作的全过程。

(1)质量诊断:用来度量和评估过程的稳定性,即过程是否处于控制状态。

(2)质量控制:确定过程何时需要调整,若发现过程不稳定,及时采取措施进行纠正,使过程保持在控制状态中。

(3)质量确认:确认某过程是否得到改进。

6. 应用控制图的注意事项

(1)对于所确定的控制对象能够定量的,应用计量值控制图;如果只有定性的描述而不能够定量,只能应用计数值控制图。

(2)所控制的过程必须具有重复性,即具有统计规律。

(3)在使用控制图时应选择能代表过程的主要质量指标作为控制对象。一个过程往往具有各种各样的特性,需要选择能够真正代表过程情况的指标。

(4)如果控制图中点子未出界,同时点子的排列也是随机的,则认为生产过程处于稳态或控制状态。如果控制图中点子出界(或不出界)而点子的排列是非随机的(也称为排列有缺陷),则认为生产过程失控。

(5)若点子出界或点子的排列是非随机的,则应立即追查原因并采取措施,防止其再出现。

(六) 直方图

1. 直方图的概念 直方图又称质量分布图、柱状图,它是表示资料变化情况的一种主要工具。用直方图可以解析出资料的规则性,比较直观地看出产品质量特性的分布状态,对于资料分布状况一目了然,便于判断其总体质量分布情况。在制作直方图时,首先要对资料进行分组,因此,如何合理分组是其中的关键问题。按组距相等的原则进行的两个关键变量是分组数和组距。这是一种几何形图表,是根据从生产过程中收集来的质量数据分布情况,画成以组距为底边、以频数为高度的一系列连接起来的直方矩形图,如图 1-4。

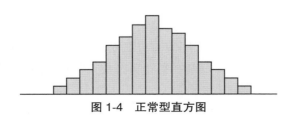

图 1-4　正常型直方图

2. 直方图的目的　制作直方图的目的就是通过观察图的形状,判断生产过程是否稳定,预测生产过程的质量。具体来说,作直方图的目的有:

(1)把握数据的发布量。

(2)把握数据的整体模样。

(3)把握数据具有的散布状况。

(4)把握数据中心的位置。

(5)比较数据和规格值,可以一次获得多种信息。

直方图将数据根据差异进行分类,特点是一目了然地掌握差异。

3. 直方图的绘制方法

(1)集中和记录数据,求出其最大值和最小值。数据的数量应在 100 个以上,在数量不多的情况下,至少也应在 50 个以上。我们把分成组的个数称为组数,每一个组的两个端点的差称为组距。

(2)将数据分成若干组,并做好记号。分组的数量在 5~12 较为适宜。

(3)计算组距的宽度。用最大值和最小值之差去除组数,求出组距的宽度。

(4)计算各组的界线位。各组的界线位可以从第一组开始依次计算,第一组的下界为最小值减去最小测定单位的一半,第一组的上界为其下界值加上组距。第二组的下界线位为第一组的上界线值,第二组的下界线值加上组距,就是第二组的上界线位,以此类推。

(5)统计各组数据出现频数,作频数分布表。

(6)作直方图。以组距为底长,以频数为高,作各组的矩形图。

4. 绘制直方图的注意事项

(1)抽取的样本数量过小,将会产生较大误差,可信度低,也就失去了统计的意义。因此,样本数不应少于 50 个。

(2)组数的确定要适当。组数太少,会引起较大计算误差;组数太多,会影响数据分组规律的明显性,且计算工作量加大。

(3)确定各组的界线值时,为避免出现数据值与组界线值重合而造成频数计算困难,组的界线值单位应取最小测量单位的1/2。分组时应把数据表中最大值和最小值包括在内。

(4)完整的直方图不可缺少必要的标注。

5. 直方图的形状分析 正常型是指过程处于稳定的图形,它的形状是中间高、两边低,左右近似对称(见图1-4)。近似是指直方图多少有点儿参差不齐,主要看整体形状。

异常型直方图种类则比较多,所以如果是异常型,还要进一步判断它属于哪类异常型,以便分析原因、加以处理。下面介绍几种比较常见的类型:

(1)孤岛型直方图(图1-5):在直方图旁边有孤立的小岛出现,当这种情况出现时过程中有异常原因。如:原料发生变化,不熟练的新工人替代人加班、测量有误等,都会造成孤岛型分布,应及时查明原因、采取措施。

(2)双峰型直方图(图1-6):当直方图中出现了两个峰,这是由于观测值来自两个总体、两个分布的数据混合在一起造成的。如:两种有一定差别的原料所生产的产品混合在一起,或者就是两种产品混在一起,此时应当加以分层。

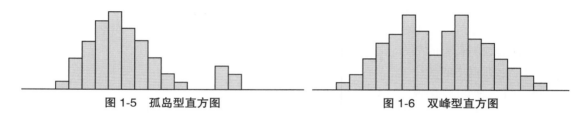

图1-5 孤岛型直方图　　　　　图1-6 双峰型直方图

(3)折齿型直方图(图1-7):直方图出现凹凸不平的形状,这是由于作图时数据分组太多,测量仪器误差过大或观测数据不准确等造成,此时应重新收集数据、整理数据。

(4)陡壁型直方图(图1-8):当直方图像高山的陡壁向一边倾斜时,通常表现在产品质量较差时,为了使产品符合标准,需要进行全数检查,以剔除不合格品。当用剔除了不合格品的产品数据作频数直方图时容易产生这种陡壁型,这是一种非自然形态。

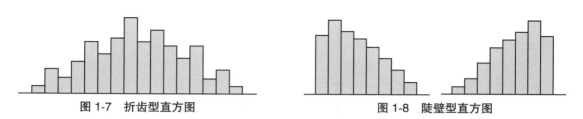

图1-7 折齿型直方图　　　　　图1-8 陡壁型直方图

(5)偏态型直方图(图1-9):偏态型直方图是指图的顶峰有时偏向左侧、有时偏向右侧。由于某种原因使下限受到限制时,容易发生偏左型。如用标准值控制下限,摆差等形位公差,不纯成分接近于0,疵点数接近于0或工作习惯都会造成偏左型。由于某种原因使上限受到限制时,容易发生偏右型。如用标准尺控制上限,精度接近100%,合格率也接近100%或工作习惯都会造成偏右型。

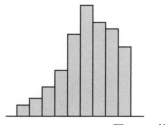

图 1-9　偏态型直方图

（6）平顶型直方图（图 1-10）：当直方图没有突出的顶峰，呈平顶形，形成这种情况一般有三种原因：

1）双峰型类似，由于多个总体、多总分布混在一起。

2）由于生产过程中某种缓慢的倾向在起作用，如工具的磨损、操作者的疲劳等。

3）质量指标在某个区间中均匀变化。

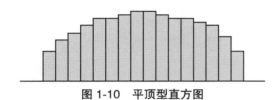

图 1-10　平顶型直方图

第二章 眼科护理管理组织

第一节 组　　织

一、组织概述

(一) 组织的概念

组织,一般有两种含义。一种是名词,指按照一定的宗旨和目标建立起来的集体,如工厂、机关、学校、医院;各级政府部门、各个层次的经济实体、各个党派和政治团体等,都是组织。另一种是动词,就是有目的、有系统集合起来,如组织群众,这种"组织"是管理的一种职能。组织职能是对人力、物力、财力、信息、时间进行有效组合,为实现管理目标而进行的活动。

(二) 组织的基本要素

组织的基本要素包括组织环境、组织目的、管理主体和管理客体。

1. 组织环境　是组织的必要构成要素。组织是一个开放系统,组织的内外环境处于不断变化中,组织必须不断获取信息,根据时间和环境的变化调整组织设计,以维持自身发展和壮大。

2. 组织目的　是组织所有者的共同愿望,是得到所有组织成员认同的。任何一个组织都有其存在的目的。建立一个组织,首先必须有目的,然后建立组织的目标。如果没有目标,组织就不可能建立。组织的目标必须与社会需求相适应,组织才具有生命力。

3. 管理主体　是指具有一定管理能力,拥有相应的权威和责任,从事现实管理活动的人或机构,也就是通常所说的管理者。组织根据各成员所承担责任的大小,赋予相应的职位权利,使各级管理人员能够采取一系列行动完成工作任务,最后实现组织目标。

4. 管理客体　是管理过程中,在组织中所能预测、协调和控制的对象。

（三）组织的分类

1. 正式组织　是为了实现组织目标,有目的、有意义地设计和建立的包括组织中各种职位或部门之间的责任、权力和利益等的关系体系,如世界卫生组织、医院、护理部等。正式组织具有以下特点:

(1)有明确的目标。

(2)讲究效率。

(3)分工专业化。

(4)建立职权,权利由组织赋予,下级必须服从上级。

(5)不强调工作人员工作的独特性,组织成员的工作及职位可以互相替换。

2. 非正式组织　是指没有共同目标的人由于共同的兴趣爱好而自发形成的组织,其主要功能在于满足成员的个人需要,如校友会、同乡会等。非正式组织有以下特点:

(1)没有特定的目标、明确的规章制度。

(2)有较强的凝聚力和行为一致性。

(3)有不成文的规范制约成员的行为。

(4)组织的领袖不一定具有较高的地位和权利,但具有较强的实际影响力。

（四）组织设计

1. 组织设计的原则

(1)目标明确原则:组织结构的设计和形式的选择必须从组织目标出发,明确组织的发展方向、经营战略,各部门的目标必须服从组织总的目标。

(2)统一指挥原则:指组织内各部门必须服从它的上一级部门领导的命令和指挥,才能够保证组织的行动统一、步调一致。

(3)分工协作原则:组织内的分工应按专业化分工,一般分工越细,专业水平越高,责任越明确,效率也越高。但同时须强调各部门之间要保持协调配合,才能保证组织目标的实现。

(4)层幅适当原则:法国科学管理专家法约尔(Fayol)指出,不同层次的管理人员直接管理的下属人数应是有限的、合理的,才能保证组织工作的有效性。

(5)职权对等原则:职权是指管理职位所具有的发布指令并保证指令得到执行的一种强制权力。组织根据各成员所承担责任的大小,赋予相应的职位权力,使各级管理人员能够采取一系列行动完成本部门工作任务,最后实现组织目标。

(6)稳定适应原则:指组织内部结构要有相对稳定性,才能保证日常组织工作的正常运转。另一方面,建立起来的组织结构不是一成不变的,是随着组织内外环境条件的变化作出适应性调整。

2. 组织设计的程序　组织设计一般有两种情形,一种是对新组建的组织进行组织结构的设计,另一种是对原有组织结构进行调整和完善。虽然情况不同,但组织设计的基本程序是一样的,包括:

(1)职能设计:根据组织目标设置管理职能层级,并层层分解为具体工作等。

(2)结构设计:根据对组织职能的分解、归类,设计相应的组织部门机构,确立管理层次、部门、岗位。

(3) 职务设计：分解各部门机构的任务和功能，确定其职责、权力，设置相应的具体职务。

(4) 岗位设计：设计必要的工作岗位，按照职务要求和编制数配备相应的人员。

(5) 协调设计：设计纵向管理层次之间、横向管理部门之间的信息交流、控制、协调方式等。

(6) 规范设计：主要设计各项管理业务的工作程序、管理工作应达到的要求、管理方法、管理人员的规范，以及各部门中人员的配备制度、激励制度、考核制度和培训制度等。

(7) 反馈和修正：将组织运行过程中出现的新问题、新情况反馈回去，定期或不定期地对原有的组织结构设计进行修正，使其不断完善。

3. 组织的运作　是为成功实现既定目标而采取的一系列活动，一般包括以下内容：①确定组织目标；②分解目标；③确认和分类为实现目标所需要的各项工作；④根据实际情况采用最佳方法划分各项工作；⑤授予工作人员职责和权限，且为组织成员提供适宜的工作环境；⑥明确各层次、单位之间的分工协作关系，使组织成员了解自己在组织中的工作关系和所属关系，使各单位、各部门、各成员之间相互连成一体，保证组织内各项活动正常有效运作，实现组织高效率；⑦随着组织的运转、变化进行组织调整，始终围绕组织目标的实现。

二、护理组织系统

护理组织系统是医疗卫生组织系统中的一个重要组成部分，在各级卫生组织中发挥重要的管理作用。

(一) 护理行政管理系统

1. 组织机构　国家卫生健康委员会医政医管局*医疗护理处是主管护理工作的职能机构，负责为全国城乡医疗机构制定有关护理工作政策、法规、人员编制、规划、管理条例、工作制度、职责和技术标准等；配合教育、人事部门对护理教育、人事等进行管理。各省（区、市）卫生健康委均有分管医疗和护理工作的厅（局）长负责本地区护理管理，部分县卫生局也配备专职护理管理干部，加强护理管理。为加强护理专业技术指导和质量控制，在各省、自治区、直辖市卫生健康委的领导下，选拔护理质量管理经验丰富和专业技术水平高的专家组成护理质量质控中心，负责质量控制和技术指导、专业骨干培训和国际交流。

2. 组织职能　各级卫生行政组织中的护理管理机构与人员的职责和任务是在各级主管护理的管理者领导下，根据实际情况制定并组织贯彻护理工作的具体方针、政策、法规和护理技术标准；提出并实施发展规划和工作计划，检查执行情况；组织经验交流；负责听取护理工作汇报，研究解决存在的问题等。

(二) 护理学术组织系统

1. 组织机构　中华护理学会是我国卫生系统中护理专业人员组成的学术性群众组织，是中国科学技术协会所属全国性学会之一，受国家卫生健康委和中国科学技术协会双重领导。总会设在北京，学会的最高领导机构是全国会员代表大会，在会员代表大会休会期间，

---

*2022 年 1 月 24 日，国家卫生健康委员会医政医管局更名为医政司。

理事会是执行机构。理事会选举理事长、副理事长、秘书长及常务理事组成常务理事会。总会下设学会办公室、学术会务、期刊编辑、继续教育和财务管理等职能部门,承办日常工作。

2. 组织职能　学会的宗旨是遵守国家宪法、法律、法规,执行国家发展护理科技事业的方针和政策;崇尚护理道德,坚持民主办会原则,提高护理科技工作者的业务水平,促进护理学科的繁荣发展,充分发扬学术民主,依法维护护理工作者的合法权益。主要任务包括组织护理工作者开展学术交流和科技项目论证、鉴定;编辑出版专业科技期刊和书籍;普及、推广护理科技知识与先进技术;开展对会员的继续教育;对国家重要的护理技术政策、法规发挥咨询作用;向政府有关部门反映会员的意见和要求,维护会员的权利,为会员服务。

(三) 医院护理组织系统

《三级医院评审标准(2020年版)实施细则》规定,医院应当建立与医院规模、任务和组织目标相适应的护理管理体系,实行三级或者两级管理层级;通过护理管理委员会,定期研究护理质量问题、推进护理质量改进;根据国家法律法规、行业标准、指南,制定护理制度、工作常规和操作规程,持续更新护理质量评价标准,对医院护理质量实行全程管控。

1. 医院护理组织管理架构　建立简捷高效的护理管理体系,在本单位护理管理委员会的指导下,实行三级或二级管理层级,明确各级护理管理岗位任职条件。有护理工作发展规划、年度计划,符合医院总体规划和护理学科发展方向并有效执行,有总结评价。

2. 护理部的职能　护理部在院长或主管护理的副院长领导下,负责全院护理管理工作,与行政、医务、教学、科研、后勤管理等职能部门并列,相互配合,共同完成医院各项任务。护理部管理职能包括:制定并落实医院护理工作长远规划、年工作计划及培训计划;设定护理岗位,制定和实施人力资源调配方案;培养选拔护理管理人员,组织和参与护士考试考核录用、职称晋升工作;建立健全护理工作制度、各级各类和各岗位护士职责等;建立健全护理质量管理体系,负责全院护理质量督导和评价,实施护理质量持续改进,不断提高护理质量;组织疑难病例护理会诊、查房和危重患者抢救;制定科学、规范化的疾病护理常规、护理技术操作规程、护理工作流程、护理质量评价标准等;配合医院业务用房建筑设计和装饰布局的审核;参与护理设施、相关耗材的购置考察与评审工作;安排落实各项护理教学计划;对护理新业务、新技术进行管理,积极开展护理科研;对医院护理实施信息化动态管理等。

第二节　眼科护理管理组织架构

护理部有健全的领导体制,实行三级管理,对科护士长、护士长进行垂直领导,或实行总护士长与护士长二级管理体制。

一、眼科护理管理组织架构

眼科护理管理组织架构如图2-1所示。

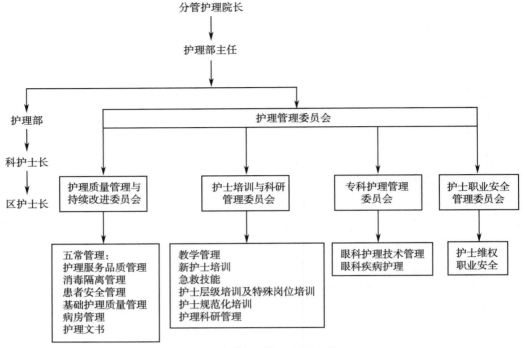

图 2-1　眼科护理管理组织架构图

二、医院护理管理组织

(一)护理部

护理管理组织实行院长领导下的护理部主任负责制。医院护理部是负责全院护理行政管理和业务管理的指挥调度机构,根据医院实际情况,实行护理部主任、科护士长、区护士长三级管理。

(二)护理管理委员会

护理管理委员会是医院护理管理体系中的专业组织,对护理部实施护理管理、护理服务、护理技术三大领域的决策职能,具有顾问、咨询、执行、协调功能。护理管理委员会在护理部领导下开展工作。

护理管理委员会包括:护理质量管理与持续改进委员会、护士培训与科研管理委员会、专科护理管理委员会、职业安全及护士维权委员会,并在各委员会的基础上分出相应职能小组。护理质量管理与持续改进委员会包括病房管理小组、护理文书小组、基础护理质量管理小组、患者安全管理小组、消毒隔离管理小组、护理服务品质管理小组。护士培训与科研管理委员会包括护理科研管理小组、护士规范化培训小组、护士层级培训及特殊岗位培训小组、急救技能、新护士培训及教学管理小组。专科护理管理委员会包括眼科护理技术管理小组和眼科疾病护理管理小组。职业安全及护士维权委员会包括职业安全小组、护士维权小组。

(三)医院护理管理体制

1. 垂直管理体制　医院实行院长领导下的护理部主任负责制,下设科护士长、区护士长的三级管理。

2. 层级管理体制　建立护理人员的层级管理制度的目的是根据护理人员的不同能级，设立高级责任护士、初级责任护士、试用期护士等不同层级护理岗位，给予不同的工作权限，履行不同的岗位职责和工作任务，满足患者的需要，确保护理质量。

第三节　护理管理机构与人员职责

一、护理部与护理管理委员会职责

(一) 护理部职责

1. 护理部有健全的领导体制，实行三级管理，对科护士长、护士长进行垂直领导，或实行总护士长与护士长二级管理体制。

2. 护理部负责全院护理人员的聘任、调配、奖惩等有关事宜。

3. 护理部定期讨论在贯彻医院护理质量方针和落实质量目标、质量指标过程中存在的问题，提出改进意见与措施，并有反馈记录文件。

4. 护理部有护理愿景、发展规划、年计划、季度计划、周工作重点，并认真组织落实，年终有总结。

5. 建立健全各项护理管理制度、疾病护理常规及各级护理人员岗位责任制度。

6. 健全科护士长、护士长的考核标准，护理部每月汇总科护士长、护士长月报表，发现问题及时解决。

7. 全面实施以患者为中心的护理服务。

8. 护理质量控制工作

(1) 由主管临床的护理部副主任负责。年有工作计划，月有检查重点，有记录，并有改进措施及奖惩制度。

(2) 护理部深入科室查房，协助临床一线解决实际问题。

(3) 每月进行住院患者、门诊患者满意度调查。

(4) 坚持夜班督导查岗制，不定期检查，每 4 天抽查 1 次，并有记录。

(5) 建立护理不良事件报告体系，以促进护理质量的持续改进。

9. 组织定期不定期开展多种形式的护理质量管理活动，将护理质量控制的信息传达到科室，传递至各级各类护士。

10. 组织定期不定期召开相关工作会议，如护理部例会、护士长例会、全院护士大会等。

11. 教学工作

(1) 有各类人员（护生、进修生、在职护士等）的教学计划，有考核，有总结；各病房设临床教学老师。

(2) 组织全院业务学习、护理查房与会诊、护士技能培训、新护士岗前培训等活动。

12. 定期对护理人员岗位技术能力评价工作。

(二) 护理管理委员会职责

护理管理委员会是医院护理管理体系中的专业组织,对护理部实施护理管理、护理服务、护理技术三大领域的决策职能,具有顾问、咨询、执行、协调功能。工作职责:

1. 护理管理委员会在主管院长和护理部的领导下开展工作,下设四个护理管理组织:护理质量管理委员会、专科护理发展委员会、护理教育科研委员会和职业安全及护士维权管理委员会。

2. 制定护理专业中长期发展规划和年度工作计划,指导各临床科室按计划有序开展护理工作。

3. 制定护理专科发展计划,分步骤、有目的和重点地对专业护士进行规范化培训。

4. 落实《护士条例》,保障护士的权益,遵守护士的任职资格要求,并定期评价执行情况。

5. 制定医院护理规章制度、护理常规、护理技术操作规程,并定期评价执行情况。

6. 深入临床一线,督查病区护理管理和临床护理工作模式的运作以及各项护理工作质量,指导科室基础护理和专科护理工作实施。

7. 建立医院护理质量监控指标,监控各项护理质量指标的变化情况,采用科学的方法对存在的问题进行分析,提出针对性的改进措施,并定期对整改效果进行追踪指导。

8. 完成护士晋升的审核及人选的推荐工作。

9. 负责新护士招聘的初筛工作。根据护理队伍人才建设、学科发展情况及岗位的需求,按医院要求初筛面试新护士并提交人力资源管理科。

10. 负责护理耗材试用、购买的初审工作。根据临床一线工作需求,向医院耗材委员会提出相关建议。

(三) 护理质量管理与持续改进管理委员会职责

1. 定期修订护理质量考核标准及评价方法,确保护理质量的稳定与持续改进。

2. 深入临床一线,督查护理管理、护理工作模式的运作及各项护理操作的执行与落实情况,指导基础护理、专科护理工作实施,解决科室管理工作的疑难问题。

3. 运用追踪方法对患者存在问题进行分析,提出针对性的改进措施,并定期对整改进行效果追踪。

4. 每季度分析护理质量数据,对存在的问题进行研究,提出改进措施,于护士长会议反馈。

(四) 护理培训与科研管理委员会职责

1. 健全临床护理带教教师资格认定标准和体系。

2. 负责全院护理人员的基础知识、基本理论和基本技能培训;组织制定医院护士岗前培训,毕业后规范化培训,特殊护理岗位(手术室、复苏室、供应室等)护士的核心能力教育培训计划,制定培训方案,组织实施,并监督执行。

3. 组织安排护理实习生(含成人教育)、护理进修人员的临床带教工作。

4. 积极申办国家级或省级的继续教育项目。

5. 负责安排全院及各专科的护理学术活动,并对讲座的效果进行反馈和评估,营造浓厚的学术氛围。

6. 参与评审各项护理科研计划与科研项目申报书。

7. 负责组织各类护理技能竞赛、评比,不断增强护理团队的凝聚力和护士工作热情。

8. 结合国内外护理科研进展及医院开展的医疗新技术、护理流程中的疑难问题,组织护理人员进行研究和革新。

9. 负责全院护士的"三基三严"考核。

(五) 专科护理管理委员会职责

1. 在医院护理部的领导下,负责全院的专科护理质量监督。

2. 建立专科护士工作目标、培训计划,制定各专科护士准入标准,并协助护理部完成医院专科护士的培训及考核。

3. 建立各专科护理工作指引,制定并审核各专科护理问题、护理目标、护理措施和评估标准,规范护理行为。

4. 参加急危重症病例讨论,分析患者的护理问题,指导临床护士工作。

5. 组织并参加院内各专科护理会诊,解决护理疑难问题,讨论疑难病例,针对护理问题制订护理计划。

6. 完成每年至少 4 次的全院专科质控检查,对检查中存在的问题及时向护理部反馈并提出整改意见,协助提高专科的护理质量。

7. 掌握护理学科发展前沿动态,组织专科学术讲座。

8. 有计划、有目的、高质量地推广和应用专业新成果、新技术、新理论和新方法。

(六) 职业安全管理委员会职责

1. 在护理部的指导下,督促、参与护理职业防护制度。

2. 负责职业暴露后处理方案的建立与落实,维护护理人员执业过程中的健康与权利。

3. 定期对医院从事直接接触有毒有害物质、有感染传染病危险工作的护士进行监控。采用科学的方法对存在的问题进行分析,提出针对性的改进措施,并定期对整改效果进行追踪指导。

二、各级人员的工作职责

(一) 护理部主任工作职责

1. 在院长的领导下,负责领导全院的护理工作,组织制定全院各科室护理人员配置方案,批准后组织实施与协调,适时调整;是医院护理质量与安全管理和持续改进第一责任人,应对院长负责。

2. 负责实施医院的质量方针和落实质量目标、实施质量指标,制定护理部分的具体落实措施,履行监控职能。

3. 根据医院发展情况,对医院的各项护理工作制定系统化、规范化的工作计划与总体目标,批准后组织实施,并督促检查落实,定期总结汇报。

4. 负责拟定和组织修订全院护理规章制度,护理常规、护理技术操作规程及护理质量标准、质量措施与制度,严格督促检查,指导各科室做好基础护理、眼科护理和分级护理工作。

5. 协助人事科共同做好护理人员的考核、晋升、奖惩等工作。

6. 协助人事科做好招聘护理人员的面试及实际能力的考核工作。

7. 组织护理人员"三基三严"培训、业务技术学习,定期进行技术考核,开展护理科研工作和技术革新,不断提高护理技术水平。

8. 教育全院各级护理人员热爱护理专业,培养良好的作风,关心其思想、工作、学习和生活,充分调动护理人员的积极性。

9. 协助后勤总务做好全院卫生保洁工作的监督检查。

10. 审查各科室提出的有关护理用品的申报计划和使用情况。

11. 深入科室,督促、检查各项护理工作落实,防止护理事故,减少护理差错和协助控制院内感染,指导危重患者的抢救工作。

12. 指导各科护士长做好病房和门诊的科学管理、消毒隔离和物资保管工作。主持召开全院护士长会议,分析护理工作情况,并定期组织护士长到各科室交叉检查,相互检查、学习和交流经验,不断提高护理质量。

13. 注重与各科护士长沟通,定期组织护士长分析护理质量,及时提出改进措施,严防差错事故发生。

14. 检查、指导门诊、急诊、病房、手术室、供应室管理,使之逐步达到制度化、科学化、规范化。督促检查护理人员执行规章制度,提出具体监控办法。

15. 建立全院护理人员业务技术档案及技术考核与评价工作。

16. 作为医院质量管理组织主要成员,承担相关工作。

(二) 护理部副主任工作职责

1. 在护理部主任领导下,完成护理部主任交给的各项工作任务,协助主任处理护理部业务和行政管理工作。

2. 协助主任对病区管理质量进行考评及对病室工作进行检查。

3. 协助感染管理科对消毒隔离工作进行考评。

4. 协助主任对各科的护理工作质量进行督导、反馈。

5. 协助主任处理突发的护理质量问题。

6. 协助主任进行护理质量问题分析,处理差错事故。

7. 协助主任修订护理质控标准和改进护理工作环节。

8. 协助开展护理人员服务意识和专业技术培训。

9. 协助主任对急救物品完好率进行考评。

10. 协助主任修订护理管理规范及护理常规。

11. 协助主任制定眼科专科护理发展规划,并组织实施。

12. 定期巡视所管科室,了解护理服务质量、患者及医生意见,及时小结并把意见反馈给相关科室以改进工作,指导对危重患者的护理抢救工作。

13. 参与科室护理查房、护理病例讨论、护理会诊,协助解决护理疑难问题。

14. 每月组织 1 次全院性护理业务学习或护理查房。

15. 定期向护理部主任汇报工作情况,遇有重大事情及时汇报。密切与各科室、各部门联系,加强沟通、协调和配合。

(三) 护理部干事工作职责

1. 在护理部主任领导下,分工负责临床护理、护理教学和护理科研工作。

2. 负责草拟工作计划和总结,承办日常事务。

3. 深入临床一线,督导病区管理和各项护理工作质量,检查护理各项规章制度和护理技术常规的执行情况,对护理缺陷、事故进行认真调查、分析、处理,不断改进工作;了解危重患者病情,广泛征求患者意见,发现问题,及时解决,并制定防范措施。

4. 负责护理质量交叉检查的组织工作,每季度对护理质量、护理缺陷、输液(血)反应进行定期分析,向护理管理委员会反馈结果。

5. 负责护理人员规范化培训和继续教育培训,安排全院性护理学术活动,组织全院护理人员技术培训与考核。

6. 负责护士注册管理,具体落实进修、实习护士的培训计划,指导实习护士的带教管理工作,对临床教学工作及时提出建议和要求。

7. 了解护理学科发展动态,及时向护理部主任提供相关资讯和建议,负责护理科研管理,组织和实施护理科研计划。

8. 负责护理部各种资料的整理保管及相关护理文件的归类,管理护理部办公室的内勤、会议通知,编排护士长夜查房和安排检查病区及检查重点内容,总结检查情况。

9. 发挥助手和参谋作用,做好协调管理工作,积极完成院领导、护理部主任交办的临时性任务及突发性任务。

10. 深入科室掌握病房护士的工作情况,督促、检查各项护理工作落实,防止护理不良事件发生,协助控制院内感染,指导急危重患者的抢救工作。

11. 督促检查全院护理人员规章制度执行情况,提出具体监控办法。

12. 定期主持全院护士会议,分析护理工作情况,并定期组织护士长、总带教老师、带教老师交流、学习,不断提高护理质量。

13. 建立全院护理人员业务技术档案及技术考核与评价工作。

(四) 病房科护士长工作职责

1. 在护理部、科主任领导下,全面负责所属科室的临床护理、教学、科研及在职教育的管理工作;是本部门护理质量与安全管理和持续改进第一责任人,应对护理部负责。

2. 根据护理部对全院护理工作的质量标准、工作计划,结合病区的具体情况制定护理工作计划,并指导、组织科内护士长实施。

3. 负责全科护理质量的督导,按照护理部制定的护理质量指标体系及护理质量标准,定期或不定期组织检查,及时发现问题,及时指导护士长有针对性地整改并将记录呈交护理部,确保护理服务质量持续改进。

4. 负责督促本科各病室认真执行各项规章制度、护理技术操作规程。

5. 负责督促检查本科各病室护理工作质量,发现问题及时解决,把好质量关,并有记录。

6. 解决本科护理业务上的疑难问题,指导危重、疑难患者护理计划的制订及实施。

7. 有计划地组织科内护理查房,及时总结本室护理工作中的经验和教训。

8. 有计划地组织安排全科业务学习。负责全科护士的"三基三严"培训和在职教育工作。

9. 负责组织本科护理科研、护理革新计划的制定和实施,指导本科护士及时总结护理经验及撰写护理文章。

10. 科学管理病房,做好文字记录及教学各项统计工作,每月总结、分析提出整改意见。

11. 了解患者对病区护理工作的意见与需求,提出改进措施,并指导全科护理人员树立敬业爱岗的工作责任心,强化质量意识、服务意识,改进服务态度,提升服务质量。

12. 深入科室掌握病房护士的工作情况,督促、检查各项护理工作落实,防止护理不良事件发生,协助控制院内感染,指导急危重患者的抢救工作。

13. 督促检查全科护理人员规章制度执行情况,提出具体监控办法。

14. 每月主持全科护士会议,分析护理工作情况,并定期组织护士长、总带教、带教学习和交流经验,不断提高护理质量。

15. 建立全科护理人员业务技术档案及技术考核与评价工作。

(五)门诊科护士长工作职责

1. 在护理部、科主任领导下,全面负责门诊的临床护理、教学、科研及在职教育的管理工作;是本部门护理质量与安全管理和持续改进第一责任人,应对护理部、科主任负责。

2. 根据护理部对全院护理工作的质量标准、工作计划,结合门诊的具体情况制定门诊部护理工作计划,并指导、组织门诊护士长实施。

3. 负责全科护理质量的督导,按照护理部制定的护理质量指标体系及护理质量标准,定期或不定期组织检查,及时发现问题,及时指导护士长有针对性地整改并将记录呈交护理部,确保护理服务质量持续改进。

4. 参加门诊晨会的医护交班,督导、评估护理人员配合医生抢救、处置急危重患者的护理,组织疑难护理问题的讨论,对复杂的急救技能和新技术、新业务作具体指导并参加部分实践。了解医生及相关医辅部门对护理工作的要求及存在的问题,及时解决并加强医护间合作与沟通。

5. 了解患者对门诊护理工作的意见与需求,提出改进措施,并指导全科护理人员树立敬业爱岗的工作责任心,强化质量意识、服务意识,改进服务态度,提升服务质量。

6. 定期组织本科护理人员学习专科护理理论与技术,贯彻落实"三基三严",并负责本科护理人员继续教育培训与考核工作。负责组织安排全科护理临床教学及实习工作。

7. 组织护士长和护理骨干开展护理科研,定期组织经验交流与专科护理新技术的研究,培训专科护士,提高专科护理水平。

8. 深入各岗具体了解护理人员工作情况,督促相关人员落实窗口部门文明服务规范,督促门诊护理人员严格执行各项规章制度和技术操作规程,确保医嘱执行和技术操作规程的正确性,严防缺陷、事故。一旦发生缺陷、事故,及时采取补救措施,逐级及时上报。

9. 深入科室掌握门诊护士的工作情况,督促、检查各项护理工作落实,防止护理不良事件发生,协助控制院内感染,指导急危重患者的抢救工作。

10. 督促检查全科护理人员规章制度执行情况,提出具体监控办法。

11. 每月主持全科护士会议,分析护理工作情况,并定期组织护士长、护理骨干交流经验、互相学习,不断提高护理质量。

12. 建立全科护理人员业务技术档案及技术考核与评价工作。

(六) 手术室、供应室科护士长工作职责

1. 在护理部、科主任领导下,全面负责手术室 - 供应室科室的临床护理、教学、科研及在职教育的管理工作;实行手术室 - 供应室一体化管理,是本部门护理质量与安全管理和持续改进第一责任人,应对护理部、科主任负责。

2. 根据护理部对全院护理工作质量标准、工作计划,结合科室特点,制定手术室、供应室的护理工作计划并指导,组织护士长实施,不定期召开科内护士会议。

3. 负责全科护理质量的督导,按照护理部制定的护理质量指标体系及手术室、供应室护理质量标准,定期或不定期组织质量督导,及时发现问题,及时指导区护士长有针对性的整改,确保工作质量持续改进。一旦发生缺陷、事故,及时采取补救措施,逐级及时上报。

4. 严格要求各级人员遵守无菌操作规程,认真执行各项规章制度和技术操作规程,定期抽查各类人员的工作质量。

5. 督促检查有关人员做好消毒工作,定期进行室内空气及工作人员手的细菌培养,以鉴定消毒效果。

6. 随时检查毒、麻、限剧药物及贵重仪器设备管理情况及急诊手术用品的准备情况,发现问题及时处理,破损仪器送检维修。

7. 组织护士长和护理骨干开展护理科研,定期组织经验交流与手术室、供应室护理新技术的研究,培训专科护士,提高专科护理水平。

8. 负责手术室、供应室护理人力的调配和合理使用。

9. 每月审核科室护理工作月报表,并于每月固定日期上交护理部。

10. 有计划地组织科内业务学习,及时总结本室护理工作中的经验和教训。

11. 指导开展复杂、难度大的技术或新业务,解决本科室护理业务上的疑难问题。

12. 对发生的护理差错、事故进行分析、鉴定,并提出防范措施。

13. 持续改进工作流程、指引,提高工作质量,严防差错事故发生。

14. 加强医护沟通,充分了解医生对手术配合工作和物品供应工作的要求。

15. 定期组织手术室、供应室护理人员进行"三基三严"学习及专科护理理论与技术的培训,并定期考核。

16. 督导各层级人员的培训计划和实习、进修人员的培训工作的实施。

17. 负责安排有经验、有教学能力的护理人员担任带教工作和组织培训人员进行相应的考核。

18. 督导业务学习、技术操作考核、业务考试工作,提高护理人员理论水平和技能。

19. 了解手术专业和供应专业的新进展,积极开展护理科研及组织技术革新工作,总结经验,撰写学术论文。

(七)病房护士长工作职责

1. 在科护士长和科主任的领导下,负责本病室行政管理和护理管理工作;是本部门护理质量与安全管理和持续改进第一责任人,应对科护士长、科主任负责。

2. 根据护理部工作计划,结合本区情况,制定本区护理工作的年、月工作计划,做到月有重点,周有安排,并组织实施。

3. 督导护理人员严格执行各项规章制度、职业道德规范和技术操作规程,加强护理安全管理。

4. 负责病区护士的排班及工作分配,实行层级管理,做到人性化、科学化、弹性排班,保证每位患者有护士分管,每位护士分管患者,为患者提供连续的、全程的整体护理服务。

5. 督导护士执行护理常规,落实护理工作管理规范;制定本病区各班护理工作职责、工作标准、工作流程等。

6. 督导本病区护理工作的执行情况,对存在问题进行分析、整改、评价,不断提高护理质量(应用 PDCA 循环方法,确保护理质量持续改进)。

7. 制定各层级护士培训计划并组织实施,不断提高护士的临床护理技能。

8. 负责本病房护理人员的素质培养工作,教育护理人员加强责任心,改善服务态度,遵守劳动纪律,密切医护配合。关心护士的生活及学习情况,增强凝聚力,提高工作效率。

9. 病房管理应用"五常法",为患者提供整洁、安静、舒适、安全的病房环境;督导卫生员工作,并向主管部门做好反馈。

10. 做好患者、陪护人员及探视人员的管理。

11. 合理利用医疗资源,做好仪器、设备、药品等物品的管理,减少消耗材料的浪费,降低成本,提高效益。

12. 掌握全区护士的工作情况,参加并指导本病区危重、大手术、抢救、特殊检查及重点患者的护理。

13. 组织疑难病例护理查房。

14. 对病区发生的护理不良事件、差错事故及时上报、分析、整改。

15. 对高难度护理技术操作及时提供指导,确保护理安全。

16. 参加科主任查房、大手术或新开展的手术前、疑难病例、死亡病例的讨论。

17. 加强医护沟通,充分了解医生对护理工作的要求。

18. 做好临床师资的培养,合理安排带教工作。

19. 组织区内护士进行业务学习,实施"三基三严"培训工作,认真落实各级护理人员规范化培训与继续教育计划。

20. 组织区内护士的护理业务培训、考核,提高护理人员理论水平和技能。

21. 负责进修护士和实习护士的学习安排、鉴定。

22. 了解眼科护理新进展,积极开展护理科研及组织技术革新工作,总结经验,撰写学术论文。

（八）门诊护士长工作职责

1. 根据护理部工作计划,根据门诊实际情况,协助科护士长制定本部门工作计划组织实施。

2. 负责门诊护士、导诊员、服务员的工作安排。

3. 督导护理人员严格执行各项规章制度、职业道德规范和技术操作规程,加强护理安全管理。

4. 督导护士执行护理常规,落实护理工作管理规范;协助科护士长制定本部门各班护理工作职责、工作标准、工作流程等。

5. 做好急救物品管理,保证急救物品完好率 100%。

6. 加强门诊护士的急救技能训练及护理风险防范知识培训,提高门诊护士急救技能。

7. 协助制定诊治流程,方便患者就医。

8. 督导、落实门诊服务礼仪规范。

9. 制定各层级护士、导诊员、服务员培训计划并组织实施,不断提高护士的临床护理技能。

10. 做好传染病上报工作,并督促相关人员做好传染病例的护理及终末处理。

11. 做好物资管理,贵重仪器、设备的维护与保养管理。

12. 督导服务员工作,诊室实行"五常法"管理,为患者提供清洁、舒适、温馨的就诊环境。

13. 掌握门诊护士的工作情况,参加并指导急诊抢救工作。

14. 组织疑难病例护理查房。

15. 对门诊发生的护理不良事件、差错事故及时上报、分析、整改。

16. 对高难度护理技术操作及时提供指导,确保护理安全。

17. 参加门诊主任主持的业务学习。

18. 加强医护沟通,充分了解医生对护理工作的要求。

19. 做好门诊师资的培养,合理安排带教工作。

20. 组织门诊护士进行业务学习,认真落实各级护理人员规范化培训与继续教育计划。

21. 组织门诊护士的护理业务培训、考核,提高护理人员理论水平和技能。

22. 负责进修护士、轮科护士、实习护士的学习安排、鉴定。

23. 了解眼科护理新进展,积极开展护理科研及组织技术革新工作,总结经验,撰写学术论文。

（九）手术室护士长工作职责

1. 在护理部、科护士长领导下,负责手术室的护理行政管理和护理业务工作。

2. 根据护理部及手术室的护理工作质量标准、工作计划,负责制定本手术室具体的工作计划,组织实施、督导与质量的持续改进。

3. 严格要求各级人员遵守无菌操作规程,认真执行各项规章制度和技术操作规程,定期抽查各类人员的工作质量。

4. 督促相关人员做好消毒灭菌工作,定期进行空气、工作人员手部、物体表面、灭菌包的细菌培养,以鉴定消毒、灭菌效果。

5. 负责手术室护士的排班及工作调配,制定各班工作流程,手术室护理工作常规、技术操作流程、各项工作质量标准。

6. 随时检查毒、麻、限剧药物及贵重仪器设备管理情况及急诊手术用品的准备情况,发现问题及时处理,破损仪器送检维修。

7. 负责手术室药品、器材、敷料、卫生设备等物品的保管、请领、报损工作。

8. 掌握手术室工作人员的思想动态和工作表现,关心护士的生活及学习情况,增强凝聚力,提高工作效率。

9. 负责手术室药品、器材、敷料、卫生设备等物品的保管、请领、报损工作。

10. 督促检查卫生员工作,并向主管部门反馈意见。

11. 利用"五常法"管理,保持手术室的整洁、舒适、安静。

12. 对手术室发生的护理差错、事故进行分析、鉴定,并提出防范措施。

13. 掌握手术室护士的工作情况,指导手术室的护理工作。

14. 组织护士开展护理查房,业务学习。

15. 亲自执行或指导护士操作复杂的技术,严防差错事故发生。

16. 对手术室复杂、难度大的技术或新开展的业务应亲自指导并参加实践。

17. 加强医护沟通,充分了解医生对手术配合工作的要求。

18. 制定手术室各层级人员的培训计划并落实实施。

19. 负责实习、进修人员和新入手术室人员的培训工作,指定有经验、有教学能力的护理人员担任带教工作,并组织培训人员进行相应的考核。

20. 组织科内护士进行业务学习,认真落实各级护理人员规范化培训与继续教育计划。

21. 组织技术操作考核、业务考试,提高护理人员理论水平和技能。

22. 组织护理进修人员和护士的业务学习,负责讲课和考核。

23. 了解手术室工作的新进展,积极开展护理科研及组织技术革新工作,总结经验,撰写学术论文。

(十)消毒供应中心护士长工作职责

1. 根据护理部工作计划、专业工作质量标准,负责制定本部门具体工作计划,组织实施、检查与总结。

2. 负责消毒供应中心的行政管理和业务管理。建立和落实消毒供应中心工作制度,确保消毒供应中心工作有序、高效运转。

3. 负责本部门的排班及工作分配,制定明确的层级岗位职责和各工作岗位职责,及时有效调配人力。

4. 做好环境管理、安全管理、设备安全使用与维护保养管理;建立应急预案,有效应对突发事件;应用"五常法",做好环境和物品的管理。

5. 建立落实消毒隔离和标准预防制度、人员职业安全防护制度,落实手卫生。做好污染物品去污过程的管理,有效防止污染源传播。

6. 合理利用资源,做好仪器、设备、物品的管理,减少消耗。

7. 建立持续的教育培训系统。根据岗位需求建立长效的科室业务学习制度,通过多途径、多形式的培训方式,使每个工作人员都有机会获得有针对性的培训。

8. 建立质量持续改进体系,追求卓越,建立质控前移的质量管理模式。

9. 建立主动与临床科室联系制度和与临床科室的有效沟通协调渠道,与临床科室保持良好的沟通,及时掌握新的需求,保证各项工作顺畅、衔接,满足临床需要。

10. 建立完善的消毒供应中心专科队伍,实行医院复用无菌物品集中管理。建立岗位负责制,按相关工作技术标准正确实施各类器械的回收分类、清洗消毒、组合包装、消毒灭菌。

11. 制定各班工作流程、各项技术操作流程、工作质量标准。

12. 对发生的护理缺陷、差错、事故进行分析,并提出整改和防范措施。

13. 建立质量指标监测系统、质量追溯制度,评价质量结果,确定质量改进目标。

14. 对新开展的业务亲自指导并参加实践。

15. 紧跟本专科发展前沿,明确本专科发展方向和内涵,不断研究和改进工作方法,促进质量提升。

16. 负责指导和管理实习、进修人员,并指定有经验、有教学能力的人员担任带教工作。

17. 组织本部门人员进行业务学习,认真落实各级人员规范化培训与继续教育计划。

18. 组织技术操作考核、业务考试,提高护理人员理论水平和技能。

(十一)病房副护士长工作职责

1. 在护理部主任、科护士长、科主任和护士长的领导下进行工作,根据护理部工作计划,结合本区情况,协助护士长制定病区护理工作的年、月工作计划,做到月有重点,周有安排,并组织实施。

2. 在护理部、科主任的指导下,协助护士长负责管理、落实、完成本科室的各项护理工作。

3. 协助护士长督导护理人员严格执行各项规章制度、职业道德规范和技术操作规程,加强护理安全管理。

4. 协助护士长负责病区护士的排班及工作分配,实行层级管理,做到人性化、科学化、弹性排班,保证每位患者有护士分管,每位护士分管患者,为患者提供连续、全程的整体护理服务。

5. 协助护士长督导护士执行护理常规,落实护理工作管理规范;制定本病区各班护理工作职责、工作标准、工作流程等。

6. 协助护士长督导本病区护理工作的执行情况,对存在问题进行分析、整改、评价,不断提高护理质量(应用 PDCA 循环方法,确保护理质量持续改进)。

7. 协助护士长制定各层级护士培训计划并组织实施,不断提高护士的临床护理技能。

8. 协助护士长建立高绩效的护理团队,充分调动护士的工作积极性。关心护士的生活及学习情况,增强凝聚力,提高工作效率。

9. 协助护士长应用"五常法"管理,为患者提供整洁、安静、舒适、安全的病房环境;督导卫生员工作,并向主管部门做好反馈。

10. 做好患者、陪护人员及探视人员的管理。

11. 协助护士长合理利用医疗资源,做好仪器、设备、药品等物品的管理,减少消耗材料的浪费,降低成本,提高效益。

12. 协助护士长掌握全区护士的工作情况,参加并指导本病区危重、大手术、抢救、特殊检查及重点患者的护理。

13. 协助护士长组织疑难病例护理查房。

14. 协助护士长对病区发生的护理不良事件、差错事故及时上报、分析、整改。

15. 协助护士长对高难度护理技术操作及时提供指导,确保护理安全。

16. 参加科主任查房、大手术或新开展的手术前、疑难病例、死亡病例的讨论。

17. 加强医护沟通,充分了解医生对护理工作的要求。

18. 做好临床师资的培养,协助护士长合理安排带教工作。

19. 协助护士长组织区内护士进行业务学习,认真落实各级护理人员规范化培训与继续教育计划。

20. 协助护士长组织区内护士的护理业务培训、考核,提高护理人员理论水平和技能。

21. 协助护士长做好进修护士和实习护士的学习安排、鉴定。

22. 了解眼科护理新进展,积极开展护理科研及组织技术革新工作,总结经验,撰写学术论文。

(十二) 手术室副护士长工作职责

1. 根据护理部及手术室护理工作质量标准、工作计划,协助护士长制定本科室具体的工作计划,组织实施、检查与总结。

2. 督促护理人员严格执行各项规章制度、职业道德规范和技术操作规程,加强护理安全管理。

3. 协助护士长检查、指导手术室护理工作,帮助护理人员提高管理与业务能力,充分调动其主观能动性,积极支持护士履行职责。

4. 协助护士长安排手术室护士的排班及工作分配,制定各班工作流程,手术室护理工作常规、技术操作流程、各项工作质量标准。

5. 掌握手术室工作人员的思想动态和工作表现,关心护士的生活及学习情况,增强凝聚力,提高工作效率。

6. 合理利用医疗资源,协助护士长做好仪器、设备、药品等物品的管理,减少消耗材料的浪费,降低成本,提高效益。

7. 协助护士长管理手术室,为患者及手术医生提供整洁、安静、舒适、安全的手术室环境,督促检查卫生员工作,并向主管部门反馈意见。

8. 掌握手术室护士的工作情况,指导手术室的护理工作。

9. 组织护士开展护理查房,业务学习。

10. 对手术室发生的护理差错、事故进行分析、鉴定,并提出防范措施。

11. 亲自执行或指导护士操作复杂的技术,严防差错事故发生。

12. 对手术室复杂、难度大的技术或新开展的业务应亲自指导并参加实践。

13. 加强医护沟通,充分了解医生对手术配合工作的要求。

14. 制定手术室各层级人员的培训计划并落实实施。

15. 制定实习、进修人员和新入手术室人员的培训工作计划,安排有经验、有教学能力的护理人员担任带教工作,并组织培训人员进行相应的考核。

16. 组织科内护士进行业务学习,认真落实各级护理人员规范化培训与继续教育计划。

17. 组织技术操作考核、业务考试,提高护理人员理论水平和技能。

18. 组织护理进修人员和护士的业务学习,负责讲课和考核。

19. 了解手术室工作的新进展,积极开展护理科研及组织技术革新工作,总结经验,撰写学术论文。

第四节　护理人力资源管理

一、护理人员管理规定

1. 根据《护士条例》(2008 年 1 月 31 日中华人民共和国国务院令第 517 号公布,根据 2020 年 3 月 27 日《国务院关于修改和废止部分行政法规的决定》修订)制定本规定。

2. 凡在本院工作的护士,必须通过国务院卫生主管部门组织的护士执业资格考试,经执业注册取得护士执业证书。未经护士执业注册者不得单独从事护士工作。

3. 从业护士必须按期注册。

4. 护士在执业中应当正确执行医嘱,观察患者的身心状态,对患者进行科学管理,遇紧急情况应及时通知医生并配合抢救,医生不在场时,护士应当采取力所能及的急救措施。

5. 护士执业必须遵守职业道德和医疗护理工作的规章制度及技术规范。

6. 护士在执业中不得泄露就医者的隐私。

7. 护士由护理部统一安排、调配护理工作。

8. 护理部根据人才培养及学科发展需要,对全院护士进行轮岗与培训,护士应服从安排。

9. 护理部根据各科室的工作量、实际开放床位数,合理调配护士。当工作需要调配护士时,护士长应予支持。

10. 对新入职的护士,均进行岗前培训、岗位准入考核。

11. 为了保证护理质量持续改进,实行护士继续教育及绩效考核。

12. 遵守劳动纪律,坚守岗位,未经护士长同意不得擅自换班;有事须先请假,经批准后方可离开。

二、护理工作技术能力要求

(一) 护士长

必须具备大专以上学历、护理师以上职称,具有良好的职业道德,严谨的工作作风,敏捷和准确的判断能力；热爱护理工作，有工作热情，具有一定的管理能力；精通本专业知识，了解本专业的新进展，熟练掌握护理技术；有良好的自制能力和人际关系，在护士中树立起较高的威信。

（二）高级责任护士

必须具备大专以上学历、护理师以上职称，有扎实的护理专业知识及丰富的临床经验和熟练的护理技术，有良好的沟通能力。工作责任心强，积极参与病区管理，在护士中有一定的威信。

（三）初级责任护士

必须具备中专毕业以上学历取得护士资格，对基础护理技能及眼科常见技术操作熟练掌握，熟悉本专科疾病护理常规。

（四）助理护士

必须具备中专毕业以上学历，为未取得护士资格证的护士。有扎实的基础护理理论与基本技能，了解专科疾病护理常规及专科基本操作技术。

（五）病房带教老师

必须具备护理师以上职称，有扎实的专科理论知识及基础护理理论知识，熟练掌握常见专科技术操作和基础护理技术操作，经考核能胜任对进修护士、试用期护士的带教工作。

（六）门诊高级责任护士

必须具备大专以上学历、护理师以上职称，有扎实的专科理论知识及基础护理理论知识，熟练掌握眼科专科护理技术操作技巧，工作责任心强，积极参与门诊管理，在护士中有一定的威信，在门诊工作至少3年以上，有2年以上门诊带教老师经验。

（七）手术室护理组长

必须具备大专以上学历、护理师以上职称，具有5年以上手术室工作经验、良好的沟通协调能力及危机处理能力，工作责任心强，熟练掌握手术室护理管理规范、护理理论与护理技术及各种手术配合技巧，能够根据手术的难易程度合理调配本组的护士人力。

（八）手术室带教老师

必须具备大专以上学历、护理师以上职称，具有5年以上临床工作经验，在手术室工作2年以上，熟练掌握护理理论与护理技术及各种手术配合，经考核能胜任对进修护士、轮科护士、试用期护士的带教工作。

三、护士执业准入制度

1. 凡具有国家承认的中专以上护理专业学历，通过全国护理专业技术初级（士）资格考试成绩合格，从事护理专业技术工作者，可向批准该机构执业的卫生行政主管部门申领护士执业证书及进行护士执业注册。

2. 注册护士必须经过岗前培训，考核合格后方可上岗，从事护理专业技术工作，包括基础护理工作和专科护理工作。

3. 外院调入护士须及时办理变更注册，方可独立工作。

4. 护士执业注册有效期为5年，在岗护士执业注册必须在有效期内。

5. 护理部保留护士执业证书复印件。

6. 在执业注册有效期内完成规定的继续教育学分,持续在临床工作并无违纪行为的护士每 5 年实施再注册 1 次,由护理部统一集体校验注册。

四、护士执业二级准入制度

(一)手术室夜班准入制度

1. 注册护士。

2. 通过手术室新入职护士规范化培训合格。

3. 熟练掌握手术室的各种工作流程。

4. 有独立完成急危重症抢救配合工作的能力。

5. 具有病情观察与应急处理能力。

6. 具有规范、准确、及时、客观书写护理文书的能力。

7. 掌握常见急诊手术的物品准备、巡回、护理工作。

8. 掌握感染手术的处理程序。

9. 通过手术室独立当班能力评估合格。

(二)病房夜班护士准入制度

1. 注册护士。

2. 在本病区从事护理专业技术工作至少半年,在上级护士指导下参加全夜夜班不得少于 10 次。

3. 具有夜班岗位需要的专业技术,独立完成急危重症抢救配合工作的能力;具有病情观察与应急处理能力;具有规范、准确、及时、客观书写护理文书的能力。

4. 具有良好的慎独精神。

5. 遵照执行卫生行政主管部门规定的其他条件。

6. 通过病房夜班护士独立当班能力评估合格。

(三)门诊夜班护士准入制度

1. 注册护士。

2. 具有良好慎独精神。

3. 掌握眼科急诊室及夜班工作制度;掌握夜班工作职责;熟练掌握各种急救药物品的放置、使用和保养方法。

4. 熟练掌握基础护理技能及眼科常见技术操作,掌握眼科急症处理程序。

5. 遵照执行卫生行政主管部门规定的其他条件。

6. 初到门诊轮科护士(有 2 年工作经验)、护师,经治疗室进行眼科技术操作培训,带教老师、护士长考核各项操作及独立当班能力考核,成绩合格,方可独立从事夜班工作。

(四)门诊高级责任护士准入制度

1. 具备大专以上学历、护理师以上职称,在门诊工作至少 3 年以上,有 2 年以上门诊的带教老师经验。

2. 工作责任心强,积极参与门诊管理,同事关系融洽,在护士中有一定的威信。

3. 熟悉门诊各岗位职责及工作内容。

4. 有较强的专科理论水平及丰富的临床经验和精湛的技术。

(五) 手术室护士准入制度

1. 在上级护士的指导下,有1年的手术室护理工作经验,经过3个月以上的手术室专业规范培训,经考核合格的注册护士。

2. 有较强的综合业务技术能力、敏锐精细的观察能力和突出的应变能力,会运用心理学的知识与患者交流、沟通,缓解患者的紧张情绪,并会对自我情绪进行调节和自控。

3. 掌握无菌、消毒和隔离的概念,并熟悉相关护理操作流程,掌握眼科手术室的工作指引。

4. 熟悉手术室的环境、布局及基本设备、物品的定位,特别是急救物品的定位和使用。

5. 了解洁净手术室的性能,能根据要求调节室间的温度、湿度和风速。掌握感染手术间正负压的转换及处理。

6. 掌握手术室的各项基本操作(包括展开无菌台,穿脱无菌手术衣和手套,洗手方法,显微器械、贵重器械的清洗、保养、灭菌等)。熟悉掌握各种仪器、设备的操作及各专科手术的配合。

7. 掌握手术标本的固定、登记及固定液的配制;准确填写术中护理记录单。

8. 每年获得规定的专业继续教育学分数。

9. 遵照执行卫生行政主管部门的其他条件。

(六) 护士独立当班能力评估

1. 病房护士独立当班工作能力评估表(表2-1)

表 2-1　病房护士独立当班工作能力评估表

评价内容	评价方式	分值	扣分原因	得分	评价者
1. 熟悉各种核心制度	理论提问	5			
2. 病区夜班工作职责、工作内容、工作程序	理论与操作评定	5			
3. 病房环境要求(整齐、清洁、安静、舒适、安全,抽查一级护理患者单位)	理论与操作考核	5			
4. 出、入院患者的处理(新患者接收,出院、转出患者医嘱审核,护理记录书写)	操作评定	5			
5. 各种应急事件的处理(停水、停电、火灾、患者走失、跌倒、自杀,失窃)	理论提问	5			
6. 心搏、呼吸骤停患者的抢救方法(徒手心肺复苏法)	操作考核	10			
7. 简易呼吸囊的使用	操作考核	5			
8. 吸痰、吸氧	操作考核	5			
9. 医嘱处理	操作考核	4			
10. 视力、眼压测量	操作考核	5			

评价内容	评价方式	分值	扣分原因	得分	评价者
11. 眼部上药法、眼部保护法	操作考核	5			
12. 术前准备	操作考核	3			
13. 高眼压的护理要点	理论提问	5			
14. 眼痛的护理	理论提问	5			
15. 眼科便秘患者的处理	理论提问	5			
16. 眼科用药护理(散瞳药、缩瞳药、降眼压药、各亚专科特殊用药)	理论提问	5			
17. 常见眼科急症的护理	理论提问	5			
18. 合并全身病(高血压、糖尿病、心脏病等)患者的护理要点	理论提问	5			
19. 使用胰岛素注意事项;微量血糖仪的使用	理论与操作评定	5			
20. 其他		3			

注：在上级护士指导下参加夜班不得少于 10 次;护士在独立当班前,由护士长、导师根据以上内容进行考核与评定,评分达 85 分以上者,方可独立当班。

2. 门诊护士独立当班工作能力评估表(表 2-2)

表 2-2 门诊护士独立当班工作能力评估表

评价内容	评价方式	分值	扣分原因	得分	评价者
1. 熟悉各种核心制度	理论提问	5			
2. 门诊夜班工作职责、工作内容、工作程序	理论提问	5			
3. 急诊室环境要求(整齐、清洁、安静、舒适、安全)	理论与操作考核	5			
4. 常见眼科急症的处理程序	操作评定	10			
5. 各种应急事件的处理(停水、停电、火灾等)	理论提问	5			
6. 心搏、呼吸骤停患者的抢救方法(徒手心肺复苏法)	操作考核	10			
7. 简易呼吸囊的使用	操作考核	5			
8. 吸痰、吸氧	操作考核	5			
9. 与患者发生纠纷的处理程序	操作考核	5			
10. 常见眼科技术操作	操作考核	10			
11. 门诊小手术预约程序	操作评定	5			
12. 门诊急诊手术的处理程序	操作评定	5			

续表

评价内容	评价方式	分值	扣分原因	得分	评价者
13. 眼外伤的护理要点	理论提问	5			
14. 眼科用药护理(散瞳药、缩瞳药、降眼压药、各亚专科特殊用药)	理论提问	10			
15. 合并全身病(高血压、糖尿病、心脏病等)患者的护理要点	理论提问	5			
16. 其他		5			

注:在上级护士指导下参加夜班不得少于 10 次;中班、留守班带班不少于 3 次。护士在独立当班前,由护士长、导师根据以上内容进行考核与评定,评分达 85 分以上者,方可独立当班。

3. 手术室护士独立当班能力评估
(1)手术室护理人员外眼手术独立巡回能力评估表(表 2-3)

表 2-3　手术室护理人员外眼手术独立巡回能力评估表

评估方式	评价内容	分值	评价	得分	评价者
操作考核	无菌手术包的准备	10			
	手术患者准备、查对	10			
	显微镜、双极电凝、电钻、电锯的操作	15			
	术中的巡回配合	5			
	外眼手术后的各种包扎方法	10			
	术后手术器械的处理	5			
	术中患者的观察、护理(含心电监护)	5			
	泪囊鼻腔吻合术的塞鼻	5			
理论提问	核心制度、巡回护士职责	5			
	双极电凝的作用及使用注意事项,温生理盐水的作用	5			
	电钻、电锯的常见故障及处理	5			
	手术收费	2			
	门诊手术的健康教育	5			
	标本留置流程	5			
	全麻手术的巡回配合	5			
	术毕患者的运送方式	3			

注:在上级护士指导下,完成各班工作的学习并经考核合格。护士独立当班前由护士长、导师根据以上内容进行考核与评定,评分达 90 分以上者,方可独立当班。

（2）手术室护理人员眼前节手术独立巡回能力评估表（表2-4）

表 2-4　手术室护理人员眼前节手术独立巡回能力评估表

评估方式	评价内容	分值	扣分原因	得分	评价者
操作考核	无菌手术包的准备	10			
	手术患者准备、查对	10			
	术中病情观察、护理（含心电监护）	10			
	白内障超声乳化手术、青光眼手术、角膜移植手术等内眼手术的巡回配合	10			
	显微镜、超声乳化机、小型灭菌炉、手术录像系统的操作	25			
	术后手术器械（特殊 Phaco 器械和普通器械）的处理	5			
理论提问	手术室的核心制度	5			
	各班工作职责、工作内容	5			
	人工晶状体测量各参数代表的意义，人工晶状体的识别	5			
	各种药物的作用（丝裂霉素、万古霉素、肾上腺素、毛果芸香碱等）	5			
	全麻手术的巡回配合要点	5			
	手术收费	2			
	术毕患者的运送方式	3			

注：在上级护士指导下，完成各班工作的学习并经考核合格。护士在独立工作前，由护士长、导师根据以上内容进行考核与评定，评分达 90 分以上者方可独立当班。

（3）手术室护理人员眼后节手术独立巡回能力评估表（表2-5）

表 2-5　手术室护理人员眼后节手术独立巡回能力评估表

评估方式	评价内容	分值	评价	得分	评价者
操作考核	无菌手术包的准备	10			
	手术患者准备、查对	10			
	显微镜、玻璃体切割机、异物磁吸机、激光机、冷冻机、间接检眼镜、Phaco 机的操作	25			
	术中的巡回配合	5			
	术中患者的观察、护理（含心电监护）	10			
	术后特殊器械的处理	4			

续表

评估方式	评价内容	分值	评价	得分	评价者
理论提问	核心制度、巡回护士职责	5			
	切割机、激光机、冷冻机常见故障及处理	5			
	眼内镊、眼内剪、异物镊、异物爪的区别，磁棒、磁吸头的作用	5			
	手术收费	3			
	感染手术的配合和终末处理	5			
	标本留置流程	5			
	全麻手术的巡回配合要点	5			
	术毕患者的运送方式	3			

注：在上级护士指导下，完成各班工作的学习并经考核合格。护士独立当班前由护士长、导师根据以上内容进行考核与评定，评分达 90 分以上者，方可独立当班。

(4)手术室护士夜班独立当班能力评估表(表 2-6)

表 2-6　手术室护士夜班独立当班能力评估表

评估方式	评价内容	分值	扣分原因	得分	评价者
操作考核	心搏、呼吸骤停患者的抢救方法(徒手心肺复苏)	5			
	简易呼吸囊的使用	5			
	吸痰、吸氧	5			
	显微镜、玻璃体切割机、异物磁吸机、巩膜电灼仪的操作	20			
	术后手术器械的处理	5			
理论提问	手术室夜班工作职责、工作内容	4			
	接急诊手术通知需了解的内容、急诊手术程序	4			
	常见急诊手术的物品准备及手术配合	4			
	急救车、备用氧气、吸痰机的放置位置	4			
	感染手术术前准备要点	4			
	眼内注药的稀释	4			
	各种应急事件的处理(停水、停电、火灾、抢救患者、患者跌倒、医疗纠纷、失窃等)	6			

续表

评估方式	评价内容	分值	扣分原因	得分	评价者
理论考核	手术室的核心制度	30			
	层流手术室的温度、湿度				
	门诊泪囊鼻腔吻合术患者术后健康宣教				
	术前临时医嘱如何查对？如何执行口头医嘱？				
	如何做好急诊手术患者病情观察？哪些患者需				
	要用车床送返病房？				
	眼外伤患者术前结膜囊冲洗有哪些注意事项？				
	简要说明感染手术的终末处理				

注：在上级护士指导下，完成各班工作的学习并经各考核合格。护士独立当班前由护士长、导师根据以上内容进行考核与评定，评分达 90 分以上者，方可独立当班。

五、护理人力资源配置及调配

护理人力资源是卫生人力资源中的重要组成元素。实施护理人力资源调配是保证患者安全，维护护士权益的重要举措。

（一）目的

坚持以患者为中心，合理动态调配护理人员，充实临床护理队伍，使人力资源得到充分利用，最大限度发挥护理人员的潜能，科学实施人力资源管理，推动护理垂直管理和优质护理服务活动的深入。

（二）目标

1. 达到"患者满意、护士满意、医院满意"。

2. 以患者为中心，以服务质量为核心，合理动态调配护理人力资源，保证护理质量与安全。

（三）配置依据

1. 满足患者护理需要原则　患者的护理需要是编设护理人员数量、结构的主要依据，同时还要根据科室等实际情况进行综合考虑。

2. 管理结构原则　主要体现在护士群体的结构比例，包括不同学历和专业技术职称的比例。

3. 优化组合的原则　依据不同年龄个性、特长等对护理人员进行优化，合理组合，充分发挥个人潜能，做到各尽所长，优势互补。

4. 经济效能原则　根据各科室患者情况，合理配置使用护理人员，在保证优质、高效的基础上，减少人力成本的投入。

5. 动态调整原则　全院护理人员由护理部统一管理，根据科室患者及护理人员情况进行动态调配。

（四）调配原则

1. 制定遵循人力资源调配原则和标准，根据患者数量、护理工作量、突发公共卫生事件等情况,适时调整护士岗位人员。

(1)数量上配置:根据各病室的专科特点和实际需要配置人员数量。

(2)学历、职称层次上配置:各科配备相应比例的主管护师、护师、护士,结合学历、资历、专业知识、技术水平和工作能力分配岗位。

(3)年龄层次的配置:老中青结合,避免科内护士因年龄老化或年轻化影响护理工作。

2. 人力资源调配方法

(1)根据科室病种特点、寒暑假高峰期(学生门诊、斜视手术等)、工作的忙闲,实施人力弹性调配(弹性人力资源调配实施方案见框 2-1)。

(2)护理人力相对短缺的科室,护士长上报护理部,给予护理资源调配。

(3)病区内根据护理工作量、患者数量、危重患者数实施分层次护士弹性排班。每位护理人员负责不超过 8 个患者,做好基础和专科护理工作。

(五) 要求

护士人力资源调配要注重科学性、适时性和安全性,要注重专业技术、个人能力、人力资源有效利用等要素,在关注护理质量和护理强度因素的同时,更要注重护理管理和护理人员情感等潜在影响因素,统一调配,跟踪管理,使护理管理工作更贴近临床、贴近患者、贴近社会,保证护理安全。

框 2-1　人力资源调配实施方案

护理人力调配要以临床护理服务需求为导向。随着近年来医院医疗事业发展,新技术、新方法临床应用,就医需求增加,床位使用率增高,同时因临床护士婚假、生育假所致暂时性人员不足,均使岗位调配人员数量加大,对护理安全也构成一定风险。应科学分配护理人力,使人员与护理服务活动合理匹配。我国《护士条例》和卫生健康委对医院各岗位护士人数配置都有明确规定,这是保证患者安全、维护护士权益的重要举措。

一、实施护理人力资源的动态调配

1. 根据住院患者数量、手术量、护理人力动态调配护理人力资源。护理部根据科护士长报告,深入病区实际调研护理工作量、住院患者数量等,启动护理人力资源调配方案进行及时合理的调配,保障患者安全。

2. 护理单元每日根据工作量、护理人力配置,动态调配班次和弹性安排护理人员的作息时间,保证有足够护理人力工作。

3. 科护士长根据区护士长的报告,根据当日科室工作量调配护士。

4. 节假日护理部对全院各科室的护士排班、人力安排适时督导、监管调配。

5. 病区护士的排班:实行周排班、日调配的弹性排班模式,合理调配护士班次及休假。

二、护理人力机动队的建立

1. 护理部建立护理人力机动队。

2. 护理部对全院护理人力资源进行动态管理,当发生紧急情况,需要人力支援时,随时进行全院弹性调配,从而保证各病区护理工作的正常运转。

三、方法

在科室内部调配不能解决人员保障的情况下,科护士长提出申请,由护理部统一调配。

六、护理人员绩效考核

（一）绩效考核原则

建立公正、公平、公开的科学评价体系，定期实施基于护理工作量、质量、患者满意度、护理风险及技术要求的护理人员绩效考核，以岗位职责为基础，以日常工作和表现为重点，综合考核工作业绩、职业道德和业务水平，考核结果与护理人员的收入分配、奖励、评先评优、职称评聘和职务晋升挂钩，充分调动护士的积极性，提升工作潜能。

（二）绩效考核内容

1. 工作业绩　主要包括护士完成岗位工作的数量、质量、效益（包括经济效益和社会效益）、技术水平及患者满意度等情况。

2. 职业道德　主要包括护士尊重关爱患者，保护患者隐私，注重沟通，体现人文关怀，维护患者权益的情况，其中护理管理岗位还应当包括掌握相关政策理论、管理能力、德才兼备的情况。

3. 业务水平　主要包括护士规范执业，正确执行临床护理实践指南和护理技术规范，为患者提供整体护理服务和解决实际问题的能力。

4. 学习与成长能力　主要包括教学、科研、论文发表等方面的能力。

（三）绩效考核方法

1. 护理部绩效考核小组考核各级护士长的绩效，科室、病区绩效小组考核本部门护士的绩效。

2. 采取定期考核与不定期考核相结合、综合考核与单项考核相结合、领导考核与群众评议相结合、综合定量考核等灵活多样的考核方法。

3. 采用第三方调查方法了解患者的满意度情况。

（四）绩效分配

绩效考核结果与护士岗位绩效工资挂钩。护士个人收入与岗位绩效考核结果挂钩，以护理服务质量、数量、技术风险和患者满意度为主要依据，注重临床表现和工作业绩，并向工作量大、护理风险大、技术难度高、轮值夜班多的临床护理岗位倾斜，形成有激励、有约束的内部竞争机制，体现同工同酬、多劳多得、优绩优酬。

（五）职称晋升标准

护士岗位绩效考核结果作为晋升专业技术职称的重要依据，应结合护士层级评价护士技术水平及实践能力，优先考虑工作强度大、临床风险高、技术水平要求高的临床岗位护士。注重工作业绩、技术能力、医德医风和群众满意度，以国家相关规定的外语、论文、科研等成绩作为参考依据。

（六）护士工作绩效考核

1. 病房高级责任护士工作职责评分标准（表2-7）

表 2-7　病房高级责任护士工作职责评分标准

工作职责考核标准	分值	扣分细则	得分
一、服务素质	30		
1. 仪表端庄（工作服、鞋、帽整洁，举止有礼，动作轻柔）	5	1 项不符 −1 分	
2. 关心患者、态度和蔼、语言文明、不谋私利、微笑服务	5	1 项不符 −1 分	
3. 遵守劳动纪律（不迟到、不早退、不离岗、不做与工作无关的事情）	8	1 项不符 −2 分	
4. 熟悉岗位职责（提问或检查职责履行情况）	6	1 项不熟悉 −1 分	
5. 具备护理管理能力和协作精神，负责分管患者的护理工作，保证护理质量	6	1 项不符 −2 分	
二、专科理论及技术，基础护理	20		
1. 熟练掌握专科护理理论与技术及常用急救技术（看 1 项操作，提问 1~2 道专科理论题）	6	1 项不熟悉 −2 分	
2. 组织并参与急危重患者抢救及护理	3	未参与 −3 分	
3. 指导并质控下级护士的专科及基础护理技术操作包括术前准备、配药、静脉输液、双人核对、输液巡视、点眼、晨间护理等	6	1 项不达标 −2 分	
4. 所管患者基础护理达标（检查基础护理单落实情况）	5	1 项不落实 −1 分	
三、病房及患者的管理	30		
1. 所负责病房床铺整洁、舒适，床头柜物品、窗帘放置有序，床头、床下地板、窗台不放杂物，水电安全并处于正常使用状态	6	1 项不达标 −1 分	
2. 做好陪护人、探视人员的管理	2	1 项不符 −1 分	
3. 及时检查、修审下级护士的护理记录	2	1 项不符 −1 分	
4. 工具车保持清洁，放置整齐；做好本单元的消毒隔离和职业防护工作，预防医院感染发生	4	1 项不符 −2 分	
5. 能正确评估患者，及时发现所管患者的病情变化，根据患者的病情及时制订相应的护理措施	6	1 项不符 −2 分	
6. 参与本组患者的医疗查房、会诊，掌握患者（尤其是危重患者）的病情、治疗、护理	3	不清楚 −3 分	
7. 患者能说出责任护士的名字，对责任护士的工作满意	2	不清楚 −2 分	
8. 及时发现所管患者潜在安全意外事件，为需要的患者制订安全防护措施（防坠床、防跌倒、防走失等）	3	1 项不达标 −1 分	
9. 承担临床一线值夜班或二线值班	2	1 项不符 −2 分	
四、教学培训	12		
1. 制定或参与制定带教及培训计划	2	未做到 −2 分	
2. 承担新护士及进修护士带教工作	3	未做到 −3 分	
3. 参加院内、科室护理查房或业务学习并有记录	2	未做到 −2 分	

续表

工作职责考核标准	分值	扣分细则	得分
4. 所带学生无差错事故发生(检查当季)	3	未做到 –1 分	
5. 完成本职称范围继续教育,参与护理科研	2	未做到 –2 分	
五、健康教育	8		
1. 完成患者相关的检查、治疗、用药及专科护理,入院及出院的健康教育	5	患者 1 项不了解 –1 分	
2. 定期质控本组下级护士分管患者的健康教育落实及效果(抽查患者,患者知晓,能配合)	3	无及时质控 –3 分	

2. 病房责任护士工作职责评分标准(表 2-8)

表 2-8　病房责任护士工作职责评分标准

工作职责考核标准	分值	扣分细则	得分
一、服务素质	30		
1. 仪表端庄(工作服、鞋、帽整洁,举止有礼,动作轻柔)	5	1 项不符 –1 分	
2. 关心患者、态度和蔼、语言文明、不谋私利、微笑服务	5	1 项不符 –1 分	
3. 遵守劳动纪律(不迟到、早退、不离岗、不做与工作无关的事情)	8	1 项不符 –2 分	
4. 熟悉岗位职责(提问或检查职责履行情况)	6	1 项不熟悉 –1 分	
5. 具备团队协作精神。在上级护士的领导下完成分管患者的护理工作,保证护理质量	6	1 项不符 –2 分	
二、专科理论及技术,基础护理	20		
1. 掌握眼科专科护理理论及基础护理理论、各种护理操作技术及常用急救技术(看 1 项操作,提问 1~2 道理论题)	6	1 项不熟悉 –2 分	
2. 参与急危重患者抢救配合,熟练地保养、使用各种急救器材及药品	3	未参与 –3 分	
3. 按照护理工作流程、护理工作标准、技术规范、护理常规等熟练完成基础护理及部分专科技术操作包括术前准备、配药、静脉输液、双人核对、输液巡视、点眼、晨间护理等	6	1 项不达标 –2 分	
4. 所管患者基础护理达标(检查基础护理单落实情况)	5	1 项不落实 –1 分	
三、病房及患者的管理	30		
1. 所负责病房床铺整洁、舒适,床头柜物品、窗帘放置有序,床头、床下地板、窗台不放杂物,水电安全并处于正常使用状态	5	1 项不达标 –1 分	
2. 做好陪护人、探视人员的管理	2	1 项不符 –1 分	
3. 工具车保持清洁,放置整齐	2	1 项不符 –1 分	
4. 准确执行医嘱,正确实施治疗、用药和护理措施,并观察记录患者的反应。	5	1 项不符 –2 分	
5. 能正确评估患者,及时发现所管患者的病情变化,根据患者的病情及时制订相应的护理措施	5	1 项不符 –2 分	

工作职责考核标准	分值	扣分细则	得分
6. 参加常规性护理查房、护理教学查房,参与重危患者护理会诊和护理个案讨论。掌握所管患者(尤其是危重患者)的病情、治疗、护理	3	未参与或不清楚 −3 分	
7. 患者能说出责任护士的名字,对责任护士的工作满意	2	1 项不达标 −1 分	
8. 及时发现所管患者潜在安全意外事件,为需要的患者制订安全防护措施(防坠床、防跌倒、防走失等)	3	1 项不达标 −1 分	
9. 参加临床一线值夜班	3	未做到 −3 分	
四、教学培训	12		
1. 按时完成护士规范化培训(积极参与,成绩合格)	5	1 项不达标 −3 分	
2. 协助高级责任护士指导实习护士或进修护士完成临床教学任务	2	未做到 −2 分	
3. 每月参加院内、科室护理查房或业务学习并有记录	5	1 项不达标 −3 分	
五、健康教育	8		
完成患者相关的检查、治疗、用药及专科护理,入院及出院的健康教育	8	患者 1 项不了解 −1 分	

3. 门诊高级责任护士工作职责评分标准(表 2-9)

表 2-9　门诊高级责任护士工作职责评分标准

工作职责考核标准	分值	扣分细则	得分
一、服务素质	32		
1. 仪表端庄(工作服、鞋、帽整洁,举止有礼,动作轻柔)	5	1 项不符 −1 分	
2. 关心患者、态度和蔼、语言文明、不谋私利、微笑服务	5	1 项不符 −1 分	
3. 遵守劳动纪律(不迟到、早退、不离岗、不做与工作无关的事情)	4	1 项不符 −1 分	
4. 熟悉岗位职责(提问或检查职责履行情况)	6	1 项不熟悉 −1 分	
5. 具备护理管理能力和协作精神。能带动下级护士共同完成护理工作,保证护理质量	6	1 项不符 −2 分	
6. 协助护士长做好门诊管理(带教工作,按五常法做好所负责区域的环境管理,按时完成所负责的科室分工),积极配合组长的工作安排。组长不在岗时,负责治疗室的人力调配及护理质量监控	6	1 项不符 −2 分	
二、专科理论及技术	8		
1. 熟练掌握专科护理理论与技术及常用急救技术(看 1 项操作,提问 1~2 道专科理论题)	6	1 项不熟悉 −2 分	
2. 组织并参与急危重患者抢救及护理	2	未参与 −2 分	
三、所负责岗位护理质量的管理	50		
1. 所负责岗位环境整洁,物品放置有序,水电安全并处于正常使用状态	6	1 项不达标 −2 分	
2. 所负责岗位物品、药品准备齐全,在有效期内	4	1 项不达标 −2 分	

续表

工作职责考核标准	分值	扣分细则	得分
3. 及时质控所负责岗位服务员和卫生员(强调做好诊室洗手间保洁)的工作:服务态度好;候诊有序;患者满意;各种登记本无漏登记	6	1项不达标 –2分	
4. 所负责岗位消毒隔离达标(锐器盒使用、无菌物品管理、消毒液配制、各种诊疗用物的清洁消毒、紫外线空气消毒、监测等)	8	1项不达标 –2分	
5. 所带教的学生操作及记录规范;严格执行消毒隔离制度、查对制度及告知制度;采血标本符合要求并有操作后签名	6	1项不符 –2分	
6. 准确评估所带教学生及下级护士的操作能力,严格执行眼科技术操作准入制度	4	1项不达标 –2分	
7. 定期质控所带教学生及下级护士的技术操作(抽查所带教学生及下级护士技术操作,患者知晓操作目的,注意事项,配合)	4	无质控 –4分	
8. 对不规范的医嘱严格把关,及时与医生沟通、协调	4	1项不符 –2分	
9. 承担临床一线值夜班或二线值班。值班时护士长查房护理质量达标,如发现问题能及时登记并向护士长汇报	2	1项不符 –1分	
10. 轮换岗位与接班者详细做好交接班工作并有签名	2	漏交班 –2分	
11. 及时签阅护士长会传达本及事务交班本	2	未及时签阅 –2分	
四、教学培训	10		
1. 承担轮科护士、新护士、进修护士、研究生、本科生、视光学系学生的带教工作	2	未做到 –2分	
2. 熟悉带教计划,按带教计划针对学生个体差异循序渐进施教,及时给予考核、评价	2	未做到 –2分	
3. 带教安全,患者无投诉,无差错事故发生(检查当季)	2	1项不符 –2分	
4. 所负责学生技术考核、理论考核达标率100%	2	一次不达标 –2分	
5. 审阅及督促学生按时上交职业生涯手册	2	未做到 –2分	

4. 门诊责任护士工作职责评分标准(表2-10)

表2-10 门诊责任护士工作职责评分标准

工作职责考核标准	分值	扣分就、细则	得分
一、服务素质	32		
1. 仪表端庄(工作服、鞋、帽整洁,举止有礼,动作轻柔)	5	1项不符 –1分	
2. 关心患者、态度和蔼、语言文明、不谋私利、微笑服务	5	1项不符 –1分	
3. 遵守劳动纪律(不迟到、早退、不离岗、不做与工作无关的事情)	4	1项不符 –1分	
4. 熟悉岗位职责(提问或检查职责履行情况)	6	1项不熟悉 –1分	
5. 具备团队协作精神。在上级护士的领导下完成分管患者的护理工作,保证护理质量	6	1项不符 –2分	
6. 参与科室的管理(如按五常法做好所负责区域的环境管理,按时完成所负责的科室分工)	6	1项不达标 –3分	

续表

工作职责考核标准	分值	扣分就、细则	得分
二、专科理论及技术,基础护理	10		
1. 熟练掌握专科护理理论与技术及基础护理操作技术(看 1 项操作,提问 1~2 道专科或基础护理理论题)	6	1 项不熟悉 −2 分	
2. 掌握急危重患者抢救及护理,熟练地保养、使用各种急救器材及物品	4	1 项欠熟练 −2 分	
三、所负责岗位的护理质量	48		
1. 所在岗位护理工作完成质量好,无错漏,无投诉	6	有错漏 / 投诉 −6 分	
2. 所负责岗位环境整洁,物品放置有序,水电安全并处于正常使用状态	6	1 项不达标 −2 分	
3. 所负责岗位物品、药品准备齐全,在有效期内	4	1 项不达标 −2 分	
4. 及时质控所负责岗位服务员和卫生员(强调做好诊室洗手间保洁)的工作:服务态度好;候诊有序;患者满意;各种登记本无漏登记	6	1 项不达标 −2 分	
5. 所负责岗位消毒隔离达标(锐器盒使用、无菌物品管理、消毒液配制、各种诊疗用物的清洁消毒、紫外线空气消毒、监测等)	10	1 项不达标 −2 分	
6. 各项操作及记录规范,严格执行消毒隔离制度、查对制度及告知制度(患者知晓各项操作目的,注意事项,配合);采血标本符合要求并有操作后签名	6	1 项不符 −2 分	
7. 对不规范的医嘱严格把关,及时与上级护士及医生沟通、协调	4	1 项不符 −2 分	
8. 承担临床一线值夜班。值班时护士长查房护理质量达标,如发现问题能及时登记并向护士长汇报	2	1 项不符 −2 分	
9. 轮换岗位与接班者详细做好交接班工作并有签名	2	漏交班 −2 分	
10. 及时签阅护士长会传达本及事务交班本	2	未及时签阅 −2 分	
四、教学培训	10		
1. 按时上交职业生涯手册及完成手册中需要考核的项目。按护理部要求参加护士规范化培训	3	未做到 −3 分	
2. 技术考核、理论考核达标率 100%	4	1 项不达标 −2 分	
3. 每月参加院内、科室护理查房或业务学习并有记录	3	未做到 −3 分	

5. 供应室护士工作职责考核标准(表 2-11)

表 2-11　供应室护士工作职责考核标准

工作职责考核标准	分值	扣分细则	得分
一、个人素质	35		
1. 仪表端庄(工作服、鞋、帽整洁,举止有礼,动作轻柔)	5	1 项不符 −1 分	
2. 关心患者、态度和蔼、语言文明、不谋私利、微笑服务	5	1 项不符 −1 分	
3. 遵守劳动纪律(不迟到、早退、不离岗、不做与工作无关的事情)	8	1 项不符 −2 分	
4. 熟悉岗位职责(提问或检查职责履行情况)	5	1 项不熟悉 −1 分	

工作职责考核标准	分值	扣分细则	得分
5. 具备团队协作精神,在上级护士的领导下完成岗位工作,服从护士长/组长工作安排和调配	6	1项不符 −2分	
6. 工作主动,能配合组长/质管员实施质量管理,具有良好的沟通能力	6	1项不符 −2分	
二、专科理论及技术	16		
1. 掌握供应室专科理论及各种操作技术(看1项操作,提问1~2道理论题)	6	1项不熟悉 −2分	
2. 掌握各区域的工作流程、指引和工作标准(看1项操作,提问1~2项内容)	5	1项不达标 −2分	
3. 按质量标准完成各班工作	5	1项不落实 −2分	
三、工作区域管理	14		
1. 所负责区域环境整洁、舒适,物品放置有序,不放杂物,水电安全并处于正常使用状态	6	1项不达标 −2分	
2. 做好手部卫生,按要求着装	4	1项不符 −2分	
3. 工作台保持清洁,物品放置整齐	4	1项不符 −2分	
四、工作质量	25		
1. 严格遵守各区域的工作制度	5	1项不符 −2分	
2. 各项操作规范符合要求	5		
3. 熟练操作本区域仪器	5	1项不达标 −1分	
4. 及时完成本班工作	5	1项不达标 −1分	
5. 与临床科室保持良好的沟通,及时向组长/质管员反映问题,配合解决	5	未做到 −3分	
五、教学培训	10		
1. 按时完成护士规范化培训(积极参与,成绩合格)	5	1项不达标 −3分	
2. 协助组长或高年资护士完成临床教学任务	2	未做到 −2分	
3. 每月参加院内、科室业务学习并有记录	3	1项不达标 −3分	

6. 手术室组长工作职责考核评分标准(表2-12)

表2-12　手术室组长工作职责考核评分标准

工作职责考核标准	分值	扣分细则	得分
一、服务素质	30		
1. 仪表端庄(工作服、鞋、帽整洁,举止有礼,动作轻柔)	5	1项不符 −1分	
2. 关心患者、态度和蔼、语言文明、不谋私利、微笑服务	5	1项不符 −1分	
3. 遵守劳动纪律(不迟到、早退、不离岗、不做与工作无关的事情)	8	1项不符 −2分	
4. 熟悉岗位职责(提问或检查职责履行情况)	6	1项不熟悉 −1分	

续表

工作职责考核标准	分值	扣分细则	得分
5. 具备护理管理能力和协作精神。合理安排本组的人力,完成本组的护理工作,保证护理质量	6	1项不符 –2分	
二、专科理论及技术,基础护理	20		
1. 熟练掌握眼科专科护理理论与技术(看1项操作,提问1~2道专科理论题)	6	1项不熟悉 –2分	
2. 组织并参与危重患者抢救及护理	3	未参与 –3分	
3. 指导并质控下级护士的专科及基础护理技术操作等,无不良事件及差错事故发生	6	1项不达标 –2分	
4. 熟练掌握各种仪器常见故障的处理方法	5	1项不熟悉 –2分	
三、手术室间及患者的管理	33		
1. 本组室间整洁、舒适,物品放置有序,不放杂物,用电安全处于正常状态	6	1项不达标 –1分	
2. 做好本组室间人员的管理,控制人数、督促跟进工作人员严格执行各项规章制度和技术操作规程等	6	1项不符 –1分	
3. 按工作标准对本组护理工作进行检查,对关键性、专科性、疑难等护理技术进行质量监控;对急危重患者、老年患者、特殊用药患者、大手术和死亡病例及可能存在纠纷隐患患者的护理记录和手术收费进行质量监控;检查、修审下级护士的护理记录、手术收费	6	1项不符 –2分	
4. 落实本组患者术前访视(重点访视全麻患者、合并全身疾病患者及有特殊需求的患者),及时了解患者的病情,根据患者的病情及时制订相应的护理措施	6	1项不符 –2分	
5. 掌握本组患者的病情、术式,组织、参加科内会诊和疑难病例讨论	3	未参与或不清楚 –3分	
6. 患者对本组工作满意,无投诉	3	1项不达标 –1分	
7. 及时发现本组潜在安全意外事件,为需要的患者制订安全防护措施(防坠床、防跌倒、防烫伤等)	3	1项不达标 –1分	
四、教学培训	12		
1. 制定、参与制定带教及培训计划	3	未做到 –3分	
2. 承担轮科护士、新入职护士、低年资护士及进修护士带教工作	3	未做到 –3分	
3. 每月组织本组护理查房或业务学习一次并有记录	3	未做到 –3分	
4. 所带学生在带较期间无差错事故发生(检查当季)	3	未做到 –3分	
五、健康教育	2		
落实本组护理人员对患者进行术后注意事项的解释工作	2	未做到 –2分	
六、卫生员管理	3		
督促、指导本组卫生员按职责做好工作	3	未做到 –3分	

7. 手术室护士工作职责(绩效考核)审核评分标准(表 2-13)

表 2-13 手术室护士工作职责(绩效考核)审核评分标准

工作职责考核标准	分值	扣分细则	得分
一、服务素质	30		
1. 仪表端庄(工作服、鞋、帽整洁,举止有礼,动作轻柔)	5	1 项不符 -1 分	
2. 关心患者、态度和蔼、语言文明、不谋私利、微笑服务	5	1 项不符 -1 分	
3. 遵守劳动纪律(不迟到、早退、不离岗、不做与工作无关的事情)	8	1 项不符 -2 分	
4. 熟悉岗位职责(提问或检查职责履行情况)	6	1 项不熟悉 -1 分	
5. 具备团队协作精神。服从护士长、组长的工作安排,完成分管患者的护理工作,保证护理质量	6	1 项不符 -2 分	
二、专科理论及技术,基础护理	22		
1. 掌握眼科专科护理理论及基础护理理论、各种护理操作技术及常用急救技术(看 1 项操作,提问 1~2 道理论题)	6	1 项不熟悉 -2 分	
2. 参与急危重患者抢救配合,熟练地保养、使用各种急救器材及药品	3	未参与 -3 分	
3. 按照工作指引、流程、护理工作标准、技术规范、护理常规等熟练完成护理及专科技术操作,无不良事件及差错事故发生	8	1 项不达标 -2 分	
4. 掌握各种仪器常见故障的处理方法	5	1 项不掌握 -1 分	
三、手术室间及患者的管理	31		
1. 所负责手术室间床铺整洁、舒适,物品放置有序,不放杂物,用电安全处于正常状态	5	1 项不达标 -1 分	
2. 做好本组室间人员的管理,控制人数、督促工作人员严格执行各项规章制度和技术操作规程等	4	1 项不符 -1 分	
3. 工具车保持清洁,放置整齐	2	1 项不符 -1 分	
4. 准确执行医嘱,正确实施治疗、用药和护理措施,并观察记录患者的反应、手术收费	5	1 项不符 -2 分	
5. 组长安排下参加患者术前访视(重点访视全麻患者、合并全身疾病患者及有特殊需求的患者),能正确评估患者,及时发现所管患者的病情变化,根据患者的病情及时制订相应的护理措施	4	1 项不符 -2 分	
6. 参加常规性护理查房、业务学习,参与科内会诊和护理个案讨论。掌握所管患者(尤其是复杂手术患者)的病情、治疗、护理配合	3	未参与或不清楚 -3 分	
7. 患者对护士工作满意,无投诉	2	1 项不达标 -1 分	
8. 及时发现所管患者潜在安全意外事件,为需要的患者制订安全防护措施(防坠床、防跌倒、防烫伤等)	3	1 项不达标 -1 分	
9. 参加临床一线值夜班	3	未做到 -3 分	

工作职责考核标准	分值	扣分细则	得分
四、教学培训	12		
1. 按时完成护士规范化培训（积极参与,成绩合格）	5	1 项不达标 −3 分	
2. 协助带教老师指导轮科护士或进修护士完成临床教学任务	2	未做到 −2 分	
3. 每月参加院内、科室护理查房或业务学习并有记录	5	1 项不达标 −3 分	
五、健康教育	2		
对患者进行术后注意事项的解释工作	2	未做到 −2 分	
六、卫生员管理	3		
督促、指导本组卫生员按职责做好工作	3	未做到 −2 分	

第三章　眼科门诊和病房的设置与管理要求

第一节　眼科门诊的设置与管理要求

　　门诊是医院面向社会的窗口,是患者首诊就医的第一场所,是医疗工作的第一线,是直接给人民群众提供诊断、治疗和预防疾病的场所。门诊工作直接反映医院医疗技术和组织管理水平,是医疗诊治、健康教育、服务保障和组织管理等多项工作相交叉,多环节、多流程的综合体系。因此,医院必须实施科学的门诊管理,尽一切可能为患者提供安全、舒适、便捷、周到的服务,使者及时得到诊断和治疗,使患者满意。

一、眼科门诊的设置

　　眼科门诊的设置因各级医院所具备的条件不同而异,要求环境达到安全、安静、清洁、舒适、通风,布局合理,标志、路牌醒目、清晰,方便患者就诊。医院应有无障碍通道,有盲道与城市道路盲道连接,同时在门诊与城市道路之间设一条 25~30m 绿化带以减少灰尘和噪声,保持门诊环境安静、清洁。

(一)挂号大厅

　　眼科门诊挂号大厅要求宽敞、明亮、整洁,环境设施应尽一切可能体现对患者的人性化关怀。为防止低视力患者及小儿碰撞伤,建筑设施应提高颜色对比度,所有墙角、柱、家具的边角应为圆形或钝角。大厅入口有清楚的门诊布局平面图和路标及就诊指南,有条件的医院设信息引导图标及大型电视屏幕,进行就医指导、健康教育、收费说明等服务。挂号处、收费处设在门诊大厅醒目合适的位置,有条件的医院实行多渠道全预约挂号及移动收费。大厅设有便民服务中心或一站式服务中心,配备护士(分诊、咨询)和导诊员,为来诊患者提供咨询并解决就诊过程遇到的困难。大厅周围设有休息椅,并有饮水供应(有一次性饮水杯提供)。墙壁的宣传栏或电子显示屏中有就诊流程、各专科和专家介绍、健康教育资料等。三楼以上的门诊除楼梯外,应设电梯,分患者电梯和货梯,专人负责看管开电梯,以保证低视力患者的安全。各楼层应设足够的洗手间,方便患者使用并保持洗手间清洁、干燥。

(二) 候诊厅

候诊厅要求宽敞、明亮、清洁、防滑、美观、安全、舒适。候诊厅要保证可容纳适当人流量及候诊人数。设报到台、叫号系统及就诊进度显示屏及足够的候诊椅和开水供应。

(三) 诊室

诊室应做到安静、清洁、明亮、通风良好。光线不宜直射患者及医生的头面部,必要时设置窗帘。诊室内应安装洗手设施(感应水龙头及瓷盆),具有做眼前部检查所必需的设备,如裂隙灯显微镜、检眼镜、三面镜、房角镜、眼球突出计等。有条件的可配备视力表,以保证医生在诊室中能集中精神完成询问病史、书写病历、不受干扰地检查患者、制订诊疗方案等各项工作。

诊病桌上应配备下列物品:电脑、打印机、处方等相应规格打印纸、速干手消毒剂,抽屉内备手电筒(要安上聚光灯泡)、近视力表、15cm 小尺。诊室内设有换药车,车内备有眼垫、胶布、生理盐水、表面麻醉剂、散瞳剂、荧光素染色液(条)、抗生素滴眼剂、眼膏、棉签、绷带等。室内设有医疗垃圾桶和生活垃圾桶,标志清晰,放置合理,便于工作。未有条件启用电子病历的医院需在诊台配备病历书写的表格、纸张、笔等。

急诊室内建议在适当位置设置逃生门,普通诊室间设置内通道(走廊),便于医务人员在安全突发事件发生时快速离开现场。

(四) 视力检查室

视力检查室应与诊室同一楼层,视力室保持安静、清洁、宽敞,光线适宜,靠墙设有座椅,方便有需要的患者就座等候,墙上设置视力检查相关知识宣传栏。其他物品包括一次性遮盖板、针孔板、指示棒、手电筒等。检查者的座椅应为带有书写板的特制椅子,患者座椅应为可以升降的圆凳,以便根据患者身高调试到合适高度。

(五) 暗室

眼内部检查须在暗室进行。门诊、病房均应设置一暗室,以供眼内部检查用。暗室内地面应不反光,墙壁为深灰色或墨绿色;窗户设遮光窗帘,以保证室内黑暗。暗室内要保持空气流通,室内须保持干燥,应配备抽湿机,以免室内检查仪器受潮而损坏。

暗室内应设置眼内部检查用的各类仪器,包括检眼镜、裂隙灯显微镜、前置镜、三面镜、前房角镜及擦镜头用的擦镜纸等。还应放置检查用的常用滴眼剂,如散瞳药物、表面麻醉药、荧光素和抗生素滴眼剂。光学仪器的镜头不能用手指触摸,只能用镜头纸或无水酒精清洁。每天收诊前,护士应检查室内各开关是否已关闭,并将所有不用电源插头都断开。

(六) 治疗室

1. 眼科治疗室与外科换药治疗室相似,室内布局合理,设计以便于操作、避免拥挤为原则。清洁区、污染区明确,标志清楚。

(1)室内应安装紫外线消毒器或紫外线灯管,每天进行空气消毒并记录。保持清洁、通风、明亮。

（2）设有流动水洗手设施，配备速干手消毒剂。

（3）室内一切物品定位放置，有明显标志。无菌物品按标准要求专柜存放，定期检查。

（4）室内设 1~2 张治疗床、五官科椅、治疗桌、椅等，为使某些细致的眼部治疗操作有充足的照明，室内应备有落地照明灯。

2. 眼科注射、治疗及某些小手术、外眼手术的术后换药和拆线等均可在治疗室内进行。故眼科治疗室应具备以下各类药品：

（1）眼科常用的无菌敷料和物品：眼垫、纱布、棉签、引流条、胶布、剪刀、绷带。

（2）清洁消毒用的药品和物品：碘附、肥皂水、外用生理盐水、洗眼壶、受水器、弯盘、医疗垃圾桶和生活垃圾桶、锐器盒。

（3）眼科治疗常用药物：抗生素眼液、眼膏、散瞳药物、表面麻醉药物、荧光素、乙醚。

（4）急救及注射用品：急救车、除颤器、简易呼吸囊、氧气瓶（袋）、注射器、针头、血压计、听诊器。

（5）眼科治疗常用的基本器械和用物：异物刀、泪道冲洗针头、泪道探针、泪点扩张器、眼科镊子和显微镊子、眼科手术剪、尖刀片、开睑器、开睑拉钩、睫毛镊、手电筒、眼压计、放大镜、裂隙灯、手套等。

（6）门口设置患者报到叫号系统。

治疗室应有专门护士负责，该护士每天开诊前应检查及补充治疗室各类用物，并按各类用物的要求定期清洁、更换、消毒。

医院应设感染治疗室，适用于传染性眼病的治疗，如流行性结膜炎、淋菌性结膜炎等。医院门诊还应设验光室、视野室、检验室、超声波检查室、理疗室、药房、换药室。

二、眼科门诊护理管理要求

眼是人体十分重要而特殊的感觉器官，由于其解剖学的特点、功能的复杂性，来诊护理对象是从出生的婴儿到老年人的任何年龄段的人群；眼病合并全身病；低视力者、老人、小孩同一门诊等特点，决定其护理方法与其他临床护理学科有很大的差别。因此，对眼科门诊护理管理有着更高的要求。

（一）门诊护士要求

1. 门诊尤其是治疗室，是整个门诊护理工作的重中之重，带教老师必须具有护理专业大专以上学历，护理师以上职称，在门诊工作至少 3 年以上，有 2 年以上的带教经验。

2. 带教老师业务知识扎实，专科护理技术熟练，有一定教学和管理能力。

3. 能熟练掌握眼科急危重症患者的护理及眼科消毒隔离与感染控制技术。熟练掌握相关的医疗护理法规，具备较强的分析、解决问题的能力。

4. 具有较强的协调沟通能力。有丰富的临床经验、强烈的责任感、良好的心理素质，能解决门诊护理工作中的疑难问题。

5. 掌握门诊护理质量检查标准，具有运用目标管理控制护理质量的能力。

6. 态度和蔼、文明礼貌，耐心解答患者提出的各种问题。

7. 诊室的护士开诊前做好一切准备工作，检查各种器械，备齐各种治疗用品，并按固定位置放好。根据病情合理安排患者就诊，随时观察候诊患者的情况，如发现异常及时处置。经常巡视诊室，协助医生诊治患者，协助医生对患者进行个别指导，解释各种检查、治疗、手术、复诊等相关事宜。遇患者对诊疗方面有意见时，护士应主动协助医生进行解释及处理。对候诊患者，应进行多途径健康教育，如视频、宣传栏等介绍眼病预防与眼保健知识，维持好候诊秩序并保持就诊环境整洁、安静、舒适。

8. 分诊护士分诊必须准确，以免患者来回走动，延误病情。

(二) 预检分诊

预检分诊由挂号大厅便民服务中心临床经验丰富的护士担任。主动热情接待每一位来诊患者，对初诊患者简单询问病史，观察病情后进行简单、迅速的评估，了解其医疗需求，判断就诊的紧急程度，使患者在恰当的时机、恰当的治疗区域获得恰当的治疗护理。根据患者的主诉、症状体征快速识别急危重症患者：对合并有全身症状者，给予测量生命体征并记录；化学伤患者及时护送到治疗室进行急救处理；其余的眼科急诊先将患者送到急诊室，使之得到及时救治。急性结膜炎或疑似传染性眼病患者将患者引导到感染诊室就诊并做好传染病登记。

指导初诊患者填写基本信息，如患者视力差，需协助患者填写病历卡或门诊病历上的姓名、性别、年龄、职业、住址、电话等，使用预约挂号和自助服务系统。

根据患者视力评估跌倒风险，高风险及低视力孤寡患者安排导诊员陪同就诊，确保患者安全。根据患者需要协助就诊，提供便利服务，指引患者缴费、取药及辅助检查；解答患者疑问，为患者及家属提供相关疾病的有关知识。维持就诊环境安静、清洁、有序。

(三) 视力检查

视力检查是指检查中心视力，了解眼视功能的方法之一，在眼病的诊断和处理上都有着重要的意义。因此，初诊患者首先由护士进行视力检查。护士进行此项检查前，必须向患者耐心说明，尤其采用 2.5m 平面反光镜法，更需解释清楚，便于患者合作，使检查准确迅速。检查完一眼立即记录，再检查另一眼，以确保检查结果的准确性。对智障欠合作的受检者，无法配合检查时，可在病历视力记录栏写上"欠合作"。在检查视力的同时，应进行初步预诊，如属急诊病例，应按急诊处理，以免延误病情。

(四) 诊疗配合

开诊前，护士应做好一切诊疗、护理器械和物品的准备工作，检查并补充诊室、暗室、治疗室的药品、用物。检查诊室内物品是否齐全，如有欠缺应及时补充和添加；诊室内裂隙灯、检眼镜有异常应及时通知维修，确保其性能良好；各种仪器、电插座、电线应固定好，避免绊倒患者，每天收诊前要关好电源开关，确保用电安全。

接待前来报到患者，将患者挂号信息录入电脑，指导患者在候诊厅就座安静等候，留意显示屏就诊提示进入相应诊室或诊台就诊。指导患者诊病后需要办理特殊检查、治疗、取药、交费、化验等。巡视诊室、协助医生向患者作必要的解释工作。对行动不便、年老体弱、啼哭的小儿等患者，可酌情安排优先就诊。为了保证诊室的安静，使医生集中精力进行检查和诊治工作，并缩短候诊时间，护士需经常注意维持诊室及候诊室的秩序，控制诊室内人员流动。诊室内杜绝围观、大声喧哗、随意出入,有条件尽量做到一间诊室安排一位医生。

(五) 治疗室要求

1. 可根据条件设立一般治疗室和感染治疗室。一般门诊治疗室应根据医嘱进行眼科各种医疗护理技术操作,包括测量眼压、眼部冲洗、泪道冲洗、泪道探通、角膜异物剔除、睑腺炎切开排脓、结膜下注射、静脉注射、肌内注射、测量血压等。有传染性眼病患者的治疗均应在感染治疗室进行。

2. 工作人员进入治疗室要穿工作服,戴帽子、口罩,无关人员不得进入治疗室。

3. 室内保持整齐、清洁,每日治疗前 30 分钟进行通风,坚持每日清洁、消毒制度,地面湿式清扫,治疗进行中不得清扫或抹台。每月做 1 次空气细菌培养,每季度进行空气微生物监测,细菌总数 $\leqslant 500 \mathrm{CFU/m}^2$。

4. 无菌物品必须一人一用一灭菌,静脉采血必须一人一针一管一巾一带。

5. 治疗室内各种物品固定放置,用后放回原处,专人负责保管,每日检查。及时补充物品,保持物品齐全、处于备用状态。

6. 一次性包装的皮肤消毒剂(如安尔碘)一经开盖后使用时间不得超过 7 天。

7. 治疗车上物品应排放有序,上层为清洁区,下层为污染区。

8. 护士进行各项治疗操作时,要严肃认真,严格执行查对制度及操作规程。

9. 对前来治疗的患者给予人文关怀,操作前向患者作必要的解释工作,指导需要配合的要领,减轻患者的紧张情绪,取得患者合作。冬天行结膜囊冲洗及泪道冲洗用的溶液必须先用加热器(温暖工房)进行加温(注意调节到合适温度避免烫伤),减少寒冷刺激,提高患者舒适度。治疗中必须注意患者的病情有无特殊变化,有时在治疗后需要留患者观察一些时间,以防发生意外情况。治疗或检查后应由护士在病历上详细记录结果并签名,嘱患者把检查或治疗结果送交医生再诊,或向患者交代复诊或再次治疗时间及注意事项。每次治疗操作完毕后,应洗净双手,防止交叉感染。

10. 注射各种药物及眼部用药应先询问患者有无过敏史。注射动物血清制剂或青霉素应先做过敏试验。凡青霉素皮试阳性者,应在门诊病历封面上用红色注明"青霉素皮试阳性";皮试阴性者方可注射。注射后要密切观察药物反应,经 15~30 分钟后,无反应方可让患者离去。治疗室应具备过敏反应急救药品,如发生过敏反应,立即进行抢救。

11. 滴眼液第一次启用要在药瓶上写明开瓶时间,有效期为 28 天。抽出的药液,开启的静脉输入用无菌液体须注明时间,超过 2 小时后不得使用。启封抽吸的各种溶媒超过 24 小时不得使用,建议采用小包装。

12. 严格执行消毒隔离制度,用过的器械、物品应按消毒常规处理。

13. 教学医院的门诊治疗室应设立专人带教,带教老师应耐心辅导学生,放手不放眼,确保患者安全及教学质量。

第二节　眼科病房的设置与管理要求

眼科病房是眼病患者接受诊疗、护理休养的场所,也是医护人员开展医疗、预防、教学和科学研究的重要基地。随着人民生活水平的不断提高,消费观念逐渐趋向追求高质量与美观舒适的生活空间。人在患病的时候,希望获得最好的医疗服务,更希望在安全、舒适、安静、优雅的环境中接受治疗,以获得最佳的治疗效果。

一、眼科住院病区的布局与设置

眼科病区分病房及附属房间。

附属房间包括:办公室、护士站、值班室、示教室、眼科检查室(暗房)、治疗室、配药室、配膳室、库房、杂物间、洗涤间、床垫被褥消毒室、浴室、厕所间等。

(一)床位

一般每个病区设 30~40 张病床较为合适,为方便治疗、护理操作并保证患者有适当的空间,病床之间的距离不得小于 1m,每张病床在室内所占面积 6~7m²,病房布局合理,通风良好,符合预防院内感染要求。地面平整、易清洁、快干燥、有排水孔,应有防滑、扶手等安全设施。

(二)眼科病室

1. 病房设置　可分单人房、双人房,3~6 人房,病室空间高 3~3.3m。所有墙角为钝角,因大多数眼科患者视力差,所有家具均为钝角,防撞伤。房间色调柔和、安静、阳光充足、光照适度。大部分患者术后怕光,室内装修避免反光,光线柔和不刺眼,空气流通。一般室温保持在 18~22℃ 较为适宜。婴幼儿及老人室温保持在 22~24℃。病室湿度以 50%~60% 为宜。

2. 病室装饰　优美的环境让人感觉舒适愉快。病室布置应整洁美观,并注意优美与悦目。在设计上要充分体现人性化,使患者感到舒适、精神愉快。病室窗帘应避光、雅致、清晰,以减少强光刺激(因眼部有炎症者可出现畏光、流泪)。医院环境颜色如调配得当,不仅可使患者身心舒适,还有助于治疗。床与墙壁垂直,横式床位两床顶端距离不小于 1.5m,两床之间设活动的围帘,有条件的医院可增设娱乐设施和通风设备,如电视机、电冰箱、电话机、空调机等。最好设立独立卫生间。

(三)患者单位及设备

患者单位是指医疗机构提供给患者使用的家具和设备,是患者住院期间用以休息、睡眠、饮食、排泄、活动与治疗等的最基本的生活单位。患者单位设备应以患者舒适、安全、利于治疗和康复为前提。每个患者单位固定的设备有病床、床垫、枕芯、棉胎或毛毯、床单、被套、枕套、床旁桌、床旁椅、活动小餐桌、输液架等。病床一般高 0.6m,长 2m,宽 1m。床两侧有活动床栏,有调节体位的靠背架。床头墙壁上方安装呼叫装置,有电源插座、照明装置、床号标记等。病房及走廊应设有地脚灯。患者活动的地方设安全护栏,有防火设备、安全通道。

(四) 治疗室

眼科病房治疗室主要为术前患者做术前检查及术前准备工作,如术前泪道冲和洗剪睫毛,术前眼部冲洗,术前用药,术后患者拆线、结膜下注射和测量眼压等。治疗室应设在医护办公室附近,面积不小于 $12m^2$,室内分清洁区和半污染区,设有易清洁消毒的治疗台、壁柜、药柜、洗眼车、眼科换药治疗车、急救车、除颤器、简易呼吸器、电动吸引器、氧气等。各种治疗及护理用具、输液用品,空气消毒设备、洗手池、五官科椅、治疗床。治疗室诊疗用品还包括:体温计、血压计、听诊器、手电筒等。

眼科换药治疗车物品如下:

1. 眼科常用药物　滴眼液、眼膏、玻璃棒,散瞳药要有特殊标志。

2. 清洁眼部用的生理盐水。

3. 无菌敷料　消毒眼垫、棉签。

4. 其他物品　绷带、胶布、剪刀、手电筒、弯盘、快速手消毒液。

(五) 检查室

检查室须放置眼内部检查用的各类仪器,包括检眼镜、裂隙灯显微镜、NCT 机、前置镜、三面镜、前房角镜及擦镜头用的擦镜纸等。还应放置检查用的常用滴眼剂,如散瞳药物、表面麻醉药、荧光素和抗生素滴眼剂。光学仪器的镜头不能用手指触摸,只能用镜头纸或无水酒精清洁。护士应每天检查室内各开关是否已关闭,并将所有不用电源插头都断开。

检查室内地面应不反光,墙壁为深灰色或墨绿色;窗户设遮光窗帘,以保证室内黑暗。暗室内要保持空气流通,室内须保持干燥,应配备抽湿机,以免室内检查仪器受潮而损坏。

二、眼科日间病房的布局与设置

日间手术病房的设施必须能为患者提供方便、快捷、价廉、高效的医疗服务需要,又能在确保提供优质、安全的医疗服务的同时,还要尽可能为患者创造温馨、舒适、安静、方便的就医环境。

日间手术病房主要由观察病房、检查室、护士站、辅助用房、公共活动空间等。

(一) 观察病房

日间病房的平面通常采用大空间,既便于诊治、观察、护理,又节省空间,方便患者。观察病房的配置包括:

1. 观察病床单元　病床、陪护人椅子、紧急呼叫系统、活动小餐桌、输液架等。

2. 仪器设备　裂隙灯显微镜、NCT 机、视力表、五官科椅、电脑、电视、办公桌、储物柜、书架、饮水机等。

3. 中央供氧、中央负压吸引等。

4. 更衣间、厕所。

5. 空气净化机或紫外线灯管。

观察病房的设置要尽量满足患者对私密性的需求,环境安静,光线充足。

(二) 检查室

日间病房检查室的设置跟住院病房检查室的设置一样。

(三) 护士站

日间病房护士站的设计十分重要,一个设计成功的护士站既可提高护理工作效率,又可满足患者的心理需求。

1. 护士站应视线通达,方便观察日间病房内患者的活动情况。

2. 护士站一般应采用开放式或半开放式,不宜采用封闭式。

3. 护士站柜台的高度应符合人体工程学要求,既要方便患者站立与护理人员交流,又要兼顾坐轮椅患者与医务人员进行沟通,通常可设计成高低结合式柜台。

4. 护士站应通风采光良好,满足护理人员工作的需求。

(四) 辅助用房

辅助用房包括治疗室、配药室、医生办公室、示教室、医护人员更衣室、库房、被服室、茶水间、卫生间等。治疗室的设置跟住院病房治疗室的设置一样。

(五) 公共活动空间

可在病区适当位置设置患者活动区,摆放桌椅、宣教资料、杂志等,方便患者与家属或患者与患者直接的交流沟通,缓解患者的心理压力,促进疾病的康复。

三、眼科病房的管理要求

(一) 护士要求

1. 仪表与服务礼仪

(1)仪表端庄、着装规范、佩戴胸卡、不佩戴首饰上岗、不上浓妆。

(2)态度和蔼、待人有礼、热情主动服务、语言文明。

(3)做到五轻:说话轻、走路轻、操作轻、关门轻、拿物动作轻。

2. 遵守规章制度、医德规范

(1)严格遵守相关法律法规、医院规章制度、医德规范。

(2)不与患者谈论与工作无关内容,同事间不谈论患者隐私或秘密,病室内不接听电话。

(3)操作时注意保护患者隐私,实行保护性遮挡,尊重患者。

3. 热情接待

(1)新患者入院时,值班护士面带微笑迎接新患者。

(2)护士热情作自我介绍、介绍主管医生、护士长,向患者及家属详细介绍病房环境,包括医护办公室、配餐室、检查室、治疗室、卫生间等具体位置。

(3)患者家属探视患者或向护士咨询问题时,护士应主动站起并提供帮助。

(4)为患者提供温馨、及时、周到、优质服务。

4. 耐心解释

(1)护理人员实行"首问负责制"。

(2)对患者提出的问题及时给予详细的解答,如患者不能理解,耐心解释至患者满意为止。

(3)为住院患者详细讲解的内容包括:住院须知、探视陪伴制度、医院有关规章制度、操作检查前后应注意的事项、手术前访视、术后指导、健康教育、心理护理、出院指导。

5. 主动巡视

(1)及时主动巡视病房、依据护理级别、细心观察患者病情及心理变化,发现问题及时报告医生并协助处理,保证患者安全。

(2)对危重患者按时巡视,密切观察,防止意外发生。

6. 主动帮助

(1)对日常生活需要协助的患者,应主动为其提供生活护理服务,帮助患者解决困难。做到口腔、头发、皮肤、手足清洁,无坠床、无烫伤,头发短、胡须短、指(趾)甲短。

(2)保证治疗性体位舒适、正确。

7. 亲切欢送

(1)患者出院做好出院指导,协助办理有关手续。

(2)告知复诊时间、用药、饮食、康复等应注意的问题。

(3)护送患者至电梯口。

(二)住院环境要求

1. 病室安静、整洁、空气新鲜、温度适宜。床单元整洁,晨晚间护理到位。

2. 洗漱间、卫生间清洁、无异味。

3. 提供床栏等安全有效的保护措施,防止意外发生。

4. 病区有明显的警示标识,如:防坠床、防跌倒、防滑标识、注意用电安全等。

(三)病区管理规范

1. 病区醒目位置公示分级护理服务标准。

2. 护士站、配药室、治疗室、检查室环境卫生符合标准。

3. 床单位物品摆放有序,病室及公共通道无杂物,便于人员活动,保证治疗和抢救需要,轮椅、平车性能完好,定位放置。

4. 严格按规定人数限制探视及陪护人员,保持病区秩序。

5. 病区内严禁吸烟、酗酒及其他娱乐活动,禁止使用电褥子、电热杯、电炉等电器具。

6. 医用冰箱无私人用品,保存物品有标记,药品应在有效期范围内。

7. 病区有严格的消毒隔离措施。便民服务项目有针线、纸笔、水杯、开水、老花镜等,科室设有患者意见簿。

(四)实行责任制整体护理

实行责任制护理,每个护士分管病床不超过8张,护士长根据工作实行弹性排班。实行连续性排班,减少交接班次数。责任护士熟悉自己负责患者的病情、观察要点、治疗要点、饮食和心理状况、生活自理能力等情况,协助或完成生活护理等,并及时与医生沟通。

(五)仪器设备运行状态良好、管理规范

1. 各种急救仪器、物品完好 分类管理、定期保养、定期检查维修。

2. 急救药品、物品做到"四定"管理,毒、麻药品做到"五专"管理。

(六)护理技术操作规范

1. 熟练掌握本科室技术操作标准、护理工作流程。

2. 做好各项护理工作,及时准确执行医嘱,基础护理、专科护理措施到位。

3. 执行各项操作均履行告知义务,并与患者保持有效地沟通。

(七) 护理文件书写、记录及时准确、规范

护理记录以简化为原则,做到客观、真实、及时、动态、准确、完整,实行实时护理记录,反映护理工作的连续性。及时反映病情变化,病情记录准确,语句通顺、使用医学术语、字迹清晰工整。

第四章 眼科护理相关管理制度

第一节 护理工作制度

一、护理核心制度

(一)护理质量管理制度

医院成立由分管院长、护理部主任、护士长组成的护理质量管理委员会,负责全院护理质量管理目标及各项护理质量标准制订并对护理质量实施控制与管理。

1. 护理质量管理实行护理部、病区二级控制和管理。

(1)病区护理质量控制组(Ⅰ级):由1~2人组成,病区护士长参加并负责。按照质量标准对护理质量实施全面控制,及时发现工作中存在的问题与不足,对出现的质量缺陷进行分析,制定改进措施。检查有记录并及时反馈,每月填写护士长手册报上一级质控组。

(2)护理部护理质量控制组(Ⅱ级):由3~5人组成,护理部主任参加并负责。每月按护理质量控制项目有计划、有目的、有针对性地对各病区护理工作进行检查评价,填写检查登记表。及时分析、解决检查中发现的问题。每月在护士长会议上反馈检查结果,提出整改意见,限期整改。

2. 建立护理文书终末质量控制小组,由各科护士长承担负责本科护理文书质量检查。护士长每月对出院患者的体温单、医嘱单、入院评估单、护理记录单等进行检查评价,填写检查登记表上报护理部。

3. 对护理质量缺陷进行跟踪监控,实现护理质量的持续改进。

4. 各级质控组每月按时上报检查结果,病区于次月5日以前报告护理部,护理部负责对全院检查结果进行综合评价,填写报表并在护士长例会上反馈检查评价结果。

5. 护理部随时向主管院长汇报全院护理质量控制与管理情况,每季度召开1次护理质量分析会,每年进行护理质量控制与管理总结并向全院护理人员通报。

6. 护理工作质量检查考评结果作为各级护理人员的考核内容。

(二) 病房管理制度

1. 在科主任的领导下,病房管理由护士长负责,科主任积极协助,全体医护人员参与。

2. 积极开展健康教育,护士长、责任护士应及时向新住院患者介绍住院环境,及时进行安全教育,签署住院患者须知,教育患者共同参与病房管理。

3. 保持病房整洁、舒适、安静、安全,避免噪声,做到走路轻、关门轻、操作轻、说话轻。

4. 统一病房陈设,室内物品和床位应摆放整齐,固定位置,未经护士长同意不得任意搬动。

5. 工作人员应遵守劳动纪律,坚守岗位。工作时间内必须按规定着装。病房内不准吸烟,工作时间不聊天、不闲坐、不做私事、不玩手机、不上网。治疗室、护士站不得存放私人物品。原则上,工作时间不接私人电话。

6. 患者被服、用具按基数配给患者使用,出院时清点收回并做终末处理。

7. 护士长全面负责保管病房资产,包括各种仪器、设备等,并分别指派专人管理,建立账目,定期清点。如有遗失,及时查明原因,按规定处理。管理人员调动时,要办好交接手续。

8. 定期召开患者座谈会,听取患者对医疗、护理、医技、后勤等方面的意见,对患者反映的问题要有处理意见及反馈,不断改进工作。

9. 病房内不接待非住院患者,不会客。值班医生与护士及时清理非陪护人员,对可疑人员进行询问。严禁散发各种传单、广告及推销人员进入病房。

10. 注意节约水电、按时熄灯和关闭水龙头,杜绝长流水长明灯。

11. 保持病房清洁卫生,注意通风,每日至少清扫 2 次,每周大清扫 1 次。病房卫生间清洁、无味。

(三) 抢救工作制度

1. 定期对护理人员进行急救知识培训,提高其抢救意识和抢救水平,抢救患者时做到人员到位、行动敏捷、有条不紊、分秒必争。

2. 抢救时做到明确分工,密切配合,听从指挥,坚守岗位。

3. 每日核对抢救物品,班班交接。各种急救药品、器材及物品应做到“五定”:定数量品种、定点放置、定专人管理、定期消毒灭菌、定期检查维修。抢救物品不准任意挪用或外借,必须处于应急状态。无菌物品须注明灭菌日期,保证在有效期内使用。

4. 参加抢救人员必须熟练掌握各种抢救技术和抢救常规,确保抢救的顺利进行。

5. 严密观察病情变化,准确、及时填写护理记录单,记录内容完整、准确。

6. 严格交接班制度和查对制度,在抢救患者过程中,正确执行医嘱。口头医嘱要求准确清楚,护士执行前必须复述一遍,确认无误后再执行;保留安瓿以备事后查对。及时记录护理记录单,来不及记录的于抢救结束后 6 小时内据实补记,并加以说明。

7. 抢救结束后及时清理各种物品并进行初步处理、登记。

8. 认真做好抢救患者的各项基础护理及生活护理。烦躁、昏迷及神志不清者,加床档并采取保护性约束,确保患者安全。预防和减少并发症的发生。

(四)分级护理制度

分级护理是指患者在住院期间,医护人员评估患者病情和生活自理能力,确定并实施不同级别的护理。分级护理分为四个级别:特级护理、一级护理、二级护理和三级护理。

1. 特级护理

(1)适用对象:病情危重,需随时观察的患者,合并严重全身性疾病。

(2)护理内容

1)安排专人护理,严密观察病情及生命体征变化,随时准备抢救。

2)制订护理计划,严格执行各项诊疗及护理措施,及时准确逐项填写危重患者护理记录。

3)备好急救所需药品和用物。

4)做好基础护理,严防并发症,确保患者安全。

2. 一级护理

(1)适用对象

1)病情重或危重,需严格卧床休息,生活不能自理者。

2)手术后或治疗期间需严格卧床休息的患者。

3)生活部分自理,病情随时可能发生变化的患者。

4)术后需要包封双眼者。

5)双眼视力低于0.05的患者。

6)独眼手术后包眼的患者。

(2)护理内容

1)严密观察病情变化,根据病情需要定时测量体温、脉搏、呼吸、血压等。

2)严格执行各项诊疗及护理措施,及时准确填写护理记录。

3)根据患者病情和生活自理能力,加强基础护理、专科护理,严防并发症,满足患者身心需要。

4)根据医嘱,正确实施治疗、给药措施,观察用药后的反应及效果,做好各项护理记录。

5)观察患者情绪上的变化,做好心理护理,提供护理相关的健康指导。

6)根据病情每30分钟至1小时巡视1次,随时做好各种应急准备。

3. 二级护理

(1)适用对象

1)患者病情较重,部分生活不能自理。

2)病情稳定,仍需卧床的患者。

3)眼部术后恢复期,生活尚未能完全自理者。

4)年老体弱,视力不良者。

(2)护理内容

1)定时巡视患者,掌握患者的病情变化,按常规给患者测量体温、脉搏、呼吸、血压。

2)根据医嘱,正确实施治疗、给药措施,观察患者反应。

3）按相应护理常规护理，协助、督促、指导患者进行生活护理，指导患者采取安全措施。

4）根据患者病情和生活自理能力，给予必要的生活照顾和心理支持，满足患者身心需要，提供护理相关的健康指导。

5）按要求做好一般护理记录单的书写。

6）每 1~2 小时巡视 1 次。

4. 三级护理

（1）适用对象：生活完全可以自理的、病情较轻或恢复期的患者。

（2）护理内容

1）按常规为患者测体温、脉搏、呼吸、血压。

2）每班定时巡视患者，观察病情，根据医嘱，正确实施治疗、给药措施，观察患者反应，掌握患者的治疗效果及精神状态。

3）按相应护理常规护理，进行健康教育及康复指导。

4）根据病情变化及评估的结果，应及时变更护理等级。

（五）交接班制度

1. 值班人员应严格遵照护理管理制度，服从护士长安排，坚守工作岗位，履行职责，保证各项治疗护理工作准确及时地进行。

2. 交班时，护士应检查医嘱执行情况和危重患者护理记录，重点巡视病情较重的患者和新入院患者，在交班时安排好护理工作。

3. 每班必须按时交接班，接班者提前 15 分钟到科室，阅读护理记录，交接物品。做到七不接（患者数不准、病情不清、床铺不洁、患者皮肤不洁、管道不通、各项治疗未完成以及物品数量不符不交接）。

4. 值班者必须在交班前完成本班的各项记录及本班的各项工作，处理好用过的物品，为接班者做好用物准备，如消毒敷料、试管、标本瓶、注射器、常备器械、被服等，以便于接班者工作。遇有特殊情况，必须详细交代，与接班者共同做好工作方可离去。

5. 早交班时，由夜班护士报告病情，全体人员应严肃认真地听取夜班交班报告。之后由护士长带领日夜班护士共同巡视病房，床边交接病情及病房管理情况。

6. 交班内容

（1）患者总数，出入院、转科、手术、死亡人数，以及新入院、危重患者、抢救患者，手术前后或有特殊检查处理、有行为异常、自杀倾向患者的病情变化及心理状态。

（2）医嘱执行情况，重症护理记录，各种检查标本采集及各种处置完成情况，对尚未完成的工作，应向接班者交代清楚。

（3）查看特殊体位及低视力基础护理完成情况。

（4）查贵重器械和仪器，如：三面镜、房角镜、前置镜的数量、技术状态等，并签全名。

7. 交接班者共同巡视检查病房是否达到清洁、整齐、安静的要求及各项工作的落实情况。

8. 其余班次除详细交接班外，均应共同巡视病房，进行床边交接班。

9. 交班中如发现病情、治疗、器械、物品交代不清，应立即查问。接班时如发现问题，应由交班者负责;接班后如因交班不清,发生差错事故或物品遗失,应由接班者负责。

10. 交班报告(护理记录)应按书写要求字迹整齐、清晰,重点突出。护理记录内容客观、真实、及时、准确、全面、简明扼要、有连贯性,运用医学术语。进修护士或实习护士书写护理记录时,由带教护士负责修改并签名。

(六) 查对制度

1. 医嘱查对制度

(1)医嘱经双人查对无误方可执行,每日必须总查对医嘱1次。

(2)转抄医嘱必须写明日期、时间及签名,并由另外一人核对。转抄医嘱者与查对医嘱者均须签名。

(3)执行医嘱及各项处置时要做到"三查、七对"。三查:操作前、操作中、操作后查对;七对:对床号、姓名、药名、剂量、时间、用法、浓度。

(4)临时执行的医嘱,需经第二人查对无误,方可执行,并记录执行时间,执行者签名。

(5)抢救患者时,医生下达口头医嘱,执行者须大声复述一遍,然后执行,抢救完毕,医生要补开医嘱并签名。安瓿留于抢救后再次核对。

(6)对有疑问的医嘱必须询问清楚后,方可执行和转抄。

2. 服药、注射、输液查对制度

(1)服药、注射、输液前必须严格执行"三查七对"。三查:摆药后查;服药、注射、处置前查;注射、处置后查。七对:对床号、姓名、药名、剂量、浓度、时间、用法。

(2)备药前要检查药品质量,水剂、片剂注意有无变质,安瓿、注射液瓶有无裂痕,密封铝盖有无松动,输液袋有无漏水,药液有无混浊和絮状物。过期药品、有效期和批号如不符合要求或标签不清者,不得使用。

(3)摆药后必须经第二人核对,方可执行。

(4)易致过敏药物,给药前应询问有无过敏史。使用毒、麻、精神药物时,严格执行《医疗机构麻醉药品、第一类精神药品管理规定》(卫医发〔2005〕438号)。护士要经过反复核对,用后安瓿及时交回药房。给多种药物时,要注意有无配伍禁忌。同时,护理部要根据药物说明书,规范及健全皮试药物操作指导及药物配伍禁忌表。

(5)发药、注射时,患者如提出疑问,应及时检查,核对无误后方可执行。

(6)输液瓶加药后要在标签上注明药名、剂量,并留下安瓿,经另一人核对后方可使用。

(7)严格执行床边双人核对制度。

3. 手术患者查对制度

(1)手术室接患者时,应查对科别、住院号、床号、姓名、手腕带、性别、年龄、诊断、手术名称及部位、眼别,手术医嘱,术前用药,手术和麻醉同意书,各类检查结果,手术通知单是否相符,所带的药品、物品(如CT、X线片)。评估患者的整体状况及皮肤情况,询问过敏史。

(2)手术护士检查准备手术器械是否齐全,各种用品类别、规格、质量是否合乎要求。患者体位摆放是否正确,尽可能暴露术野并防止发生坠床和压疮。

(3)手术人员麻醉前、手术开始前、患者离开手术室前均需实行"time out"进行三方核查。麻醉前核对科别、住院号、床号、姓名、手腕带、性别、年龄、诊断、手术和麻醉方式、眼别与标识、手术和麻醉知情同意书、麻醉设备安全检查、眼内植入物、过敏史、影像结果、配血报告等。护士打开无菌包时,查包内化学指标卡是否达标。手术前或术毕缝合前,护士都必须严格核对,与手术医生共同唱对手术包内器械、纱布、缝针等数量,并由护士即时在手术护理记录单记录并签名。术前后包内器械及物品数目相符。

(4)手术切除的活检标本,应由洗手护士与手术者核对,建立标本登记制度,专人负责病理标本的送检。

4. 输血查对制度　依据原卫生部《临床输血技术规范》的要求,制定抽血交叉配血查对制度、取血查对制度、输血查对制度。

(1)抽血交叉配血查对制度

1)认真核对交叉配血单,患者血型验单,患者床号、姓名、性别、年龄、病区号、住院号。

2)抽血时要有两名护士(一名护士值班时,应由值班医生协助)。一人抽血,一人核对,核对无误后执行。

3)抽血(交叉)后须在试管上贴条形码,并写上病区(号)床号、患者的姓名,字迹必须清晰无误,便于进行核对工作。

4)血液标本按要求抽足血量,不能从正在补液肢体的静脉中抽取。

5)抽血时对化验单与患者身份有疑问时,应与主管医生、当值高级责任护士重新核对,不能在错误化验单和错误标签上直接修改,应重新填写正确化验单及标签。

(2)取血查对制度:到血库取血时,应认真核对血袋上的姓名、性别、床号、血袋号、血型、输血数量、血液有效期,以及保存血的外观,必须准确无误,血袋须放入铺上无菌巾的治疗盘或清洁容器内取回。

(3)输血查对制度

1)输血前患者查对:须由两名医护人员核对交叉配血报告单上患者床号、姓名、住院号、血型、血量,核对供血者的姓名、编号、血型与患者的交叉相容试验结果,核对血袋上标签的姓名、编号、血型与配血报告单上是否相符,相符的进行下一步检查。

2)输血前用物查对:检查袋血的采血日期,血袋有无外渗,血液外观质量,确认无溶血、凝血块,无变质后方可使用。检查所用的输血器及针头是否在有效期内。血液自血库取出后勿振荡,勿加温,勿放入冰箱速冻,在室温放置时间不宜过长。

3)输血时,由两名医护人员(携带病历及交叉配血单)共同到患者床旁核对手腕带、床号、询问患者姓名,查看床头卡,询问血型,以确认受血者。

4)输血前后用静脉注射生理盐水冲洗输血管道,连续输用不同供血者的血液时,前一袋血输尽后,用静脉注射生物理水冲洗输血器,再继续输注另外血袋。输血期间,密切巡视患者有无输血反应。

5)完成输血操作后,再次进行核对医嘱,患者床号、姓名、血型、配血报告单、血袋标签的血型、血编号、献血者姓名、采血日期,确认无误后签名。将输血记录单(交叉配血报告单)贴在病历中,并将血袋送回输血科(血库)至少保存1天。

5. 饮食查对制度

(1)每日查对医嘱后,以饮食为依据,核对患者床前饮食标志,查对床号、姓名、饮食种类,并向患者宣传治疗膳食的临床意义。

(2)发放饮食前,查对饮食单与饮食种类是否相符。

(3)开餐前在患者床头再查对 1 次。

(4)对禁食患者,应在饮食和床尾设有醒目标志,并告诉患者或家属禁食的原因和时限。

(5)因病情限制食物的患者,其家属送来的食物,需经医护人员检查后方可食用。

(七) 给药制度

1. 护士必须严格根据医嘱给药,不得擅自更改,对有疑问的医嘱,应了解清楚后方可给药,避免盲目执行。

2. 了解患者病情及治疗目的,熟悉各种常用药物的性能、用法、用量及副作用,向患者进行药物知识的介绍。

3. 严格执行三查九对制度。三查:操作前、操作中、操作后查。九对:床号、姓名、药名、浓度、剂量、用法、时间、规格、计价项目。

4. 做治疗前,护士要洗手、戴帽子、口罩,严格遵守操作规程。

5. 给药前要询问患者有无药物过敏史(需要时做过敏试验)并向患者解释以取得合作。用药后要注意观察药物反应及治疗效果,如有不良反应要及时报告医生,并记录护理记录单,填写药物不良反应登记本。

6. 用药时要检查药物有效期及有无变质。静脉输液时要检查瓶盖有无松动、瓶口有无裂缝、液体有无沉淀及絮状物等。多种药物联合应用时,要注意配伍禁忌。

7. 安全正确用药,合理掌握给药时间、方法,药物要做到现配现用,避免久置引起药物污染或药效降低。

8. 治疗后所用的各种物品进行初步清理,垃圾分类,口服药杯定期清洗消毒备用。

9. 如发现给药错误,应及时报告、处理,积极采取补救措施。向患者做好解释工作。

(八) 护理查房制度

1. 护理部主任查房

(1)护理部主任每日随时轮流巡回查房,查护士劳动纪律、仪容仪表、技术操作、病房管理情况,以消毒隔离、服务态度、护理文书等为主要内容,并记录查房结果。

(2)选择好疑难病例或特殊病种进行查房。事先通知病房所查房内容,由病房护士长指定报告病例的护理人员进行准备,查房时要简单报告病史、诊断、护理问题、治疗护理措施等,查房完毕进行讨论,并及时修订护理计划。

(3)每月按护理工作质量要求,进行分项查房、评价,促使护理质量达标。

2. 护士长查房

(1)护士长随时巡视病房,查各班护士职责执行情况、劳动纪律、技术操作规程等执行情况。

(2)每 2 周 1 次护理业务查房,典型病例或危重患者随时查房,并做好查房记录。

(3)组织教学查房,有目的、有计划,根据教学要求,查典型病例,事先通知学员熟悉病历及患者情况,组织大家共同讨论,也可进行提问,由护士长作总结。

3. 参加医生查房　病区护士长或责任护士每周参加主任或科室大查房,以便进一步了解病情和护理工作质量。

（九）患者健康教育制度

1. 护理人员对住院及门诊就诊患者必须进行一般卫生知识的宣教及健康教育。

2. 健康教育方式

（1）个体指导：在护理患者时，结合病情、家庭情况和生活条件具体指导。

（2）集体讲解：门诊患者可利用候诊时间，住院患者根据作息时间，采取集中讲解、示范相结合等形式进行。

（3）文字宣传：宣传栏、展架、短文、健康教育等。

3. 健康教育内容

（1）介绍医院规章制度：如查房时间、探视制度、陪床制度、膳食制度等。

（2）介绍病室环境：作息时间、卫生间使用、贵重物品的保管及安全注意事项、呼叫器的使用等。

（3）相关疾病知识宣教：相关检查、治疗、用药知识介绍指导，术前宣教、术后指导、康复指导、出院患者健康指导等。

（4）相关疾病的重点及患者自我护理知识指导，如饮食、休息与活动等。

4. 对患者的卫生宣教要贯穿患者就医的全过程。

（十）护理会诊制度

1. 凡属复杂、疑难或跨科室和专业的护理问题和护理操作技术，均可申请护理会诊。

2. 科间会诊时，由要求会诊科室的责任护士提出，护士长同意后填写会诊申请单，送至被邀请科室。被邀请科室接到通知后 2 天内完成（急会诊者应及时完成），并书写会诊记录。

3. 科内会诊，由责任护士提出，护士长或主管护师主持，召集有关人员参加，并进行总结。责任护士负责汇总会诊意见。

4. 参加会诊人员原则上应由副主任护师以上人员或由被邀请科室护士长指派人员承担。

5. 集体会诊者，由护理部组织，申请科室主管护士负责介绍患者的病情，并认真记录会诊意见。

（十一）病房一般消毒隔离管理制度

1. 病房内收住患者应按感染与非感染性疾病分别收治，感染性疾病的患者在患者一览表卡片上做标记。

2. 医务人员进入感染患者房间，应严格执行相应疾病的消毒隔离及防护措施，必要时穿隔离衣、戴手套等。

3. 一般情况下，病房应定时开窗通风，每日 2 次。地面湿式清扫，必要时进行空气消毒。发现明确污染时，应立即消毒。患者出院、转院、转科、死亡后均要进行终末消毒。

4. 患者的被单每周更换 1 次。被血液、体液污染时及时更换，在规定地点清点更换下的衣物及床单元用品。

5. 医护人员在诊治护理不同患者前后，应洗手或用手快速消毒剂擦洗。

6. 各种诊疗护理用品用后按医院感染管理要求进行处理，特殊感染的患者采用一次性用品,用后装入黄色塑料袋内并粘贴标识,专人负责回收。

7. 对特殊感染患者要严格限制探视及陪护人员,必要时穿隔离衣裤、戴口罩及帽子。

8. 特殊感染患者的排泄物及剩余饭菜,按相关规定进行处理。

9. 各种医疗废物按规定收集、包装、专人回收。

10. 病房及卫生间的拖把等卫生清洁用具,要分开使用,且标记清楚。用后消毒液浸泡,并清洗后晾挂备用。

11. 患者的床头柜用消毒液擦拭,做到一桌一巾,每日 1~2 次。病床湿式清扫,做到一床一巾,每日 1~2 次。

12. 重点部门:如手术室、中心供应室等执行相应部门的消毒隔离要求。

13. 特殊疾病和感染者按相关要求执行。

(十二) 护理安全管理制度

1. 科主任、护士长为科室医疗护理质量安全负责人,负责全科医疗护理活动质量与安全,督促科内人员及时发现处理医疗护理缺陷及违规违章行为,并及时上报主管职能部门。

2. 每月进行 1 次质量与安全分析,对本月工作中存在的安全隐患提出整改与防范措施,并及时落实。

3. 如发生医疗护理缺陷、事故,应积极组织抢救,防止损害扩大,同时妥善保管好书证和物证,及时上报相关主管部门,并根据事情轻重,在 2~7 天内组织全科人员进行分析讨论,查明原因,提出处理意见与防范措施。

4. 遵守基本医疗护理制度及各项操作规程,认真履行岗位职责。

5. 对意识不清和没有自我保护能力的患者,加强安全保护,严防摔伤、烫伤、压伤等各种意外事故发生。

6. 加强巡视病房,密切观察病情变化,发现异常情况及时报告,及时处理。

7. 严格执行病历保管制度,病历柜随时上锁。

8. 保持病区各种设施设备及环境安全,如:电器、门窗、玻璃、床架等应定期检查,若有损伤,及时维修。治疗室、换药室、配餐室、开水房及库房的门应随时上锁;危险物品及药品妥善保管;抢救用物和抢救药品固定放置,随时处于备用状态。

9. 注意消防安全,保证消防通道通畅。任何人,任何时间内不能阻塞消防通路。

10. 无陪病房严格出入病室制度,进出病房随手锁门。除本科人员、进修及实习人员外一律不能进入病区内。相关人员因工作原因入病区须征得护士长的同意。

11. 患儿玩具应选用较大不易误吞的橡胶或塑料制品,禁止玩弄刀、剪、玻璃易破损的物品,任何针头、刀剪、玻璃等锐器在操作完毕后必须清点检查,不能遗留在病室内,工作人员工作服上不要使用大头针或别针,以免刺伤患儿。

12. 工作场所及病房内严禁患者使用非医院配置的各种电炉、电磁炉、电饭锅等电器,确保安全用电。

13. 制定并落实突发事件的应急处理预案和危重患者抢救护理预案。

(十三) 护理不良事件报告制度

1. 在护理活动中,必须严格遵守医疗卫生管理法律、行政法规,部门规章和诊疗护理规范、常规,遵守护理服务职业道德。

2. 各护理单元有防范处理不良事件的预案,预防其发生。

3. 各护理单元应建立不良事件登记本,及时据实登记。

4. 发生护理不良事件后,要及时评估事件发生后的影响,如实上报,并积极采取挽救和抢救措施,尽量减少或消除不良后果。

5. 发生护理不良事件后,有关的记录、标本、化验结果及相关药品、器械均应妥善保管,不得擅自涂改、销毁。

6. 发生护理不良事件后的报告时间:当事人应立即报告值班医生、区护士长和科领导。由病区护士长当日报告科护士长,科护士长报告护理部,并交书面报表。

7. 各科室认真填写护理不良事件报告单,由本人登记发生不良事件的经过、分析原因、后果,以及本人对不良事件的认识和建议。护士长应负责组织对缺陷、事件发生的过程及时调查研究,组织科内讨论,对发生缺陷进行调查,分析整个管理制度、工作流程及层级管理方面存在的问题,确定事件的真实原因并提出改进意见及方案。护士长将讨论结果和改进意见和方案呈交科护士长,科护士长要对科室意见或方案提出建设性意见,并在1周内连报表送护理部。不论是院外带入压疮还是院内发生压疮,一旦发现,均需填写压疮报告单。

8. 对发生的护理不良事件,组织护理质量管理委员会对事件进行讨论,提交处理意见;造成不良影响时,应做好有关善后工作。

9. 发生不良事件后,护士长对发生的原因、影响因素及管理等各个环节应作认真的分析,确定根本原因,及时制定改进措施,并且跟踪改进措施落实情况,定时对病区的护理安全情况分析研讨,对工作中的薄弱环节制定相关的防范措施。

10. 发生不良事件的科室或个人,如不按规定报告,有意隐瞒,事后经领导或他人发现,须按情节严重程度给予处理。

11. 护理事故的管理参照《医疗事故处理条例》执行。

(十四) 患者身份识别制度

1. 住院患者身份识别制度

(1)患者身份识别方法

1)床尾(头)卡核对。

2)双向式核对(开放式询问核对)。

3)手腕带核对。

4)病历牌(卡)核对等。

(2)在进行各类诊疗活动前,必须严格执行查对制度,并至少同时使用姓名、性别、床号三种方法确认患者身份。

(3)住院患者一律使用手腕带作为住院患者的识别标志,腕带填写的信息字迹清晰规范、准确无误。项目包括:病区、床号、姓名、性别、年龄、住院号等信息,由病房办理入院的护士负责填写。填入腕带的识别信息必须经两名医务人员核对后方可使用,若损坏需更新时,需要两人重新核对。患者使用腕带舒适,松紧度适宜,皮肤完整无破损。在进行各项诊疗操作前认真核对患者腕带信息,准确确认患者的身份。

（4）对能有效沟通的患者，实行双向核对法，即除核对床头卡以外，还必须要求患者自行说出本人姓名，确认无误后方可执行。

（5）对无法有效沟通的患者，如：手术、昏迷、神志不清、无自主能力的患者，必须使用手腕带和病历核对。在各诊疗操作前除了核对床头卡，必须核对腕带，识别患者身份。

2. 门诊患者身份识别制度

（1）患者身份识别方法

1）双向式核对（开放式询问核对）。

2）手腕带核对。

3）门诊病历首页信息核对。

4）身份识别标签核对等。

（2）在进行各类诊疗活动前，必须严格执行查对制度，并至少同时使用两种患者身份识别方法（可用姓名、年龄、出生年月、门诊卡号、电话号码等）。

（3）门诊患者手术使用手腕带作为识别标志，腕带填写的信息字迹清晰规范、准确无误。项目包括：科室、姓名、性别、年龄、门诊号等患者的信息，由预约手术的护士负责填写。填入腕带的信息必须经两名医务人员核对后方可使用，若损坏需更新时，需要经两人重新核对。患者使用腕带舒适，松紧度适宜，皮肤完整无破损。护士在送手术时认真核对患者的腕带信息，准确确认患者的身份。

（4）门诊患者输液一律使用身份识别标签作为身份识别标志，身份识别标签由前台负责接待患者的工作人员填写，填写的信息字迹清晰规范，准确无误。项目包括：姓名、门诊号或电话。身份识别标签粘贴于患者左胸前或左臂，在执行输液前除需进行开放式询问核对、门诊病历首页信息核对，还需认真核对患者身份识别标签信息，准确确认患者身份。

（5）对能有效沟通的患者，实行双向核对法，即除核对病历外，还必须要求患者自行说出本人姓名、年龄或电话号码，确认无误后方可执行。

（6）对无法有效沟通的患者，如：昏迷、神志不清、无自主能力的患者，在诊疗操作前除通过询问家属及核对门诊病历首页信息外，还可通过身份证识别患者身份。

3. 标本采集患者身份确认制度

（1）标本采集时必须在采集前、采集时、采集后对患者身份、标本容器选择等内容进行核查。

（2）严格执行查对制度，准确识别患者身份。在进行标本采集时，应严格执行三查七对制度，至少同时使用姓名、年龄、住院号或床号两种以上患者识别的方法，不得以床号作为识别的依据。

（3）对能有效沟通的患者，实行双向核对法：即要求患者自行说出本人姓名，确认无误后方可执行。

（4）建立使用腕带作为识别标示的制度。对实施手术、昏迷、神志不清、无自主能力的重症患者在进行标本采集中使用腕带作为辨识患者的一种必备的手段。

（5）采集标本时，患者如提出疑问应及时进行再次核对，核对无误后方可执行。

（6）严格执行标本采集患者身份确认的方法和核对程序。

（十五）防范患者跌倒、坠床管理制度

1. 防坠床措施

（1）评估患者坠床的风险，挂"防坠床"标识。

（2）主动对患者及家属进行预防坠床的宣传教育。

（3）对于儿童、老年人、低视力患者、活动功能障碍者视需要上床栏，多巡视，及时协助生活需要。

（4）婴幼儿需留陪护人看护。

（5）每日对平车、轮椅、床栏、病床的安全性进行检查，保持其功能状态良好。

2. 防跌倒措施

（1）老年人、视力差者，活动功能障碍者若需要帮助请使用床头呼叫器，由护理人员协助；行动不便可借用轮椅。

（2）床头柜台面不摆放太多杂物，特别是锐器；水壶放在固定位置，防止烫伤。

（3）上下轮椅时，先固定刹车钮，坐轮椅系安全带；使用平车系上安全带及上床栏。

（4）维持室内照明光亮。

（5）保持地面干燥，弄湿请及时通知工作人员处理。

（6）静脉输液滴注甘露醇的患者，不要马上坐起，防止体位性低血压跌倒。

（7）嘱患者感到头晕、乏力时勿直接下床。

（8）下床时应循序渐进：先坐起，若无头晕现象再站立，若能站稳且不头晕再行走。

（9）裤脚不宜过长，穿着合适鞋行走。

（10）最常发生跌倒的活动是：上洗手间或从洗手间返回。

（11）最常发生跌倒的地点是：床旁、洗手间、走道。

（12）最常发生跌倒的事件是：半夜、清晨起床时。

二、护理工作制度

（一）护理部工作制度

1. 护理部有健全的领导体制，实行三级管理，对科护士长、护士长进行垂直领导，或实行总护士长与护士长二级管理体制。

2. 护理部负责全院护理人员的聘任、调配、奖惩等有关事宜。

3. 护理部定期讨论在贯彻医院护理的质量方针和落实质量目标、质量指标过程中存在的问题，提出改进意见与措施，并有反馈记录文件。

4. 护理部有年计划、季度计划、周工作重点，并认真组织落实，年终有总结。

5. 建立健全各项护理管理制度、疾病护理常规及各级护理人员岗位责任制度。

6. 健全科护士长、护士长的考核标准，护理部每月汇总科护士长、护士长月报表，发现问题及时解决。

7. 全面实施以患者为中心的护理服务。

8. 护理质量控制工作

（1）由主管临床的护理部副主任负责。年有工作计划，月有检查重点，有记录，并有改进

措施及奖惩制度。

(2)护理部深入科室查房,协助临床一线解决实际问题。

(3)每月进行住院患者、出院患者、门诊患者满意度调查。

(4)坚持夜班督导查岗制,不定期检查,每4天抽查1次,并有记录。

(5)建立护理不良事件报告体系,以促进护理质量、安全管理体系的持续改进。

9. 组织定期不定期开展多种形式的护理质量管理活动,将护理质量控制的信息传达到科室、传递至各级各类护士。

10. 组织定期不定期召开相关工作会议,如护理部例会、夜班督导交班会、护士长例会、全院护士大会等。

11. 教学工作

(1)有各类人员(护生、进修生、在职护士等)的教学计划,有考核,有总结;各病房设临床教学老师。

(2)组织全院业务学习、护理查房与会诊、护士技能培训、新护士岗前培训等活动。

12. 定期对护理人员岗位技术能力评价工作。

(二) 手术室护理管理制度

1. 查对制度

(1)手术室接患者时,应查对科别、住院号、床号、姓名、手腕带、性别、年龄、诊断、手术名称及部位、眼别、术前用药,生化八项,出凝血时间,试验结果,手术通知单是否相符,手术医嘱所带的药品、物品(如CT、X线片)。评估患者的整体状况及皮肤情况,询问过敏史,手术知情同意书是否已经签名。

(2)手术护士检查准备手术器械是否齐全,各种用品类别、规格、质量是否合乎要求。患者体位摆放是否正确,尽可能暴露术野和防止发生坠床和压疮。

(3)手术人员手术前再次核对科别、住院号、床号、姓名、手腕带、性别、年龄、诊断、手术部位、眼别、麻醉方法及用药、配血报告等。洗手护士打开无菌包时,查包内化学指标卡是否达标,手术前或术毕缝合前洗手护士和巡回护士都必须严格核对,共同唱对手术包内器械、纱布、缝针等数量,并由巡回护士及时在手术护理记录单记录并签名。术前后包内器械及物品数目相符。

(4)手术切除的活检标本,应由洗手护士与手术者核对,建立标本登记制度,专人负责病理标本的送检。

2. 消毒隔离制度

(1)手术室工作人员必须严格遵守无菌操作原则,保持室内肃静和整洁。

(2)手术室应严格划分洁净区、清洁区和污染区。入口处的消毒脚垫应每日更换。拖鞋与私人鞋、外出鞋应分别存放。

(3)裤、帽、贴身内衣不可外露。外出必须更换外出衣和外出用鞋。

(4)手术室工作人员患上呼吸道感染者,面部、颈部、手部有感染者及患皮肤病者一律不准进入手术间。

(5)感染手术应在感染手术间内进行,术后及时进行清洁消毒。遇有特殊菌种感染如破伤风、气性坏疽、绿脓杆菌感染等手术时,应尽量缩小污染范围,术后进行严格消毒处理。

(6)严格控制参观人数,参观人员不可任意进入其他手术间和无菌储物间。进手术室见习、参观,必须经科主任、护士长同意,三人以上需报请医务处批准。

(7)一切清洁工作均应湿式打扫。各手术间物体表面及地面每晨用消毒液擦拭。每台术后手术间清扫、消毒液拖地。每周手术间彻底清扫消毒1次,每月做细菌培养1次(包括空气、物体表面和灭菌后的物品)。洁净手术间按要求规定更换过滤网装置。

(8)高压灭菌器每月做一次细菌培养,每日第一锅做B-D(Bowie-Dictest)试验,符合要求后方可进行全日消毒工作,并做记录。

(9)所有高压灭菌物品均用3M指示胶带固定封口,灭菌后指示条变为黑色,表示该物品已经灭菌。每个包内应放化学指示卡,该卡经灭菌后均变为黑色,证明该包已经灭菌,方可使用。环氧乙烷、低温等离子灭菌的器具,应使用专用灭菌包装,环氧乙烷灭菌指示卡灭菌后变为绿色,低温等离子灭菌指示卡变为黄色,证明该包已经灭菌,方可使用。

(10)手术室所有灭菌物品必须每日检查1次,按日期先后排序依次使用。灭菌敷料包有效期受包装材料、封口的严密性、灭菌条件、储存环境等诸多因素影响。

1)棉布包装材料和开启式容器:温度25℃以下、相对湿度为40%~60%时,有效期为7天。

2)其他材料,如一次性无纺布、一次性纸塑包装材料:证实该包装材料能阻挡微生物渗入,有效期可相应延长,至半年或以上。

(11)严禁将与手术相关的任何物品随意拿离、拿入手术间。

(三)供应室护理管理制度

1. 工作制度

(1)工作人员按要求着装上岗,衣帽整齐,出入工作间要换鞋入室。

(2)工作人员必须遵守各项规章制度和各种技术操作规程。

(3)严格划分污染区、清洁区、无菌区,采用由污到净的流水作业方式布局,做到工作区与生活区分开,污染物品与清洁物品分开,初洗与精洗分开,未灭菌物品与灭菌物品分开,清洁区与污染区采取单线行走,不可逆行。

(4)回收物品与发放物品应分车、分人进行,凡有脓血的器械物品须由科室洗涤清洁后交换。凡传染患者用过的物品必须经高效消毒剂消毒后再与供应室对换。

(5)每日更换消毒液,并对消毒液浓度进行检测。

(6)严格执行工作人员手的消毒。

(7)每月对空气、无菌物品、消毒液、台面及工作人员的手进行细菌培养,结果存档。

(8)对一次性输液器、注射器、针头进行定期抽样热原检测。检测结果存档,符合监测标准后方可投入临床使用。

(9)每日认真清点急救物品和检查基数物品储备量,做到供应及时。

(10)定期检查各种仪器设备,确保使用安全。

(11)按时做到下收下送,服务主动热情,深入临床第一线征求意见,不断改进工作。

2. 消毒隔离制度

(1)严格划分污染区、清洁区、无菌区,采用由污到净的流水作业方式布局,清洁区与污染区采取单线行走,不可逆行。应做到工作区与生活区分开,污染物品与清洁物品分开,初洗与精洗分开,未灭菌物品与已灭菌物品分开。

(2)工作人员上岗时要求着装整齐,戴好帽子,不能佩戴戒指和耳环等饰物,不能留长指甲和涂指甲油。出入各工作区时必须要洗手换鞋方可进入。

(3)供应室内清洁区的台面和地面每日清洁擦拭,污染区的台面和地面每日清洁消毒。各工作区的墩布应注明区域标记,分开使用。

(4)回收污染物品与发放无菌物品应分车、分人进行。下送完毕后,回收污物车送处理间用消毒液擦拭,再用高压水冲洗干净后备用。

(5)凡有脓血的器械物品须由科室清洗后方可与供应室交换。

(6)消毒液须每日更换,现用现配,并对消毒剂浓度进行检测。所消毒的物品必须完全浸泡在消毒液中。

(7)对高压灭菌器进行效果监测,每日晨起第一锅做 B-D 试验;每锅次进行监测并存档;每个灭菌包应采用化学指示卡、化学指示胶带进行灭菌效果监测;每月用生物指示剂嗜热脂肪芽孢杆菌片监测灭菌器效果,结果存档。

(8)严格执行无菌物品发放制度,认真检查无菌包的质量及名称、灭菌日期、灭菌标记及工号。发放中如有散包、湿包、落地包均不得发出,须重新进行灭菌。

(9)严格遵守无菌物品有效期:所有灭菌物品必须每日检查 1 次,按日期先后排序依次使用。灭菌敷料包有效期受包装材料、封口的严密性、灭菌条件、储存环境等诸多因素影响。棉布包装材料和开启式容器:温度 25℃以下、相对湿度为 40%~60% 时,有效期为 7 天;其他材料,如一次性无纺布、一次性纸塑包装材料:证实该包装材料能阻挡微生物渗入,有效期可相应延长,至半年或以上。

(10)每月对空气、无菌物品、一次性无菌物品、消毒液、台面及工作人员的手进行细菌培养,结果存档。

(11)工作人员必须掌握正确的手卫生制度与操作流程。包括:进入工作区之前和离开工作区之后,必须洗手;接触清洁物品和无菌物品之前,接触污染物品之后,必须洗手;离开供应室污染区时,进入清洁区、无菌区之前必须洗手;戴手套之前、脱手套之后必须洗手;进行物品下收下送前后均要洗手;进行各种包装操作前后均要洗手;如工作时被污染或疑似污染时,随时洗手。

（四）急诊室护理管理制度

1. 工作制度

(1)安排有一定临床经验和技术水平的护士担任急诊室工作。

(2)对急诊患者具有高度的责任心和同情心,及时、准确、敏捷地协助医生对患者进行救治。严密观察患者病情变化并做好各项记录。

(3)坚守岗位,做好交接班,严格执行急诊各项规章制度和技术操作规程。

(4)急诊护士应熟练掌握各种抢救技术,保持良好的应急状态。

(5)急诊室各类抢救药品和器材必须保持完好并处于备用状态,放置固定位置,每天由专人管理,专人检查,及时补充、更新和消毒。

(6)遇重大抢救尤其涉及法律、纠纷的患者,在积极救治的同时,要及时向有关部门或主管领导汇报。

(7)对需要转院的急诊患者需先与待转的医院联系,取得同意后方可转院。

(8)保持室内清洁,每天空气消毒 2 次。

2. 急诊分诊工作制度

(1)护士应热情主动接待患者,协助医生给予患者必要的检查。

(2)配合医生抢救工作,维护就诊秩序。

(3)根据眼科急诊预检分诊标准及就诊分级指南对来诊患者简单扼要询问病史,迅速评估,判断就诊的紧急程度,进行分诊并安排患者救治。

(4)眼部化学伤患者必须立即给予结膜囊冲洗急救处理;对合并全身症状者,给予测量生命体征并记录。

(5)突发事件如爆炸伤、机械性眼外伤、化学伤等造成的伤害,3 名以上成批患者集中到达时,除通知当班医生外,应立即报告科室领导及相关管理部门。

(6)急性结膜炎或疑似传染性眼病的患者,必须引导患者到隔离诊室就诊。

(7)动态评估患者病情,根据病情调整救治次序。

(8)解答患者家属疑问,为患者及家属提供相关疾病的有关知识。

(9)维持就诊环境安静、整洁、有序。

3. 抢救室工作制度

(1)抢救室工作人员分秒必争、有序抢救患者。

(2)抢救室护士必须坚守岗位,不得擅离职守。

(3)抢救室专为抢救患者设置,其他任何情况不得占用。

(4)一切抢救药品、物品、器械、敷料等必须完备,定人保管,定位放置,定量储存并有明显标记,不得随意挪用或外借。

(5)每日检查核对抢救药物、器材、一次性物品,班班交接,做到数目相符、性能完好。

(6)无菌物品须注明灭菌日期,不得有过期物品。

(7)抢救室使用后要及时整理、清洁、消毒,每周彻底清扫 1 次。

(8)抢救时抢救人员要按岗定位,按照各种疾病的抢救常规进行工作。

(9)抢救护士应熟练掌握各种抢救仪器的使用及各种抢救技术,积极主动配合抢救,做好护理记录,同时做好基础护理。

(10)抢救用过的各种物品、仪器设备等要及时清理、消毒、补充药品物品,并使抢救仪器处于备用状态。

(11)详细、准确、及时完成抢救记录。

(12)保持室内清洁,每天空气消毒 2 次。

(五)早交班制度

1. 早交班由科主任或病区护士长主持,凡科室成员或在病区上班者均应准时参加,不迟到,不缺席,仪表整洁。

2. 每日早交班由值班护士交代前一日病区内患者情况,并重点交代危重患者情况。

3. 主管医生重点介绍新患者及危重患者的情况以及诊疗注意事项。

4. 护士长布置当日护理及其他工作重点,定期总结工作。

5. 传达医院各项会议主要内容。

6. 早交班时间一般在 15~30 分钟内结束,小讲课日时间可适当延长,但不应影响正常医疗、护理工作。

7. 病房早交班要求

(1)早交班要求:早交班应保证质量,简明扼要,不拖拉,在不影响患者治疗护理的前提下进行。

(2)交班内容:值班护士在交班前应准备充分,交代病情重点突出、准确清楚,并正确运用医学术语,体现患者的动态变化。

(六)夜班工作督导制度

1. 了解夜班护士的工作情况,重点为是否能按规定巡视病房,对危重患者的观察、病情变化的了解及准确记录出入量、护理记录等情况,指导、协助夜班护士解决疑难问题。

2. 负责检查夜班护士在患者熄灯前的准备工作情况。包括患者在夜间所需用品是否准备齐全,并放置在合适的位置;年老体弱患者的安全措施是否得当等。

3. 检查护士的病室报告书写情况,尤其对抢救患者的记录是否完整、准确。

4. 检查护士在岗情况,包括仪容仪表、文明礼貌、劳动纪律等方面。

5. 检查病室是否整洁、安静。

6. 每日交班日志完成情况:如患者总数、出入院、危重、特级护理、手术、陪伴人数等。

7. 督导者把督导情况于次日早上向护理部、护士长反馈。

8. 由护理部领导及科护士长、护士长、护理骨干承担夜班督导工作。

(七)病房药品管理制度

1. 病房内基数药品,应指定专人管理,负责领药、退药和保管工作。

2. 定期清点并记录,检查药品,防止积压、变质,如发现有沉淀、变色、过期、标签模糊时,立即停止使用并报药房处理。

3. 中心药房对病房内存放的药品要定期检查,并核对药品种类、数量是否相符,有无过期变质现象。

4. 抢救药品必须放置在抢救车内,定量、定位放置,有定位图示,标签清楚,使用后及时补充。

5. 需要冷藏的药品(如:白蛋白、胰岛素等)要放在冰箱内,以免影响药效。

6. 病房毒麻药管理要求

(1)设专柜存放,专人管理,严格加锁,并按需保持一定基数,每班交接班时,必须交接点清,双方用正楷签全名。

(2)医生开医嘱及专用处方(淡红处方)后,方可给该患者使用,使用后保留空安瓿。

(3)建立毒麻药使用登记本,注明患者姓名、床号、使用药名、剂量、使用日期、时间,护士正楷签名。

(4)如遇必要时医嘱(sos)且当患者需要使用时,仍需有医生所开的医嘱、专用处方,并保留空安瓿。

7. 高危药品的存放有规范,在病区不得混合存放高浓度电解质制剂(包括 50% 葡萄糖、氯化钾及超过 0.9% 的氯化钠等)、肌肉松弛剂与细胞毒化等高危药品。其必须单独存放,有醒目的标志,并有使用剂量的限制。

(八)病房安全制度

1. 物品固定放置,便于清点,保证患者行动安全。

2. 病房内禁止吸烟与饮酒,禁止使用电炉、酒精灯及点燃明火,以防失火。

3. 加强对陪住和探视人员的管理。

4. 贵重物品不要放在病房内。

5. 病房晚 9 点应及时清理病房内探视人员离开病区,并督促患者休息。

6. 加强巡视,如发现可疑分子,及时通知保卫处。

7. 空病房要及时上锁。

8. 按要求畅通防火通道,不堆堵杂物。

9. 消防设施完好、齐全,消防通道无杂物。

(九)治疗室工作制度

1. 保持室内清洁,每天空气消毒 2 次,每周大扫除 1 次。除工作人员外,其他人员不许在室内逗留。

2. 器械物品放在固定位置,及时请领,上报损耗,严格交接手续。

3. 各种内、外用药品分类放置,标签明显,字迹清楚。

4. 毒、麻、限剧及贵重药应加锁保管,严格交接班。

5. 高危性药物单独存放,超正常剂量使用有严格的流程规范管理。

6. 严格执行无菌技术操作,进入治疗室必须穿工作服、戴工作帽及口罩。

7. 已用过的一次性注射器、输液器等,放入黄色医疗废物专用包装袋内,按感染性废物处理。

8. 使用无菌物品前应检查灭菌日期,须在有效期内使用。

9. 无菌棉签使用时须标注开包时间,消毒液使用时注明开瓶时间,并在有效期内使用。

10. 定期进行空气采样培养,每日使用紫外线消毒,并有登记签名。

11. 生理盐水开瓶时需注明开瓶时间。

(十)物资、器材管理制度

1. 各科室对设备、仪器、家具、被服等须建立账目,并定期清点,要求账物相符,保证物资安全。

2. 设专人负责物资、被服请领、保管及报废工作。

3. 定期做好请领申请,做到物尽其用,节约成本。

4. 定期检测仪器、设备,保证仪器、设备在检测的有效期内使用。设立仪器设备维修登记本。

5. 需报废的仪器、设备、家具等,需经相关职能部门审核后,方可办理报废手续。

6. 任何人不得将医院的任何物资私自带出院外。

（十一）患者入院、出院制度

1. 入院制度

（1）患者入院须由医生签署的入院卡，按流程办理入院手续。急诊患者入院按急诊流程执行。

（2）病房护士接到患者需急诊手术的通知后，立即准备床位和做好手术的准备工作。

（3）病房护士应热情接待患者及家属，介绍住院环境和住院制度，使患者及家属尽快熟悉环境。入院当天做好入院评估，了解患者的病情、心理状态和生活习惯、患者视力、生活自理能力，注意有无合并心脏病、高血压、糖尿病等。

（4）通知主管医生检查患者，并及时执行医嘱。

2. 出院制度

（1）了解患者出院时间，提前通知患者或家属做好出院准备。

（2）根据医嘱给患者办理出院手续。

（3）接到患者出院结算清单后，协助其整理用物，把门诊病历，疾病证明，出院小结交给患者。

（4）做好出院指导，如出院用药方法、眼部保护方法、复诊时间，征求患者及家属对医院护理工作的意见与建议。

（5）清理患者床单位并进行终末消毒。

3. 转院转科制度

（1）接到患者转院、转科医嘱后，及时与相关科室沟通。

（2）患者转院转科前，由责任护士及主管医生向患者或亲属告知相关注意事项，如目前的病情、途中可能遇到情况等。

（3）转科时病历应随同转科交接；转院时应将医生的病历摘要及其他必要资料备妥随同转院，保障医疗信息资料连续性。

（4）转院、转科途中可能遇到情况的处理有预案和具体准备措施。

（5）转科时填写好交接清单，交接时经现场核对后签字确认。

（十二）围术期护理评估制度

1. 术前评估　为使患者以最佳的身心状态进入手术期，病房责任护士在术前应全面评估以下内容：

（1）患者的生理-心理-社会状况，环境改变、角色改变等对患者的影响，患者对手术的耐受力，合并全身疾病对术后恢复的潜在影响及应对措施。

（2）患者及其家属的术前健康教育需求，包括疾病相关知识，疾病或手术需要的特殊准备。

（3）患者及其家属的术前信息获取需求，包括麻醉方式、术后疼痛处理等，并了解患者整个治疗过程中最担心的问题及解决问题的关键手段。

（4）术晨评估可能影响手术的因素（生命体征、月经来潮等）；护送患者进手术室前，评估是否已完成各项术前准备，是否携带术中所需物品（病历、X线片、药品等），患者是否已按要求禁食禁水，取下义齿、发夹、贵重饰品等。

2.　术中评估　为确保患者术中能够安全地耐受手术和手术的顺利实施,手术室护士应评估以下内容:

(1)手术室环境,温、湿度是否适宜。

(2)患者心理需求,及时给予患者心理安慰。

(3)手术安全核查制度的落实情况。

(4)手术体位是否最大限度地保证患者的舒适与安全。

(5)手术过程中,护士应密切观察患者反应,及时发现患者不适或意外情况,防止并发症发生,保证患者安全。

3.　术后评估

(1)评估患者的呼吸、脉搏、体温、神志、疼痛、恶心、呕吐及眼部敷料渗血等。对麻醉清醒者,给予语言保护性措施和心理安慰,如保暖、关心体贴等。

(2)患者返回病房时,责任护士应与手术室人员做好交接班,测量生命体征,评估意识状态,检查眼部伤口、皮肤情况、输液情况,按要求交接并记录。

(3)责任护士向手术医生了解手术类型和麻醉方式、术中经过及术后需特别注意观察的事项。

(十三) 患者病情评估制度

1.　初次评估

(1)患者入院后,责任护士应在本班内完成初次评估并记录。对危重患者,责任护士应在 24 小时内完成护理计划的制订。

(2)鼓励患者 / 家属参与护理计划的制订和实施,并提供必要的指导及帮助。

(3)在对患者进行病情评估的过程中,应采取有效措施,保护患者隐私。

2.　再次评估

(1)对危重患者,护士至少应每班在原评估基础上对患者病情变化进行动态观察评估并记录在护理记录单上。出院时根据患者住院期间的整体情况给予综合性指导意见。

(2)手术患者评估还应遵照围手术期护理评估制度执行。

(3)在下列情况下,需对患者及时评估及记录。评估重点内容按医嘱及病情需要决定:①判断患者对用药、治疗及护理的反应;②病情变化;③各种特殊检查。

3.　风险评估

(1)对高危者落实跌倒(坠床)评估、预防与报告制度,采取有效措施防止意外事件的发生,并做好相应记录。

(2)密切观察危重患者病情变化,做好危重患者风险评估,根据评估结果采取相应的安全防范措施,并做好相应记录。

(十四) 患者告知制度

1.　患者有权接受提供的治疗和护理信息,也有权接受和拒绝治疗。

2.　护士在实施各项护理操作前,应先向患者及家属进行详细的解释,使其明白治疗的过程、潜在的危险、副作用和预期后果,使患者主动配合。

3.　护士在讲解时应使用规范的语言及患者能够明白的语言向患者(家属)交代相关诊

疗信息,尽量避免使用专业术语,若患者使用的是方言,应配以适宜的语言翻译人员,对语言表达不佳者,宜使用文字资料与图示。

4. 告知要在患者完全理解的情况下进行,对患者反馈的意见应予以确认,并记录于病历之中。

5. 当患者需实施自我护理时,护士应为患者和 / 或陪护人员提供健康教育,应包括潜在并发症的预防方法和应急措施。

6. 患者在病情不稳定的情况下坚持外出时,应告知患者外出后可能造成的后果及注意事项,使患者理解,并办理好请假手续。

7. 护士在进行危险性较大或侵入性护理操作技术时,如泪道探通术,应首先告知患者或家属,经患者或家属同意后,才能进行操作。

8. 患者入院后应对患者进行安全告知,如电插座的使用规定、防火安全、防盗安全、热水器的使用、安全警示、防跌倒警示等。

9. 操作中做到耐心、细心、技术熟练、诚心地对待患者,无论何种原因导致操作失败时,应礼貌道歉,取得患者谅解。

10. 患者使用一次性医疗物品时(除普通注射器和输液器外),均应遵循此告知程序。

(十五) 患者膳食管理制度

1. 患者的饮食种类由医生根据病情决定。医生开出医嘱后,护士应及时通知营养科,按规定做好饮食标志,并向患者宣传治疗膳食的临床意义。

2. 对禁食患者,应在饮食牌和床头设有醒目标志,并告诉患者或家属禁食的原因和时限。

3. 开饭前停止一般治疗,对生活不能自理的患者要予以协助。

4. 注意食物保温,护士要协助配餐员将饭菜及时送到患者床旁,保证患者吃到热饭菜。

5. 因病情需要禁忌或限制食物的患者,其家属送来的食物须经医护人员同意后方可食用。

6. 护理人员要关心患者饮食情况,加强巡视,对食欲缺乏的患者适当鼓励进食,以加强营养,并随时征求患者意见,及时和营养科取得联系,加以改进。

(十六) 特殊饮食患者身份确认的制度

特殊饮食是指除了正常饮食以外的饮食,包括治疗饮食及半流、流质等。患者特殊饮食的执行正确与否,直接影响到患者的治疗和康复。为了确保患者能更好地落实特殊饮食,特制定如下特殊饮食核对制度,请临床科室遵照执行。

1. 根据患者病情,遵医嘱开饮食单,核对患者床号、姓名、饮食种类。按医嘱通知患者饮食,并严格执行两人核对。

2. 由当班护士通知饮食种类,由管床护士核对并落实,并划本、签名。

3. 核对程序如下：查对医嘱—通知饮食—核对—落实并宣教。

4. 管床护士评价患者对宣教内容的掌握,负责观察患者特殊饮食的执行情况。

(十七) 患者外出检查制度

1. 遵照医嘱确认患者的身份,核对拟施项目的准备事宜完成情况,对重症患者要请主管医生实行可行评估后,方可离开病区外出检查。

2. 送患者外出检查时,耐心向患者讲解相关检查注意事项。

3. 对待患者及其家属,特别是动作缓慢及年老体弱的患者,要礼貌、热情,有爱心。

4. 准确、及时地将患者护送到检查科室,检查完毕后及时将患者送回病房。

5. 运送患者过程中,应随时观察患者的反应,保证患者检查途中的安全。

6. 送患者检查途中,负责保管好病历等文件资料,不能擅自将病历交给患者或其家属,确保病历等文件资料的保密性。

(十八) 探视、陪伴制度

1. 为了建立良好的休息环境,减轻患者的负担,应适当减少陪护率。患者陪护由患者的病情决定,便于家属随时了解病情和医务人员的沟通。

2. 陪伴适用原则

(1)年龄过大(75 岁以上)、年龄过小(10 岁以下)者。

(2)双眼视力低于 0.05、术后需要双眼包封、独眼手术后生活自理能力重度依赖的患者。

(3)病情危重,需随时观察的患者,合并严重全身性疾病。

(4)生活完全不能自理且病情不稳定的患者。

(5)语言沟通障碍及失聪者。

(6)医生认为诊疗需要陪伴的其他患者。

3. 陪护者必须遵守法律法规、医院及病区的规章制度,配合医务人员帮助患者早日康复,不谈论有碍患者健康和治疗的事宜。陪护者不得擅自翻阅病历和其他医疗记录。

4. 为了保持病房整洁安静,减少交叉感染,陪护者不要使用患者的用具,不在病床上坐卧,不在病房吸烟,要爱护公物,节约水电。

5. 探视者要按病区规定的时间探病,学龄前儿童不宜带入病房。

6. 凡探视人员和陪护人员损坏和丢失的医院物品,应负责赔偿。

(十九) 常用仪器、设备、抢救物品使用保养制度

1. 一般设备器材管理制度

(1)临床科室所需药品、物品、器械的领取、保管及使用,由护士长或护士长指定专人全面负责,建立账目,分类保管,定期检查,做到账物相符。

(2)各种物品、仪器、设备固定放置,标识清晰,便于清点、查找及检查。定期检查各种电器设备性能,确保正常及安全使用。

(3)借出物品必须履行登记手续,贵重物品须经护士长同意方可借出,抢救器材一般不外借。

(4)温度计使用前检查有无裂痕,摆放要轻,向患者讲清注意事项。对年老体弱、躁动及昏迷的患者,应床旁观察,及时收回。

(5)使用血压计禁止碰撞受损、水银泄漏,放置稳妥处。测血压前将水银柱打开,用后及时关闭。使用时避免水银柱过高。如有水银泄漏,要及时回收或请专业人员处理。

(6)做好患者及其家属的安全教育工作,告知患者未经护士同意不得擅自使用热水袋,感觉障碍的患者严禁使用热水袋保暖。如确定必须使用热水袋时,应严格执行操作规程,交

代注意事项。使用热水袋的患者要经常观察,防止烫伤,做好书面记录及床边交班。

(7)防止患者在冷敷治疗时产生冻伤,使用冰袋时用布包裹,避免直接接触皮肤,定时观察冷敷局部的皮肤变化,如被服或衣物被浸湿要及时更换。

(8)向患者解释呼叫器的使用方法,保持呼叫器的完好。

2. 贵重设备器材管理制度

(1)贵重设备器材做到"四定":定额数量、定位放置、定人负责、定期检查。

(2)各科应设保管员,每周检查仪器设备的性能、数量、定点位置、使用维修、清洁消毒等情况,并记录在册。

(3)各科应建立资料档案,内容包括:原始的使用说明书及有关资料,原始操作方法的依据,操作程序,记录使用重要仪器情况,记录维修维护情况。

(4)使用者须了解仪器性能和操作规程,安全使用医疗仪器、设备。如需对护士、实习生进行操作培训,须经护士长同意,在带教老师指导下方可使用。

(5)重要仪器设备做到班班清点,保持清洁、干燥、性能良好。需要维修的仪器有标识并及时送修,且须交接班,准备替代品。

3. 急救设备器材管理制度

(1)急救设备器材做到"四定":定物品种类、定位放置、定量保存、定人管理;"三及时":及时检查、及时维修、及时补充。

(2)急救设备器材不准任意挪用或外借,定期保养,保持性能良好,处于应急状态。

(3)急救车定位放置,使用封条管理,定期检查,并记录签名。

(4)急救物品、设备器械要按规定准备。

(5)器械用后均须及时清理、消毒,消耗物品应及时补充。

(二十)隔离标志使用制度

1. 设置隔离标志的目的是提醒医务人员在标准预防的基础上,采取相应的隔离与预防措施,有效预防传染性疾病的传播及职业暴露的发生。

2. 常用的隔离标志有三种:"黄色"隔离标志表示经空气传播疾病患者(如肺结核、水痘等),"粉色"隔离标志表示经飞沫传播疾病患者(百日咳、白喉、流行性感冒、病毒性腮腺炎、流行性脑脊髓膜炎等),"蓝色"隔离标志表示经血液传播传染性疾病(如病毒性肝炎、艾滋病等)及感染性眼病患者(如感染性角膜溃疡、化脓性眼内炎、急性结膜炎等)。

3. 隔离标志为一次性使用,当患有传染性疾病的患者入院或住院患者发现患有传染性疾病时,责任护士(或接待护士)应根据传染性疾病的类型选择相应的隔离标志,在床头卡及该患者病历夹上标明。

4. 当住院患者需要到医技科室做检查时,应在检查单的右上角粘贴相应的隔离标志,使检查人员知情并采取相应的隔离措施。

5. 具体的隔离措施:"蓝色"(血液-体液)隔离参见《经血液传播传染病消毒隔离指南》;"蓝色"(接触)隔离参见《感染性眼病消毒隔离指南》。

6. 医务人员应注意保护患者的隐私,向患者(或监护人)解释采取隔离措施的必要性及具体注意事项。不得向病友及他人泄露患者传染病信息。

(二十一) 紧急抢救情况下执行口头医嘱的相关制度

1. 在非抢救情况下,护士不执行口头医嘱。

2. 危重抢救过程中,医生下达的口头医嘱,护士须大声复述一遍,双方确认无误后方可执行。

3. 在执行口头医嘱给药时,医生与护士应再次核对药物名称、剂量及给药途径,以确保用药安全,并及时记录。

4. 抢救结束,医生及时补开所下达的口头医嘱并签名。

5. 保留用过的空安瓿、输液瓶(袋),以便核对口头医嘱时使用。

6. 护士在医嘱单上签名。

(二十二) 手术病理标本管理制度

1. 手术中切下的任何组织,都要询问主刀医生是否送病理,若需送检,即用 10% 甲醛溶液固定,必须妥善保管,严防丢失及弄错。对不用送检的标本,按病理性废物处理。

2. 巡回护士负责留置标本并做好登记、签名。

3. 将标本放置在合适的密实容器内,瓶内倒入 10% 甲醛溶液固定,容器外贴上标签,标签上注明患者姓名、区别、住院号、日期、标本的排列序号,经双人核对后由专人负责送病理科,并与病理科签收。

4. 若手术中标本需做冷冻切片时,巡回护士应立即将标本放入密实容器内,容器外贴上标签,注明患者姓名、区别、住院号,连同病理单经双人核对后由专人负责送病理科,并与病理科签收。

5. 手术室负责保存和送检手术中采集的标本,任何人未经手术室护士长允许不得擅自取走标本,取走标本必须经主刀医生同意并签名。

(二十三) 急救物品、设备、仪器管理规定

1. 急救车内抢救物品及药品的配置按医院要求配备,所有急救物品、器械、仪器、设备执行“四定”制度:定数量、定位放置、定人负责、定期检查,保持性能良好。

2. 所有急救物品(包括急救药物)、仪器、设备必须设本登记,急救车实行封条管理,每天检查封条的情况。发现封条被开启,须重新检查急救车的物品和药品。每天检查氧气余量,保证病区有备用氧气。每天检测吸痰机性能,同时检查吸痰和吸氧管等物品的齐全和有效期。负责人每月定期检查急救车的物品和药品的数量和有效期,并测试急救仪器、设备的性能。护士长每月质控,所有检查和质控都要有记录并签名。

3. 急救车内物品非急救时不能随意取用,所有抢救设备处于良好备用状态。

4. 抢救器械、仪器使用后及时清理、消毒,及时补充药物和用物,保证急救物品、仪器、设备处于备用状态。

5. 急救车上不得放置任何杂物,保持清洁,处于良好备用状态。

6. 护士长定期组织病区护士进行急救流程、急救仪器、设备的使用培训。

三、患者安全管理制度

(一) 临床危急值报告制度

为加强医院管理,提高医疗质量,保障医疗安全,全面贯彻落实《患者安全目标》,避免

医疗差错事故的发生,制定临床危急值报告制度,使临床能够及时掌握患者的病情变化,及时进行处理。

1. 危急值的定义　危急值是指检验、检查结果与正常值偏离较大,当出现时表明患者可能正处于有生命危险的边缘,临床医生如不及时给予患者有效的干预措施或治疗,就可能危及患者生命和安全。这种危急患者安全或生命的检测数值称为"危急值",也称为"紧急值"或"警告值"。

2. 危急值项目及报告范围

(1)心电图检查危急值报告范围(心电图结果使用红色双感叹号"！！")

1)心脏停搏。

2)急性心肌梗死。

3)致命性心律失常:包括心室扑动、颤动;室性心动过速;多源性、RonT型室性早搏;频发室性早搏并QT间期延长;预激综合征伴快速心室率心房颤动;心室率>180次/min的心动过速;二度Ⅱ型及二度Ⅱ型以上的房室传导阻滞;心室率<40次/min的心动过缓;>3秒的停搏;低钾U波增高。

(2)放射科影像检查危急值报告范围

1)呼吸系统:气管、支气管异物;肺压缩90%以上的液气胸、气胸;重症肺炎;肺转移瘤(广泛性、弥漫性)。

2)循环系统:普大型心;主动脉瘤。

3)消化系统:胃肠道穿孔。

(3)检验科危急值报告项目和警戒值(表4-1)

表4-1　检验科危急值报告项目和警戒值

检验危急值报告项目	单位	危急值报告范围	
		下限	上限
成人空腹血糖	mmol/L	≤3.0	≥28.0
血清钾	mmol/L	≤2.5	≥6.0
血清钠	mmol/L	≤120	—
血钙	mmol/L	≤1.50	≥3.25
白细胞	10^9/L	≤1	≥100.0
血小板	10^9/L	≤50	—
凝血酶原时间(PT)	秒	—	≥30.0
活化部分凝血酶原时间(APTT)	秒	—	≥100.0
纤维蛋白原	g/L	≤1.0	

3. 危急值报告程序和登记制度

(1)患者危急值报告程序

1)医技人员发现危急值情况时,检查(验)者首先要确认检查仪器、设备和检验过程是否正常,核查标本是否有错,操作是否正确,仪器传输是否有误,在确认临床及检查(验)过程各环节无异常的情况下,才可以将检查(验)结果发出,详细、规范登记后,立即电话通知病区医护人员危急值结果。

2)临床科室医护人员接到危急值报告电话后,详细、规范登记,立即派人取回报告,并及时将报告交主管或值班医生。主管或值班医生接报告后,应立即结合临床情况迅速采取相应措施,需讨论、会诊者,及时通知上级医生、科主任,必要时报医务科。事后及时记录处置细节。

3)管床医生需6小时内在病程中记录接收到的危急值报告结果和诊治措施。

(2)登记制度:危急值报告与接收遵循"谁报告,谁登记。谁接收,谁记录"的原则。各临床科室、医技科室应分别建立检查(验)危急值报告登记本,对危急值处理的过程和相关信息做详细记录。

4. 质控与考核

(1)临床、医技科室要认真组织学习危急值报告制度,人人掌握危急值报告项目与危急值范围和报告程序。科室要有专人负责本科室危急值报告制度实施情况的督察,确保制度落实到位。

(2)医务处将对各临床医技科室危急值报告、临床科室接到危急值报告后的处置情况进行督导。

5. 医技部门危急值报告登记项目(表4-2)

表4-2 医技部门危急值报告登记项目

住院号或门诊号	姓名	科室	危急值项目及数值	临床科室接电话人	报告人报告时间	备注

6. 临床科室危急值报告登记项目(表4-3)

表4-3 临床科室危急值报告登记项目

住院号或门诊号	姓名	危急值项目及数值	接电话人、接电话时间	接报医生签名、接报告时间	处理情况简要记录

7. 危急值报告及处理流程(图 4-1)

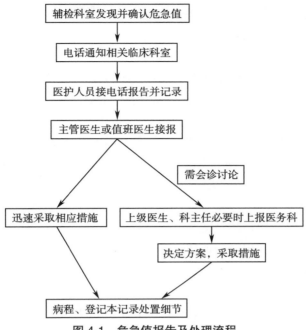

图 4-1 危急值报告及处理流程

(二)患者佩戴手腕带工作制度

1. 严格执行查对制度,使用腕带作为识别患者身份的有效手段。

2. 住院患者,门急诊手术患者,有创诊疗、抢救、输液以及意识不清、语言交流障碍等患者需使用腕带识别身份。

3. 腕带信息:科室、床号、患者姓名、性别、年龄、住院号、药物过敏的标识、二维码。

4. 腕带佩戴要求:腕带需双人核对后才能佩戴,佩戴腕带时护士需告知患者或家属腕带的意义,让患者或家属配合。

5. 药物过敏患者在腕带上用红色油性笔做识别标志。

6. 进行护理操作时,应核对患者的腕带信息,确认患者身份后才能实施。

(三)病房安全制度

1. 病房安全教育

(1)评估患者安全危险因素,向患者、家属、陪伴人员做好安全教育工作。

(2)儿童、老年患者、意识障碍和需要卧床休息的患者,应设提示牌,加护栏等,落实床边安全护理措施,并向患者做好解释,防坠床、跌倒等意外事故发生。向患者解释呼叫器的使用,保持呼叫器的完好,护士随叫随到。

(3)告知患者不要使用热水袋,如确定必须使用,使用时应告知护士,严格执行操作规程,并向家属做好解释工作,交代注意事项。对使用热水袋的患者要经常观察、加强巡视,防止烫伤,做好书面记录及床边交班。

2. 环境安全制度

(1)病区物品固定放置,不影响患者行走,保证患者的行动安全,病房走廊要求地面保持清洁、干燥,拖地时要放防滑标志,防止患者滑倒和跌倒。

(2)患者使用的物品合理放置,便于患者拿取。

(3)提供足够的照明措施。

(4)走廊要有扶手,洗手间、浴室要有防烫和防滑标志。

(5)微波炉要有操作注意事项,热水器要有操作指导。

3. 防火安全制度

(1)病房内一律不准吸烟,禁止使用电炉、酒精灯及点燃明火,以防失火。

(2)防火通道保持通畅,有明显的标志,不堆堵杂物。

(3)消防设施应完全齐全(如灭火筒等)。

(4)有火灾应急预案。

(5)医护人员能熟练应用消防设施并熟知消防通道。

(6)定期组织进行消防知识的培训和火灾应急预案演练。

4. 停电安全制度

(1)有停电的应急措施,病房应备应急灯或其他照明设备。

(2)应急灯每天检查并记录,定期充电,保证处于备用状态。

(3)有停电的应急预案。

5. 氧气安全制度

(1)中心氧房防燃设备完好。

(2)防火标志明确。

(3)氧房要上锁,做好交接工作。

(4)有氧或无氧牌标志清楚。

(5)对用氧患者进行用氧注意事项的宣教。

(6)做好陪护人的管理及宣教。

(四)重点环节应急管理制度

1. 适用范围　本制度适用于全院各护理单元。

2. 目的　降低不良事件的发生风险,保证患者安全。

3. 定义　重点环节包括用药、治疗、标本采集、围术期管理、安全管理等。

4. 实施

(1)相关岗位护理人员知晓重点环节应急预案。

(2)病区重点环节管理由病区护士长负责,病区重点环节应急管理措施落实到位,应急预案有培训或演练,紧急意外情况的应急预案及演练成效明显,并持续改进。

5. 具体要求

(1)病区护士长重视以下三个方面的管理,并结合本病区工作特点,提出并落实具体有效的管理措施。

1)重点时段,如夜班、交接班、节假日、工作繁忙时。

2）重点患者,如危重、围术期、老年、接受特殊检查和治疗、有自杀倾向的患者。

3）重点员工,如新护士、进修护士、近期遭遇生活事件的护士。

（2）护士长应根据病区具体情况,科学合理安排人力,根据护士的能力和经验,有针对性地安排重点患者的护理工作;对重点时段的工作衔接要有明确具体的要求,并在排班中体现。同时,及时检查和评价护理效果,加强对重点患者的交接、查对和病情观察,并体现在护理记录中。

（3）科室在重点环节管理中,应严格遵守医院护理工作制度和操作规程,并按医院相关应急预案进行应急处理和报告,必要时根据本科室具体情况,制定科室层面的重点环节应急预案。

（4）对于重点环节的管理应当遵守预防为主、常备不懈的方针,建立重点环节日常监测工作,加强科室护士的培训和演练,做到人人知晓应急预案及上报流程,确保监测与预警系统的正常运行。

（5）任何个人对突发事件不得隐瞒、缓报、谎报或者授意他人隐瞒、缓报、谎报。

（6）护士长接到报告后应当组织力量对报告事项进行调查核实、取证、采取必要的控制措施,决定是否启动突发事件的应急预案。

（7）突发事件应急预案启动后科室人员必须及时到达规定的岗位,服从统一指挥、调动。

（8）科室应根据重点环节管理出现的问题,组织全科人员分析、讨论,认真总结原因,持续改进工作。

四、药事管理相关制度

（一）安全用药制度

1. 安全口服给药制度

（1）口服药要发药到手,服药到口,特殊情况必须清楚交班;患者床头柜不可留置药品。

（2）护士应向患者说明药物使用及安全用药的相关知识,做好用药宣教;在进行给药时,可以穿戴特殊、醒目标识,减少干扰和差错。

2. 安全静脉给药制度

（1）配药室定期空气消毒,有效开窗通风,减少人员流动,配药桌随时擦拭,地面湿式清扫。

（2）药物配制环境符合要求,加药时避免使用粗针头及多次穿刺瓶塞。

（3）摆药、加药、挂瓶及静脉穿刺（用药）、更换输液瓶/袋等均需查对,摆药者、核对者、配制者、给药者、接液体者均需签名。

（4）根据患者病情、治疗方案、药物性状,选择适宜的穿刺部位及合适的输液器。

（5）合理安排输液顺序,定时巡视病房,根据病情和药物性质调整输液滴速,密切关注输液情况,包括用药后药效及不良反应,确保输液过程安全。

（6）发现异常及时报告医生,必要时立即停用,启动药物不良事件报告程序,做好记录及封存工作,做好抢救准备。

3. 静脉输液外渗的预防及处理制度

（1）静脉输液外渗是指"由于输液管理疏忽造成腐蚀性或高危药物及溶液进入周围组

织"(2006 年美国静脉输液护理学会《输液治疗护理实践标准》)。

（2）各科室应参照药物说明书对常用高危药物进行归纳整理并定期更新，同时组织科室护士学习本科室常用高危药物相关知识。

（3）细胞毒性药物必须选择中心静脉导管输注，刺激性、高（低）渗性、阳离子和血管活性药物应尽量选择中心静脉导管输注。

（二）药品管理制度

1. 药物的领取　各病区药柜的药品，根据病种保存一定数量的基数，如各类溶液、滴眼剂、眼膏、洗眼用生理盐水、软皂水、酒精、含氯消毒剂等，使用后定期申领。贵重药、麻剧药凭医嘱输入电脑后，做好登记。药房给药后做好核对工作，做好账物相符，以便于临床应急使用。工作人员不得擅自取用，不得使用过期、变质的药品。另外，使用新药前必须阅读药物说明书。

2. 药物的保管

（1）药柜的位置：放在光线明亮处，保持整洁，每周清洁 1 次。

（2）药物的放置：按内服、注射、外用等分类放置，按药物生产日期的先后顺序摆放，以防失效。麻剧药、贵重药加锁保管，专本登记，班班清点，班班交接。

（3）分类保存：根据药品的性质妥善保存。如容易燃烧的药物应放在远离明火处，以防意外；需在低温下保存的药物应放在冰箱，以防药物变质。

（4）药柜每月整理 1 次，包括清洁卫生、清点药品数量、检查药品质量，发现过期药品、变质药品，没有标签或标签模糊，有变色、混浊、发霉和沉淀等现象的药品，均不可使用。

（5）凡抢救药品，必须放在抢救车上或设专用抽屉加锁存放，并保持一定基数，编号排列，定位存放。每次使用完及时补充，每日检查，保证随时应用。

（6）临近有效期 2 个月的药物应在表内注明，处理过期药物时应有两人签名。

（三）给药时患者身份确认制度

1. 给药时严格执行查对制度，静脉给药执行床边双人核对制度。

2. 患者身份的确认　让患者或家属陈述患者的姓名，护士核对患者床头卡，腕带信息与药袋信息是否一致。

3. 给药时，患者如提出疑问，应及时核查，核对无误后方可执行。

4. 给药前应询问患者有无过敏史。

（四）高危药品管理制度

1. 高危药品（表 4-4）是指药理作用显著且迅速、易危害人体的药品。包括：静脉用肾上腺素受体激动药、高浓度电解质制剂、肌肉松弛剂、化疗药、胰岛素制剂、吸入或静脉麻醉药、静脉用中度镇静药、口服降糖药、中药注射剂等。

2. 高危药品实行分级管理，分 A、B、C 三级管理。A 级高危药品是使用频率高，一旦用药错误，患者死亡风险最高的高危药品，必须重点管理和监护。B 级高危药品是使用频率较高，一旦用药错误，会给患者造成严重伤害，给患者造成伤害的风险等级较 A 级低。C 级高危药品是使用频率较高，一旦用药错误，会给患者造成伤害，给患者造成伤害的风险等级较 B 级低。

表 4-4　高危药品目录

分类	药品名称	给药途径
A 级		
静脉用肾上腺素受体激动剂	肾上腺素注射液	静脉用
	去氧肾上腺素注射液	静脉用
	去甲肾上腺素注射液	静脉用
静脉用肾上腺素受体拮抗剂	艾司洛尔注射液	静脉用
吸入全身麻醉药	丙泊酚注射液	静脉用
静脉全身麻醉药	氯胺酮注射液	静脉用
高渗葡萄糖注射液	20% 或以上葡萄糖注射液	静脉用
浓氯化钾	10% 氯化钾注射液	静脉用
胰岛素制剂	胰岛素注射液	皮下或静注
静脉用抗心律失常药	利多卡因注射液	静脉用
	胺碘酮注射液	静脉用
静脉用降压药	硝普钠注射液	静脉用
	硫酸镁注射液	静脉用
B 级		
注射用阿片类镇痛药	哌替啶注射液	静脉用
	芬太尼注射液	静脉用
	瑞芬太尼注射剂	静脉用
静脉用中度镇静药物	咪达唑仑注射液	静脉用
小儿口服用中度镇静药	水合氯醛溶液	口服
抗血栓药物(抗凝药)	肝素钠注射液	静脉用
注射用化疗药	卡铂注射液	静脉用
	环磷酰胺注射剂	静脉用
	依托泊苷注射液	静脉用
	长春新碱注射剂	静脉用
	丝裂霉素注射剂	静脉用
	氟尿嘧啶注射液	静脉用
静脉用造影剂	吲哚菁绿注射剂	静脉用
	荧光素钠注射液	静脉用
静脉用异丙嗪	异丙嗪注射液	静脉用

续表

分类	药品名称	给药途径
C 级		
口服降糖药	二甲双胍片	口服
	苯乙双胍片	口服
	格列齐特缓释片	口服
	格列吡嗪控释胶囊	口服
	阿卡波糖片	口服
口服化疗药	复方环磷酰胺片	口服
肌肉松弛药	阿曲库铵注射剂	静脉用
	维库溴铵注射剂	静脉用
	氯化琥珀胆碱注射液	静脉用
中药注射剂	血栓通注射剂	静脉用
	疏血通注射液	静脉用
	丹参注射剂	静脉用
	红花黄色素氯化钠注射液	静脉用
	舒血宁(银杏叶提取物)注射液	静脉用
	丹参多酚酸盐注射剂	静脉用
	红花黄色素注射剂	静脉用
	苦碟子注射剂	静脉用
	参麦注射液	静脉用

3. 高危药品应设置专门的存放药架,不得与其他药品混合存放。

4. 高危药品存放药架应标识醒目,设置黄色警示牌提醒药学人员、护理人员注意。

5. 护理人员执行高危药品医嘱时,应双人核对给药。

6. 加强高危药品的有效期管理,保持先进先出,保持安全有效。

7. 临床药师定期和临床医护人员沟通,重点加强高危药品的不良反应监测,并定期汇总,及时反馈给临床医护人员。

8. 新引进高危药品要经过充分论证,引进后要及时将药品信息告知临床,促进临床合理应用。

（五）麻醉和精神药品管理制度

1. 有处方权的执业医师,经过麻醉药品和精神药品使用知识和规范化管理培训,并经考核合格后,才能取得麻醉药品和第一类精神药品处方权,且不能为自己开具麻醉药品和第一类精神药品处方。

2. 为门(急)诊癌症疼痛患者和中、重度慢性疼痛患者开具的麻醉药品、第一类精神药品注射剂，每张处方不得超过 3 日常用量；控缓释制剂，每张处方不得超过 15 日常用量；其他剂型，每张处方不得超过 7 日常用量。哌甲酯(缓控释制剂)用于治疗多动症时，每张处方不得超过 30 日常用量。

3. 为其他门(急)诊患者开具的麻醉药品和第一类精神药品注射剂，每张处方为次常用量；控缓释制剂，每张处方不得超过 7 日常用量；其他剂型，每张处方不得超过 3 日常用量。

4. 为住院患者开具的麻醉药品和第一类精神药品处方应当逐日开具，每张处方为 1 日常用量。

5. 对于需要特别加强管制的麻醉药品处方为一次常用量，仅限于医院内使用。

6. 开具医疗用毒性药品处方，每次不得超过 2 日极量。

7. 麻醉药品实行五专管理，即：专人负责、专柜加锁、专用处方、专用账册、专册登记。

(1)专人负责：药房、药库须由药师及以上职称的药学专业人员负责。病区须由具有执业资格的护理人员专人负责管理。

(2)药房、药库须专库或用保险柜存放麻醉药品及第一类精神药品，须双人双锁。病区存放少量麻醉药品及第一类精神药品须专柜加锁保管。

(3)药房、药库和各病区须建立专用账册，登记麻醉药品和第一类精神药品进出和使用明细。

(4)开具麻醉药品、第一类精神药品须使用专用处方：印刷用纸为淡红色，处方右上角标注"麻、精一"，处方不可缺项，包括：患者姓名、性别、年龄、身份证号、诊断、住址及联系电话，如果有代办人的，须注明代办人姓名、性别、年龄、身份证号等。

(5)药房须对麻醉品、第一类精神药品处方进行专册登记。

8. 各病区、手术室调配使用麻醉药品、第一类精神药品注射剂时应收回空安瓿。剩余的麻醉药品、第一类精神药品应办理退库手续。

9. 患者剩余的麻醉药品、第一类精神药品应无偿交回，由医疗机构按照规定销毁处理。

(六) 抗菌药管理制度

1. 有处方权的执业医师，经过抗菌药物使用知识和规范化管理培训，并经考核合格后，才能取得抗菌药物处方权。

2. 抗菌药物临床应用实行分级管理。抗菌药物分为：非限制使用级、限制使用级与特殊使用级。使用限制使用级抗菌药物应由主治医师以上同意，并签名；使用特殊使用级抗菌药物须有严格临床用药指征或确凿依据，经抗感染或有关专家会诊同意，处方由副主任医师以上同意并签名。紧急情况下临床医生可以越级使用高于权限的抗菌药物，但仅限于 1 天用量。

(七) 药物过敏试验规定

1. 青霉素类药物

(1)给药前须仔细询问患者药物过敏史，既往有青霉素类药物过敏史者禁用。

(2)青霉素类药物(注射及口服)使用前必须做青霉素皮肤试验，阳性反应者禁用。

(3)青霉素更换厂家、批号，或停药 3 天以上，必须重做青霉素皮肤试验。

（4）除青霉素外其他青霉素类抗生素连续使用过程中更换同类品种或批号无须重做青霉素皮肤试验。但停药 3 天以上，必须重做青霉素皮肤试验。

2. 头孢菌素类药物

（1）除说明书明确要求进行皮肤试验的品种外，皮肤试验不列为常规。

（2）有 β- 内酰胺类药物过敏性休克或即刻反应者，禁用头孢菌素；有 β- 内酰胺类药物过敏史（非过敏性休克或即刻反应者）或过敏体质者慎用头孢菌素，必须使用时，应使用所选药品进行皮试，阳性反应者禁用。

（3）含 β- 内酰胺酶抑制剂（舒巴坦、他唑巴坦）的复方制剂，有青霉素过敏史的患者禁用。

（八）药物过敏识别标志制度

为了保障护理安全，更好地做好患者安全用药工作，注重给药环节管理，对有药物过敏史、皮试结果阳性或使用中的药物出现过敏反应患者作标识规定：

1. 有药物过敏史者

（1）认真做好入院评估，详细了解过敏情况，在首次护理记录单过敏史一栏做好记录。

（2）在住院患者一览表左上角用红笔注明"×××过敏"。

（3）在患者手腕带上用红色油笔写上"×××过敏"。

（4）在心形床头卡底部用红笔注明"×××过敏"。

（5）在首次护理记录单提醒医生关注处提醒"×××过敏"。

（6）责任护士做好交接班。

2. 皮试结果阳性

（1）药物皮试阳性时，立即通知医生停用药物医嘱。

（2）在临时医嘱单上用红笔注明药物皮试阳性结果（+）。

（3）在住院患者一览表左上角用红笔注明过敏药物的名称"×××（+）"。

（4）在患者手腕带上用红色油笔写上"×××（+）"，告知患者本人或家属过敏的药物名称。

（5）在心形床头卡底部用红笔注明"×××（+）"。

（6）将皮试阳性结果记录在护理记录中，并进行书面及口头交班。

3. 使用中的药物出现过敏反应

（1）发现使用中的药物出现过敏反应时，立即通知医生停用药物医嘱。

（2）在临时医嘱单上用红笔注明药物"×××过敏"并双人签名。

（3）在住院患者一览表左上角用红笔注明过敏药物的名称"×××过敏"。

（4）在患者手腕带上用红色油笔写上"×××过敏"。

（5）在床头卡底部用红笔注明"×××过敏"。

（6）告知患者本人或家属过敏的药物名称。

（7）将出现药物过敏反应详细记录在护理记录中，并进行书面及口头交班。

（九）输血、输液反应的处理报告制度

1. 输液反应的处理报告制度　当输液患者可疑或发生输液反应时，及时报告当值医生，积极配合对症治疗，如寒战者给予保暖，高热者给予冰敷，必要时吸氧，并按医嘱给予药

物处理,同时做好下列检查工作。

(1)立即停止输液,启用新的输液器,改用静脉滴注生理盐水维持静脉通路,并通知值班医生。

(2)配合值班医生,对症治疗、抢救。

(3)留取标本及抽血培养。

(4)检查液体质量,输液瓶是否有裂缝,瓶盖是否有松脱。记下药液、输液器及使用的注射器的名称、剂量、厂家、批号,用消毒巾、胶袋把输液瓶(袋)连输液器包好放冰箱保存,与药剂科和检验科联系,填写药物不良反应报告单。药品由药剂科转交相关部门抽样检查,输液器等用具应由检验科细菌室做相关的细菌学检验。

(5)上述各项均应填写输液反应报告表,24 小时内上报护理部,并做好护理记录及交班工作。

(6)准确记录病情变化及处理措施。

2. 输血反应的处理报告制度　输血过程中应先慢后快,再根据病情和年龄调整输注速度,并严密观察受血者有无输血不良反应,如出现异常情况应及时按如下处理:

(1)减慢或停止输血,用新的输液管静脉滴注射生理盐水维持静脉通道。

(2)立即通知值班医生和输血科值班人员,报告医务科、护理部,及时检查、治疗和抢救患者,并查找原因,做好记录。

(3)疑为溶血性或细菌污染性输血反应,应立即停止输血,启用新的输液管滴注静脉注射生理盐水维持静脉通路,及时报上级医师,在积极治疗抢救患者的同时,做以下核对检查:

1)核对用血申请单、血袋标签、交叉配血试验记录。

2)尽早检测血常规、尿常规及尿血红蛋白,如怀疑细菌污染,除上述处理外,应做血液细菌培养。

3)将血袋连输血管包好送血库做细菌学检验。

4)准确做好护理记录。

(十)患者主动参与医疗安全管理——使用药物治疗前的具体措施

1. 使用药物前让患者及家属主动参与配合身份识别　给药前应让患者或其近亲属陈述患者姓名。建立使用手腕带作为实施药物治疗前辨识患者身份的有效手段,并向患者及家属说明佩戴手腕带的意义。

2. 宣传并鼓励患者及家属参加医疗安全活动,如就诊时提供真实病情和有关信息,保障诊疗服务质量与安全的重要性。

3. 护士在实施特殊药物治疗前(血管活性药、化疗等药物),应先向患者及家属进行详细的讲解和解释,以使其明白治疗的过程,潜在的危险、副作用和预期后果,并进行相应的配合。

4. 告知要在患者及家属完全理解的情况下进行,对患者反馈的意见应予以确认,并记录于病历之中。

5. 对于易致敏药物,给药前应询问过敏史。

6. 提供相关的健康知识教育。给药前护士应向患者详细说明药物的作用、不良反应及观察处理方法。

7. 护士在讲解时应使用规范的方式及患者能够明白的语言向患者(家属)交代,尽量避免使用专业术语,若患者使用的是方言,应配以适宜的语言翻译人员,对语言表达不佳者宜使用文字资料与图示。

8. 使用药物前,患者如提出疑问,应及时检查,核对无误后方可执行。

9. 对于非住院患者,使用药物前应告知患者外出后可能造成的后果,使患者理解,并办理好相关手续。

10. 给药中如需使用一次性医疗物品,使用前均应遵循此告知程序。护士要向患者或家属解释该一次性医疗物品使用的目的、必要性,以征得同意。

第二节　应　急　预　案

一、抢救及特殊事件报告处理制度

各科室进行重大抢救活动及特殊病例的抢救治疗时,应及时向医院有关部门及院领导报告,以便医院能够随时掌握院内患者情况,协调各方面的工作,更好地组织力量进行及时有效的临床抢救和治疗。

(一)需报告的重大抢救及特殊病例

1. 涉及灾害事故、突发事件的抢救。

2. 知名人士、保健对象、外籍人员的抢救。

3. 涉及有医疗纠纷或严重并发症患者的医疗及抢救。

4. 特殊及危重病例的医疗及抢救。

5. 大型活动和其他特殊情况中出现的患者。

(二)应报告的内容

1. 灾害事故、突发事件的发生时间、地点、伤亡人数及分类,伤亡人员的姓名、年龄、性别,致伤的原因,伤病员的伤情、病情、预后,采取的抢救措施等。

2. 大型活动和特殊情况中出现的患者姓名、年龄、性别、诊断、病情、预后及采取的医疗措施等。

3. 特殊病例患者姓名、性别、年龄、诊断、治疗抢救措施、目前情况、预后等。

(三)报告程序及时限

1. 参加抢救的医务人员应立即向科室领导及院有关部门报告。参加院前、急诊及住院患者抢救的医务人员向医务科、护理部报告;参加门诊抢救的医务人员向门诊部报告;节假日、夜间向院行政总值班报告。在口头或电话报告的同时,科室、病房应填报书面报告单在24小时内上交医务科。

2. 医务科、护理部、门诊部接到报告后应在 10 分钟内向院领导报告。

二、住院患者紧急状态时的护理应急程序

（一）患者突然发生病情变化时的应急程序

见图 4-2。

1. 应立即通知值班医生。

2. 立即准备好抢救物品及药品。

3. 积极配合医生进行抢救。

4. 必要时通知患者家属。

5. 某些重大抢救，应按规定及时通知医务科。

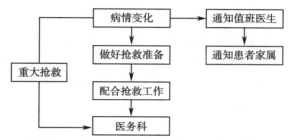

图 4-2　患者突然发生病情变化时的应急程序

（二）患者突然发生猝死时的应急程序

见图 4-3。

1. 发现后立即抢救，同时通知值班医生，必要时通知上级领导。

2. 通知家属，抢救紧张可通知行政总值，由行政总值通知家属。

3. 向医务科汇报抢救情况及抢救结果。

4. 如患者抢救无效死亡，应等家属到院后，再通知将尸体接走。

5. 做好病情记录及抢救记录。

6. 在抢救过程中，要注意对同室患者进行保护。

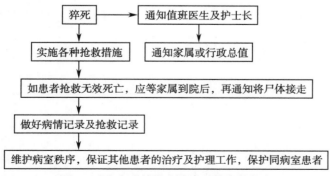

图 4-3　患者突然发生猝死时的应急程序

（三）患者发生伤害（自杀、自伤、暴力倾向）时的应急程序

1. 预防

（1）责任护士或值班者发现患者有心理障碍、情绪或行动异常等自杀或自伤倾向时，应主动关心，尽可能了解患者的心理问题，耐心疏导，并加强巡视及做好护理记录。

（2）及时与家属联系，留家属陪护；家属未到医院之前要有具体的防范措施，如注意关闭门窗，收好利器等可能用于自伤或伤人的物品，专人陪护，必要时予适当约束。

（3）及时报告医生、护士长、二值护士，必要时报告保卫科、医务科、护理部。

（4）详细记录患者的情况及采取的应对措施，并做好交接班。

2. 患者有自杀倾向时的应急程序

见图 4-4。

（1）发现患者有自杀念头时，应立即向上级领导汇报。

（2）通知主管医生。

（3）做好必要的防范措施，包括没收锐利的物品，锁好门窗，防止意外。

（4）通知患者家属，要求 24 小时陪护，家属如需要离开患者时应通知值班护士。

（5）详细交接班，同时多关心患者，准确掌握患者的心理状态。

3. 患者自杀后的应急程序

见图 4-5。

（1）发现患者自杀，应立即通知医生，携带必要的抢救物品及药品与医生一同奔赴现场。

（2）判断患者是否有抢救的可能，如有可能应立即开始抢救工作。

（3）如抢救无效，应保护现场（病房内及病房外现场）。

（4）通知医务科，服从领导安排处理。

（5）协助主管医生通知家属。

（6）配合院领导及有关部门的调查工作。

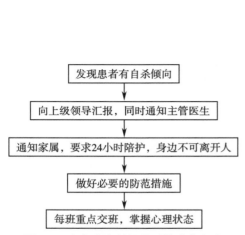

图 4-4　患者有自杀倾向时的应急程序

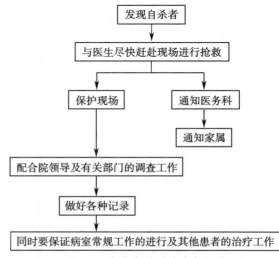

图 4-5　患者自杀后的应急程序

（7）做好各种记录。

（8）保证病室常规工作的进行，及其他患者的治疗工作。

（四）患者坠床／跌倒时的应急程序

1. 预防

（1）评估患者坠床／跌倒的风险（表4-5），高风险患者在床头卡左上角贴"防坠床""防跌倒"标识。

表 4-5　住院患者坠床／跌倒评估表

患者姓名　　　　性别　　　年龄　　　　科室　　　　　床号　　　　住院号

评估项目	病情	分值	评估日期		
年龄	≥70 岁或<10 岁	1			
视功能	视力 0.05 以下（包括 0.05）	5			
	视力 0.05~0.1（包括 0.1）	3			
	有复视	2			
步态和平衡功能	异常	1			
使用药物	镇静安眠药	2			
	降压药	1			
	降糖药	1			
	其他高危药物	1			
既往史	有跌倒、坠床史	2			
自理能力	无	5			
	部分	3			
睡眠情况	失眠	1			
评估总分					

注：经评估，患者有表中所列任何一种情况即视为有跌倒／坠床的风险，无此种情况时即在相应评分栏内标记"0"分，总评分≤2分为低度危险，3~4分为中度危险，≥5分为高度危险。

（2）主动告知患者及家属存在坠床／跌倒的风险和预防措施（图4-6）。

（3）对于儿童、老年人、低视力患者、活动功能障碍者，视需要上床栏，多巡视，及时协助生活需要。

（4）婴幼儿需留陪护人看护。

（5）每日对平车、轮椅、床栏、病床的安全性进行检查，保持其功能状态良好。

（6）老年人、低视力者，活动功能障碍者若需帮助请使用床头呼叫器，由护理人员协助；

行动不便可借用轮椅。

（7）床头柜台面不摆放太多杂物，特别是锐器；水壶放在固定位置，防止烫伤。

（8）上下轮椅时，先固定刹车钮，坐轮椅系安全带；使用平车系上安全带及上床栏。

住院患者防坠床/跌倒告知书

尊敬的患者：

经过我们的评估，您存在有坠床/跌倒的风险，为了您在住院期间避免坠床/跌倒造成不必要的伤害，请您依照如下措施做好跌倒的防范：

□ 1. 当您长时间卧床或使用特殊药物等情况下，需要下床时，应先坐在床缘，稍坐片刻再起立行走，如感到头晕不适，请立即呼叫护理人员予以帮助。

□ 2. 当您需要任何协助，请使用呼叫器通知护理人员以寻求帮助。

□ 3. 裤脚不宜过长，请穿着合适的鞋行走；穿脱袜子、鞋、裤应坐着进行。

□ 4. 保持地面干燥，弄湿请及时通知工作人员处理。

□ 5. 病情需要按医嘱留陪护人一人。

□ 6. 其他。

....

以上情况，已向患者/家属详细介绍，患者/家属表示知情和理解，同意遵守执行并签名。

患者/家属姓名： 与患者的关系： 评估及告知护士：

签名时间： 年 月 日 告知时间： 年 月 日

防跌倒护理措施	日期		
1. 床头贴"防跌倒"警示标识			
2. 入院时向患者/家属/陪护介绍病室环境及安全措施			
3. 指导患者/家属/陪护使用呼叫铃			
4. 教育患者/家属/陪护预防跌倒的方法及注意事项			
5. 把患者需要的物品放置到方便患者取用的地方			
6. 上床栏，加强巡视			
7. 按医嘱可留陪护一人			
8. 确保病室内、浴室内灯光明亮及地板干燥			
9. 行人通道没有障碍物			
10. 告知患者有护士/家属/陪护协助下方可下床活动			
11. 助行器摆放在患者容易取用的地方			
12. 坐轮椅时系上安全带；使用平车的患者，应加安全带及上床栏			
13. 给予患者合身衣物，裤脚勿过长，勿穿滑底鞋			
14. 指导患者穿脱袜子、鞋、裤应坐着进行			
15. 评估患者现用药物的效果及副作用			
16. 浴室、洗手间、厕所有稳固扶手			
17. 病床大小、高低符合要求			
18. 加强生活护理，协助进餐、上厕所、淋浴等			
责任护士签名			

图 4-6 住院患者防坠床/跌倒告知书示例

(9)维持室内照明光亮。

(10)保持地面干燥,弄湿请及时通知工作人员处理。

(11)静脉滴注甘露醇的患者,请不要马上坐起,防止体位性低血压跌倒。

(12)感到头晕、乏力时请勿直接下床。

(13)下床时应循序渐进:先坐起,若无头晕现象再站立,若能站稳且不头晕再行走。

(14)患者裤脚不宜过长,并穿着合适的鞋行走。

(15)最常发生跌倒的活动是:上洗手间或从洗手间返回。

(16)最常发生跌倒的地点是:床旁、洗手间、走道。

(17)最常发生跌倒的事件是:半夜、清晨起床时。

2. 患者坠床／跌倒时的应急程序

见图 4-7。

(1)患者不慎坠床／摔倒,立即奔赴现场,同时马上通知医生。

(2)对患者的情况做初步判断,如测量血压、心率、呼吸判断患者意识等。

(3)医生到场后,协助医生进行检查,为医生提供信息,遵医嘱进行正确处理。

(4)如病情允许,将患者移至治疗室或患者床上。

(5)遵医嘱开始必要的检查及治疗。

(6)必要时应向上级领导汇报(夜间通知总值班)。

(7)协助医生通知患者家属。

(8)认真记录患者坠床／摔倒的经过及抢救过程。

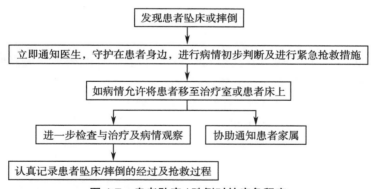

图 4-7 患者坠床／跌倒时的应急程序

3. 患者跌倒、坠床的报告制度

(1)患者一旦发生跌倒、坠床等意外事件时,当班护士应立即上报。

(2)电话上报:日间:责任护士立即报告病区护士长→报告专科主任、科护士长→护理部及相关部门。夜间:当值护士立即电话报告值班医生及二值护士→行政值班及相关部门。

(3)书面报告:填写医疗安全不良事件报告表,报表内容包括跌倒、坠床等意外事件发生的具体时间、地点、经过、原因及事后处置情况,对患者造成的影响和采取的补救措施。书面报告要求在事件发生后区护士长 2 天内上交科护士长,科护士长 3 天内上报护理部(遇节假日顺延),护理部接报告后就具体情况作出整改要求。

(4)各科室鼓励主动报告,坚持非处罚性主动报告的原则,促进不良事件的良性转化。

(五) 患者外出或外出不归时的应急程序

见图4-8。

1. 发现患者外出。

2. 查找患者联系电话,尽可能查找患者去向,与患者家属联系。

3. 若确属外出不归,应通知主管医生。

4. 必要时通知医务科、护理部、行政总值、科主任及护士长。

5. 认真记录患者外出过程。

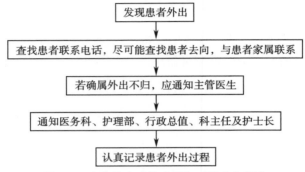

图4-8　患者外出或外出不归时的应急程序

(六) 患者走失的应急程序

为加强住院患者管理,保障患者安全,特制定患者走失事件应急预案。

1. 预防

(1)患者入院时,做好评估及情况介绍,严格执行请假制度,要求穿患者服,如有认知功能障碍者,要求家属陪同并做好联系卡放置患者口袋。

(2)入院时,护士应记录患者及家属的联系方式(固定电话与手机)及家庭地址。

(3)门卫严格执行患者进出登记。

2. 发生患者走失

见图4-9。

(1)医务人员发现患者无故不在病房,失去联系超过2小时,确定患者走失。须立即开始寻找,并向管床医生、护士长和科主任报告,与患者家属联系。报告内容包括:

1)患者床号、姓名、诊断、目前的简要病情。

2)寻找的区域。

3)寻找过的联系人。

(2)住院患者走失后寻找2小时无结果,护士长应向保卫科、护理部及分管院长报告,非行政上班时间应向行政总值班报告。报告内容包括:

1)患者床号、姓名。

2)医疗诊断、简要病史及特殊关注点。

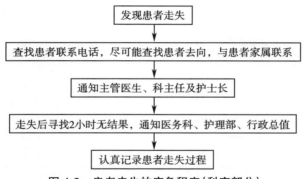

图 4-9 患者走失的应急程序（科室部分）

3）寻找患者去向所做的努力及采取的措施。

4）最后一次发现患者的时间与地点。

5）患者的家庭住址及联系电话。

6）任何有关患者去向的线索。

7）患者的形貌特征。

（3）住院患者走失所在科室的负责人应至少每 4 小时与保卫科进行相互通报，发生特殊情况或性质严重的应立即通报。

（4）保卫科接到报告并与医务科、护理部核实后，立即组织寻找，负责寻找的人员应了解走失患者的形貌特征，加强对重要出入口的警戒。

（5）患者走失 24 小时后寻找无果，负责保卫工作和医疗工作的相关领导应召集保卫科、医教部、护理部、行政事务部确定进一步寻找方案，必要时院内公告、启动媒体寻找等相关应急预案。

（七）患者发生输液反应时的应急程序

见图 4-10。

1. 患者发生输液反应时，应立即撤除所输液体，重新更换液体和输液器。

2. 同时报告医生并遵医嘱给药。

3. 情况严重者应就地抢救，必要时进行心肺复苏。

4. 建立护理记录，记录患者的生命体征、一般情况和抢救过程。

5. 发生输液反应时，应及时报告医院质控科、供应室、护理部和药剂科。

6. 保留输液和药液分别送供应室和药剂科，同时取相同批号的液体、输液器和注射器分别送检。

（八）患者发生静脉空气栓塞时的应急程序

见图 4-11。

1. 如患者出现空气栓塞症状时，立即通知主管医生及护士长，积极配合抢救。

2. 将患者置左侧卧位和头低脚高位。

3. 遵医嘱给予氧气吸入及药物治疗。

4. 密切观察病情并做好记录。

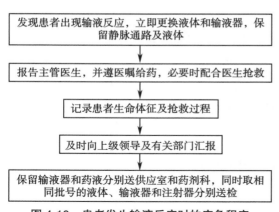

图 4-10　患者发生输液反应时的应急程序

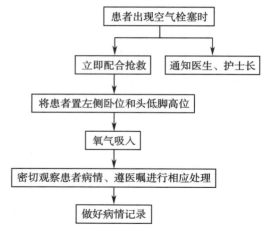

图 4-11　患者发生静脉空气栓塞时的应急程序

（九）输液过程中出现肺水肿时的应急程序

见图 4-12。

1. 发现患者出现肺水肿症状时,立即将输液速度调至维持滴数。

2. 立即报告医生进行抢救。

3. 将患者安置为端坐位,双下肢下垂,以减少回心血量,减轻心脏负担。

4. 加压给氧,减少肺泡内毛细血管渗出,同时湿化瓶内加入 20%~30% 的酒精,改善肺部气体交换,缓解缺氧症状。

5. 遵医嘱给予镇静、扩血管和强心药物。

6. 必要时进行四肢轮流结扎,每隔 5~10 分钟轮流放松一侧肢体止血带,可有效减少回心血量。

7. 认真记录患者抢救过程。

8. 患者病情平稳后,加强巡视,重点交接班。

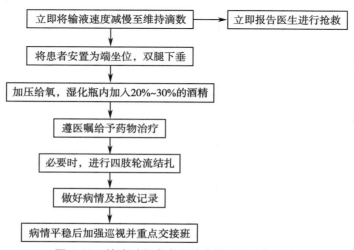

图 4-12　输液过程中出现肺水肿时的应急程序

(十) 患者发生躁动时的应急程序

见图 4-13。

1. 当发现患者突然发生躁动,立即说服并制动约束患者,防止发生意外,并通知医生。
2. 监测生命体征,遵医嘱给予镇静药物,约束制动。
3. 通知家属,向家属交代病情。
4. 做好记录,必要时遵医嘱开放静脉通路,备好抢救仪器和物品。

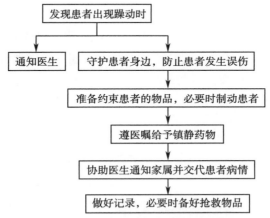

图 4-13 患者发生躁动时的应急程序

(十一) 患者发生精神症状时的应急程序

见图 4-14。

1. 立即通知医生及护士长。
2. 同时采取安全保护措施,以免患者自伤或伤及他人。
3. 协助医生通知患者家属。
4. 24 小时设专人陪护。

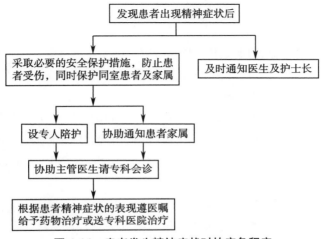

图 4-14 患者发生精神症状时的应急程序

5. 如果患者出现过激行为时,应立即通知保卫科或有关部门,协助处理,并考虑对患者采取躯体束缚,以防发生意外。

6. 协助主管医生请专科会诊。遵医嘱给予药物治疗。

(十二) 患者发生误吸时的应急程序

见图 4-15。

1. 当发现患者发生误吸时,立即使患者采取俯卧位,头低脚高,叩拍背部,尽可能使吸入物排出,并同时通知医生。

2. 及时清理口腔痰液、呕吐物等。

3. 监测生命体征和血氧饱和度,如出现严重发绀、意识障碍及呼吸频率、深度异常,在采用简易呼吸器维持呼吸的同时,急请麻醉科插管吸引或气管镜吸引。

4. 开放静脉通路,备好抢救仪器和物品。

5. 通知家属,向家属交代病情。

6. 做好护理记录。

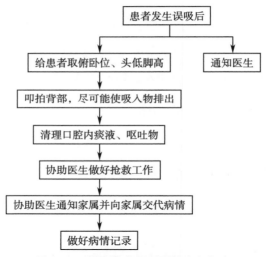

图 4-15　患者发生误吸时的应急程序

(十三) 病房发现疑似新冠肺炎患者时的应急程序

见图 4-16。

1. 病房一旦发现疑似新冠肺炎患者时,立即启用应急预案。

2. 立即报告院感科、医务科、护理部,并在医务科的统一协调下开展所有工作。

3. 在新冠肺炎防控领导小组的领导下,进行患者救治、消毒隔离、防护等工作。

4. 密切观察患者病情的变化,严格监控医务人员的防护情况,及时向院领导、有关科室及部门通报疫情。

5. 备好足够的防护与消毒用品,确保医务人员的安全。

6. 患者转出后,病房应严格按相关规定进行终末消毒处理。

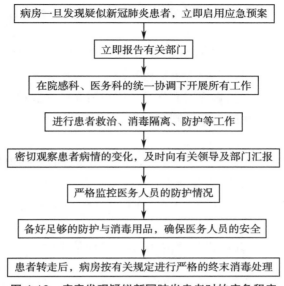

图 4-16　病房发现疑似新冠肺炎患者时的应急程序

（十四）住院患者发生消化道大出血时的应急程序

1. 发生大出血时,患者绝对卧床休息,头部稍高并偏向一侧,防止呕出的血液吸入呼吸道。

2. 立即通知医生,准备好抢救车、负压吸引器、三腔两囊管等抢救设备,积极配合抢救。

3. 迅速建立有效的静脉通路,遵医嘱实施输血输液及应用各种止血治疗。

4. 及时清除血迹、污物。必要时用负压吸引器清除呼吸道内分泌物。

5. 给予吸氧。

6. 做好心理护理,关心安慰患者。

7. 严密监测患者的心率、血压、呼吸和神志变化,必要时进行心电监护。

8. 准确记录出入量,观察呕吐物和粪便的性质及量,判断患者的出血量防止发生并发症。

9. 认真做好护理记录,加强巡视和交接班。

（十五）病房发现传染病患者时的应急程序

1. 发现甲类或乙类传染病患者,在第一时间内通知上级领导及有关部门(医务处、护理部院感染办公室等)。

2. 根据传染源的性质,立即采取相应的隔离措施。

3. 保护同病室的患者。

4. 患者应用的物品按消毒隔离要求处理。

5. 患者出院、转出后,应严格按传染源性质进行终末消毒处理。

（十六）患者发生输血反应时的应急程序

1. 患者发生输血反应时,应立即停止输血换输生理盐水。

2. 报告医生及病房护士长,并保留未输完的血袋,以备检验。

3. 对病情紧急的患者及时备妥抢救药品及物品,应配合医生进行紧急救治,遵医嘱给药。

4. 应密切观察患者病情变化并做好记录,安慰患者,减少患者的焦虑。

5. 按要求填写输血反应报告卡,上报输血科。

6. 怀疑溶血等严重反应时,将保留血袋及抽取患者血样一起送输血科。

(十七)压疮风险评估、预防与报告制度

1. 压疮风险评估制度

(1)重危、意识不清、大小便失禁、长期卧床、营养不良、高龄、强迫体位者入院 24 小时内必须完成初次评估(用 Braden 压疮评分表),病情严重者每天评估,病情稳定者当评估值达危险临界值时,应 48~72 小时进行评估 1 次,直到评估值至正常范围;当病情发生变化时随时评估。

(2)长期护理的患者在入院时进行评估,此后每月评估 1 次。

2. 压疮预防制度

(1)应针对压疮高危患者不同程度的压疮风险,制订相应的预防措施,包括体位转换、减少摩擦力和剪切力、压力减缓用具的使用、皮肤护理、营养支持、健康教育等。

(2)应加强压疮高风险患者和压疮患者的基础护理,并纳入重点护理和监控,每班护士认真落实预防措施后在护理文书中记录。

(3)对压疮高风险患者和压疮患者实行重点预防,必要时请造口治疗师到床边指导。

3. 压疮报告制度

(1)报告范围

1)患者 Braden 评分 ≤ 12 分。

2)患者已发生压疮,包括院外带来和院内发生的压疮。

3)患者出现慢性难愈合性伤口。

(2)患者 Braden 评分 13~14 分,属中度风险,应向病区。护士长报告;患者 Braden 评分 ≤ 12 分,属高度风险,应向科护士长报告,并填写压疮报告表,在 12 小时内上报护理部。

(3)上报的压疮报告表应一式两份,一份交至护理部,由眼科疾病护理管理小组成员审核各项护理措施是否合宜,一份科室存底。

(4)经预先报告并经确认为压疮高风险患者,采取预防措施后,仍发生压疮,为不可避免压疮,不予追究责任。

(5)发生院内压疮而未及时上报者,一经查实,将追究当事人和病区护士长的责任。

三、意外事故紧急状态时的护理应急程序

(一)停水和突然停水的应急程序

见图 4-17。

1. 接到停水通知后,做好停水准备

(1)告诉患者停水时间。

(2)给患者备好使用水和饮用水。

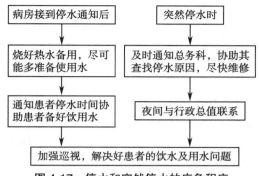

图 4-17　停水和突然停水的应急程序

（3）病房热水炉烧好热水备用,同时尽可能多备使用水。

2. 突然停水时,白天与总务科联系,夜间与行政总值联系,汇报停水情况,查询原因,及时维修。

3. 加强巡视患者,随时解决患者饮水及用水需求。

（二）漏水的应急程序

1. 立即寻找漏水原因,如能自行解决应立即解决。

2. 如不能自行解决,立即找总务科,夜间可通知消防值班和行政值班。

3. 协助维修人员的工作,白天通知保洁人员及时清理;夜间协助处理积水。

4. 告知患者切不可涉足漏水区或潮湿处,防止跌倒,保证安全。

（三）停电和突然停电的应急程序

见图 4-18。

1. 接到停电通知后,立即做好停电准备。备好应急灯、手电筒等,告知患者。

2. 突然停电后,开启应急灯照明,安抚患者。

3. 通知电工,查询停电原因。

4. 加强巡视病房,安抚患者,同时注意防盗、防跌倒。

（四）失窃的应急程序

见图 4-19。

1. 发现失窃,保护现场。

2. 立即报告保卫科。

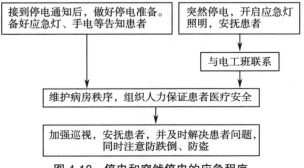

图 4-18　停电和突然停电的应急程序

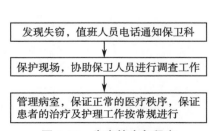

图 4-19　失窃的应急程序

3. 协助保卫人员进行调查工作。

4. 维持病室秩序,保证患者医疗护理安全。

(五) 遭遇暴徒的应急程序

见图 4-20。

1. 遇到暴徒时,护理人员应保持头脑冷静,正确分析和处理发生的各种情况。

2. 设法报告保卫科,或寻求在场其他人员的帮助。

3. 安抚患者及家属,减少在场人员的焦虑、恐惧情绪,尽力保证患者的生命安全。

4. 暴徒逃走后,注意其走向,为保卫人员提供线索。

5. 主动协助保卫人员的调查工作。

6. 尽快恢复病室的正常医疗护理工作,保证患者的医疗安全。

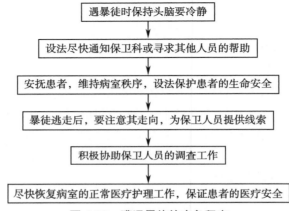

图 4-20　遭遇暴徒的应急程序

(六) 火灾的应急程序

见图 4-21。

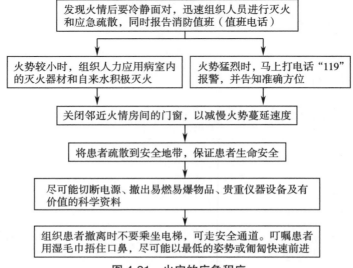

图 4-21　火灾的应急程序

1. 一旦发生火灾,在场工作人员应保持冷静,迅速组织人员进行灭火和应急疏散。

2. 立即报告消防值班(值班电话)。

3. 根据火势,使用现有的灭火器材和组织人员积极扑救。

4. 发现火情无法扑救,马上拨打"119"报警,并告知准确方位。

5. 关好邻近房间的门窗,以减慢火势扩散速度。

6. 组织患者撤离疏散到安全地带,稳定患者情绪,保证患者生命安全。

7. 尽可能切断电源、撤出易燃易爆物品并抢救贵重仪器设备及重要科技资料。

8. 组织患者撤离时,不要乘坐电梯,可走安全通道。叮嘱患者用湿毛巾捂住口鼻,尽可能以最低的姿势或匍匐快速前进。

(七) 地震的应急程序

见图 4-22。

1. 地震来临,值班人员应冷静面对,关闭电源、水源、气源、热源,尽力保障人员的生命及国家财产安全。

2. 发生强烈地震时,需将患者撤离病房,疏散至广场、空地。撤离过程中,护理人员要注意维护秩序,安慰患者,减少患者的恐惧。

3. 情况紧急不能撤离时,叮嘱在场人员及患者寻找有支撑的地方蹲下或坐下,保护头颈、眼睛、捂住口鼻。

4. 维持秩序,防止混乱发生。

5. 注意防止不法分子趁火打劫。

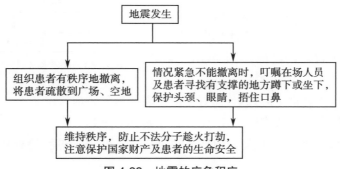

图 4-22 地震的应急程序

(八) 化学药剂泄漏的应急程序

1. 当有不明液体喷溅到患者衣物,马上将接触的衣物脱下,放在消毒液中清洗消毒。

2. 溅到皮肤上时,在第一时间内用大量流动水冲洗,也可用棉花或吸水布吸干皮肤上的药液,千万不要擦拭,然后用清水冲洗。

3. 通知医生并协助明确液体的性质,遵医嘱进行解毒处理。

4. 及时向上级汇报,协助了解事情经过,制定相应措施,总结经验防止类似事件发生。

(九) 有毒气体泄漏的应急程序

1. 发现有毒气体泄漏后,立即用湿毛巾捂住口鼻,并通知上级领导及有关部门,协助组织疏散在场人员。

2. 立即开窗通风,应用病室内所有通风设备,加强换气。

3. 如毒气源在病室内或附近,设法关闭毒气阀门,叮嘱在场人员远离毒气源。

4. 及时通知医生,积极救治出现中毒症状的患者,采取有效治疗及护理措施。

5. 维护病室秩序,保证患者医疗安全,安抚患者及家属。

(十) 手术室停电、停水、发生火灾的应急程序

1. 停电应急程序

(1)接到停电通知,询问原因、时间。

(2)通知护士长、麻醉医生、手术医生。

(3)准备好应急灯、手电筒。

(4)关闭使用中的仪器电源。

(5)做好全麻患者的氧气供应、局麻患者的解释安慰工作。

(6)加强巡视,保证安全。

2. 突然停电应急程序

见图 4-23。

(1)马上确定供电系统功能是否异常,如是保护性跳闸,可重新打上开关;如确定停电,通知护士长、组长,致电工房了解停电原因及持续时间。

(2)正常上班时间突然停电:马上通知电工房、总务科、医务科以及手术室主任;夜班或假日突然停电则通知电工房、医院行政总值、手术室护士长、手术室主任。及时了解手术患者的情况。

(3)关闭使用中仪器的电源,马上启用应急灯及手电筒照明。

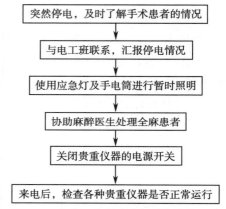

图 4-23　手术室发生突然停电的应急程序

(4)协助麻醉医生处理全麻患者,做好全麻患者的氧气供应。

(5)做好局麻患者的解释安慰工作,未开台手术向后推迟。

(6)关闭贵重仪器的电源开关。加强巡视,保证安全。来电后,检查各种贵重仪器是否正常运行。

3. 停水及突然停水应急程序

(1)停水应急程序

1)接到停水通知,询问原因、时间。

2)通知护士长、麻醉医生、手术医生、值班护士。

3)通知卫生员储备水。

4)已开台的手术照常进行,非急诊手术或非抢救手术推迟开台时间。

(2)突然停水应急程序

1)正常上班时间突然停水:马上通知水工房、总务科、手术室护士长及手术室主任;夜班或假日突然停水则通知医院行政总值、手术室护士长、手术室主任。

2)了解停水情况并查询原因。

3)已开台的手术照常进行,非急诊手术或非抢救手术推迟开台时间。

4. 火灾应急程序

(1)发现火情后立即呼叫、组织周围人员灭火,同时报告保卫处及上级领导,夜间或假日通知行政总值。

(2)根据火势,使用现有的灭火器材和组织人员积极扑救。

(3)发现火情无法控制,马上拨打"119"报警,并告诉准确方位。同时通知医生停止手术,包盖患者双眼,与医生一起沿安全指示灯方向将患者撤离疏散到安全地带,稳定患者情绪,保证患者生命安全。

(4)组织患者撤离时,走安全通道,不能坐电梯。叮嘱患者用湿毛巾捂住口鼻,尽可能以最低的姿势或匍匐快速前进。处于麻醉状态的患者,连同手术床及简易的抢救设备一起移出手术室再行处置。

(5)尽可能切断电源,撤除易燃易爆物品并抢救贵重仪器设备及重要资料。

(6)关闭安全卷闸门,减慢火势蔓延速度。

(十一)供应室停水、停电、仪器设备故障、漏水、火灾的应急程序

1. 停水应急程序　每日启用灭菌器、清洗机前检查水源开关,发现异常立即通知总务科(电话号码)或维修组(电话号码)处理,并报告护士长。

(1)有计划停水

1)接到停水通知,护士长根据停水时间重新安排工作,调整工作时间,保证停水前完成工作或急需物品的处理。

2)提前通知临床科室取得科室的配合,备好必用物品。

3)各岗位人员在停水前检查水源开关情况,并将情况报告护士长。

4)如停水时间较长,报告医务科、护理部联系附近医院寻求支援。

(2)工作过程中突然停水

1)当班各岗位人员立即关闭灭菌器、清洗机的电源,电话联系总务科(电话号码),并报告护士长。

2)设置停水标示、关闭使用中的水源开关,做好使用中设备的记录和交班。

3)恢复供水后,开启电源、水源,观察确认正常后,打开设备开关,重新启动运行程序。

4)如停水时间较长,报告医务科、护理部,联系附近医院寻求支援。

2. 停电应急程序　每日启用灭菌器、清洗机前检查电源开关及线路,发现异常立即通知电工班(电话号码)处理,并报告护士长。

(1)有计划停电

1)接到停电通知,护士长根据停电时间重新安排工作,调整工作时间,保证在停电前完成工作或急需物品的处理。

2)提前通知临床科室取得科室的配合,备好必用物品。

3)各岗位人员在停电前关闭电源开关并检查,将检查情况报告护士长。

4)如停电时间较长,报告医务科、护理部联系附近医院寻求支援。

（2）工作过程中突然停电

1）当班各岗位人员立即关闭所有设备仪器的电源，电话联系电工班（电话号码），并报告护士长。

2）做好停电标示和使用中设备的记录和交班。

3）恢复供电后，开启电源，观察确认正常后，打开设备开关，重新启动运行程序。

4）如停电时间较长，报告医务科、护理部，联系附近医院寻求支援。

3. 仪器设备故障应急程序

（1）灭菌器故障

1）如在灭菌器开启前发现安全附件异常，读数不准确，严禁开启运行。

2）灭菌运行时：出现故障或发现仪表读数异常，停止运行，报告护士长和专业维修人员，尽快查找原因，排除故障；如出现腔内压力达到 2.2bar（1bar=100kPa）后持续上升接近红色警戒线，或腔内温度迅速上升到 136.9℃以上时，消毒员应立即按紧急切断装置，马上关闭电闸，切断电源。如压力继续上升，通知人员撤离现场。确定压力没有继续上升时进行下一步处理。

3）报告护士长和专业维修人员，并及时记录故障情况、参数值及处理过程。

4）挂故障停用标志，做好交接班并记录。

5）故障排除后，开启电源，观察确认正常后，打开设备开关，重新启动运行程序。通知临床科室取得科室的配合，备好急用物品，确保正常使用。

6）如所有灭菌器同时出现故障，且故障时间较长，影响物品灭菌工作，报告医务科、护理部，联系附近医院寻求支援。

（2）清洗机故障

1）发现清洗机出现故障时，马上报告专业维修人员和护士长，尽快查找原因，排除故障。

2）如短时间内无法排除故障，取出机腔内物品，根据清洗机故障时运行到的步骤，按手工清洗流程完成余下步骤。在清洗机维修期间，按手工清洗流程清洗物品。

3）及时记录故障情况、参数值及处理过程。

4）挂故障停用标志，做好交接班并记录。

（3）纯水系统故障

1）每天开启纯水水源时检查水管完整性、水压、电导率，发现异常，关闭水源，通知维修人员。

2）报告护士长并及时记录异常情况及处理过程。

3）与消毒员及清洗班人员做好交接班并记录，暂停灭菌器、清洗机使用，按手工清洗流程完成清洗工作，使用瓶装蒸馏水进行终末漂洗。

4）故障排除后，开启电源，观察确认正常后，打开设备开关，重新启动运行程序。

5）如故障时间较长，影响物品清洗、灭菌工作，报告医务科、护理部联系附近医院寻求支援。

4. 漏水应急程序

（1）发现漏水后，立即查找原因，报告护士长，排除引起漏水的能自行解决的原因。

（2）立即关闭漏水附近的电源或转移电插座，及时处理泛出的水（舀水或布类吸水、拖把拖干），防止电线短路和人员滑倒。

（3）不能自行解决的，立即关闭相应的水闸，通知相关维修人员维修。

（4）协助维修人员清理现场，故障排除后，尽快恢复正常工作。

5. 火灾应急程序

（1）火势较小时，视情况关闭运行中的仪器设备、拉下电闸，使用灭火器灭火，同时报告保卫科和护士长。

（2）火势较大时，关闭运行中的仪器设备，拉下电闸，启用灭火器和防烟雾面具，可能的话紧急移开易燃易爆物品（如酒精、布料、无纺布、纸张等），同时报告保卫科、拨打"119"火警电话并报告护士长，尽可能保护贵重物品，组织人员快速安全撤离现场。

（3）撤离指引：打开各工作区域出入口门并保持开启，紧急时不需更换外出鞋、外出衣，迅速、有序撤离，如有浓烟，使用湿布捂口鼻，必要时趴在地上匍匐前进。

（4）做好灭火后的善后工作，记录人员安全、物品损坏及当时设备运行情况，配合保卫科做好上报工作。

（5）恢复供电后，经电工班确认供电安全后，启动各种设备进行正常工作。

（十二）突发公共卫生事件时无菌物品供应应急程序

1. 接到通知需要供应大量无菌物品时，立即报告护士长。

2. 护士长调配人员组建应急供应小组，根据突发公共卫生事件的所需物品，按要求尽快准备齐全并送至临床科室，做好物品出库记录。

3. 组织人员制作补充库存物品，保证随时供应到位。

四、纠纷、事故处理程序

严格执行《医疗事故处理条例》（中华人民共和国国务院令第351号）规定。

（一）报告医疗纠纷或事故

发生纠纷或事故后，护理人员应积极参与抢救和护理。同时，及时向科主任、护士长汇报，争取在科内协调解决，无效情况下应向医务处、护理部汇报。

（二）医疗纠纷或事故处理途径

1. 院内调解。

2. 无效时，医患双方均有权申请上级机构进行医疗鉴定。

3. 司法诉讼。

（三）紧急封存病历程序

1. 患者家属提出申请后，护理人员应及时向科主任、护士长汇报，同时向医务处、院级相关部门汇报。若发生在节假日或夜间，直接通知医院医疗和护理值班人员。

2. 在各种证件齐全的情况下，在医院专职管理人员（病案室人员）、医疗值班员、患者家属双方在场的情况下封存病历（可封存复印件）。

3. 特殊情况时需要由医务人员将原始病历送至病案室，护理人员不可直接将病历交给患者或家属。

4. 封存病历之前护士应完善的工作

（1）完善护理记录，要求护理记录要完整、准确、及时；护理记录内容全面，与医疗记录一致,如患者死亡时间、病情变化时间、疾病诊断,以及患者治疗护理中的一切原始材料。

（2）检查体温单、医嘱单记录是否完整,包括医生的口头医嘱是否及时记录。

（3）病历封存后,由医务处指定专职人员保管。

5. 可复印病历资料包括：门（急）诊病历和住院病历中的入院记录、体温单、医嘱单、化验单（检验报告）、医学影像检查资料、特殊检查（治疗）同意书、手术同意书、手术及麻醉记录单、病历报告、护理记录、出院记录。

五、药品不良反应 / 事件上报及严重群发药品不良事件应急程序

（一）药品不良反应定义

药品不良反应是指合格药品在正常用法用量下出现的与用药目的无关或意外的有害反应。

（二）报告

医生、护士、药师或有能力识别和判断药品不良反应 / 事件的医务人员有责任上报发现的药品不良反应。遵循"首诊负责制",第一位发现不良反应 / 事件的医务人员负责向临床药学科和经治医生报告,并做好交接班工作（包括有关病程记录,填报药品不良反应 / 事件报告卡）。

（三）报告时限

群发、新发、影响较大并造成严重后果的药品不良反应 / 事件,须立即电话报告临床药学科；一般的药品不良反应 / 事件须于 48 小时内报告。并通过医院报卡系统上报不良反应。

（四）留样处理

当发生药品严重不良反应 / 输液反应时,除积极救治患者、及时报告外,需保留相关物品和做留样处理。包括：

1. 留取药品外包装及说明书（可向药房索取）,针剂保留剩余药液。

2. 患者输液过程中出现畏寒、发冷、寒战、发热、体温 38℃ 时,必须留标本送检。标本采样按如下规定执行：发现患者出现输液反应时,即到细菌室取肉汤培养基 5 份；以无菌法取输液瓶内液体 5ml 置入培养基 1 份；以无菌法将输液管内液体 5ml 注入培养基 1 份；分别于发生反应时、发生反应后 30 分钟,发生反应后 1 小时抽取院患者血液 5ml 置入培养基内（共 3 份）；上述标本分别填写验单,一定要注明标本的来源和标本采样时间,及时送细菌室。

（五）出现下列情况时启动严重群发药品不良事件应急预案

1. 本院同一药品 1 个月内出现 3 例以上威胁生命,或可能造成永久性伤残和对器官功能产生永久损伤的不良事件。

2. 外院发生的严重药害事件,并由卫生行政部门或药监部门通知紧急停用的药品。

六、用药安全相关应急程序

（一）散瞳药滴错眼别的应急程序

1. 立即报告医生、护士长,安抚患者。

2. 观察患者的眼部情况,测量眼压并记录。

3. 协助医生检查患者,遵医嘱给药。

4. 观察患者瞳孔、前房、眼压等眼部情况和生命体征。

5. 根据患者的情况做好患者的心理护理。

6. 按照不良事件报告程序逐级上报。及时报告科主任，区、科护士长，护理部。

（二）药物引起过敏性休克的应急程序

1. 患者一旦发生过敏性休克，立即停止引起过敏的药物，保留静脉通道，接上生理盐水，就地抢救，并迅速报告医生。

2. 立即平卧，遵医嘱皮下注射肾上腺素 1mg，小儿酌减。如症状不缓解，每隔 30 分钟再皮下注射或静脉注射 0.5mg，直至脱离危险期，注意保暖。

3. 改善缺氧症状，给予氧气吸入，呼吸抑制时应遵医嘱使用简易呼吸器继续吸氧，喉头水肿影响呼吸时，应立即准备气管插管，必要时配合施行气管切开。

4. 补充血容量，必要时建立两条静脉通路。遵医嘱应用晶体液、升压药维持血压，应用氨茶碱解除支气管痉挛，给予呼吸兴奋剂，此外还可给予抗组胺及皮质类固醇药物。

5. 发生心搏骤停，立即进行胸外按压、人工呼吸等抢救措施。

6. 观察与记录，密切观察患者的意识、瞳孔、体温、脉搏、呼吸、血压、尿量及其他临床变化，患者未脱离危险前不宜搬动。

7. 按规定 6 小时内及时、准确地记录抢救过程。

（三）输错液的应急程序

见图 4-24。

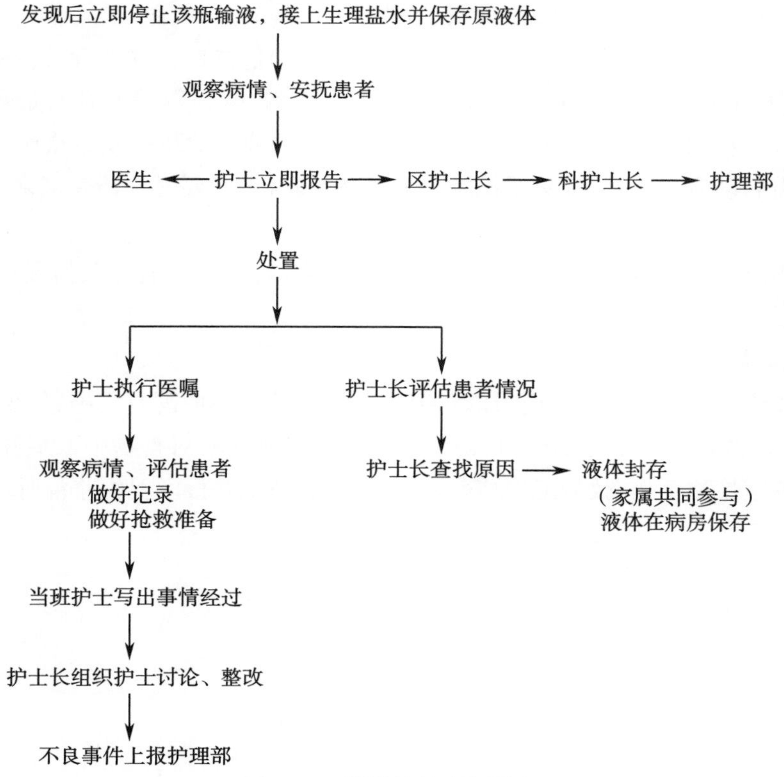

图 4-24　输错液的应急程序

七、标本采集出现意外事件应急程序

（一）标本采集时出现标本洒漏、标本容器破损等紧急意外事件

1. 立即更换相应试管重新留置标本。

2. 及时清理漏出的血标本，污染的衣物、床单及时更换。

3. 做好患者及家属的解释工作，并取得理解及配合。

4. 重新打印患者标本采集条形码并张贴在试管上送检。

（二）标本采集后送检出现血量不足、标本溶血或贴错标签

1. 重新核对患者信息打印标本采集条形码并张贴在新的试管上。

2. 与患者或家属解释出现的问题，取得理解及配合重新抽取标本。

3. 填写不良事件上报表，查找原因并分析，制定预防措施，杜绝此类事件再发生。

八、院内群体性食物中毒应急程序

发现患者或职工在院内用膳后出现急性、亚急性食源性疾患的症状，并且有中毒人数超过 10 人或中毒事故中发生 1 人以上死亡或中毒事故发生在医院重要活动或节假日期间等状况时，立即启动院内群体性食物中毒应急处理预案。

操作如下：

1. 电话报告　接收 3 人以上食物中毒患者或病情严重有生命危险的食物中毒患者时，即刻通知医务部（工作日）或总值班（夜间、节假日）。

2. 现场处理　医务部或总值班接到通知后，立刻向群体性食物中毒救治应急工作组汇报，群体性食物中毒救治应急工作组根据中毒患者人数、病情等情况判断是否启动应急预案，如无须启动，由科室组织力量抢救，必要时由医务部或总值班调动备班医疗急救分队参与救治。如需启动应急预案，即刻组织院内力量参与救治，必要时外请专家来院协助救治或转院治疗。

3. 报告相关部门　符合以下情形时，及时向区卫生监督所报告相关情况：

（1）中毒人数超过 30 人的；

（2）出现危重或死亡病例的；

（3）新闻媒体关注、相关部门通报以及突发公共事件类其他需要实施紧急报告制度的食物中毒事故：在做好救治工作的同时，协助疾病预防控制中心对食物中毒事件进行调查、现场采样及实验室检测工作，救治工作结束后，总结相关情况并报区卫生监督所。

第五章　眼科护理工作流程与规范

第一节　眼科门急诊护理工作流程与规范

一、眼科门诊护理工作流程与规范

（一）预约挂号工作流程与规范

见表 5-1。

表 5-1　预约挂号工作流程与规范

工作流程	工作标准与规范	评价标准
选择预约挂号方式	1. 医院多途径(门诊咨询台护士、挂号大厅的图示、指引、视频、医院网页等)向患者宣传预约挂号的方式,包括现场预约、电话预约、微信、网络预约、现场自助机预约、诊间预约等方式 2. 预约挂号采取实名制,患者预约、就诊均应提供真实、有效的实名身份信息和手机联系电话 3. 预约成功后,必须有预约成功的相关信息发送给患者并提示就诊注意事项,如就诊当天在预约时段提前 30 分钟到医院相应专科报到,做好视力等必须检查项目 4. 电话预约和现场人工预约需至少提前 1 天以上。现场预约接待人员必须了解患者相关信息和就诊需求,协助做好预约就诊相关工作 5. 预约当天未到诊,预约作废,患者需重新挂号就诊或另行预约 规范语言:"请问您是第一次来看眼睛吗?""请问您的眼睛有什么不舒服?""建议您先挂综合门诊号……"	患者知晓预约挂号方式、流程和注意事项

续表

工作流程	工作标准与规范	评价标准
报到	1. 患者到相应专科前台报到或 APP 自主报到,门诊依预约顺序号候诊 2. 若诊病过程知道需回院复诊,患者可请看诊医生预约复诊时间(诊间预约),可保证复诊时顺利挂号 规范语言:"您好! 您的信息已录入,请在候诊椅就座并留意显示屏就诊提示……"	按时报到
就诊	根据挂号顺序就诊	诊病过程顺利

(二)门诊预检分诊工作流程与规范

见表 5-2。

表 5-2　门诊预检分诊工作流程与规范

工作流程	工作标准与规范	评价标准
接待来诊患者	1. 主动热情接待来诊患者,落实首问负责制 2. 耐心解答患者询问,为患者提供就医信息	患者询问得到及时解答
预检分诊	1. 根据患者的主诉、症状体征、快速识别急危重症患者,对合并有全身症状者,给予测量生命体征并记录;化学伤患者及时护送到治疗室进行急救处理;其余眼科急诊将患者送到急诊室,使之得到及时救治 2. 预检为眼科传染病患者或疑似眼科传染性眼病患者,应当引导至相对隔离的诊治分诊点进行就诊 规范语言:"您好! 请问有什么不舒服?""请问什么时候受伤的?"……	分诊正确,患者得到及时合理救治或处置
指引就诊	1. 指导初诊患者填写基本信息,指导患者使用预约挂号和自助服务系统 2. 根据患者需要协助就诊,提供便利服务,确保患者安全 3. 指引患者缴费、取药并到相应的辅助科室进行诊治 4. 解答患者疑问,为患者及家属提供相关疾病的有关知识 5. 维持就诊环境安静、清洁、有序	患者了解就诊及相关手续

(三)门诊患者就诊服务工作流程与规范

见表 5-3。

表 5-3　门诊患者就诊服务工作流程与规范

工作流程	工作标准与规范	评价标准
患者来院	已预约或选择合适的挂号方式挂号	挂号成功
报到	1. 凭预约信息或挂号单到相应专科的接诊处报到或 APP 自主报到 2. 护士依据患者情况指导诊前检查如视力眼压检查	准确到达就诊点,按需要做好诊前检查

续表

工作流程	工作标准与规范	评价标准
候诊	1. 护士定时巡视候诊患者,评估患者病情,年老体弱、病情变化、优抚对象优先就诊 2. 做好健康教育,及时给予相关指导	患者安静候诊
患者就诊	1. 维持良好的就诊秩序,安排患者按序就诊 2. 做到一医一患一诊室,一患一陪护人,保护患者隐私,保持诊室安静 3. 必要时配合医生完成相关检查	就诊秩序良好
缴费	告知缴费方式,必要时给予协助	缴费成功
检查、治疗	1. 告知患者各种检查、治疗、缴费、取药等部门的相关位置及相关指导 2. 告知患者做完某些检查后如眼压测量、泪道冲洗等,需回诊室请医生看结果 规范语言:"您好! 您的检查已做完,请问有什么不舒服吗? ……" "您好! 您的检查已做完,结果已写在病历本上,请找为您诊病的医生看结果……"	指引清晰
取药	1. 告知患者到相应地方取药,处方当天有效 2. 做好用药指导	患者明白药物的使用及注意事项
诊疗结束	1. 协助医生做好相关宣教。如需复诊,告知患者下次复诊的时间及预约挂号的方式 2. 指导或协助需住院治疗的患者办理住院手续 3. 协助急诊患者办理住院或补办挂号手续	流程清晰,患者满意

二、眼科急诊护理工作流程与规范

(一)急诊预检分诊工作流程与规范

见表 5-4。

表 5-4 急诊预检分诊工作流程与规范

工作流程	工作标准与规范	评价标准
接待来诊患者	主动热情接待来诊患者	护士服务态度好
评估患者病情并分级	1. 来诊人数一次达 3 人以上的大批伤员:立即启动医院突发公共事件应急预案 2. 按眼科急诊分级标准进行分级 Ⅰ级:指的是病情危急、需要分秒必争地进行抢救的眼科急症 Ⅱ级:指的是病情紧急,如不尽快处理会出现或加重感染,或可导致永久性眼球结构和功能损伤的眼科急症 Ⅲ级:指的是近期发病且病情严重、不及时处理预后不良的眼科急症 Ⅳ级:指在 3 天内发生或明显加重、患者症状明显、需要及时处理的眼科急症 3. 传染性眼病患者隔离诊治,做好传染病登记	病情评估及分级准确,处理得当

续表

工作流程	工作标准与规范	评价标准
根据疾病分级安排患者救治次序	1. Ⅰ级患者：眼酸碱化学伤患者立即送进急诊治疗室进行结膜囊冲洗等抢救处理；视网膜中央动脉阻塞患者直接进入急诊绿色通道，接受医生紧急诊治；合并严重的系统疾病或创伤，可能会有生命危险或比眼部病情更严重损害的患者，进行必要的眼科专科处理后转院 2. Ⅱ级患者：30分钟内得到救治，优先诊治 3. Ⅲ级患者：1小时内处置。协助患者或指导患者家属凭急诊专用挂号单办理挂号手续 4. Ⅳ级患者：2小时内处置。协助患者或指导患者家属凭急诊专用挂号单办理挂号手续	急危重症患者，得到及时合理救治
动态评估患者病情调整救治次序	1. 诊室护士随时巡视候诊区域，密切观察患者病情变化 2. 患者病情发生变化时，应重新评估定级，优先安排处置	患者得到及时处置，治疗护理时机恰当

（二）急诊绿色通道工作流程与规范

见表5-5。

表5-5　急诊绿色通道工作流程与规范

工作流程	工作标准与规范	评价标准
接待来诊患者	主动热情接待来诊患者	接待患者主动热情
快速识别	1. 按眼科分诊分级原则快速识别急危重症患者，眼科急症Ⅰ~Ⅲ级均进入绿色通道，通知医生及时处理。对眼科急危重症患者，实行先抢救后付费 2. 如遇重大突发事件导致3人以上的群体患者，立即启动医院突发公共事件应急预案	分级快速准确
快速处理	1. 眼酸碱化学伤。立即送患者到急诊治疗室进行结膜囊冲洗等抢救处理 2. 对合并有全身症状者，给予测量生命体征并记录 3. 如患者出现生命危险时，就地抢救，在医生到来前护士根据患者病情给予力所能及的抢救，如吸氧、吸痰、建立静脉通路、心肺复苏等	处理快速得当
配合抢救	1. 视网膜中央动脉阻塞患者直接送进急诊室，通知医生紧急诊治，护士准备好为患者供氧并按视网膜中央动脉阻塞患者护理标准操作程序处理 2. 合并严重的系统疾病或创伤，可能会有生命危险或比眼部病情更严重损害的患者，进行必要的眼科专科处理后协助联系转院或转综合医院相应专科 3. 抢救过程，医生下达口头医嘱时，护士应当复述一遍，暂时保留所有抢救药品安瓿，抢救结束后经两人核对记录方可丢弃 4. 及时、准确记录患者病情变化、抢救过程、各种用药等 5. 因抢救患者未能及时记录者，应在抢救结束后6小时内补记 6. 各相关科室或部门根据患者急诊标记，进入绿色通道优先服务	配合抢救熟练准确，符合操作规范

续表

工作流程	工作标准与规范	评价标准
病情观察	1. 外伤患者,须警惕颅脑及内脏损伤,应密切观察患者意识、瞳孔及病情变化,动态测量生命体征 2. 观察用药效果及不良反应 3. 观察视力、眼压变化 4. 患者病情发生变化时,应重新评估定级,优先安排处置	病情观察准确
住院/手术	1. 需立即手术患者,联系检验、麻醉和手术室安排手术并按术前护理常规处置 2. 需立即住院或留院观察的患者,协助办理住院手续。医护人员送患者到病房,做好交接班	沟通顺畅,交接符合规范
记录、补充物品	1. 如有抢救,及时、准确记录患者病情变化,抢救过程、各种用药等,因抢救患者未能及时记录者,应在抢救结束后立即补记 2. 抢救结束后,做好药品、物品、器械清理消毒,及时补充物品及药品,保证抢救设备和抢救药品完好率100%	记录规范及时,物品齐全
完善诊治手续及告知	1. 经紧急处理后,对未挂号者,协助患者或指导患者家属凭急诊专用挂号单到挂号处挂号 2. 对不需住院的患者,告知注意事项,复诊时间、科室和地点	手续完备

第二节　眼科病房护理工作流程与规范

一、病房护理管理工作流程与规范

(一)患者入院工作流程与规范

见表 5-6。

表 5-6　患者入院工作流程与规范

工作流程	工作标准与规范	评价标准
协助患者(家属)办理住院手续	1. 医生为患者开具住院卡,护士指导其填写入院信息表 2. 嘱患者(家属)正确凭有效证件如身份证、医保卡、医疗证等到入院收费处办理入院手续 3. 日间病房患者应按医嘱提前完成全身体检,检查结果正常,方可办理入院手续 规范语言:"您好,根据您的病情需要住院治疗……您是否同意?" 规范语言:"请您准备好……到……办理手续。"	患者知晓住院的目的及住院流程
做好患者入院前的准备	1. 如患者病情危重,接诊护士或医生应提前致电告知病房医护人员 2. 病房护士接到入院通知后,根据患者的病情做好病床单位、用物及护理文书 3. 对急诊手术或危重患者立即做好手术或抢救的准备工作	床位安排合理,物品、仪器、设备准备齐全

续表

工作流程	工作标准与规范	评价标准
护送（指导）患者到病房	1. 指导患者携带住院资料和生活用品到相应病房报到 2. 如患者病情危重或行动不便，应由医护人员护送患者到达病房，与病房护士做好交接班	患者安全，入住病区，交接规范
接待患者	1. 责任护士热情接待患者及家属，核对、确认患者的身份 2. 协助患者佩戴手腕带 3. 如为病重或急诊患者应与护送人员口头交接病情，仔细查看皮肤、伤口、管道、门诊病历等，送患者到病床休息 4. 通知主管医生为患者进行检查 规范语言："您好，我是您的责任护士×××，请让我看一下您的（相关证件）好吗？""请您到这边称一下体重……。" 规范语言："×××医生，您好！患者×××已办好入院手续，安排在×××，请您及时看望患者。"	接待患者及时规范，主动服务，患者知晓责任护士，通知及时
入院宣教与评估	1. 介绍主管医生和护士、病房环境、住院相关制度 2. 安全指导：提醒患者注意住院期间的安全，保管好自身物品，防止跌倒、坠床等意外事件的发生 3. 饮食指导：告知患者住院期间的膳食安排，根据患者病情及营养状况给予相应的饮食护理 4. 入院评估：查看患者的体检结果，为患者测量生命体征，8小时内完成患者的首次护理记录单及入院护理记录；通过入院评估了解患者的心理状态、自理能力、经济情况、家庭及社会支持情况等，对患者的全身及眼局部情况进行全面的评估，制订针对性的护理措施 5. 遵医嘱为患者安排相关的检查或治疗，需急诊手术者应协助完善术前检查，做好术前准备送患者到手术室	患者熟悉病房环境；知晓医院规章制度及相关注意事项；急诊患者达到及时处置
完善患者入院资料的登记	1. 在患者入院管理系统，将患者接收入本病区 2. 打印手腕带、一览表卡、床头卡等	资料填写完整、准确

（二）患者出院工作流程与规范

见表 5-7。

表 5-7　患者出院工作流程与规范

工作流程	工作标准与规范	评价标准
做好患者出院前的准备	1. 护士接到患者出院通知，双人核对医嘱，核查出院带药及住院费用 2. 责任护士告知患者（家属）出院的时间，办理出院流程及需携带的资料，如押金单、身份证、医疗证/医保卡等 规范语言："您好，通过治疗，您可以出院了，请准备……等办理出院所需的资料。"	医嘱规范；核查认真；费用准确；患者知晓、理解并配合
出院前的评估	1. 了解患者对于疾病相关护理、用药知识的掌握情况，有针对性地对患者（家属）进行出院指导，提高患者（家属）的居家照护能力 2. 在评估的过程中，如发现患者病情变化不宜出院，应及时向主管医生反映	评估全面、准确

工作流程	工作标准与规范	评价标准
出院指导	1. 指导患者掌握眼部用药的方法,告知患者出院后遵医嘱用药的重要性 2. 予眼部保护、饮食及作息指导,如患者合并全身病应嘱患者坚持治疗或到综合医院诊治 3. 如出院后仍需坚持特殊治疗体位者,应向患者说明其必要性,使患者自觉配合治疗 4. 告知患者复诊的时间、预约挂号的方法,嘱患者出院后如有不适应随时返院复查 5. 根据患者的病情需要,为其安排出院后的延续性护理服务 6. 征求患者及家属对医院护理工作的意见 规范语言:"您好,我向您讲解一下出院的用药、注意事项……" "您的复诊时间是××× ,您可以网上预约或电话预约,网址是×××,电话是×××,请您提前联系。" 规范语言:"您好,为了更好地为患者服务,请问您有什么意见和建议吗?谢谢!"	态度诚恳;语调温和;宣教形式多样;患者(家属)知晓宣教内容
指导或协助患者办理出院手续	1. 通知患者(家属)到住院收费处办理手续,并取回出院带药 2. 接到患者出院结算清单后,将门诊病历、疾病证明、出院小结交给患者 语言标准:"您好,现在可以办理出院结账手续了,请您携带……到入院收费处办理手续,如有什么不明白随时联系我。"	解释清楚;通知及时;出院手续办理顺利
护送患者出院	1. 协助患者更衣及整理物品 2. 责任护士送患者到病房门口或电梯口	主动服务态度热情患者满意

(三)医院探视陪护管理流程与规范

见表 5-8。

表 5-8　医院探视陪护管理流程与规范

工作流程	工作标准与规范	评价标准
告知患者(家属)探视陪护制度和要求	1. 患者住院后家属应在指定的探视时间内探视患者,学龄前儿童不宜带入病房,每次探视不宜超过 2 人 2. 患者是否需要陪护由患者的病情决定,同时要评估陪护者照顾患者的能力,有下列情况留陪护人 1 名,包括: (1)年龄过大(超过 80 岁以上)或年龄过小(10 岁以下)者,双眼低视力或术后需要双眼包封、独眼手术后生活自理能力重度依赖的患者 (2)病情严重有可能突然发生严重并发症者 (3)各种原因造成的精神异常、意识障碍者 (4)各种复杂治疗、手术后者 (5)语言沟通障碍、失聪者 (6)有自杀倾向者 (7)医生认为诊疗需要陪伴的其他患者 3. 如病情不宜探视或不需陪护者,医护人员需做好解释工作 规范语言:"您好,我向您讲解一下医院探视陪护制度及探视时间,请配合,谢谢!"	态度和蔼、语调温和;患者/家属知晓、理解并配合

续表

工作流程	工作标准与规范	评价标准
严格探视、陪护管理	1. 对符合探视、陪护条件者发给探视证或陪护证、门禁卡 2. 探视时段安排专人在病区门口核实探视人员的身份	家属能够配合；病房环境清洁、安静
遵守探视、陪护期间的要求	1. 遵守法律法规、医院及病区的规章制度 2. 不使用患者的用具，不坐卧在病床上，不在病房吸烟，爱护公物，节约水电 3. 不谈论有碍患者健康和治疗的事宜 4. 不擅自翻阅病历和其他医疗记录 5. 不私自将患者带出院外，离开医院要办理书面的请假手续 6. 陪护人员有事离开患者，需告知医护人员	患者（家属）知晓探视、陪护期间的要求
探视、陪护结束	患者出院时收回探视证或陪护证、门禁卡	患者/家属满意

（四）患者膳食管理流程与规范

见表 5-9。

表 5-9　患者膳食管理流程与规范

工作流程	工作标准与规范	评价标准
确定膳食种类	1. 患者的饮食种类由医生根据病情决定 2. 医生开出医嘱后，护士应及时通知营养科，按规定做好饮食标志 3. 特殊饮食（包括治疗饮食及半流、流质等）遵医嘱开饮食单，糖尿病饮食需填写患者的身高、体重，核对患者床号、姓名、饮食种类。按医嘱通知患者饮食，并严格执行两人核对 4. 特殊饮食由当班护士通知饮食种类，由管床护士核对并落实，核对程序如下：查对医嘱→通知饮食→核对→落实并宣教	饮食种类符合病情；特殊饮食患者知晓特殊饮食的目的并配合
进膳	1. 开饭前停止一般治疗，对生活不能自理的患者要予以协助 2. 注意食物保温，护士要协助配餐员将饭菜及时送到患者床旁，保证患者吃到热饭菜 3. 对禁食患者，应在饮食牌和床头设有醒目标志，并告诉患者或家属禁食的原因和时限 4. 因病情需要禁忌或限制食物的患者，其家属送来的食物须经医护人员同意后方可食用 5. 护理人员要关心患者饮食情况，加强巡视，对食欲缺乏的患者适当鼓励进食，以加强营养，并随时征求患者意见，及时和营养科取得联系，加以改进 6. 餐后新入院未进餐的患者，由值班护士通知营养科，值班营养厨师按照饮食医嘱的原则，暂提供普食或软食或半流或全流，并保证卫生、保温。下一餐执行饮食医嘱	膳食种类准确；患者按时进食；患者满意
宣教	1. 饮食指导 2. 为特殊饮食患者进行营养与健康宣传教育服务 3. 为出院患者提供膳食营养指导	患者知晓饮食指导的内容及意义

(五) 护理交接班工作流程与规范

见表 5-10。

表 5-10　护理交接班工作流程与规范

工作流程	工作标准与规范	评价标准
交班前准备	1. 完成本班工作包括各项记录、医嘱、治疗、护理等 2. 掌握患者的病情变化,重点关注如手术、全身有重大疾病的患者等 3. 环境准备(办公室、病床单位) 4. 为接班者做好用物准备,如试管、消毒物品、标本瓶、常备器械等 5. 交班者要求做到三清:书面写清、口头交清、床边看清	每班工作完成及时规范;为下一班做好准备工作
接班准备	1. 提前 15 分钟到科室,阅读护理记录 2. 交接检查贵重物品及药品,毒、麻、精神药品及抢救药品,器械,仪器的数量、完好状态,并签全名 3. 查对各治疗本,包括点眼、注射、服药本的执行情况 3. 接班者要求做到三清一明:听清、看清、记清、查明	做好接班前准备工作
集体交接班	1. 仪表整齐,向大家问好后汇报班内情况,全体人员应严肃认真地听取交班内容 2 交班内容 (1)病区患者总数,出入院、转科、转院、手术以及新入院、危重患者、抢救患者等人数 (2)手术前后或有特殊检查处理、有行为异常、自杀倾向的患者的病情变化及心理问题 (3)患者投诉意见、护士长夜查房存在问题 (4)医嘱执行情况,重症护理记录,各种检查标本采集及各种处置完成情况,对尚未完成的工作,应向接班者交代清楚 3. 交接人员交接完毕按要求完成相应的记录、签名	仪表着装符合要求;交接清楚准确;记录及时、书写规范
床边交接班	1. 交、接班者共同巡视病房是否达到清洁、整齐、安静的要求及各项工作的落实情况 2. 重点巡视危重、手术前后、新入院、特殊体位及低视力患者;不同患者侧重点不同,新入院患者侧重宣教,危重患者侧重病情观察及基础护理,手术前患者侧重术前准备,术后患者侧重专科病情观察,出院患者侧重出院指导 3. 护士长或高级责任护士根据交接情况、患者病情,对重点患者的护理进行检查,提出存在问题及指导性的意见 规范语言:"您好,我就要下班了,下一班由 ×××护士分管您,感谢您的配合。" 规范语言:"您好,我是您的责任护士 ×××,今天您的各项治疗和护理均由我来协助您进行,如有什么需要请及时告知我。"	环境安静、整洁;交接规范、清楚

(六) 分级护理工作流程与规范

见表 5-11。

表 5-11　分级护理工作流程与规范

工作流程	工作标准与规范	评价标准
入院评估	1. 责任护士对新入院患者进行首次评估,全面了解患者的病情 2. 运用 Barthel 指数评定量表(框 5-1)对患者生活自理能力进行评定	评估全面、正确
确定护理级别	1. 责任护士根据评估结果报告主管医生,医生根据患者病情和生活自理能力开具护理等级医嘱,级别分为特级护理和一、二、三级护理 2. 责任护士在一览表和床头卡用不同颜色的标签代表护理级别,特级护理为红色标签注明"特"字,一级护理为红色标签,二级护理为蓝色标签,三级护理为黄色标签或不设标记	护理级别下达准确、规范,与病情、自理能力相符;护理级别标识与医嘱相符
落实护理级别内容(框 5-2)	1. 在患者住院期间,责任护士按服务标准要求将级别护理落实到位,包括观察病情、正确执行医嘱、健康宣教、安全指导、专科护理、基础护理、护理记录等 2. 根据患者病情和生活自理能力,正确实施基础护理和专科护理 3. 做好实时护理记录及交接班,确保护理工作的延续性、安全性	能准确执行相应护理级别内容
动态评估与调整护理级别	1. 责任护士在护理过程中应关心、爱护患者,及时与主管医生沟通,根据患者的病情变化对护理级别进行动态调整 2. 护士长或组长应定期督导级别护理落实的情况,根据患者的护理级别调配护理人力和责任护士,确保护理质量 3. 护理部定期组织护理质量检查,抽查护士对分级护理内容掌握的情况及分级护理执行率,并对检查结果进行分析、整改,使分级护理的内容落实到位	护理级别符合病情及患者康复需要

框 5-1　Barthel 指数评定量表及评定细则

1. Barthel 指数评定量表					
序号	项目	完全独立	需部分帮助	需极大帮助	完全依赖
1	进食	10	5	0	—
2	洗澡	5	0	—	—
3	修饰	5	0	—	—
4	穿衣	10	5	0	—
5	控制大便	10	5	0	—
6	控制小便	10	5	0	—
7	如厕	10	5	0	—
8	床椅转移	15	10	5	0
9	平地行走	15	10	5	0
10	上下楼梯	10	5	0	—

Barthel 指数总分:_____ 分

注:根据患者的实际情况,在每个项目对应的得分上画"√"

2. Barthel 指数评定细则

(1)进食:用合适的餐具将食物由容器送到口中,包括用筷子(勺子、叉子)取食物,对碗(碟)的把持,咀嚼,吞咽等过程。

10 分:可独立进食。

5 分:需部分帮助。

0 分:需极大帮助或完全依赖他人,或留置胃管。

(2)洗澡

5 分:准备好洗澡水后,可自己独立完成洗澡过程。

0 分:在洗澡过程中需他人帮助。

(3)修饰:包括洗脸、刷牙、梳头、刮脸等。

5 分:可自己独立完成。

0 分:需他人帮助。

(4)穿衣:包括穿(脱)衣服、系扣子、拉拉链、穿(脱)鞋袜、系鞋带等。

10 分:可独立完成。

5 分:需部分帮助。

0 分:需极大帮助或完全依赖他人。

(5)控制大便

10 分:可控制大便。

5 分:偶尔失控,或需他人提示。

0 分:完全失控。

(6)控制小便

10 分:可控制小便。

5 分:偶尔失控,或需他人提示。

0 分:完全失控,或留置导尿管。

(7)如厕:包括起坐、擦净、整理衣裤、冲水等过程。

10 分:可独立完成。

5 分:需部分帮助。

0 分:需极大帮助或完全依赖他人。

(8)床椅转移

15 分:可独立完成。

10 分:需部分帮助。

5 分:需极大帮助。

0 分:完全依赖他人。

(9)平地行走

15 分:可独立在平地上行走。

10 分:需部分帮助。

5 分:需极大帮助。

0 分:完全依赖他人。

(10)上下楼梯

10 分:可独立上下楼梯。

5 分:需部分帮助。

0 分:需极大帮助或完全依赖他人。

续框

3. 分级　对进食、洗澡、修饰、穿衣、控制大便、控制小便、如厕、床椅转移、平地行走、上下楼梯10个项目进行评定,将各项得分相加即为总分。根据总分,将自理能力分为重度依赖、中度依赖、轻度依赖和无需依赖四个等级。等级划分标准如下:

自理能力等级	等级划分标准	需要陪护程度
重度依赖	总分 ≤ 40 分	全部需要他人照护
中度依赖	总分 41~60 分	大部分需要他人照护
轻度依赖	总分 61~99 分	少部分需要他人照护
无需依赖	总分 100 分	不需要他人照护

框 5-2　眼科分级护理的分级依据及服务标准

特级护理

(一) 分级依据

病情危重,需随时观察的患者,合并严重全身性疾病。

(二) 服务标准

1. 安排专人护理,严密观察病情及生命体征变化,随时准备抢救。
2. 制订护理计划,严格执行各项诊疗及护理措施,及时准确逐项填写危重患者护理记录。
3. 备好急救所需药品和用物。
4. 做好基础护理,严防并发症,确保患者安全。
5. 实行床旁交接班。

一级护理

(一) 分级依据

1. 病情趋向稳定的重症患者。
2. 病情不稳定或随时可能发生变化的患者。
3. 生活完全不能自理且病情不稳定的患者。
4. 双眼视力低于 0.05、术后需要双眼包封、独眼手术后生活自理能力重度依赖的患者。

(二) 服务标准

1. 每小时巡视患者,观察患者病情变化。
2. 根据患者病情,测量生命体征。
3. 根据医嘱,正确实施治疗、给药措施,观察患者反应。
4. 提供护理相关的健康指导。
5. 关注患者安全,根据患者具体情况采取相应预防措施。
6. 根据患者病情和生活自理能力,正确实施基础护理和专科护理。

(1)生活不能自理

1)每日 2 次面部清洁及口腔护理。

2)每日 1 次梳头。

3)每日 1 次沐浴。

4)每周 1 次洗头;根据需要剪指 / 趾甲;协助患者使用便器、更衣。

(2)生活部分自理

1)每日 2 次协助面部清洁。

2)每日 1 次协助梳头。

3)每日 1 次协助沐浴。

4）需要时协助洗头；协助患者使用便器、更衣、剪指/趾甲。

（3）协助非禁食患者进食/水。

（4）每日 1 次眼周皮肤清洁。

（5）按时给予点眼、涂眼膏。

（6）术前予结膜囊冲洗,需要时予泪道冲洗。

（7）术后指导协助患者保持正确的体位。

（8）每日 1 次整理床单位。

（9）定时通风,保持病室空气清新及环境整洁。

二级护理

（一）分级依据

1. 病情趋于稳定或未明确诊断前,仍需观察且自理能力轻度依赖的患者。

2. 病情稳定,仍需卧床的患者,且自理能力轻度依赖的患者。

3. 病情稳定处于康复期,且自理能力中度依赖的患者。

（二）服务标准

1. 每 2 小时巡视患者,观察患者病情变化。

2. 根据患者病情,测量生命体征。

3. 根据医嘱,正确实施治疗、给药措施,观察患者反应。

4. 提供护理相关的健康指导。

5. 指导患者采取安全措施。

6. 根据患者病情和生活自理能力,正确实施基础护理和专科护理。

（1）生活部分自理

1）每日 2 次协助面部清洁。

2）每日 1 次协助梳头。

3）每日 1 次协助沐浴。

4）根据患者情况协助洗头；协助患者使用便器、更衣、剪指/趾甲。

5）协助患者进食/水。

6）每日 1 次整理床单位。

（2）生活完全自理：每日 1 次整理床单位。

（3）每日 1 次眼周皮肤清洁。

（4）按时给予点眼、涂眼膏。

（5）术前予结膜囊冲洗,需要时予泪道冲洗。

（6）术后指导协助患者保持正确的体位。

（7）定时通风,保持病室空气清新及环境整洁。

三级护理

（一）分级依据

病情稳定处于康复期,且自理能力轻度依赖或无需依赖的患者。

（二）服务标准

1. 每 3 小时巡视患者,观察患者病情变化。

2. 根据患者病情,测量生命体征。

3. 根据医嘱,正确实施治疗、给药措施,观察患者反应。

4. 提供护理相关的健康指导。

5. 向患者进行安全教育。

6. 根据患者病情,正确实施基础护理和专科护理。

（1）每日 1 次眼周皮肤清洁。

续框

（2）按时给予点眼、涂眼膏。

（3）术前予结膜囊冲洗，需要时予泪道冲洗。

（4）术后指导患者保持正确的体位。

（5）每日 1 次整理床单位。

（6）定时通风，保持病室空气清新及环境整洁。

（七）送手术患者工作流程与规范

见表 5-12。

表 5-12　送手术患者工作流程与规范

工作流程	工作标准与规范	评价标准
患者身份确认	1. 双人核对患者的身份信息、手术部位标识等 2. 查看患者的手腕带字迹是否清晰，使用手腕带作为识别患者身份的标识，至少同时使用姓名、年龄、性别三项核对患者身份 3. 核对患者的手术部位标识是否正确 规范语言："您好，请问您叫什么名字？""现在我来看一下您的手腕带。"	身份识别准确
术前全面评估	1. 查看各项检查结果、手术同意书、手术安全核查表等是否齐全，检查结果有无阳性体征，病历资料是否按序排列 2. 为患者测量生命体征，了解患者的心理状态 3. 患者有无上呼吸道感染、发热、心功能不全、腹泻、感冒、月经来潮、颜面及全身感染病灶等手术禁忌证，高血压、糖尿病患者血压或血糖能否控制在适合手术的范围内	评估全面、准确
术前告知	1. 嘱患者尽量放松心情，将自己调整至接受手术的最佳状态 2. 嘱患者排空大小便，更衣（穿对襟衣服），长发妇女应将头发编成两条辫子，取下头部、身上饰物，戴活动义齿的患者需取下义齿 规范语言："您好，我现在跟您讲一下手术的注意事项及配合方法……您明白了吗？"	患者知晓术前注意事项及术中配合方法
执行术前医嘱并记录	1. 遵医嘱予术前眼部冲洗，冲洗前应认真核对眼别；斜视及矫形术患者应予双眼结膜囊冲洗；角膜溃疡、角膜穿孔、眼球穿通伤的眼部冲洗，不能翻转眼睑，不能加压眼球，以防眼内容物被压出 2. 遵医嘱予术前用药，用药前应确认患者无该类药物过敏史 3. 行泪囊鼻腔吻合术者，遵医嘱术前泪道冲洗并记录冲洗的情况 4. 认真书写护理记录，包括送手术的时间、生命体征、术前用药等 规范语言："您好，为了预防感染，我现在为您做术前的结膜囊冲洗，请您……配合。"	医嘱执行准确、及时；护理记录规范
送患者到手术室	1. 术前半小时护士携带患者的病历、术中用药、术中所需的 CT 片、MRI 片等物品送患者到手术室 2. 双眼视力低下、高龄、行走不便、术前滴注甘露醇者或病情严重的患者，应用轮椅或车床护送 3. 与手术室护士做好交接，对于特殊患者如感染性眼病、合并血液性传染病及全身病的患者应在病历上做好标识，并进行重点交接	物品齐全；患者安全；交接规范

续表

工作流程	工作标准与规范	评价标准
准备术后床单位、急救物品	1. 根据患者的手术和麻醉方式,准备好术后床单位、体位护理用具等物品 2. 如患者行全身麻醉应确保吸痰、吸氧装置等急救用物处于备用状态	床单位、急救物品准备符合规范

(八) 接手术患者工作流程与规范

见表 5-13。

表 5-13　接手术患者工作流程与规范

工作流程	工作标准与规范	评价标准
核对患者身份,进行初步评估	1. 责任护士迎接、问候患者 2. 与麻醉师或手术室工作人员核对患者的身份 规范语言:"您好,您的手术已经做好了,您辛苦了,请问有什么不舒服吗?" 规范语言:"您好,我是您的责任护士,有什么需要请告知我。"	身份识别准确
协助患者过床	1. 确认患者意识、生命体征正常后,协助患者过床 2. 过床时应指导患者避免碰撞或震动头部	患者舒适、安全
与手术室工作人员交接	1. 了解患者术中的情况,包括麻醉、手术方式、术中生命体征、出血、输液等情况 2. 检查术后带回的物品(如病历、X 线片或 MR、CT 片)是否完整齐全	交接清楚、规范
病情观察	1. 检查患者术眼敷料有无渗血、渗液,如敷料渗湿要及时更换,有新鲜血液渗出要及时报告医生 2. 留置尿管者,应确保管道通畅 3. 询问患者有无头痛、眼痛、眼异物感、头晕、恶心、呕吐等不适 4. 测量生命体征,全麻患者要观察患者口唇颜色,判断其意识清醒的程度 5. 术后予绷带或弹力绷带包扎的患者,如有因绷带包扎过紧而引起头痛、压迫耳郭或健侧眼的现象均应报告医生,给予及时处理	病情观察及时、准确
术后健康指导	1. 术后体位指导:根据麻醉及手术方式,协助患者取所需体位。全身麻醉患者,取去枕平卧位,头偏向一侧,待患者完全清醒后可垫枕头;视网膜脱离复位术后遵医嘱予面向下体位、半坐卧位、侧卧位等;角膜内皮移植或前房注气术遵医嘱指导患者取面向上平卧位 2. 饮食指导:全麻术后的患者应完全清醒后才可进食,可先喝少量的水,无呛咳后方可进食;术后当天宜进食半流质食物,如伴有恶心、呕吐的患者,可少量多餐进食 3. 术眼保护指导:告知患者包封术眼或绷带包扎的目的,取得患者的理解与配合;嘱患者多闭目休息,保持术眼敷料清洁,不松脱;避免低头弯腰取物及视疲劳,避免碰撞术眼及头部,防止用力咳嗽、打喷嚏及排便,对伤口造成影响 标准语言:"您好,我现在跟您讲讲术后的注意事项……请问您明白了吗?"	体位正确;患者(家属)知晓术后指导内容

续表

工作流程	工作标准与规范	评价标准
书写接手术护理记录	详细记录患者回病房时间、生命体征、意识、眼部敷料情况、术后不适、健康指导内容等	记录及时、准确

（九）医嘱处理工作流程与规范

见表 5-14。

表 5-14　医嘱处理工作流程与规范

工作流程	工作标准与规范	评价标准
查看核对医嘱	护士及时查看新下达的医嘱,核对、打印治疗单,检查、治疗项目执行单等	查看及时;核对准确;打印正确
执行医嘱并签名	1. 双人核对医嘱,准确无误方可执行 2. 护士执行医嘱 (1)口服药按派发口服药流程执行 (2)眼部用药按眼部用药流程执行 (3)静脉输液/静脉采血按静脉输液/静脉采血流程执行 3. 执行完毕在相关记录上签全名,记录执行时间 规范语言:"×××,您好,您分管的××床×××有新医嘱需要执行,我们共同核对一下……" 规范语言:"您好,请问您叫什么名字? 麻烦您把手腕带给我看一下,现在为您做……"	执行正确;沟通有效;记录及时

（十）安排患者检查工作流程与规范

见表 5-15。

表 5-15　安排患者检查工作流程与规范

工作流程	工作标准与规范	评价标准
护士查看、核对医嘱,打印检查单等	护士查看、核对医嘱,确认无误后及时打印检查、诊疗项目执行单,责任护士根据病情和合理安排(预约)检查项目	医嘱准确;及时安排
检查前准备工作	护士告知患者需要检查、诊疗项目的目的、意义、配合方法及注意事项 规范语言:"您好,根据病情,医生为您开了×××(检查、诊疗项目),您应注意……请您配合。"	患者知晓检查、诊疗项目的意义及相关注意事项
落实检查、诊疗项目	1. 应根据患者的病情、行动能力备好轮椅、平车 2. 安全、运送患者进行相应的检查、诊疗项目 3. 普通患者由输送人员陪同,急、危重患者由护士、主管医生陪同 规范语言:"您好,现在您要到×××进行……(检查、诊疗项目),我协助您……" 规范语言:"您好,您的……(检查、诊疗项目)已经做完了,需要注意……(注意事项),有什么不舒服及时告诉我。"	关爱患者;患者安全

续表

工作流程	工作标准与规范	评价标准
询问患者检查后感觉,及时查看检查结果并报告主管医生	护士询问患者检查、诊疗后有何不适,及时查看检查结果并报告主管医生 规范语言:"您的……(检查、诊疗项目)已完成,请您注意……请休息,我会随时来看您的。" 规范语言:"×××医生,你所管的×××做完×××(检查、诊疗项目),出现……请您看看。"	关爱患者;沟通有效

(十一) 特殊情况下医务人员有效沟通工作流程与规范

见表 5-16。

表 5-16　特殊情况下医务人员有效沟通工作流程与规范

工作流程	工作标准与规范	评价标准
责任护士(值班护士)发现患者出现病情变化	责任护士(值班护士)发现患者病情突然变化或接到家属呼叫时立即评估病情	争分夺秒,判断准确
责任护士(值班护士)迅速通知主管医生(值班医生)并立即根据病情给予合理处置	责任护士(值班护士)迅速通知主管医生(值班医生),简要报告患者病情;同时根据患者病情立即协助患者采取/保持合理体位,保持气道通畅,必要时给予吸氧、建立静脉通道等	病情报告及时、清楚;处置合理
主管医生(值班医生)立即查看患者	主管医生(值班医生)接到护士报告患者病情变化后立即到现场查看患者	准时到达;病情评估及时
主管医生(值班医生)根据患者病情向责任护士(值班护士)下达口头医嘱	主管医生(值班医生)评估患者病情后根据病情需要向责任护士(值班护士)下达口头救治医嘱,同时与患者(家属)进行必要的简短沟通,取得理解和配合	语言清晰;沟通有效
责任护士(值班护士)复述医生下达的口头医嘱	责任护士(值班护士)复述医生下达的口头医嘱,同时记录口头医嘱的时间、核心内容	复述准确;记录迅速
责任护士(值班护士)立即执行医嘱	遵照主管医生(值班医生)口头医嘱要求(经医护核实)责任护士(值班护士)立即执行医嘱,如有用药须保留空安瓿,同时密切观察患者病情变化	执行医嘱准确无误;密切观察病情变化
责任护士(值班护士)与主管医生(值班医生)共同观察病情变化,评估是否需要进一步救治	执行完口头医嘱后继续观察患者的病情变化,告知患者(家属)病情及可能的预后。如果需要进一步救治,重复以上特殊情况下医护沟通流程	病情观察及时;沟通有效:患者(家属)了解与配合
参加救治医务人员补录上述口头医嘱并签名,记录病程和护理记录	救治完毕,主管医生(值班医生)根据当时救治经过补录相应时间的具体医嘱并由责任护士(值班护士)同时签名确认,医护分别进行病程记录和护理记录	医嘱补录及时、准确;病程记录和护理记录内容全面、真实、准确

(十二) 出院患者回访服务流程与规范

见表 5-17。

表 5-17　出院患者回访服务流程与规范

工作流程	工作标准与规范	评价标准
定期查看出院患者信息	责任护士根据出院顺序安排回访时间	安排合理、及时
进行回访,做好记录	1. 责任护士选择适宜的时机进行回访,并做好记录 2. 回访内容:眼部有无不适、术后视力恢复情况、有无遵医嘱用药、定期回院复查、康复指导、意见与建议等 语言规范:"您好,我是 × × 医院 × × 科的护士 × ×,现在想对您做一下出院回访,请问方便吗?(根据随访内容对患者进行回访,并针对患者存在的问题给予指导解释)""(回访结束时)这次的随访结束了,感谢您的配合,再见!"	语言温和、清晰;及时解决患者康复需要;患者满意
意见整理与处理	根据患者提出的意见与建议,及时提出整改措施并落实	整改及时
定期进行汇总分析,持续改进	科室专人定期根据患者(家属)反馈的意见,进行汇总分析,持续改进回访工作	持续改进有成效

(十三) 患者健康教育工作流程与规范

见表 5-18。

表 5-18　患者健康教育工作流程与规范

工作流程	工作标准与规范	评价标准
责任护士接待患者	责任护士接待患者,了解患者的基本情况,熟悉患者的病情 规范语言:"您好,请问您叫什么名字?"	态度和蔼;了解患者基本情况
责任护士评估患者的健康教育需求	责任护士对患者进行评估,确定患者对疾病健康知识的掌握及对宣教内容的接收程度,了解患者对健康知识的需求。	有针对性收集患者信息;评估全面准确
责任护士制订健康宣教方案	责任护士跟主管医生沟通,与患者及家属共同制订个性化的健康宣教内容及宣教方式 规范语言:"您好,为了您早日康复,下一步我们这样做会对您的病情康复有较好帮助,您看可以吗?"	健康教育方案符合患者需求;体现个性化;便于实施;患者能够接受
责任护士持续评估患者健康需求,调整健康教育方案	责任护士评估患者对健康宣教知识的实际掌握情况、病情变化,调整健康教育内容 规范语言:"您好,您已经掌握了很多跟您疾病相关的知识,根据您的病情需要,还要增加新的健康教育内容……"	评估客观;宣教及时有效

二、患者安全管理工作流程与规范

(一) 患者身份识别工作流程与规范

见表 5-19。

表 5-19　患者身份识别工作流程与规范

工作流程	工作标准与规范	评价标准
确认患者身份识别的方式	身份识别的方式包括手腕带核对、床尾(头)卡核对、双向式核对(开放式询问核对)、病历牌(卡)核对、门诊病历首页信息核对、身份识别标签核对等	护士知晓患者身份识别的方式
确认患者身份识别的内容、时机	1. 识别患者身份的内容：姓名、性别、年龄、住院号、诊断等信息，禁止仅以房间或床号作为识别依据 2. 身份识别时机：患者入院、出院时；各项检查、治疗、手术(前、中、后)；交接患者时	采用两种以上身份识别方法
针对不同的人群选择相应的患者身份识别方式	1. 住院患者身份识别。责任护士核对新入院患者身份证确认患者身份，并经双人核对腕带信息无误后协助者佩戴手腕带，并填写一览表、床头卡。护士执行各项诊疗操作时用 PDA(护理移动工作站)扫描手腕带上二维码确认患者的身份。对能有效沟通的患者，实行双向核对法，即除核对床头卡以外，还要请患者自己说出本人姓名，确认无误后方可执行 2. 门诊患者身份识别。护士在进行各类诊疗活动时，必须严格执行查对制度，并至少同时使用两种患者身份识别内容(可用姓名、年龄、出生年月、门诊卡号、电话号码等)。门诊输液患者使用"身份识别标签"作为身份识别标志，"身份识别标签"由前台负责接待患者的工作人员填写，填写的信息字迹清晰规范、准确无误。项目包括：姓名、门诊号或电话。"身份识别标签"粘贴于患者左胸前或左臂，在执行输液前除需进行开放式询问核对、门诊病历首页信息核对，还需认真核对患者"身份识别标签"信息，准确确认患者身份。对能有效沟通的患者，实行双向核对法，即除了核对病历，还必须要求患者自己说出本人姓名、年龄或电话号码，确认无误后方可执行 3. 无法有效沟通的患者，如手术、昏迷、神志不清、无自主能力、语言交流障碍等患者，门诊患者除通过询问家属及核对门诊病历首页信息外，还可通过身份证识别患者身份。住院患者必须使用手腕带和病历核对	正确核对患者身份；确保患者安全
评估患者身份标识的正确性	1. 确认手腕带、一览表、床头卡上患者的信息的准确性及一致性 2. 在识别患者身份的过程中，如患者提出疑问应及时进行再次核对，核对无误后方可执行 3. 若手腕带损坏需更新时，需要经双人重新核对	各环节核对正确

(二)患者佩戴手腕带工作流程与规范

见表 5-20。

表 5-20　患者佩戴手腕带工作流程与规范

工作流程	工作标准与规范	评价标准
确认需佩戴手腕带的对象	需要佩戴手腕带的包括： 住院患者；门急诊手术、有创诊疗、抢救、输液以及意识不清、语言交流障碍等患者	对象选择准确
打印手腕带	1. 根据患者为成人或儿童选择不同型号的手腕带 2. 住院患者根据患者的住院信息打印手腕带 3. 门诊患者根据病历信息打印或填写手腕带的身份识别内容	打印手腕带准确
核对患者身份	佩戴前需由患者或家属说出患者的姓名，与手腕带信息相符确认后方予佩戴	核对方法正确
告知佩戴手腕带的作用与注意事项	1. 告知患者(家属)手腕带上有个人身份识别信息，作为识别身份的标记，是实施操作、用药等诊疗活动时识别患者身份的有效手段 2. 嘱患者在佩戴期间切勿自行取下手腕带，手腕带可防水，洗手、洗澡时均无须取下	患者知晓佩戴目的、配合方法
佩戴手腕带	1. 将手腕带佩戴于左手腕部(佩戴部位皮肤必须完整)，特殊情况可佩戴于其他肢体 2. 手腕带的松紧以能放入示指为准，多余长度折叠起来 3. 如患者手腕带上字迹模糊，应及时给予更换，并由两人核对后给患者佩戴 4. 使用过程中注意手腕带有无脱落，一旦脱落，需双人核对后重新给患者佩戴	手腕带佩戴符合要求
评估手腕带佩戴的情况	护理质量安全管理小组定期评估患者对手腕带作用的知晓情况及手腕带是否正确佩戴，确保手腕带的佩戴符合要求	有督导记录；佩戴符合要求
协助患者取下手腕带	患者出院时，责任护士协助患者及时取下手腕带，按医疗垃圾处理	符合规范

(三) 查对工作流程与规范

见表 5-21。

表 5-21　查对工作流程与规范

工作流程	工作标准与规范	评价标准
操作前查对	护士执行操作前确认患者的身份，严格执行查对制度，确保患者的安全 查对内容： 1. 医嘱的规范性、医生签名 2. 患者的身份信息：姓名、性别、年龄、住院号/门诊病历号等 3. 操作项目的名称(如点眼、泪道冲洗、结膜囊冲洗)，局部或全身用药的药名、浓度、剂量、用法、时间、有效期、过敏史等；操作前的准备工作及操作用物的准备等 规范语言："您好，请问您叫什么名字？""现在我来看一下您的手腕带……""您好，我们现在来进行……需要您准备的工作……您准备好了吗？"	查对准确；患者知晓

续表

工作流程	工作标准与规范	评价标准
操作中查对	护士在操作中均应再次确认患者的相关信息及操作项目信息，确保正确无误。查对的内容有：床号、姓名、年龄、住院号/门诊病历号、操作项目等 规范语言："您好，请问您叫什么名字？""现在我来看一下您的手腕带……""您好，我们共同核对一下……好吗？"	查对准确；语言规范
操作后查对	护士在各项操作结束后应再次核对患者以上相关信息和医嘱相关信息，确保正确无误并及时做好相关记录、签名	严格查对；正确无误；记录及时准确

（四）静脉输液、注射、口服给药查对工作流程与规范

见表 5-22。

表 5-22　静脉输液、注射、口服给药查对工作流程与规范

工作流程	工作标准与规范	评价标准
核对医嘱	1. 双人核对医嘱 2. 打印治疗单、输液卡和瓶签	医嘱规范；查对准确
备药查对	1. 核对床号、姓名、药名、药物剂量、浓度、时间、用法 2. 检查药物质量，安瓿、注射液瓶有无裂痕，密封铝盖有无松动，输液袋有无漏水，药液有无浑浊和絮状物，有效期和批号如不符合要求或标签不清者，不得使用 3. 注意药物的配伍禁忌，评估患者有无该类药物过敏史 4. 备药后必须经第二人核对无误后方可配药	严格查对；确保无误；护士知晓药物的作用、配偶禁忌
配药查对	1. 再次核对药物及溶剂，易致过敏的药物应遵医嘱行药物过敏试验 2. 给多种药物时，应注意有无配伍禁忌 3. 配药后在输液瓶签上签全名、加药时间，保留安瓿，请另一位护士核对并签名	核对符合规范
床边双人核对	1. 共同核对患者手腕带、床号、姓名、药名、剂量、浓度、时间、用法、药物质量，再次确认患者有无药物过敏史 2. 核对者确认无误后在输液卡上签名 3. 有条件的情况下可借助移动信息系统核对患者身份及药物信息 规范语言："您好，请问您叫什么名字？""现在我来看一下您的手腕带……""您好，我们共同核对一下……好吗？"	查对准确；语言规范
操作后核对	再次查对无误，执行输液者在输液卡上记录执行时间、滴速并签名，交代相关注意事项	核对和记录准确；滴速恰当；患者知晓

（五）临床危急值报告工作流程与规范

见表 5-23。

表 5-23 临床危急值报告工作流程与规范

工作流程	工作标准与规范	评价标准
设立危急值报告登记本	各临床科室、医技科室应分别设立危急值报告登记本。要求危急值报告与接收遵循"谁报告,谁登记;谁接收,谁记录"的原则	登记规范
医技人员发现检查出的结果为危急值登记后,立即电话通知相关医护人员	1. 检查(验)者发出危急值结果前首先要确认检查仪器、设备和检查(验)过程是否正常,核查标本是否有误,操作是否正确,仪器传输是否有误,确认临床及检查(验)过程各环节无异常 2. 进行复核或复查,确定危急值 3. 记录危急值:双人核对危急值内容并签名 4. 医技人员确认危急值后,立即通知临床科室的值班人员 5. 通知方式:电话、网络、短信等 规范语言:"您好,我是×××科室的×××,现在报告危急值,请告诉我您的工号、名字。您科室的住院号×××的患者×××,他(她)的检查结果是×××,请记录,谢谢!"	工作人员熟悉危急值项目及范围;及时记录、签名;及时通知相关人员
接到危急值报告电话后,详细、规范登记,马上通知主管或值班医生	1. 接到危急值报告电话后,详细、规范登记,马上通知主管或值班医生 2. 立即打印或派人取回报告交主管或值班医生,必要时遵医嘱重新采集标本进行复查	记录及时准确;立即通知
主管或值班医生接报告后,立即结合临床情况迅速采取相应措施	1. 需讨论、会诊者,及时通知上级医师、科主任,必要时报医务科 2. 管床医生需6小时内在病程中记录接收到的危急值报告结果和诊治措施	处理及时正确;病情得到及时处置
科室定期评估,设专人督导	1. 评估医护人员对危急值报告制度的掌握情况,做到人人掌握危急值报告项目与范围、报告程序 2. 科室设专人负责本科室危急值报告制度实施情况的督导,确保制度落实到位	有督导记录;处理符合规范

(六) 护理不良事件报告工作流程与规范

见表 5-24。

表 5-24 护理不良事件报告工作流程与规范

工作流程	工作标准与规范	评价标准
设护理不良事件登记表	1. 建立护理不良事件报告流程及主动上报不良事件奖励机制 2. 要求各护理单元设护理不良事件登记表	登记规范
发现护理不良事件	护士本人或其他医护人员发现护理不良事件时立即报告医生、病区护士长	上报及时、规范

续表

工作流程	工作标准与规范	评价标准
采取应急处理	及时处理,采取补救措施防止、终止或降低不良影响,当发生不良影响时,做好相关善后处理	处理措施及时、有效
报告	病区护士长向科护士长汇报,科护士长根据事件性质立即或 24 小时内报告护理部	按时上报
资料收集	1. 责任人填写不良事件报告表,内容包括发生经过、处理过程、对患者的影响、整改措施等 2. 科护士长与病区护士长调查、分析不良事件发生的原因,提出处理意见及整改措施,1 周内将所有资料交护理部	资料齐全;分析透彻;整改措施可行
调查、定性、处理	护理部组织安全与质量管理委员会的成员,对不良事件发生原因进行调查分析,根据事件性质与严重程度提出整改及处置意见,必要时对相关的工作流程进行改进与完善	调查、分析客观;改进措施符合实际需要
反馈	护理部向病区反馈整改措施及处理意见,记录备案,并跟进整改落实情况	整改落实有成效
资料备案	1. 病区护士长:将责任人、病区的所有相关资料备案存档 2. 护理部:将护理不良事件的相关资料备案存档	资料齐全归档管理

(七) 急救物品管理工作流程与规范

见表 5-25。

表 5-25　急救物品管理工作流程与规范

工作流程	工作标准与规范	评价标准
按急救管理规范备齐急救物品	1. 所有急救物品执行"四定"制度:定数量、定位放置、定人负责、定期检查,保持性能良好	放置规范
	2. 急救车实行封条管理,每天检查封条的情况。发现封条被开启,需重新检查急救车的物品和药品	急救物品完好率 100%
	3. 每天检查急救物品,保证处于备用状态	每天有记录,记录符合规范,每月有护士长督导记录并签名
	4. 所有急救物品包括急救药物、仪器、设备必须设检查登记本	
	5. 负责人每月定期检查急救车的物品和药品的数量和有效期,并测试急救仪器、设备的性能	
	6. 护士长每月质控,所有检查和质控都要有记录并签名	
	7. 急救车内物品非急救时不能随意取用,所有抢救设备处于良好备用状态	
使用后及时补充	抢救器械、仪器使用后及时清理、消毒,及时补充药物和用物,保证急救物品、仪器、设备处于备用状态	物品补充及时
定期组织培训、考核	护士长定期组织病区医护人员进行急救流程、急救仪器、设备的使用培训	有培训、考核记录

（八）防范住院患者跌倒／坠床工作流程与规范

见表 5-26。

表 5-26　防范住院患者跌倒／坠床工作流程与规范

工作流程	工作标准与规范	评价标准
清晰的防跌倒／坠床标识	保持病房、洗手间内地面干爽，浴室地面铺设防滑砖或防滑垫，潮湿天气、拖地时地面湿滑应设防滑标识	标识清晰；措施到位
确认跌倒／坠床高风险患者	1. 责任护士通过对患者的入院评估，确认跌倒高风险患者 2. 运用跌倒危险因素评估量表对高风险患者进行评估 规范语言："您好，我是您的责任护士×××，我来检查一下您的视力。"	评估及时准确；语言亲切；沟通有效
风险告知	责任护士告知患者及家属存在跌倒／坠床的风险和预防措施，并请患者（家属）在预防跌倒／坠床告知书上签名确认 规范语言："您好，根据对您的年龄、视力等各项因素的评估，我们认为您存在跌倒／坠床的风险，现在，我将预防跌倒／坠床的方法跟您讲解一遍，您在住院期间如需如何帮助，请及时告知我。"	患者（家属）知晓宣教内容
防范措施	1. 如患者有坠床／跌倒的风险，在患者床头卡左上角贴"防跌倒""防坠床"标识 2. 对于儿童、老年人、低视力患者、活动功能障碍者视需要上床栏，多巡视，及时协助生活护理。婴幼儿需留陪护人看护 3. 在床头、洗手间内设呼叫器，嘱患者需要协助时可使用呼叫器通知医护人员 4. 患者需外出检查应由专人陪护，必要时用轮椅或车床护送患者 5. 工作人员每日对平车、轮椅、床栏、病床、座椅的安全性进行检查，保持其功能状态良好。患者上下轮椅时，先固定刹车钮，坐轮椅系安全带；使用平车系上安全带及上床栏 6. 维持室内照明光亮，行人通道平整、无障碍物。检查仪器摆放位置合理，电线卷好，不妨碍患者通行 7. 静脉滴注甘露醇的患者，嘱其不要马上坐起，防止直立性低血压跌倒 8. 告知患者如感到头晕、乏力时请勿直接下床，下床时应循序渐进先坐起，无头晕现象再站立，站稳后再行走 9. 嘱患者应注意裤子不宜过长，穿着合适的鞋行走 10. 提示患者最常发生跌倒是上洗手间或从洗手间返回时，跌倒的地点常在床旁、洗手间、走道，跌倒的时间常为半夜、清晨起床时，嘱患者如有不适及时告知医护人员 规范语言："您好，根据对您的安全评估，我需要为您悬挂一个安全标识，目的是提醒大家对您的安全进行关注和照顾，请您不要随意摘下安全标识。"	患者配合；措施得当

续表

工作流程	工作标准与规范	评价标准
督导与评价	护理质量安全管理小组定期评估高危患者预防跌倒/坠床措施的落实情况及患者预防跌倒/坠床措施的知晓情况	有督导记录;措施有效

(九) 患者发生跌倒/坠床时工作流程与规范

见表 5-27。

表 5-27　患者发生跌倒/坠床时工作流程与规范

工作流程	工作标准与规范	评价标准
发现患者跌倒或坠床	护士立即赶赴现场,同时马上通知医生,守护在患者身边	发现及时
采取救治措施	1. 进行病情的初步判断,如测量血压、心率、呼吸判断患者意识等 2. 医生到场后,协助医生进行检查,为医生提供信息,遵医嘱进行正确处理 3. 如病情允许,将患者移至治疗室或患者床上 4. 遵医嘱开始必要的检查及治疗	处理及时有效
向上级领导汇报	1. 日间:责任护士立即报告病区护士长→报告专科主任、科护士长→护理部及相关部门 2. 夜间:当值护士立即电话报告值班医生及护理总值→行政值班及相关部门	上报流程符合实际需要
协助医生通知患者家属	告知患者发生跌倒的经过、受伤的情况、治疗及预后,同时,注意做好解释工作,取得患者家属的理解	沟通有效
书写护理记录,填不良事件报告表	1. 当班护士认真记录患者跌倒/坠床的经过及抢救过程,填写医疗安全不良事件报告表 2. 不良事件报告表要求在事件发生后,区护士长 2 天内上交科护士长,科护士长 3 天内上报护理部	记录及时、准确
落实整改措施	护理部进行根本原因分析,指导、落实整措施,必要时请相应职能部门协助解决,完善防范措施	根本原因分析到位;有效指导整改措施的制定与落实

(十) 防范住院患者走失工作流程与规范

见表 5-28。

表 5-28　防范住院患者走失工作流程与规范

工作流程	工作标准与规范	评价标准
确认有走失风险患者	一般为有定向力障碍和认知功能减退的患者,责任护士评估患者的自我管理能力、精神状态、智能状态[MMSM(mini-mental state examination)评分]等,了解患者既往有无走失的现象	评估及时准确

续表

工作流程	工作标准与规范	评价标准
采取防范患者走失的措施	1. 责任护士详细记录患者及家属的联系方式(固定电话与手机)及家庭地址 2. 告知患者有走失的风险,必要时留 1 名家属陪护患者 3. 要求患者入院后更换住院服,门卫严格执行患者进出登记 4. 在患者床头卡左上角贴"防走失"标识,为患者佩戴手腕带及有联系人姓名、电话的信息卡,患者需外出检查时安排专人陪同	家属理解配合,保持联络无障碍;防范措施齐全、有效
加强巡视病房,动态评估患者	1. 加强巡视病房,动态评估患者的意识及精神状态等 2. 及时了解患者的活动范围,发现患者不在病房时,及时询问患者的去向	巡视病房及时,病情评估准确
严格进行交接班	在交接班时应重点关注此类患者的去向,并做好相关记录	交接规范,记录齐全

(十一) 住院患者走失时工作流程与规范

见表 5-29。

表 5-29 住院患者走失时工作流程与规范

工作流程	工作标准与规范	评价标准
患者确认走失,立即上报	1. 医务人员发现患者不在病房,立即拨打患者及家属的联系电话,失去联系超过 2 小时,确定为患者走失 2. 需立即开始寻找,并向管床医生、护士长和科主任报告	及时发现、及时上报
护士长应向保卫科、护理部及分管院长报告,非上班时间应向行政总值班报告	报告内容包括: 1. 患者的床号、姓名、医疗诊断、简要病史及特殊关注点 2. 为寻找患者去向所做的努力及采取的措施 3. 最后一次发现患者的时间、地点 4. 患者的家庭住址及联系电话 5. 任何有关患者去向的线索 6. 患者的外貌特征	上报内容清晰、全面
保卫科接到报告后,立即组织寻找	查看监控视频,确认患者离开科室或医院的时间	寻找及时
走失患者所在科室及时与保卫科联系	负责人应至少每 4 小时与保卫科进行相互通报	后勤部门密切配合
确认患者走失后	应做好家属的安抚工作,并与家属、保安或警察共同清理患者的用物,做好记录	能与家属保持良好沟通,共同寻找患者

(十二) 预防静脉输液反应工作流程与规范

见表 5-30。

表 5-30　预防静脉输液反应工作流程与规范

工作流程	工作标准与规范	评价标准
操作前评估	了解患者的病情、药物过敏史、药物的作用、副作用及用法等	评估全面
检查药物及输液用具的质量	1. 查看药物的有效期及批号,注意水剂、粉剂有无变质、安瓿、注射液瓶有无裂痕;密封铝盖有无松动;输液袋有无漏水;药液有无浑浊和絮状物 2. 检查输液器、注射器等无菌物品的有效期,包装袋有无漏气或破损	检查方法规范
按要求配制药物	1. 配药环境应整洁、干净,符合无菌操作要求 2. 严格按照药物说明书配制药物,同时使用多种药物,应注意有无药物配伍禁忌 3. 任何药物应做到现配现用,以保证药物的质量	药物准备符合规范
严格执行消毒隔离制度,遵守无菌技术原则	按护理技术操作规范执行穿刺部位的消毒及静脉穿刺操作,确保输液安全	消毒与操作方法规范
严格掌握输液的速度	1. 根据患者的年龄、病情、药物性质等,调节恰当的输液速度 2. 告知患者不能擅自调节滴速的原因,使患者自觉配合治疗	患者知晓配合方法;滴速符合病情需要
合理安排输液顺序	1. 按药物的性质、患者的病情安排输液顺序 2. 如两种药物不能混合使用,应在接瓶时更换输液管或冲管	操作符合规范
加强巡视输液	重视患者的主诉,如发现输液反应及时采取处理措施	及时巡视

（十三）患者发生输液反应工作流程与规范

见表 5-31。

表 5-31　患者发生输液反应工作流程与规范

工作流程	工作标准与规范	评价标准
发现患者发生输液反应	护士立即停止输液,重新更换输液器,改用静脉滴注生理盐水维持静脉通路,同时马上通知医生	发现及时,处理得当
采取救治患者的措施	1. 测量生命体征 2. 遵医嘱用药,对症处理 3. 如寒战者给予保暖,高热者给予冰敷,必要时给予吸氧及抽血培养 4. 情况严重者应就地抢救,必要时进行心肺复苏 5. 安抚患者及家属的情绪,取得理解和配合	处理及时、合理
向上级领导及相关科室汇报	及时报告科室护士长、护理部、医院质控科、供应室和药剂科	上报及时
保留残液、输液器,尽快送检	1. 记录药物、输液器、注射器的名称、剂量、厂家、批号等 2. 与药剂科及检验科联系送检残液、输液器	记录、处理规范
认真书写护理记录	记录患者的生命体征、一般情况和抢救过程	记录及时、全面

三、药物使用流程与规范

（一）药物存放管理流程与规范

见表 5-32。

表 5-32　药物存放管理流程与规范

工作流程	工作标准与规范	评价标准
药物的领取	1. 各病区药柜的药品，根据病种及药物使用情况，合理配备基数药物的种类及数量，既保证有药物使用，又避免基数药物过多引起的浪费 2. 根据消耗量填写电子申请单，申领的数量按设定的基数量领取，按药房规定时间到药房领取 3. 贵重药、麻剧药凭医嘱输入电脑后，做好登记 4. 药房给药后做好核对工作，做到账物相符，以便于临床应急使用	基数药的种类与数量符合临床需要
药物的保管	1. 药柜应放在光线明亮处，保持整洁 2. 药物按内服、注射、外用等分类放置，按药物生产日期的先后顺序摆放，以防失效。麻剧药、贵重药加锁保管，专本登记，班班清点，班班交接 3. 根据药品的性质妥善保存药物。如容易燃烧的药物应放在远离明火处，以防意外；需在低温下保存的药物应放在冰箱，以防药物变质。冰箱每天 2 次监测温度并记录，保证冰箱的温度符合药物的保存条件 4. 超过 0.9% 的氯化钠、肌肉松弛剂和细胞毒等高危物品应单独存放，避免与包装类似的药物近放，并贴上高危药物标识 5. 抢救药品，必须放在抢救车上，并保持一定基数，编号排列，定位存放。每次使用完及时补充，每日检查，保证随时应用 6. 药柜每月整理 1 次，包括清洁卫生、清点药品数量、检查药品质量，发现过期药品、变质药品或没有标签，标签模糊，有变色、浑浊、发霉和沉淀等现象的药品，均不可使用 7. 每月检查药物时，对于临近有效期 2 个月的药物应在药物检查登记本内注明，处理过期药物时应有 2 人签名 8. 新领用的药物，其保管要按照药物说明书	药物保管符合药物管理相关规定
药物使用	1. 按有效期限的先后，有计划使用，防止过期和浪费 2. 工作人员不得擅自取用，不得使用过期、变质的药品 3. 各临床科室的基数药物只供住院患者使用，使用后及时补充基数	无过期、变质药物

（二）药物安全使用流程与规范

见表 5-33。

表 5-33　药物安全使用流程与规范

工作流程	工作标准与规范	评价标准
使用前评估	1. 评估患者的用药史、药物过敏史。患者有药物过敏史严禁使用该药物 2. 检查药物的质量与有效期,检查安瓿、注射液瓶有无裂痕,密封铝盖有无松动,输液袋有无漏水,药液有无浑浊和絮状物,有效期和批号如不符合要求或标签不清者,不得使用 3. 掌握药物的药理作用、不良反应、注意事项、常用剂量、适应证、禁忌证、配伍禁忌和用法等 4. 新使用的药物,查阅药物说明书 5. 向患者宣教药物的主要作用和副作用,并交代必要的注意事项 6. 按医嘱规定的时间配药,提前或推后不得超过 30 分钟,以免影响药效;注意药物的配伍禁忌及药物是否过期变质 7. 药物配制环境符合要求,配药室每天空气消毒,有效开窗通风,减少人员流动,加药时避免使用粗针头及多次穿刺瓶塞	评估全面、准确
药物使用	1. 严格执行查对制度及床边双人核对制度:准确掌握给药剂量、浓度、方法和时间。认真核对患者姓名、床号、药物名称。遇药物剂型改变、使用小剂量的药物、毒性药物或剂量不明确时,需经 2 名护士准确计算和核对所需药物剂量后再执行 2. 严格按服药、注射、输液查对标准操作程序给药 3. 根据患者病情、治疗方案、药物性状,选择适宜的穿刺部位及合适的输液器 4. 严格执行消毒隔离制度,防止交叉感染 5. 严格无菌技术操作原则 6. 合理安排输液顺序,定时巡视病房,根据病情和药物性质调整输液滴速,密切关注输液情况,包括用药后药效及不良反应,确保输液过程安全 7. 派发口服药、肌内注射、静脉注射、静脉点滴等,患者不在时,按规定流程处理。发药护士要佩戴"发药进行中,请勿打扰"标识带;配药、查对护士需佩戴"配药查对进行中,请勿打扰"标识带,确保药物使用安全 8. 在紧急抢救急危重症患者时,对医生下达的口头临时医嘱,护士应向医生复述,在执行时需落实双人核对(特别是超出常规用量和用法时),事后准确记录 9. 给药时,患者如提出疑问,应及时核查,核对无误后方可执行 10. 针对疾病与用药,做好用药知识的健康宣教	使用符合药物规范
观察与记录	用药后应观察药效和不良反应,如有过敏、中毒等反应,立即停用,并报告医生,必要时做好记录、封存及检验等工作	观察及时,处理有效

（三）派发口服药、肌内注射、静脉注射、静脉点滴时患者不在病房工作流程与规范

见表 5-34。

表 5-34　派发口服药、肌内注射、静脉注射、静脉点滴时患者不在病房工作流程与规范

工作流程	工作标准与规范	评价标准
查明患者去向，尽快安排用药	派发口服药、肌内注射、静脉注射、静脉点滴时，患者不在病房时，首先确认患者的去向： 1. 患者在走廊散步、到其他病房聊天等，请患者回病房，派发口服药，执行注射等 2. 如果患者如厕，先派发其他患者口服药、执行其他患者注射，待患者回病床，再执行派药、注射、输液等 3. 患者外出检查，等患者回病房再派发口服药，执行注射等	及时安排用药
药物存放	1. 把药物放回药托 2. 做好标记，放置明显位置 3. 注射药无菌巾遮盖放置 4. 注射药物注明配药时间 5. 班内不能完成，做好交接班	药物存放符合规范
患者回病房后安排用药	1. 派口服药，如已错过一次服药时间，应向后顺延补服一次。 2. 执行注射，如药液已经超过 2 小时，应重新配制药液后执行	及时补足用药剂量

（四）防范药物外渗流程与规范

见表 5-35。

表 5-35　防范药物外渗流程与规范

工作流程	工作标准与规范	评价标准
评估药物的性质	掌握药物的性能、特点及使用注意事项，根据药物的理化特点选择合适的穿刺部位和工具	评估准确
血管的选择	1. 评估血管的弹性、粗细、深浅及位置，根据血管选择合适的针头 2. 有计划地选择静脉，一般由远端到近端。尽量使用留置针。应避开有炎症、硬结、瘢痕或皮肤病的部位进针 3. 使用刺激性、高/低渗性和血管活性药物选择外周静脉输注时，尽量选择上肢大血管，禁止下肢部位穿刺	评估全面，血管选择合理
提高穿刺成功率	1. 加强基本功的训练，提高静脉穿刺的成功率 2. 穿刺成功后要妥善固定好针头，必要时采用保护性约束 3. 使用刺激性、高(低)渗性和血管活性药物最好选用留置针 4. 刺激性强的药物输液前必须以生理盐水建立静脉通路，确定穿刺成功后，再输注刺激性强的药物 5. 在使用刺激性大的药物过程中，应密切观察确保针头在血管内	穿刺部位选择合理，操作符合技术规范

工作流程	工作标准与规范	评价标准
提高患者的预防意识	1. 告诉患者药物外渗后可能导致的后果,并交代注意事项 2. 嘱患者不能随意大幅度移动输液肢体,有疼痛感、烧灼感等不良反应时及时告知医务人员	患者知晓与配合
密切巡视	1. 外周静脉输注高渗药物时,应在输液袋上贴上"防渗漏"标识,密切巡视 2. 输注化疗药物或其他容易引起组织坏死的药物时,要密切观察注射部位,要进行床头交接班	标识清楚,观察及时
正确拔针	输液完毕,拧紧调节器,撤除固定,快速拔针,在针尖即将离开皮肤的瞬间,迅速按压穿刺点或稍上方,直至不出血为止,一般为 5~10 分钟	拔针后无渗液、出血

(五)患者发生化疗药液外渗时工作流程与规范

见表 5-36。

表 5-36 患者发生化疗药液外渗时工作流程与规范

工作流程	工作标准与规范	评价标准
立即停止输注,报告主管医生及护士长	拔出针头时应尽量自静脉注射处以空针回抽渗漏于皮下的药液	处理及时
评估	1. 评估药物对局部组织的刺激性 2. 局部反应:红、肿、热、痛的范围、程度 3. 药物外渗的量及外渗原因	评估全面
初步处理	1. 常规抬高患肢,避免局部受压,切勿在外渗下方再次输液 2. 外渗量少且皮肤完整,遵医嘱使用外用药外涂 3. 高渗性刺激药物,必要时局部封闭治疗,根据具体药物选用合适的拮抗剂 4. 根据药物性质使用冰敷或热敷 5. 恢复期时鼓励患者多做肢体活动,以促进血液循环	处理方法恰当有效
水疱的处理	1. 多发性小水疱处理:保持水疱的完整性,避免摩擦和热敷,提高局部肢体 2. 直径>2cm 的大水疱处理:严格消毒后用 5 号细针头在水疱的边缘穿刺抽吸使皮肤贴附;再根据水疱的范围选择薄膜敷料粘贴,待自然吸收 3. 溃疡形成,需请造口治疗师会诊处理	水疱处理及时、恰当
进一步处理	1. 安抚患者,必须立即更换注射部位 2. 必要时请皮肤科会诊 3. 如外渗局部组织坏死,请烧伤科会诊 4. 协助医生处理	关心患者,会诊及时
做好交接班,密切观察局部变化	1. 详细记录外渗经过,药物的名称、量、处理方法 2. 局部皮肤情况;处理后效果等	记录及时,交接清楚

（六）一般药物外渗时工作流程与规范

见表 5-37。

表 5-37　一般药物外渗时工作流程与规范

工作流程	工作标准与规范	评价标准
立即停止输注，报告主管医生及护士长	1. 拔出针头时应尽量自静脉注射处以空针回抽渗漏于皮下的药液 2. 了解外渗药物种类、名称、性质、渗透压等	处理及时
评估	1. 评估药物对局部组织的刺激性 2. 局部反应：红、肿、热、痛的范围、程度 3. 药物外渗的量及外渗原因	评估全面
处理	1. 局部湿热敷 (1)95% 的酒精或 30%~50% 的硫酸镁，注意观察皮肤的颜色，防止烫伤 (2)生理盐水 10ml+ 地塞米松 5mg 外敷或局部涂多磺酸黏多糖软膏 (3)可用相应的药物拮抗［如多巴胺、间羟胺，去甲肾上腺等外渗可以用酚妥拉明、硝酸甘油、地塞米松，钙剂可用 50% 硫酸镁、山莨菪碱(654-2)湿敷］ 2. 局部封闭：高渗性药物(如 50% 葡萄糖、甘露醇等)外渗，可用利多卡因 + 地塞米松进行局部封闭 3. 抬高患肢，促进局部血液循环，减轻局部组织水肿 4. 禁止在外渗侧肢体肿胀未完全消退前继续进行输液治疗	处理方法恰当有效
进一步处理	1. 安抚患者，必须立即更换注射部位 2. 必要时请皮肤科会诊	关心患者，处理及时
做好交接班，密切观察局部变化	1. 密切观察外渗部位皮肤颜色、温度、疼痛性质、臂围 2. 详细记录外渗经过，药物的名称、量、处理方法；局部皮肤情况；处理后效果等	记录及时，交接清楚

（七）散瞳剂使用流程与规范

见表 5-38。

表 5-38　散瞳剂使用流程与规范

工作流程	工作标准与规范	评价标准
核对	1. 核对医嘱、姓名、眼别，确认患者 2. 检查滴眼液质量、有效期	核对规范
评估	1. 眼部情况 (1)屈光状态、炎症、外伤等 (2)视力 (3)眼压：有无青光眼史或青光眼家族史 (4)如眼部有分泌物或眼膏者，应先用棉签拭去，再点眼药 (5)眼部用药既往史，药物过敏史 2. 全身情况：有无高血压、糖尿病、心肺疾病等 3. 其他：年龄、学习、工作状态	评估全面准确

续表

工作流程	工作标准与规范	评价标准
告知	1. 散瞳剂使用的目的 (1)散瞳验光,麻痹调节 (2)消除因炎症刺激引起的睫状体痉挛、疼痛等症状,如角膜炎、虹膜炎、眼外伤等情况的炎症 (3)恶性青光眼的治疗 (4)防治近视 (5)散大瞳孔,检查眼底 2. 点眼药的操作目的及配合方法 3. 药物作用及副作用 (1)口干、面部潮红、脉搏加快:多饮水、休息 (2)视力模糊、怕光:戴太阳镜,走路注意安全,少阅读	患者知晓
准备	1. 护士:着装整洁,洗手、戴口罩 2. 物品:滴眼液、棉签、弯盘 3. 患者:舒适体位(取仰卧位或坐位,头略后仰) 4. 环境:整洁、安静	准备齐全,符合规范
实施	1. 用棉签拉开下眼睑,嘱患者往上看,充分暴露下结膜囊,将药液点入下穹窿结膜囊内 (1)角膜感觉敏感,药液不能直接点在角膜上 (2)点药时,管口向下,不可离眼太近,一般距眼睑 1~2cm,避免滴管口或瓶口碰到眼睑或睫毛,以防眼药瓶内药液被污染 2. 嘱患者轻闭眼 1~2 分钟,并抹拭外流的药液,用棉签按压泪囊区 2~3 分钟,以防药液流入鼻腔引起中毒 3. 点眼每次 1 滴即够用,不宜太多,避免药液外溢	操作符合规范
观察	1. 观察药物的作用与副作用 2. 如出现口干、面部潮红、脉搏加快等情况,应嘱患者多喝水、休息	观察、处理及时
整理	1. 用物:分类处置 2. 护士:洗手	物品整理符合规范

(八) 降眼压药物使用流程与规范

见表 5-39。

表 5-39　降眼压药物使用流程与规范

工作流程	工作标准与规范	评价标准
核对	1. 核对医嘱、姓名、眼别,确认患者 2. 检查滴眼液质量、有效期	核对规范
评估	1. 眼部情况:视力、眼压、瞳孔大小,有无眼胀、眼痛、畏光流泪等 2. 眼部药物过敏史 3. 全身情况:有无高血压、糖尿病、心肺疾病等。 4. 其他:年龄、自理能力、对治疗护理的要求等	评估全面准确

工作流程	工作标准与规范	评价标准
告知	1. 降压药使用的目的：降低眼内压，保护视功能 2. 副作用及配合方法 （1）使用毛果芸香碱滴眼液时，出现眩晕、脉快、气喘、流涎、多汗等中毒症状时及时报告医生，嘱患者多喝水，及时擦汗、更衣 （2）使用碳酸酐酶抑制剂者应与苏打同服，如出现知觉异常、四肢颜面口唇麻木，有针刺感、血尿等及时告知医生、护士 （3）冬天口服甘油盐水溶液应加温	患者知晓
准备	1. 护士：着装整洁，洗手、戴口罩 2. 物品：滴眼液、棉签、弯盘 3. 患者：舒适体位（取仰卧位或坐位，头略后仰） 4. 环境：整洁、安静	准备齐全，符合规范
实施	1. 点眼药时，用棉签拉开下眼睑，嘱眼睛往上看，暴露下结膜囊，滴管口向下，不可离眼太近，一般距眼睑 1~2cm，勿使滴管口或瓶口碰到眼睑或睫毛，以防眼药瓶内药液被污染，将药液滴入下穹窿结膜囊内 2. 甘露醇：快速静脉滴注，250ml 必须 30~40 分钟内快速滴完。对年老体弱或有心血管疾病的人要注意观察呼吸、脉搏的变化，以防用药后突然起立引起直立性低血压 3. 冬天口服甘油盐水溶液应加温，减少恶心、喉部及胃部不适。口服后尽量少饮水以免药液被稀释，可用温水漱口减少不适，糖尿病患者慎用 4. 使用 0.5% 噻吗洛尔（噻吗心安）滴眼液的患者，需观察其心率、脉率、呼吸。对心率<55 次/min 者要报告医生停药 5. 使用碳酸酐酶抑制剂，如乙酰唑胺应与苏打同服。应密切观察药物副作用，如知觉异常、四肢颜面口唇麻木、有针刺感等，一旦发现症状，报告医生停药。如出现血尿、小便困难立即留取尿液标本。肾功能不全者慎用此类药物	操作符合规范
观察记录	1. 眼部有无出现红、肿、疼痛等情况 2. 全身有无出现异常情况 3. 如出现异常情况应及时报告医生处理并实时记录	观察、处理及时
整理	1. 用物：分类处置 2. 护士：洗手	物品整理符合规范

第三节 手术室消毒供应中心工作流程与规范

一、手术室工作流程与规范

（一）工作人员进出手术室工作流程与规范

见表 5-40。

表 5-40 工作人员进出手术室工作流程与规范

工作流程	工作标准与规范	评价标准
工作人员进入手术室前	1. 严格控制人员的进出 2. 进入手术室凭有效证件，本院工作人员持胸卡，进修人员等持相关有效证件 3. 对首次进入手术室人员给予指引、协助	证件有效；进入手术室工作人员符合要求
更衣换鞋，规范着装	1. 手术人员将自己的鞋放入鞋柜，更换手术部专用鞋 2. 手术人员按要求更衣，戴好口罩、帽子。口罩要求罩住口鼻，帽子将头发全部覆盖。不准戴耳环、戒指等饰物	工作人员着装符合要求
进入手术区域	1. 通过洁净内走廊进入手术室洁净区域 2. 参观人员在指定手术间参观手术，未经许可不准随意进入其他手术间，尽量减少人员流动 3. 参观人员与手术者的距离应在 30cm 以上，每间手术间参观的人数不应超过 2 人 4. 手术间保持关闭状态，手术中避免人员频繁走动，大声喧哗，不能随意进出手术间	通道标识清晰明确；服从安排；人员管理符合规范
手术结束	1. 手术完毕后，手术人员按操作标准脱手术衣、手套 2. 按七步洗手法清洁双手，离开手术限制区	洗手正确；手术衣放置符合要求
离开手术室	1. 手术人员进入更衣室，脱洗手衣，取下口罩、帽子，放入专用回收袋 2. 换鞋，手术鞋放入回收筐内	洗手衣、鞋放置符合要求

（二）患者进出手术室工作流程与规范

见表 5-41。

表 5-41 患者进出手术室工作流程与规范

工作流程	工作标准与规范	评价标准
按手术通知单时间送手术患者到手术室	病房护士按手术通知单时间做好术前准备，核对手术患者的信息，送患者到手术室与手术室护士交接 规范语言："您好，我是 ×××，现在送您到手术室进行手术。"	核对准确无误；护送安全

续表

工作流程	工作标准与规范	评价标准
核对手术患者信息行结膜囊冲洗	1. 手术室护士核对患者身份(包括科别、住院号、床号、姓名、性别、年龄、手腕带、手术名称、手术眼别等),同时检查术前检查结果、手术同意书等病历资料,患者穿患者服 2. 进行术前结膜囊冲洗 规范语言:"您好。我是手术室护士×××,请问您叫什么名字,我核对一下您的手腕带。" 规范语言"您好,为了预防术后感染,我现在为您行结膜囊冲洗,需要您……配合,请问可以吗?"	核对全面无误;患者知晓结膜囊冲洗的目的并能配合
手术患者入手术间,再次核对	手术患者送至指定的手术间,开始手术前进行三方核查 规范语言:"您好。我是手术室护士×××,请问您叫什么名字,我核对一下您的手腕带。"	核对准确无误;患者妥善安置手术床上;注意保暖
手术完毕,送患者回病房	手术完毕,进行核对,手术人员(麻醉医生/护士、手术医生)将患者送回病房,与病区责任护士交接患者病情	护送安全、注意保暖;严格执行交接制度

(三) 手术安全核查工作流程与规范

见表 5-42。

表 5-42　手术安全核查工作流程与规范

工作流程	工作标准与规范	评价标准
麻醉实施前	1. 三方按手术安全核查表依次核对患者身份(姓名、性别、年龄、科室、病案号、床号)、手术方式、手术眼别与标识、术野皮肤准备、药物过敏史、抗菌药物皮试结果,检查报告及影像学资料、知情同意情况、麻醉安全检查、静脉通道建立情况等内容 2. 保证仪器设备的完好性:巡回护士与麻醉医生分别对仪器设备的性能进行检查,确保仪器设备的安全使用 规范语言:"您好,我是您的主管医生/巡回护士×××,请问您叫什么名字,我核对一下您的手腕带。"	核对准确无误;手术物品、器械、仪器准备齐全
手术开始前	1. 三方共同核查患者身份、手术方式、手术眼别与标识,并确认风险预警等内容。 2. 手术物品准备情况的核查由手术室护士执行并向手术医生和麻醉医生报告 "您好,我是您的主管医生/巡回护士×××,请问您叫什么名字,我核对一下您的手腕带。"	核对准确无误;手术风险预警、评估全面
手术中	1. 术中用药的核查:由麻醉医生或手术医生根据情况需要,下达医嘱由巡回护士负责口头复述,医生确认无误后执行,并留药品安培以备核查。口头医嘱执行后巡回护士负责及时做好相应记录 2. 术中植入人工晶状体的核查:人工晶状体植入前,由手术医生和巡回护士共同核查人工晶状体申请单和人工晶状体测量单的内容,确认无误后方可进行下一步操作 3. 护士打开无菌包时,与手术医生共同核查包内化学指标卡是否达标	严格执行查对制度

工作流程	工作标准与规范	评价标准
患者离开手术室前	1. 三方共同核查患者身份、实际手术方式、术中用药，清点手术用物，确认手术标本，检查皮肤完整性、静脉通道，确认患者去向等内容 2. 三方确认后分别在手术安全核查表上签名	核对准确无误；物品清点无误；标本核对无误、妥善处置
手术安全核查表的保管	住院患者手术安全核查表归入病历中保管，非住院患者手术安全核查表由手术室负责保存 1 年	资料保管符合要求

（四）外科手消毒工作流程与规范

见表 5-43。

表 5-43　外科手消毒工作流程与规范

工作流程	工作标准与规范	评价标准
准备外科洗手用物	手术室外科洗手处配备外科洗手用物：皂液、消毒擦手巾或擦手纸、免洗手消毒剂、计时装置，调试水温。洗手液、外科手消毒剂均在有效期内使用	环境整洁；外科洗手用物齐全，符合使用标准
手术人员规范着装	手术人员更换手术衣裤，佩戴口罩、帽子，手术衣整洁，上衣束进裤内，帽子遮住所有头发，口罩佩戴正确	着装符合要求
修剪指甲、去除首饰	手术人员进行外科洗手前应修剪指甲，去除饰物，手部无伤口。指甲长度不超过指尖、无涂指甲油，不戴戒指、手表、手镯、耳环、项链	手术人员准备符合要求
清洁洗手	手术人员挽起衣袖至肘上 10cm 外，湿润双手及前臂，取适量洗手液涂抹，按七步洗手法清洗，时间不少于 1 分钟，旋转揉搓前臂及上臂下 1/3 处，揉搓时间至少 15 秒（双臂），冲洗双手、前臂、双臂下 1/3 处，冲洗时应始终保持手朝上肘朝下的姿势	揉搓规范、时间合理；衣裤干燥；冲洗双手方法正确、无污染
擦干双手及前臂至上臂下 1/3	清洁双手后用干手物品擦干双手及前臂至上臂下 1/3	干手顺序正确，无遗漏部位
外科手消毒	取适量外科手免洗消毒液按七步洗手法均匀涂抹揉搓双手各部位，从腕部开始分段交替环状揉搓前臂和上臂下 1/3，无遗漏。揉搓时间 2~6 分钟，认真揉搓直至消毒液干燥	揉搓规范、时间合理

（五）手术物品清点工作流程与规范

见表 5-44。

表 5-44　手术物品清点工作流程与规范

工作流程	工作标准与规范	评价标准
手术前	1. 巡回护士与手术医生共同清点手术物品、检查物品的完整性 2. 手术物品未准确清点记录之前，手术医生不得开始手术 3. 保持手术间的整洁，保证手术间地面无任何杂物	物品准备数目齐全，记录准确

续表

工作流程	工作标准与规范	评价标准
手术中	1. 手术中随时检查物品完整性及数目 2. 手术过程中增减的物品应及时与手术医生清点并记录 3. 手术中需使用钛钉、钛板时，应在手术安全核查表、手术护理记录单上详细记录所用钛钉、钛板的数目、型号，以便清点物品 4. 严禁将与手术相关的任何物品随意拿离、拿入手术间 5. 如因病情需要术后留在眼内的物品，护士和手术医生必须确认物品名称、型号、数量后准确记录并签名	清点、记录及时准确
手术中交接班	交接的护士要与手术医生共同清点物品，交班护士签名后方可离开	交接符合规范，记录清晰准确
手术结束	1. 眼眶手术，关闭切口前，手术医生应先取出眼眶内的所有手术物品，再行清点 2. 缝合结膜切口前、后，护士与手术医生要清点物品，特别是手术缝针的数量 3. 手术结束器械离开手术间前，巡回护士再次清点手术物品数目和检查物品的完整性，准确无误后方可离开	及时清点，数目准确

（六）手术病理标本留取与送检工作流程与规范

见表 5-45。

表 5-45　手术病理标本留取与送检工作流程与规范

工作流程	工作标准与规范	评价标准
准备标本瓶	1. 根据医嘱、标本大小准备标本瓶 2. 贴上标签注明患者基本资料(病区、姓名、性别、年龄、住院号、日期等) 3. 标本瓶装入 10% 甲醛溶液，甲醛溶液的量不少于病理组织体积的 5 倍	标本瓶符合要求
留取标本	1. 严格执行查对制度：标本取出后由巡回护士与手术医生核对后装进标本瓶 2. 同一患者有多份病理标本时，应根据手术医生的要求分别装进多个标本瓶，并标明标本瓶的编号及组织来源 3. 标本存放：把标本与病理单一起放在标本储存柜内并加锁，在标本留取登记本上做好登记并签名 4. 做好记录：手术护理记录单上记录留取的标本及数量	病理组织标本准确无误；交接清晰；患者信息准确无误；记录及时准确
送标本	1. 护士与运送标本的个人共同核对标本数量，患者信息(病区、姓名、性别、年龄、住院号)，日期，双方确认无误后签名 2. 专责标本运送的工人协助将手术病理申请单及标本放入标本专用箱内并加盖后送至病理科，送检途中防止标本混淆和丢失 3. 病理科医生接收，核对无误后在手术病理标本送检登记本签名	病理标本无遗漏；交接登记清晰、准确

续表

工作流程	工作标准与规范	评价标准
送标本	4. 急送标本及控制切除的标本留取后在急送标本登记本上做好登记,经双人核对、签名后由专责标本运送的工人立即送病理科或检验科,病理科或检验科医生接收,核对无误后在急送病理标本送检登记本签名	

(七) 送局麻手术患者返回病房工作流程与规范

见表 5-46。

表 5-46　送局麻手术患者返回病房工作流程与规范

工作流程	工作标准与规范	评价标准
护送前准备	1. 检查轮椅、平车有无松脱、损坏,防止护送过程中摔伤患者 2. 评估患者的安全性,估计患者在护送途中无危险才可送出手术室 3. 核对患者身份,带齐患者病历、CT、X 线片等物品	评估全面准确;准备齐全
安全护送	1. 选择合适的护送工具 2. 再次确认患者的身份,护送前的安全评估 3. 护送途中做好安全防护措施,防止患者坠床、跌倒事件发生,并注意保暖 4. 护送途中观察病情,用平车护送的,护送人员站在床头面对患者,随时观察病情变化,及时处理异常情况	输送安全;注意保暖
病房交接	1. 协助患者按挪动法过床,或轮椅推至床边,固定轮椅,翻起踏脚板,扶患者下轮椅,再扶患者上床休息 2. 与病房管床责任护士做好交接班 3. 病历资料交接	交接清晰;记录及时准确

(八) 洁净手术室辅助区域物体表面、地面清洁工作流程与规范

见表 5-47。

表 5-47　洁净手术室辅助区域物体表面、地面清洁工作流程与规范

工作流程	工作标准与规范	评价标准
术前清洁	1. 当地面无明显污染情况下,每天 3 次使用清水擦拭洁净走廊及患者交换区物体表面及地面 2. 手术室限制区地面每天手术前用有效氯浓度为 500mg/L 的消毒液擦拭	地面清洁符合规范
每日清洁	1. 每班次用清水擦拭外科洗手池及水龙头、镜子、洗手液装置、消毒液装置等,有污迹须及时清洁 2. 每天用清水擦拭无菌物品传送专用电梯的表面 3. 手术室辅助用房地面每天至少用清水清洁 3 次 4. 外走廊、污物暂存间、污物收集间的物体表面及地面用有效氯浓度为 500mg/L 的消毒液擦拭,每天至少 3 次,有污迹须及时保洁	每次清洁落实到位

续表

工作流程	工作标准与规范	评价标准
每周清洁	1. 每周用清水擦拭无菌物品间、手术室库房的货物架、医用冰箱、备用的仪器设备等 2. 每周清洗内外走廊、患者交换区、护士站等地面 3. 每周清洗初效过滤网及回风口过滤网,同时对回风口进行擦拭消毒并记录	每项工作有落实

(九) 手术间物体表面清洁工作流程与规范

见表 5-48。

表 5-48　手术间物体表面清洁工作流程与规范

工作流程	工作标准与规范	评价标准
手术前手术间清洁	1. 对手术间的所有物体表面用清水擦拭 2. 仪器设备表面用消毒湿巾擦拭	清洁符合要求
接台手术间清洁	1. 按医疗废物处理原则处理术后敷料、棉签、污染布料等 2. 对有血液、呕吐物或病原微生物污染的地面,应根据具体情况进行处理,对于少量(<10ml)的溅污,可先清洁再消毒;对于大量(>10ml)血液或体液的溅污,应先用吸湿材料去除可见的污染,然后再清洁和消毒 3. 对有血液、体液污染的物体表面,手术台及周边至少 1.5m 范围的物体表面进行清洁消毒 4. 器械车、手术台用消毒湿巾擦拭消毒	清洁消毒符合规范
手术后手术间清洁	1. 按医疗废物处理原则处理术后敷料、棉签、污染布料等 2. 使用清水擦拭无影灯、手术显微镜、玻璃体切割机、超声乳化仪、器械车、连线、脚踏、手术间门、壁柜及电源线等 3. 如有血液、体液污染者,用有效氯浓度为 500mg/L 的消毒液及清水擦拭 4. 清洁工作结束后,待空气自动净化程序完成方可关闭手术间的层流设备 5. 感染手术则按《感染手术术后处理流程》进行处理。	清洁消毒符合规范
周末手术间清洁	1. 用清水擦拭手术间的所有物体表面,用清水清洗手术间地面 2. 对手术间内的回风口过滤网清洗,对回风口进行擦拭消毒并记录	过滤网及物体表面清洁、符合规范

(十) 洁净室手术空气监测工作流程与规范

见表 5-49。

表 5-49 洁净室手术空气监测工作流程与规范

工作流程	工作标准与规范	评价标准
采样前准备	1. 手术间准备：采样前手术间常规清洁、消毒后，净化空调系统达到自净时间并处于开启状态，室内无其他工作人员 2. 人员准备：采样人员穿洁净服，戴口罩、帽子，手卫生 3. 领取培养皿：提前派工作人员到检验科领取用于测定的9cm 直径普通营养琼脂培养皿，根据手术间布点数决定培养皿数量 4. 门上贴警示标志	准备工作符合要求
采样	1. 采样高度：放置高度与地面垂直高度 80~150cm，距离墙面>1m 2. 布点方法 (1)局部百级、周围千级：手术区布放 5 点(双对角布点)，周边区布放 8 点(每边内 2 点) (2)局部千级、周围万级：手术区布放 3 点(对角布点)，周边区布放 6 点(长边内 2 点，短边内 1 点) (3)局部万级、周围十万级：手术区布放 3 点(对角布点)，周边区布放 4 点(每边内 1 点) (4)十万级：布放 3 点(避开送风口正下方) (5)三十万级：面积>30m² 布放 4 点，面积 ≤30m² 布放 2 点(避开送风口正下方) 3. 暴露时间：将 9cm 直径普通营养琼脂培养皿打开，扣放于平皿旁暴露 30 分钟，采样时间达到后立即加盖 4. 采样过程中禁止人员进出，手术间门保持关闭状态；采样时间严格按自净时间标准执行	操作符合规范
送检	1. 采样后琼脂培养皿保持倒置状态放于无菌盘内 2. 检验单上注明手术间间号、净化级别及暴露时间 3. 立即送检	送检及时、准确

(十一) 物体表面监测工作流程与规范

见表 5-50。

表 5-50 物体表面监测工作流程与规范

工作流程	工作标准与规范	评价标准
采样前准备	1. 物品准备：5ml 注射器 1 支、10ml 生理盐水 1 支、棉签 1 包、试管 1 支、手套 1 对，5cm×5cm 规格板 1 个、止血钳 1 把、治疗巾 1 包 2. 人员准备：采样人员穿洁净服，戴口罩、帽子，手卫生	准备工作符合要求
采样	1. 采样时间：手术间物体表面进行常规消毒处理后 4 小时内 2. 面积：被采样面积<100cm² 取全部表面；如采样面积 ≥100cm²，取 100cm²	操作符合规范

续表

工作流程	工作标准与规范	评价标准
采样	3. 采样方法 (1) 无菌方法将治疗巾打开,将 5ml 注射器、棉签、试管、5cm×5cm 规格板 1 个、止血钳分别打开放入包内 (2) 将 10ml 生理盐水打开 (3) 用快速手消毒液消毒双手后戴手套,检查试管完好性,用 5ml 注射器抽取等量生理盐水 (4) 用 5cm×5cm 的标准灭菌规格板,放在被检物体表面,用浸有生理盐水的棉拭子 1 支在规格板内横竖往返均与涂擦各 5 次,连续采样 4 个位置(不可重叠) (5) 用止血钳将棉签前端约 5cm 处折断,放入试管内,并向试管内注入生理盐水约 3ml,试管口消毒后立即将试管盖好,试管口朝上放置	
送检	1. 采样后培养管保持管口朝上并置于无菌盘内盛装容器内 2. 检验单上注明采样部位 3. 立即送检	送检及时、准确

(十二) 外科手消毒监测工作流程与规范

见表 5-51。

表 5-51　外科手消毒监测工作流程与规范

工作流程	工作标准与规范	评价标准
采样前准备	物品准备:持物钳 1 把、50ml 注射器 1 支、100ml 生理盐水 1 袋、棉签 1 包、试管、手套 1 对、止血钳 2 把、手术衣等 2. 人员准备:采样人员穿洁净服,戴口罩、帽子,手卫生	准备工作符合要求
采样	1. 采样时间:医护人员进行外科手消毒后采样 2. 面积:每只手涂擦面积约 30cm^2。 3. 采样方法 (1) 操作者进行外科手消毒后穿无菌手术衣、戴手套 (2) 协助者用无菌方法将采样包打开,将 50ml 注射器、棉签、试管、止血钳分别放入包内,操作者检查试管完好性 (3) 协助者打开 100ml 生理盐水开口,操作者用注射器抽取生理盐水 50ml (4) 被检者双手五指并拢、手掌向上待检 (5) 操作用浸有生理盐水的棉拭子在被检者掌面到背面从指跟到指端往返涂擦 2 次,一只手涂擦面积约 30cm^2,涂擦过程中同时转动棉拭子 (6) 操作者用止血钳将棉签于前端约 5cm 处折断,放入试管内,并向试管内注入约 3ml 生理盐水,试管口消毒后立即将试管盖好,试管口朝上放置	操作符合规范
送检	1. 采样后培养管保持管口朝上并置于无菌盘内盛装容器内 2. 检验单上注明被采人员科室和姓名 3. 立即送检	送检及时、准确

(十三) 使用中消毒液染菌量监测工作流程与规范

见表 5-52。

表 5-52　使用中消毒液染菌量监测工作流程与规范

工作流程	工作标准与规范	评价标准
采样前准备	1. 物品准备：5ml 注射器 3 支、20ml 注射器 2 支、试管、手套 1 对等 2. 人员准备：采样人员穿洁净服，戴口罩、帽子，手卫生	准备工作符合要求
采样	1. 时间：使用中的消毒液 2. 采样量：抽取被检消毒液约 3ml 3. 方法 (1)操作者进行外科手消毒后戴手套 (2)协助者用无菌方法将采样包打开，将注射器、试管分别放入包内，操作者检查试管完好性 (3)操作者用无菌方法从使用中的消毒液瓶内直接抽取 3ml 消毒液后注入试管内，试管口消毒后立即将试管盖好，试管口朝上放置	操作符合规范
送检	1. 采样后培养管保持管口朝上并置于无菌盘内盛装容器内 2. 检验单上注明消毒液名称 3. 立即送检	送检及时、准确

(十四) 急诊手术工作流程与规范

见表 5-53。

表 5-53　急诊手术工作流程与规范

工作流程	工作标准与规范	评价标准
接到急诊手术通知，安排手术间	1. 手术室接到急诊手术通知，根据手术情况，尽快安排急诊手术（必要时备好抢救物品） 2. 节假日、周末、夜班值班护士接到急诊手术通知后，立即安排手术间进行手术	准备工作及时、周全
手术准备	手术室护士接到手术通知开启手术间洁净系统，调节室温与湿度，备齐手术物品、仪器等，必要时准备急救物品	手术环境符合要求；手术物品、仪器处于备用状态
手术	急诊患者到手术室，手术室护士核对患者信息，评估患者病情，严格执行查对及无菌操作流程，配合手术，确保患者手术安全。 规范语言："您好，我是手术室护士 ×××，请问您叫什么名字？……"	查对及无菌技术操作符合规范
患者送回病房	手术结束后，手术室人员将患者送回病房，与病区护士交接患者病情、带回物品等	安全转运、保暖；规范交接

(十五) 特殊感染手术工作流程与规范

见表 5-54。

表 5-54　特殊感染手术工作流程与规范

工作流程	工作标准与规范	评价标准
术前准备	1. 接特殊感染手术,安排感染手术间(负压手术间)手术,提前开启洁净空调系统 2. 准备手术用物,尽量使用一次性物品,简化手术间用物。除手术需要物品,备含氯消毒液、各类垃圾袋及必需仪器 3. 手术人员做好防护准备,穿戴无菌手术衣、护目镜、鞋套、一次性防护衣 4. 皮肤损伤者禁止参加手术,配备 2 名巡回护士	手术环境符合要求;手术物品齐全;防护措施符合规范
手术配合	1. 手术间外挂隔离标志,严格控制手术人员,谢绝参观 2. 室外巡回护士传递室内手术所需物品,室内手术人员术中不得离开手术间,避免交叉感染 3. 手术人员做好自我防护,防止锐器伤	隔离标志清晰;操作符合规范;防护措施落实
术后处理	1. 手术结束后,一次性物品放在双层黄色垃圾袋内,写明特殊感染标识,按医疗废物管理规范处理 2. 可回收手术器械,放置于器械回收箱内并注明特殊感染标识,转送消毒供应中心按规范处理 3. 地面、墙面、物体表面用有效氯浓度为 1 000~2 000mg/L 的消毒液擦拭,消毒液现配现用 4. 清洁工作完成后,3 次空气培养合格后方可启用手术间 5. 手术人员更换个人防护用品,进行洗手和手消毒	处理符合规范;防护措施到位

(十六) 巡回护士工作流程与规范

见表 5-55。

表 5-55　巡回护士工作流程与规范

工作流程	工作标准与规范	评价标准
术前访视患者	1. 巡回护士手术前一天了解次日手术患者基本情况及手术方式 2. 对于新开展手术、重大手术或危重手术,巡回护士术前到病房访视患者,了解患者病情。必要时参加术前讨论,熟悉手术步骤,以便于密切配合手术 规范语言:"您好,我是手术室护士 ×××,我是您明天手术的巡回护士。"	准备充分;沟通有效
术前准备	1. 术前 30 分钟开启手术间洁净系统,调节室温与湿度,温度 22~25℃,湿度 30%~60% 2. 准备、查对手术物品、仪器设备等	手术间环境符合要求;手术用物齐全

工作流程	工作标准与规范	评价标准
执行安全核查	麻醉实施前,由手术医生带领麻醉师、巡回护士进行三方查对,三方按照手术安全核查表依次查对患者身份(姓名、性别、年龄、住院号、手腕带)、手术方式、手术眼别及标识、知情同意情况、麻醉安全检查、皮肤是否完整、术野皮肤准备、静脉通道建立情况、患者过敏史、抗菌药物皮试结果、影像学资料等内容 规范语言:"您好,我是您的主管医生 ×××,请问您叫什么名字,我看一下您的手腕带……"	核对准确无误
协助麻醉	全身麻醉者协助麻醉师建立静脉通道、心电监护、血氧饱和度等各种监测 规范语言:"您好,因为手术需要,需要为了建立静脉通道带……。"	穿刺一次性成功;仪器设备连接正确
协助手术者穿手术衣,连接手术所需仪器设备	巡回护士协助手术者穿无菌手术衣。连接仪器设备(Phaco 机、玻切机等)	无菌操作规范;仪器设备连接正确
术前清点手术物品	巡回护士与手术医生共同清点手术物品、检查物品的完整性并在手术清点记录单上准确记录	清点、记录清晰准确
手术开始前,执行手术安全核查	手术开始前,三方按照手术安全核查表依次查对患者身份(姓名、性别、年龄、住院号、手腕带)、手术方式、手术眼别及标识、知情同意情况、麻醉安全检查、皮肤是否完整、术野皮肤准备、静脉通道建立情况、患者过敏史、抗菌药物皮试结果、影像学资料等内容 规范语言:"您好,我是您的主管医生 ×××,请问您叫什么名字,我看一下您的手腕带……"(对局部麻醉患者)	手术患者核对准确无误;手术风险预警、评估全面
术中配合	巡回护士在手术过程中密切过程手术进程及患者病情,保证手术设备正常使用;及时补充台上用物,并在手术清点记录单上填写补充的器械及物品数量,监督手术人员的无菌操作,管理手术间参观人员规范参观	病情观察细致;记录及时、准确
录入手术费用,书写手术护理文书	巡回护士录入手术费用,书写手术安全核查表、手术护理记录单等手术护理文书	费用录入准确无误;护理记录准确、详细
术后清点手术物品	1. 眼眶手术,关闭切口前,手术医生应先取出眼眶内的所有手术物品,再行清点 2. 缝合结膜切口前、后,护士与手术医生要清点物品,特别是手术缝针的数量 3. 手术结束器械离开手术间前,巡回护士再次清点手术物品数目和检查物品的完整性,准确无误后方可离开	清点数量准确;器械完整、功能完善;记录准确、清晰
术毕执行患者离室前手术安全核查	手术结束后,协助包眼,患者离开手术室前,三方共同核对患者的身份、实际手术方式、术中用药、清点手术用物,确认手术标本、检查皮肤完整性、静脉通道等,确认患者去向	患者核对无误;用物清点无误;标本核对无误,妥善处置;严格执行交接制度

续表

工作流程	工作标准与规范	评价标准
整理手术间	1. 手术间用物,物归原处,关闭电源 2. 根据消毒隔离制度,督促卫生员清洁手术间,并用消毒液擦拭物品表面,做好手术间终末处理	手术间物品定位放置;终末处理符合规范

(十七) 夜班护士工作流程与规范
见表 5-56。

表 5-56　夜班护士工作流程与规范

工作流程	工作标准与规范	评价标准
夜班交接	值班者提前 15 分钟到岗,着装整齐,认真交接手术间物品、无菌间物品,检查水、电、氧气、吸引管道及卫生情况。遇到特殊情况须详细交接班,并与交班者共同处理完成	手术室环境整洁、安全;掌握手术物品的使用状态
交接未完成手术	1. 值班护士与上一班护士交接未完成手术的手术进程,交接术中使用的物品、器械与仪器、药品等,与手术清点记录单一致 2. 未完成手术患者的病情	交接全面、无遗漏;交接准确、无疑问
安排急诊手术	1. 手术室接到急诊手术通知,根据手术情况,尽快安排急诊手术(必要时备好抢救物品) 2. 节假日、周末、夜班值班护士接到急诊手术通知后,立即安排手术间进行手术	遵守急诊优先原则
手术准备	手术室护士接到手术通知开启手术间洁净系统,调节室温与湿度,备齐手术物品、仪器等,必要时准备急救物品	手术环境符合要求;手术物品、仪器处于备用状态
配合完成手术	急诊患者到手术室,手术室护士在围术期信息管理系统核对患者信息,查看病情,行结膜囊冲洗。严格执行查对及无菌操作流程,配合完成手术,确保患者手术安全 规范语言:"您好,我是手术室护士×××,请问您叫什么名字,我扫描一下您的手腕带……"	规范执行查对制度及无菌技术操作原则
患者送回病房	手术结束后,手术室人员将患者送回病房,与病区护士交接患者病情、带回物品等	安全转运、保暖;规范交接
处理应急事件	值班人员处理各种应急情况,必要时报告护士长或相关部门,使手术室工作顺利进行	处理意外事件迅速、准确
完成交班记录	值班护士完成交接班记录	内容准确、详细

(十八) 手术室感染预防与控制管理工作流程与规范
见表 5-57。

表 5-57　手术室感染预防与控制管理工作流程与规范

工作流程	工作标准与规范	评价标准
物品处理流程	1. 医疗器械：重复使用的医疗器械术后放在器械回收箱，送至消毒供应中心进行集中处理 2. 废弃物：将分类的固体废弃物，采取"密封转移"送至污物间 3. 物体表面：物体表面无明确污染使用清水擦拭，被血液或体液污染时用消毒液擦拭，再用清水擦拭	物品处理符合规范
手术人员	1. 手术人员应戴一次性口罩、帽子，必要时戴一次性防护口罩，手术衣裤、口罩潮湿或被血液/体液污染，应立即更换 2. 手术完毕，手术人员应在手术间内脱手术衣、手套，接台手术重新进行外科手消毒，再按要求穿无菌手术衣戴手套进行手术	着装规范；洗手正确；避免交叉感染
地面	地面无血迹处用清水拖地，如有血液、体液污染者，用有效氯浓度为 500mg/L 的消毒液及清水擦拭	消毒溶液现配现用，有浓度监测
空气	清洁工作应在净化空调系统运行下进行，负压手术间在负压持续运转 15 分钟后再进行，清洁工作完成后，根据手术间级别实施自净时间	空气消毒符合规范

（十九）手术室仪器设备管理工作流程与规范

见表 5-58。

表 5-58　手术室仪器设备管理工作流程与规范

工作流程	工作标准与规范	评价标准
专人管理	手术室仪器设备有专人管理，并有相关出入库手续	账目清晰
仪器设备入库登记	1. 手术室仪器设备入库后，建立贵重仪器设备登记本，登记仪器的名称、编码、型号、数量、购买时间等，贴上条形码 2. 收集配件资料：使用说明书、操作手册、维修手册等并分类保管	登记本内容全面、清晰
使用前培训	手术室仪器设备使用前，制定该仪器的标准操作流程、注意事项、维护与保养等，并进行操作培训与考核，做到规范使用	培训落实、考核合格
规范管理	1. 设置仪器设备操作流程及使用登记本，随机携带，使用后及时登记 2. 仪器设备定点放置，专人管理，用后放回固定位置，发现异常及时处理 3. 有专业维修人员，定期检查、维护、保养，并有相关记录 4. 设备故障由专业人员维修	仪器设备管理符合规范
定期清点	仪器设备管理人员根据医院相关要求对仪器设备定期进行清点核查	账物相符
设备报废	对于损坏、破旧不能维修的仪器设备，按医院相关规定填写报废申请单，执行报废流程，并登记	报废仪器设备处理符合规范

二、消毒供应中心工作流程与规范

(一) 复用诊疗器械(器具)和物品回收工作流程与规范

见表 5-59。

表 5-59　复用诊疗器械(器具)和物品回收工作流程与规范

工作流程	工作标准与规范	评价标准
回收前准备	1. 回收人员:穿外出工作服,戴圆帽须遮盖全部头发、口罩 2. 物品准备:回收车、回收箱、快速手消毒液、手套、笔及记录单 3. 回收人员严格执行感染预防措施	个人防护符合《医院消毒供应中心 第2部分:清洗消毒及灭菌技术操作规范》(WS310.2—2016)附录 A 的要求;物品准备齐全
回收	1. 工作人员按指定路线推回收车到临床各科室,严禁戴手套按电梯开关 2. 在科室回收污染器械,应戴手套,将科室污染物品回收箱放回回收车内,然后脱手套,进行手消毒,离开科室 3. 回收时,应洁、污概念明确,注意轻拿轻放,避免发生物品的损坏及增加噪声 4. 操作过程中避免造成周围环境的污染或自身的职业暴露 5. 回到消毒供应中心的去污区,应戴手套后,将污染物品与污物品接收区人员进行交接 6. 污物品接收区人员按科室清点器械数量并记录,回收人员复核	按照回收指定路线,污染物品封闭回收、无暴露、无污染其他环境,物品交接清楚
回收箱及回收车处理	1. 工作完毕,应用自来水及清洁剂彻底清洗回收容器 2. 对回收箱及回收车进行清洗消毒,可采用有热力清洗消毒设施进行清洗消毒后,干燥存放;没有热力清洗消毒设施可选用有效氯浓度 500mg/L 的消毒剂进行擦拭消毒和浸泡,刷洗干净后,干燥备用 3. 保持回收车清洗间整洁、干燥,回收箱摆放在储物架上备用,回收车归位 4. 操作时,工作人员须做好职业防护,穿高帮橡胶鞋,穿抗湿罩袍,戴防护面罩,戴手套,使用洗车设备时避免水滴飞溅,以免产生气溶胶和造成周围环境污染	清洗消毒符合规范

(二) 复用诊疗器械(器具)和物品机器清洗工作流程与规范

见表 5-60。

表 5-60　复用诊疗器械（器具）和物品机器清洗工作流程与规范

工作流程	工作标准与规范	评价标准
准备	1. 操作者：清洗操作人员个人防护符合《医院消毒供应中心 第 2 部分：清洗消毒及灭菌技术操作规范》（WS310.2—2016）附录 A 的要求，戴圆帽、口罩，穿专用鞋、抗湿罩袍或围裙，戴橡胶手套或防刺乳胶手套，戴防护面罩（护目镜） 2. 用物准备：清洗消毒器、清洗剂、器械固定架等 3. 环境：整洁、光线充足	个人防护符合《医院消毒供应中心 第 2 部分：清洗消毒及灭菌技术操作规范》（WS310.2—2016）附录 A 的要求；物品准备齐全
分类	1. 评估器械物品种类、污染种类及程度，血迹明显的器械或物品先用酶浸泡或手工刷洗 2. 需要先行手工清洗的器械物品按手工清洗流程进行相应处理 3. 按器械和物品的种类放置固定在相应的器械固定架上	分类清晰准确、无损坏
装载	将器械固定架摆放到清洗架上，每层清洗架放置同类物品，应注意： 1. 清洗篮筐中器械不能重叠放置，要有适当空隙，保证被清洗的器械、物品的每个面均能充分接触水流。每个清洗架尽量放置同类物品，手工转动清洗臂，观察是否平衡转动 2. 轴节器械应充分打开或用专门器械架撑开，可拆卸的零部件应拆开 3. 精细、贵重器械用带盖细网筐装放，锐利器械应固定放置	装载符合要求
进机	1. 器械摆放完成后，用手转动清洗臂，观察其转动是否平衡，再推入机内 2. 清洗架进入清洗机后检查器械是否移位 3. 器械不影响喷水臂转动，喷水口无阻塞	操作符合要求
清洗	选择、运行正确的程序，然后按下控制面板上的开始键	程序正确；操作安全
卸载	1. 卸载前洗手，注意防止烫伤 2. 程序结束后，器械在包装区取出、检查、记录 3. 卸载完成后检查机内、腔底无杂物、纤维，将清洗架推入机腔内后关门	操作安全

（三）复用诊疗器械（器具）和物品手工清洗工作流程与规范

见表 5-61。

表 5-61　复用诊疗器械（器具）和物品手工清洗工作流程与规范

工作流程	工作标准与规范	评价标准
准备	1. 操作者：戴圆帽、口罩，穿专用鞋、抗湿罩袍或围裙，戴橡胶手套或防刺乳胶手套，戴防护面罩（护目镜） 2. 用物：清洗剂、浸泡容器、各种清洗工具、恒温水箱、干燥柜等 3. 环境：整洁、光线充足	个人防护符合《医院消毒供应中心 第 2 部分：清洗消毒及灭菌技术操作规范》（WS310.2—2016）附录 A 的要求；物品准备齐全

续表

工作流程	工作标准与规范	评价标准
冲洗及擦洗	1. 新启用的器械在冲洗及擦洗前要先检查器械的完整性,查看有无锈迹、油迹等 2. 生锈的器械用除锈剂在生锈器械的局部进行涂擦除锈,不主张用除锈剂浸泡,以免加重器械损坏 3. 在流动水下冲洗,软毛刷擦洗器械表面的明显血迹和污迹。刷洗器械时,一定要在水下面操作,避免气溶胶产生和水滴飞溅,造成周围环境的污染和工人职业暴露 4. 浸泡在含酶清洗液 3~5 分钟后擦洗,或在含酶清洗液中超声清洗 3~5 分钟	操作安全;器械表面无血迹、无污迹、无锈迹
漂洗	流动水下彻底冲洗器械外表面污垢和清洗剂	器械表面无清洗剂、污垢
终末漂洗	1. 流动水下反复冲洗 2. 软水或纯化水最后冲洗	器械表面无自来水残留
消毒	湿热消毒温度 ≥90℃、时间 ≥1 分钟消毒时要水温达到要求才开始计时	消毒符合要求
干燥	放干燥柜干燥,温度 70~90℃,时间 20 分钟	器械表面干燥、无水垢、无污物、无锈迹

(四) 眼科管腔类器械手工清洗工作流程与规范

见表 5-62。

表 5-62　眼科管腔类器械手工清洗工作流程与规范

工作流程	工作标准与规范	评价标准
准备	1. 操作者:戴圆帽、口罩,穿专用鞋、抗湿罩袍或围裙,戴橡胶手套或防刺乳胶手套,戴防护面罩(护目镜) 2. 用物:清洗剂、浸泡容器、各种清洗工具、恒温水箱、干燥柜、高压水枪、高压气枪等 3. 环境:环境整洁、光线充足	个人防护符合《医院消毒供应中心 第 2 部分:清洗消毒及灭菌技术操作规范》(WS310.2—2016)附录 A 的要求;物品准备齐全、正确
冲洗及擦洗	1. 在流动水下冲洗,软毛刷擦洗器械表面的明显血迹和污迹 2. 高压水枪冲洗管腔内表面 3. 浸泡在含酶清洗液 3~5 分钟后擦洗,或在含酶清洗液中超声清洗 3~5 分钟 4. 眼内镊、眼内剪可在超声清洗机清洗,清洗时使用保护托保护器械功能端	器械表面无血迹、无污迹、无锈迹;无造成周围环境的污染和工人职业暴露
漂洗	流动水下彻底冲洗器械外表面污垢和清洗剂,高压水枪冲洗管腔内表面污垢和清洗剂	器械表面无污垢和清洗剂残留

续表

工作流程	工作标准与规范	评价标准
终末漂洗	1. 流动水反复冲洗后用软水或纯化水最后冲洗 2. 管腔内使用高压水枪冲洗	器械表面无自来水残留
消毒	湿热消毒温度≥90℃、时间≥1分钟,消毒时要水温达到要求才开始计时,器械浸泡于液面下	消毒符合要求
干燥	用高压气枪吹干管腔内表面后,放干燥柜干燥,温度70~90℃,时间20分钟	器械表面干燥、无水垢、无污物、无锈迹

(五)超声波清洗机使用工作流程与规范

见表 5-63。

表 5-63　超声波清洗机使用工作流程与规范

工作流程	工作标准与规范	评价标准
准备	1. 操作者:穿抗湿罩衣或围裙,戴圆帽、口罩、护目镜或防护面罩、橡胶手套或防刺穿乳胶手套 2. 物品:清洗剂、超声波清洗机 3. 环境:环境整洁、光线充足	个人防护符合《医院消毒供应中心　第2部分:清洗消毒及灭菌技术操作规范》(WS310.2—2016)附录 A 的要求;物品准备齐全、正确
冲洗	于流动水下冲洗器械,初步去除污染物	器械表面无血迹、无污迹
洗涤	1. 确保没有异物落到超声波清洗机腔体底部,如有必须清除 2. 配制清洗液:在清洗槽内按比例加水和清洗剂 3. 打开电源开关,机器进行自检 4. 打开除气开关排除气体 5. 设置溶液温度,加热清洗液,加热设置温度不能超过 45℃ 6. 将器械放入超声波清洗机清洗网篮内。器械必须充分打开,可拆开的器械分离各组件;确保腔内注满溶液,清洗液液面浸过器械 2~4cm 7. 盖好超声波清洗机的盖子,设置清洗时间,开始超声清洗时间在 3~5 分钟,不宜超过 10 分钟 8. 超声清洗完毕拿出器械,排出超声清洗机内液体 9. 超声清洗操作,应遵循生产厂家使用说明及指导手册	操作规范
后续处理	器械超声清洗后,继续后续的清洗、漂洗、终末漂洗及消毒处理	符合规范

(六)各类手术器械包的包装工作流程与规范

见表 5-64。

表 5-64 各类手术器械包的包装工作流程与规范

工作流程	工作标准与规范	评价标准
准备	1. 操作者：戴圆帽、口罩，穿包装区专用工作服及鞋，做好手卫生 2. 物品：器械保护套、包内化学指示卡、包外化学指示胶带、标签、包布、医用无纺布、润滑油、器械网篮等 3. 环境：清洁、无尘、光线明亮	个人防护符合《医院消毒供应中心 第2部分：清洗消毒及灭菌技术操作规范》（WS310.2—2016）附录 A 的要求；物品准备齐全、正确
包装前的质量检查	1. 检查器械清洗质量：各种器械肉眼观察应清洁干燥、无锈、无污垢、无血迹及胶布痕迹，必要时使用放大镜检查。清洗不合格器械退回去污区重新清洗 2. 检查器械功能，器械外形应完整，无裂痕；尖锐、精细器械前端必须用保护套套好，注意轻拿轻放，避免器械的损坏，同时注意避免尖锐器械损伤自己 3. 检查包装材料的质量：棉布必须经清洗去污后使用，检查包布是否清洁干燥、有无破损及有无异物及纤维絮黏附，棉布需透光检查 4. 根据包装物大小选择不同规格与大小的包装材料 5. 检查包内化学指示卡与包外化学指示胶带的有效期	目测及光源放大镜检查符合要求；器械保养符合要求
组装	1. 对照器械清单进行组装 2. 关节位与咬齿部位打开 3. 包内器械按使用先后顺序摆放 4. 精细或细小的器械要用器械盒（开孔）或纸袋再包装 5. 化学指示卡不与金属器械直接接触 6. 排放整齐，便于核对	轴节类器械不完全锁扣，按要求排放
核对	1. 核对器械种类、规格、数量、功能 2. 包内物品排放方法正确，包内化学指示卡放在孔巾上、包内的中心位置 3. 包装材料与灭菌方式的要求相符	器械名称、数量准确无误；化学指示卡放置规范
专人核对	另一工作人员复核，全部合格后，签名确认方可进行包装	准确无误
包装	1. 采用闭合式包装方法 2. 由 2 层包装材料分 2 次包装并使用专用胶带捆扎 3. 包外合适位置贴上标签 4. 包装好的器械包松紧适宜，重量不超过 7kg，外形尺寸不超过 30cm×30cm×50cm	包装符合规范
包装后核对	核对物品名称、灭菌日期、失效期、责任人，合格后签名确认方可进行灭菌	标识内容清晰全面，有追溯性
整理	1. 清理工作环境及杂物，地面及物体表面进行湿式清洁 2. 工作台用清水擦拭后进行消毒 3. 未包装的物品根据管理要求分类储放	

（七）用纸塑包装袋包装物品工作流程与规范

见表5-65。

表5-65　用纸塑包装袋包装物品工作流程与规范

工作流程	工作标准与规范	评价标准
准备	1. 操作者：戴圆帽、口罩，穿包装区专用工作服及鞋，做好手卫生 2. 物品：纸塑包装袋、器械保护套、医用热封口机等 3. 环境：清洁、无尘、光线明亮	个人防护符合《医院消毒供应中心　第2部分：清洗消毒及灭菌技术操作规范》（WS310.2—2016）附录A的要求；物品准备齐全、正确
包装前的质量检查	1. 检查器械清洗质量：各种器械肉眼观察应清洁干燥、无锈、无污垢、无血迹及胶布痕迹，必要时使用放大镜检查。清洗不合格器械退回去污区重新清洗 2. 检查器械功能，器械外形应完整，无裂痕；尖锐、精细器械前端必须用保护套套好，注意轻拿轻放，避免器械的损坏，同时注意避免尖锐器械损伤自己 3. 检查纸塑包装袋的外观质量	目测及光源放大镜检查符合要求；器械保养符合要求
包裹	1. 负责复核的工作人员核对器械或物品 2. 尖锐、精细器械前端必须用保护套套好，角膜剪等用纱布包好，放在纸塑包装袋内 3. 器械规格型号（如角膜环钻）贴放塑面，方便使用时选用	包装符合规范
封口	1. 一般采样医用封口机进行热熔法密封封口 2. 医用热封机在每天使用前检查参数的准确性和密封完好性 3. 密封处无气泡、无皱褶、无裂隙，其密封宽度应≥6mm，包内器械或物品距包装袋封口处≥2.5mm	密封性符合要求
标签信息	医用热封机一般可设计灭菌日期、失效日期、灭菌器编号及炉次、包装及灭菌责任人等信息，并在封口同时打印标签信息，封口时检查打印字迹，字迹应清晰、正确	标识内容清晰全面，有追溯性

（八）无菌物品下送工作流程与规范

见表5-66。

表5-66　无菌物品下送工作流程与规范

工作流程	工作标准与规范	评价标准
准备	1. 操作者：穿工作服，做好手卫生 2. 物品：物品发放清单、无菌物品下送车、快速手消毒液等	个人防护符合《医院消毒供应中心　第2部分：清洗消毒及灭菌技术操作规范》（WS310.2—2016）附录A的要求；物品准备齐全、正确

续表

工作流程	工作标准与规范	评价标准
下送	1. 在无菌物品下送的全过程中,应遵守手卫生管理制度 2. 检查核对领用科室及无菌物品名称、规格、数量等,发现不符的物品及时更换 3. 核对完毕将无菌物品放至无菌物品下送车,按下送顺序合理放置 4. 运送过程中保持下送车的密闭性,到达科室后手卫生,与科室护士核对无菌物品名称、规格、数量、质量等,双方签名	核查到位;数量准确;物品交接到位、有记录
处理	运送无菌物品的器具使用后,应清洁处理,干燥存放	器具清洁符合规范

第六章 眼科急危重症护理管理

第一节 眼科急症护理流程与规范

一、急性闭角型青光眼护理流程与规范

见表 6-1。

表 6-1 急性闭角型青光眼护理流程与规范

护理流程	护理标准与规范	评价标准
接待患者	责任护士应热情接待患者,并立即报告医生	热情接待,报告及时
快速评估	管床责任护士快速对患者进行眼局部和全身评估: 1. 眼部评估:视力、眼压、角膜透明度、瞳孔大小及对光反射;有无眼胀及眼痛、眼痛发生的时间、特征、持续情况、有无伴随头痛、呕吐症状。视矇及虹视、畏光、流泪等 2. 全身评估:现病史、既往史及家族史、过敏史。有无合并全身病,如高血压、冠心病、糖尿病、呼吸道系统疾病,高血压、糖尿病患者血压血糖控制情况。本次发病有无诱因,如情绪激动、过度劳累、疼痛、近距离用眼过度、暗室长时间停留、局部或全身抗胆碱类药物的应用等 3. 评估患者心理状态、自理能力、职业、文化程度、家庭及社会支持情况	评估及时、准确、全面
心理护理	因起病急,症状明显,患者易出现恐惧,护理上多安慰、关心,详细介绍青光眼急性发作的特点,有针对性地给予心理支持,帮助患者树立信心,解除其焦虑心理,积极配合治疗	患者情绪稳定,配合治疗

续表

护理流程	护理标准与规范	评价标准
快速对症处理	1. 疼痛护理：解释疼痛的原因，避免情绪紧张，分散注意力 2. 高眼压护理：分秒必争迅速配合降眼压治疗，密切观察病情变化 (1)遵医嘱局部使用降眼压药物，注意观察药物作用及副作用，如眩晕、气喘、流涎、多汗等中毒症状，要注意保暖，及时擦汗、更衣，防止受凉，可饮适量热开水，点眼后按压泪囊区1~2分钟减少药物全身吸收 (2)全身使用高渗剂，需在30分钟内滴完，注意观察患者有无头晕、胸闷等症状，用药后嘱平卧休息，防止体位性低血压 (3)碳酸酐酶抑制剂：如乙酰唑胺要与等量的碳酸氢钠同服，避免尿道结石形成。少量多次饮水，密切观察药物副作用，如知觉异常、血尿、小便困难、肾区疼痛等，一旦发现结石症状要立即报告医生并留尿标本送检 (4)使用β受体阻断剂如噻吗洛尔，要观察患者心率、脉率、呼吸。对于心率小于55次/min者要报告医生。对慢性支气管哮喘、窦性心动过缓、右心室衰竭继发肺性高血压、充血性心力衰竭及有心脏病史者禁用 (5)冬天口服易思清溶液应加温，减少恶心。服药后尽量少饮水，以免药物被稀释，可用温水漱口减少不适，糖尿病者慎用	处理及时，患者症状有缓解
病情观察	监测眼压变化，使用高渗剂后1小时再次测眼压，如果眼压未降，应及时报告医生考虑行前房穿刺手术	眼压观察及时
手术护理	1. 术前护理：按内眼手术护理常规 (1)向患者及家属解释手术治疗目的及配合知识 (2)术前按时点降眼压药物及糖皮质激素滴眼剂，密切观察眼压情况及药物副作用 2. 术后护理：按内眼手术护理常规 (1)术眼观察：术后配合医生观察视力、眼压、前房及滤过泡的情况 (2)饮食：进食以易消化、清淡的食物为主，不宜进食刺激性食物如浓茶、咖啡等，多进食蔬菜水果，保持大便通畅 (3)用药：按医嘱用药，并观察药物的副作用 (4)对侧眼的观察及治疗：术后不应只注意术眼而忽视对侧眼的观察，对侧眼应继续使用抗青光眼药物治疗	术前准备及时、到位，术中患者配合，术后护理措施落实
健康指导	1. 疾病相关知识 (1)定期复诊：监测眼压、视盘损害和视功能损害(主要是视野缺损)的变化并做相应处理 (2)预防急性发作：避免情绪激动、过度疲劳，保证充分睡眠，保持大便通畅；不要长时间停留在光线暗弱的环境，避免长时间低头、弯腰；衣领勿过紧、过高，睡眠时枕头宜垫高，以防因头部充血导致眼压升高 (3)教会患者及家属学会识别可能发生急性发作的征象：当发现有虹视现象、视力模糊、头痛、眼痛、恶心、呕吐等，应及时就诊	患者/家属掌握宣教内容

续表

护理流程	护理标准与规范	评价标准
健康指导	2. 用药指导 (1) 遵医嘱按时用药及观察药物的不良反应,两种以上滴眼液要交替使用,每次间隔 5~10 分钟以上,点眼每次 1 滴即够,不宜点多以免药液外溢造成浪费 (2) 使用阿托品、毛果芸香碱、噻吗洛尔滴眼液后应压迫泪囊区 2~3 分钟。使用噻吗洛尔滴眼液要注意脉搏变化,心率 55 次 /min 以下要就诊,必要时停用 (3) 教会患者正确的点眼方法,滴眼液、眼药膏应放于阴凉避光处 3. 心理卫生指导:学会自我控制情绪,劳逸结合,保持心情舒畅 4. 饮食指导:饮食要易消化,多吃水果蔬菜,保持大便通畅;避免刺激性食物,如浓茶、烟、酒、咖啡、辣椒等;一次饮水量不超过 300ml 5. 运动与休息:生活要有规律,劳逸结合,避免过度疲劳,保证足够的睡眠、适当的体育锻炼。有视野缺损的人不宜骑自行车和开车	

二、眼表化学伤护理流程与规范

见表 6-2。

表 6-2　眼表化学伤护理流程与规范

护理流程	护理标准与规范	评价标准
接待患者	责任护士热情接待患者,快速简单询问病史。了解受伤经过:受伤时间、致伤原因、受伤时的环境、致伤物的特性。评估眼部情况并用 pH 试纸测定结膜囊 pH	热情接待,评估及时准确
快速处理	立即冲洗结膜囊: 1. 冲洗前先用 pH 试纸测结膜囊 pH,翻转眼睑,充分暴露结膜囊(特别是外上颞侧穹窿部),嘱患者转动眼球,用生理盐水持续冲洗 5~10 分钟,直至结膜囊 pH 为中性;如眼部有化学物质如生石灰,应先用镊子或棉签取出后再冲洗;眼睑痉挛的患者可点用黏膜表面麻醉剂,不合作的患儿则需使用眼睑拉钩 2. 动作轻柔,避免冲洗液直射角膜 3. 冲洗过程注意观察患者的全身情况,做好心理护理	处理及时,操作准确、规范
快速评估	1. 眼部评估:眼睑皮肤及结膜、角膜烧伤的程度。眼附属器与眼球的完整性,眼睑皮肤、结膜、角膜有无创口及瞳孔对光反射情况,有无畏光、流泪、疼痛,前房积脓及分泌物情况等;眼病史、眼压、视力、眼睑及周围皮肤有无感染灶 2. 全身评估:现病史、既往史及家族史、过敏史、有无合并心血管疾病、糖尿病等;四肢活动情况、精神、言语、面容、意识状态;皮肤的完整性(全身烧伤情况) 3. 评估患者年龄、职业、文化程度、自理能力、心理状态、家庭及社会支持等情况	评估及时、准确、全面

续表

护理流程	护理标准与规范	评价标准
对症护理	1. 眼部疼痛：说明疼痛的原因，嘱患者多闭眼休息，设法分散对疼痛的注意力，必要时遵医嘱给予止痛药，并观察用药后的疗效 2. 防止角膜穿孔：治疗与护理操作动作要轻巧，避免压迫眼球 3. 防止睑球粘连：可用玻璃棒进行分离，分离后有新的创面，很容易发生再粘连，可嘱患者做眼球运动，如拉开下睑，眼球向左上，右上方向转动；拉开上睑，眼球向左下，右下转动，每天 3~4 次，每次 10~15 分钟，直到伤口愈合为止 4. 预防感染：遵医嘱局部及全身应用抗生素，严格执行无菌操作	护理措施及时、有效
用药护理	1. 合理安排点眼时间，点刺激性较强的滴眼剂前，做好解释工作；点眼时动作轻巧，不施压于眼球，点眼后不要用力闭眼及用手揉眼 2. 预防感染，保持眼部及周围皮肤清洁，严格执行无菌操作 3. 注意观察药物作用及副作用 4. 结膜下注射安排在饭后 15 分钟执行 5. 按药物说明要求保存药物	给药安排合理，病情观察及时
病情观察	观察眼痛、畏光、流泪症状，结膜有无充血、角膜有无混浊、视力等的变化	病情观察及时
心理护理	因突发外伤，患者视力不同程度下降，同时烧伤引起眼部疼痛，患者多有焦虑、恐惧，需多安慰、鼓励患者，争分夺秒进行处理，抢救患者视力，帮助患者树立信心，积极配合治疗	沟通有效，患者情绪稳定，配合治疗
健康指导	1. 疾病相关知识 （1）详细介绍眼表化学伤的发生和发展、治疗目的、预后、治疗配合知识 （2）嘱定期复诊，如有眼红、眼痛、畏光、流泪、分泌物、视力下降等不适立即回医院复诊 2. 用药指导 （1）遵医嘱按时用药及观察药物的不良反应，两种以上滴眼液要交替使用，每次间隔 5~10 分钟以上，点眼每次 1 滴即够，不宜点多以免药液外溢造成浪费 （2）教会患者正确的点眼方法，滴眼液、眼药膏应放于阴凉避光处 3. 饮食指导：进食含有丰富蛋白质、维生素和易消化食物，多吃水果、蔬菜促进角膜上皮生长及保持大便通畅，忌辛辣、刺激性强食物 4. 心理卫生：学会自我控制情绪，劳逸结合，保持心情舒畅 5. 运动与休息：生活要有规律，劳逸结合，避免过度疲劳，保证足够睡眠、适当的体育锻炼，提高防护意识，工作及外出时按需佩戴防护镜	患者/家属掌握宣教内容

三、眼球穿通伤护理流程与规范

见表 6-3。

表 6-3　眼球穿通伤护理流程与规范

护理流程	护理标准与规范	评价标准
接收患者	1. 责任护士接听收住患者急诊电话时,应了解患者的性别、年龄、致伤物质、受伤类型及受伤时间,简单询问全身病史,在门诊做过什么处理,入院后需行什么处理(是否手术,禁食,抽血,检查胸片、眼眶正侧位片等)并立即通知医生 2. 准备床单位、治疗物品如结膜囊冲洗物品、静脉滴注物品 3. 患者到达病区应热情接待	热情接待,及时报告
快速评估	1. 眼部评估:眼附属器与眼球的完整性,眼睑皮肤、结膜、角膜有无创口及瞳孔对光反射情况,前房有无变浅或深;眼病史、眼压、视力、结膜有无充血、分泌物;有无慢性泪囊炎;眼睑及周围皮肤有无感染灶 2. 全身评估:现病史、既往史及家族史、过敏史,有无合并心血管疾病、糖尿病等;皮肤的完整性,四肢活动度(是否有骨折),精神状况、言语、面容、意识状态(是否有颅脑损伤);儿童患者有无上呼吸道感染等全身麻醉禁忌证 3. 其他:职业、文化程度、自理能力、心理状态、家庭及社会支持等	评估及时、全面、准确
心理护理	因突发外伤,患者易出现恐惧,护理上多安慰关心,说明手术的重要性,术前、术后配合知识;耐心解答患者提问,协助低视力患者生活护理,消除顾虑,增强信心,使其积极配合治疗	沟通有效,患者情绪稳定,配合治疗
手术护理	1. 术前护理,按内眼手术护理常规 (1)说明术前各项检查的目的 (2)告知避免揉擦及碰撞患眼,避免用不洁物品直接接触伤眼 (3)伤口大的避免咳嗽,避免用力瞬眼 (4)儿童、婴幼儿需询问家属其最后进食、饮水时间,并立即通知其禁食,做好血常规检查和胸部 X 线检查,以确保手术及时尽早进行;成人患者无须行全麻者则应避免空腹送手术 (5)怀疑有眼内异物者应做眼眶正侧位照片后,再送手术 (6)检查各种检验单、手术同意书是否齐全 (7)按眼部冲洗法行术眼结膜囊冲洗,不能压迫眼球及翻转眼睑,冲洗时冲力不能过大,不能将嵌顿于伤口的眼内容物冲掉或抹去;眼球有伤口未缝合前不可涂眼膏,不剪睫毛和冲洗泪道 (8)按医嘱给予术前用药,书写护理记录 2. 术后护理,按内眼手术护理常规 (1)询问患者感觉。告知术后相关注意事项,如出现眼部疼痛不适等情况应及时告知医护人员,以便及时处理 (2)根据术中情况、手术方式,按医嘱给予相应处理。给予全身麻醉患儿家属相应的指导 (3)饮食:术后半流质饮食 1~2 天,进食清淡、营养丰富食物,多吃蔬菜、水果,保持大便通畅;忌辛辣、刺激性强食物	术前准备及时、到位,术中患者配合,术后护理措施落实

续表

护理流程	护理标准与规范	评价标准
用药护理	1. 按时、准确遵医嘱用药,注意药物配伍禁忌,询问患者药物过敏史 2. 观察药物疗效及不良反应,告知患者用药的目的及注意事项,如有不适随时反映 3. 如需做破伤风抗毒素注射者,应先做皮内试验,行破伤风抗毒素注射后,再执行其他术后医嘱,如抗炎、止血等	给药安排合理,病情观察及时
病情观察	1. 关心患者,询问患者术后感觉,测量体温、脉搏、呼吸,观察患者术眼敷料情况,如有否渗血、渗液等 2. 全麻患者,注意复苏情况,严密观察 3. 术眼疼痛时应注意疼痛时间、性质、规律和伴随症状,区分高眼压的疼痛和手术引起切口疼痛 4. 如出现恶心、呕吐应观察呕吐物的颜色、量、性质、频率,区分术中牵拉眼肌引起的呕吐和高眼压引起的呕吐 5. 术眼视力、眼压监测	病情观察及时
健康指导	1. 疾病相关知识指导 (1)注意术眼卫生,勿用不洁物品擦拭术眼 (2)从事对眼及面部有潜在危险的工种,要戴上防护面罩或防护眼镜 (3)学校、家长需相互配合,加强对儿童监护和安全教育 2. 用药指导 (1)眼部用药操作方法的指导 (2)遵医嘱按时、按量用药 3. 作息指导 (1)劳逸结合,避免重体力劳动、激烈运动 (2)提高防护意识,工作及外出时按需戴防护镜 4. 饮食指导:进食宜清淡、细软、营养丰富、富含纤维素,保持大便通畅 5. 复诊指导 (1)说明复诊时间,有角膜缝线者,告知患者定期复诊确定拆线时机 (2)教会患者认识交感性眼炎的症状,如有异常,及时就诊 (3)如患眼出现闪光,疼痛,视力下降等不适应随时返院就诊	患者掌握宣教内容

四、视网膜中央动脉阻塞护理流程与规范

见表 6-4。

表 6-4　视网膜中央动脉阻塞护理流程与规范

护理流程	护理标准与规范	评价标准
接待患者	责任护士热情接待患者并立即汇报医生	热情接待,汇报及时
快速评估	初步评估:评估患者在门诊是否已接受相关处理;患者是否有眼痛、头痛的症状,情绪是否激动	评估及时、准确

护理流程	护理标准与规范	评价标准
快速处理	1. 立即安排患者于治疗床上休息,稳定患者情绪 2. 立即予中流量吸氧,测血压、体温、脉搏、呼吸 3. 做好心理护理 4. 准确快速执行医嘱 (1)根据医嘱调整吸氧流量 (2)高血压患者先予口服降压药及硝酸甘油舌下含服 (3)静脉滴注改善微循环、营养神经药物 (4)复方樟柳碱太阳穴皮下注射 (5)眼球按摩:操作前先评估者眼睑、角膜、眼压的情况(方法:闭眼后用手掌大鱼际肌在上眼睑压迫眼球 5~10 秒,压力不要太大,然后立即松手 10~15 秒,重复 5~10 次)	护理措施落实及时
用药护理	硝酸甘油正确用法及不良反应观察: 1. 体位:半卧位或平卧位 2. 方法:用药前询问患者是否要喝水、上洗手间,把药片置于患者舌下,嘱患者避免把药片吞下,于舌下慢慢含服,30 分钟内不宜进食,并解释其原因。 3. 血压的监测:30 分钟后复测 1 次,如出现头晕,头痛等症状,立即通知医生处理 4. 服药后静卧,不宜突然站起;观察有无恶心、呕吐、暂时的面部潮红	护理措施及时、到位
病情观察	1. 视力:急救期(12 小时内)1~2 小时检查 1 次,视力改变后及时报告医生,做好相应的处理;教会患者自我监测视力 2. 血压:每 30 分钟测量 1 次血压,待血压稳定在安全水平后改为每天 2 次 3. 心理:是否有焦虑、紧张等心理反应	病情观察全面,处理及时
心理护理	1. 解释焦虑、紧张等不良心理刺激会引起血压的增高,加重病情;协助低视力患者生活护理,减轻焦虑、紧张情绪 2. 指导放松疗法,如深呼吸;介绍抢救成功的例子;安慰、鼓励患者 3. 医护人员进行各项操作时动作轻巧,保持镇静,保持周围环境安静	沟通有效,患者情绪稳定,配合治疗
健康指导	1. 疾病相关知识 (1)介绍视网膜中央动脉阻塞的发生和发展,治疗目的,治疗、配合知识 (2)教会患者自我监测视力 (3)复诊指导:按医嘱复诊,如出现视力下降或者出现无痛性一过性失明,数分钟后缓解,则可能是发生中央动脉阻塞的先兆,应立刻按急诊复诊 2. 用药指导 (1)遵医嘱按时用药并观察药物的不良反应,两种以上滴眼液要交替使用,每次间隔 5~10 分钟以上,点眼每次 1 滴即够,不宜点多以免药液外溢造成浪费 (2)教会患者正确的点眼方法 (3)滴眼液、眼药膏应放于阴凉避光处	患者/家属掌握宣教内容

续表

护理流程	护理标准与规范	评价标准
健康指导	(4)积极治疗原发病,定期到心血管专科诊治,按医嘱坚持使用降压、降脂及其他药物,不得擅自停药或减量 (5)服药期间自我检测血压、视力,定期抽查血生化 3. 饮食 (1)糖尿病患者给予糖尿病饮食 (2)高血压患者给予低盐低脂饮食 (3)饮食宜清淡,少食含高胆固醇的食物(如动物内脏);忌辛辣、刺激性强食物;限制饮酒与戒烟 4. 心理卫生:学会自我控制情绪,劳逸结合,保持心情舒畅,保持情绪稳定 5. 运动与休息:注意劳逸结合,生活有规律,增加及保持适量的有氧运动	

五、铜绿假单胞菌性角膜溃疡护理流程与规范

见表 6-5。

表 6-5 铜绿假单胞菌性角膜溃疡护理流程与规范

护理流程	护理标准与规范	评价标准
接待患者	责任护士应热情接待患者,并立即报告医生	热情接待,报告及时
快速评估	1. 眼部评估:视力、眼压;眼睑有无肿胀、痉挛;结膜有无充血;角膜浸润灶及分泌物情况,有无畏光、流泪、眼痛;眼部周围皮肤有无感染病灶 2. 全身评估:现病史、既往病史、过敏史,有无合并心血管疾病、糖尿病等 3. 其他:职业、文化程度、自理能力、心理状态、家庭及社会支持等情况	评估及时、准确
心理护理	1. 大多数角膜溃疡穿孔患者情绪焦虑、抑郁,应耐心细致地向患者及家属介绍疾病相关知识、治疗的效果及配合方法 2. 多给予安慰、鼓励,协助低视力患者生活护理,帮助患者树立信心积极配合治疗	沟通有效,患者情绪稳定,配合治疗
隔离护理	1. 按眼科疾病隔离护理常规,应住单间隔离病室 2. 向患者说明隔离的重要性,嘱患者之间不宜串门、交换物品,一切用物、食具、药物固定专用 3. 与患眼接触过的物品、药物不可接触健眼	隔离措施符合消毒隔离原则
用药护理	按医嘱及时准确给药,使用过程中密切观察药物的副作用: 1. 合理安排点眼时间,先滴刺激性较小的眼药水,后滴刺激性较大的眼药水,混悬药物应充分摇匀后再点 2. 注意观察药物疗效及不良反应,全身应用抗真菌药物者应定期检查肝功能 3. 准确按药物要求保存药物	给药安排合理,病情观察及时

护理流程	护理标准与规范	评价标准
对症护理	1. 防穿孔及穿孔护理 (1)执行各项操作需轻巧,勿加压眼球,不能翻转眼睑 (2)溃疡穿孔或后弹力层膨出者,按医嘱予绷带加压包扎,晚上加眼罩包眼 2. 眼痛护理 (1)安慰患者,解释眼痛的原因 (2)避免强光刺激 (3)指导患者掌握放松、转移注意力的方法(如腹式呼吸、听音乐等) (4)按医嘱给予止痛药	护理措施落实
病情观察	1. 刺激症状有无减轻 2. 角膜浸润灶及分泌物情况,有无出现穿孔、眼内容物脱出 3. 视力及眼压的变化 4. 生命体征监测、胃纳、睡眠情况	病情观察及时
饮食护理	1. 多进食含有丰富蛋白质、维生素类和易消化食物,如瘦肉、鸡蛋、鱼、牛奶等 2. 多吃水果、蔬菜促进角膜上皮生长及保持大便通畅	措施落实,患者配合
生活护理	1. 协助患者生活护理,注意个人卫生,修剪指甲、头发,勤洗手,保持患者单位整齐清洁,特别注意保持枕头清洁 2. 铜绿假单胞菌角膜溃疡穿孔患者要严格做好消毒隔离工作,防止交叉感染	措施落实,床单位清洁
健康指导	1. 疾病相关知识 (1)向患者及家属详细介绍角膜溃疡穿孔的发生和发展、治疗目的、预后和治疗配合知识 (2)嘱患者不要用力闭眼及用手揉眼,以防挤压眼球,引起溃疡穿孔 (3)洗头时避免洗发液入眼造成不良刺激 (4)外出可带防护眼镜,防止角膜受伤 (5)避免到风、沙、尘大的地方,防止异物吹入眼内引起不适 (6)复诊指导:根据病情定期复诊,如有眼红、眼痛、畏光、流泪、视力下降可能为疾病复发,应立即回医院复诊 2. 用药指导 (1)向患者及家属介绍出院坚持用药的重要性 (2)教会患者点眼和涂眼膏的方法 3. 心理卫生:学会自我控制情绪,劳逸结合,保持心情舒畅 4. 运动与休息 (1)出院 1 个月内少阅读、多休息,避免强光刺激及视疲劳,卧室光线要柔和,通风良好,空气清新 (2)角膜溃疡愈合后 3 个月内避免游泳,减少眼部不良刺激及污染 (3)3 个月内避免骑摩托车,避免迎面大风对眼部的不良刺激 (4)适当增加营养及参加体育锻炼,提高机体抵抗力,避免受凉感冒,防止疾病复发	患者/家属掌握宣教内容

注:胃纳,临床上用于描述患者进食的量及消化情况,反映患者的心理、身体状态。

六、化脓性眼内炎护理流程与规范

见表 6-6。

表 6-6　化脓性眼内炎护理流程与规范

护理流程	护理标准与规范	评价标准
接待患者	责任护士热情接待患者并立即通知医生	热情接待,报告及时
快速评估	1. 眼部评估:眼附属器与眼球的完整性,眼睑皮肤、结膜、角膜有无创口及瞳孔对光反射情况,有无畏光、流泪、疼痛、前房积脓及分泌物情况等;眼病史、眼压、视力;泪道是否通畅,有无慢性泪囊炎;眼睑及周围皮肤有无感染灶 2. 全身评估:现病史、既往史及家族史、过敏史,有无合并心血管疾病如高血压、糖尿病等 3. 其他:评估患者年龄、职业、文化程度、自理能力、心理状态、家庭及社会支持等情况	评估及时、准确
隔离护理	1. 根据患者眼部有无开放性伤口做好床边隔离,有条件或严重的应住单间隔离病室,无条件可同病种住同一病室 2. 向患者说明隔离的重要性,嘱患者之间不宜串门、交换物品,一切用物、食具、药物固定专用 3. 与患眼接触过的物品、药物不可接触健眼	隔离措施符合消毒隔离原则
心理护理	安慰、鼓励患者,树立信心积极配合治疗	沟通有效,患者情绪稳定,配合治疗
用药护理	1. 实行药物床边隔离 2. 合理安排点眼时间,点眼时动作应轻巧,切不能加压眼球 3. 有开放性伤口者不能翻转眼睑,点眼后嘱患者不要用力闭眼及用手揉眼,保持眼部及周围皮肤清洁 4. 注意观察药物作用及不良反应 5. 按药物说明要求保存药物 6. 结膜下注射安排在饭后 15 分钟执行 7. 应用抗生素前遵医嘱抽取血培养 8. 真菌感染者禁用糖皮质激素	给药安排合理,病情观察及时
病情观察	1. 观察眼痛、畏光、流泪症状有无减轻 2. 眼部分泌物颜色及性状,有无前房积脓、视力及眼压的变化 3. 观察生命体征及神志 4. 药物作用与副作用等	病情观察全面、及时处理
饮食护理	1. 进食含有丰富蛋白质、维生素类和易消化食物,多吃水果、蔬菜及保持大便通畅 2. 忌辛辣、刺激性强食物	措施落实,患者配合

护理流程	护理标准与规范	评价标准
手术护理	1. 术前护理 (1)按内眼手术护理常规 (2)术前指导:解释手术的必要性及各项检查的目的;嘱患者避免揉擦及碰撞患眼 (3)眼部冲洗用品按隔离处理。需做真菌及细菌培养者应将检验单与培养管一起送到手术室备用 2. 术后护理 (1)按内眼手术护理常规 (2)用药护理 1)遵医嘱按时、准确用药。注意询问药物过敏史、药物配伍禁忌 2)及时了解微生物检查的结果,遵医嘱及时使用抗生素 3)注意观察药物疗效及副作用。告知患者用药的目的及注意事项,如有不适随时反映 (3)病情观察 1)关心患者,询问患者术后感觉,给患者测量体温、脉搏、呼吸、血压 2)观察患者术眼敷料情况如有否渗血、渗液等 3)全麻患者,注意复苏情况,严密观察 4)术眼疼痛:注意疼痛时间、性质、规律和伴随症状,区分高眼压的疼痛和手术引起切口疼痛 5)恶心、呕吐:记录呕吐次数,观察呕吐物的颜色、量、性质。区分术中牵拉眼肌引起的呕吐和高眼压引起的呕吐 6)观察术眼视力、眼压、有无前房积脓、眼部分泌物颜色及性状 (4)饮食护理 1)术后半流质饮食 1~2 天 2)嘱患者进食清淡、营养丰富食物,多吃蔬菜、水果,忌辛辣、刺激性强食物	术前准备及时、到位,术中患者配合,术后护理措施落实
健康指导	1. 疾病相关知识 (1)向患者及家属详细介绍化脓性眼内炎的发生和发展、治疗目的、预后和治疗配合知识 (2)注意术眼卫生,勿用不洁物品擦拭术眼 (3)劳逸结合,避免重体力劳动、激烈运动,术后多卧床休息,避免头部剧烈运动及碰撞术眼,勿揉眼;避免因咳嗽、打喷嚏或剧烈呕吐引起眼压骤然升高 (4)嘱定期复诊,有角膜缝线者,告知患者定期复诊确定拆线时间;教会患者认识交感性眼炎的症状,如有异常,及时就诊;如患眼出现闪光、疼痛、视力下降等不适应随时返院就诊 2. 饮食护理:进食清淡、营养丰富饮食,多吃蔬菜、水果,忌辛辣、刺激性强食物 3. 用药指导 (1)遵医嘱按时、按量用药 (2)进行眼部用药操作方法的指导 (3)注意术眼卫生,不用不洁物品擦拭术眼 4. 运动与休息 (1)注意劳逸结合,避免重体力劳动、激烈运动 (2)提高防护意识,工作及外出时按需戴防护镜	患者/家属掌握宣教内容

七、急性葡萄膜炎护理流程与规范

见表 6-7。

表 6-7 急性葡萄膜炎护理流程与规范

护理流程	护理标准与规范	评价标准
接待患者	责任护士应热情接待患者,并立即通知医生	热情接待,报告及时
快速评估	1. 眼部评估:有无眼红、眼痛、畏光、流泪、闪光、视力减退、眼部充血及瞳孔大小、眼压等情况 2. 全身评估:现病史、既往病史、过敏史,有无合并心血管疾病、糖尿病等 3. 其他:职业、文化程度、自理能力、心理状态、家庭及社会支持等情况	评估及时、准确
心理护理	1. 葡萄膜炎病因复杂,不少葡萄膜炎伴有全身性疾病,这些全身性疾病多为自身免疫性疾病,病程长且反复,患者多情绪低落、悲观,护士应根据患者的个体差异,对因疏导,多关心、鼓励患者,耐心做好解释工作 2. 协助低视力患者生活护理,使患者树立战胜疾病的信心,积极配合治疗	沟通有效,患者情绪稳定,配合治疗
快速对症处理	如畏光、流泪者,应保持病房内光线柔和,为患者进行检查及治疗时应尽量避免强光照射	护理措施落实
用药护理	1. 按医嘱准确给药 2. 散瞳治疗:点散瞳药前向患者解释散瞳的目的及散瞳药的副作用,点散瞳药后要压迫泪囊区 3~5 分钟,防止药物全身过量吸收中毒 3. 糖皮质激素:常见副作用有诱发胃溃疡、高血压、神经兴奋性升高、失眠、激素性青光眼等;使用过程密切观察药物的副作用,检测血压、体重、眼压、血糖,观察患者精神状态、睡眠、胃纳、大便情况(注意有无腹痛、黑便出现);对失眠者可适当口服镇静催眠药 4. 使用环磷酰胺:空腹服用,用后应大量饮水(青光眼除外);常见副作用有畏食、恶心、呕吐、脱发、继发性感染、肝功损害等,使用过程密切观察药物的副作用,定期进行肝、肾功能、血常规、尿常规的检查	给药安排合理,病情观察及时
病情观察	1. 密切观察患者眼压、视力的变化 2. 警惕继发性青光眼和并发性白内障等常见并发症的发生	病情观察及时
健康指导	1. 疾病相关知识 (1)向患者详细介绍葡萄膜炎的发生和发展、治疗目的、预后、治疗配合知识,通过举例成功病例,增强患者对治疗的信心 (2)按医嘱复诊,如出现视力下降、畏光、流泪、眼红、眼痛等眼部不适症状或感觉障碍,情绪不稳定应及时复诊	患者/家属掌握宣教内容

续表

护理流程	护理标准与规范	评价标准
健康指导	2. 用药指导 (1)向患者强调出院后坚持按医嘱用药对预防疾病复发的重要性,尤其是应用糖皮质激素治疗者,不能自行停药或增减剂量,应按医嘱逐渐减量,以防病情反复 (2)服用糖皮质激素期间应注意胃肠的反应,如呃逆、胃痛、黑便要立即到医院复诊。自我检测血压、体重、精神意识变化,如出现感觉障碍、情绪不稳定应及时向医生反映 (3)应用激素及免疫抑制剂期间或停药后半年内不宜生育 3. 饮食指导 (1)嘱患者宜进食营养丰富、低脂、低胆固醇、高钾食物,多吃新鲜水果、蔬菜等丰富维生素食物 (2)少吃煎、炸、辛辣刺激性食物,避免吃狗肉、烧鹅、海鲜、浓茶、咖啡等食物 (3)不吸烟、不喝酒 4. 心理卫生:学会自我控制情绪,劳逸结合,保持心情舒畅 5. 运动与休息:嘱患者注意保持心情舒畅,生活要有规律、劳逸结合,积极参加体育锻炼,增强体质,预防感冒,减少葡萄膜炎复发	

八、急性视神经炎护理流程与规范

见表 6-8。

表 6-8　急性视神经炎护理流程与规范

护理流程	护理标准与规范	评价标准
接待患者	责任护士应热情接待患者,并立即通知医生	热情接待,报告及时
快速评估	1. 眼部评估:有无眼痛、视力减退、眼部充血及瞳孔大小、眼压等情况 2. 全身评估:现病史、既往病史、过敏史,有无合并心血管疾病、糖尿病等 3. 其他:职业、文化程度、自理能力、心理状态、家庭及社会支持等情况	评估及时、准确
心理护理	因起病急,患者因视力急剧下降,易出现恐惧,护理上多安慰关心、体贴患者,耐心细致解释,告知引起该病的原因,解除其焦虑心理,积极配合治疗	沟通有效,患者情绪稳定,配合治疗
用药护理	1. 按医嘱及时准确给药,使用过程密切观察药物的副作用 2. 糖皮质激素:常见副作用有诱发胃溃疡、高血压、神经兴奋性升高、失眠、激素性青光眼等;用药过程每天检测血压、体重、眼压、血糖,观察患者精神状态、睡眠、胃纳、大便情况(注意有无腹痛、黑便出现);对失眠者可适当口服镇静催眠药	给药安排合理,病情观察及时

续表

护理流程	护理标准与规范	评价标准
用药护理	3. 复方樟柳碱:颞侧穴位注射,由于注射后皮丘隆起,患者可能产生紧张和恐惧心理,注射前应向患者解释注射方法和用药后可能出现的反应如轻度口干、头晕、心悸等,一般10~20分钟后可自行缓解并说明注意事项	
病情观察	1. 监测视力、眼压、血压变化、患者精神状态 2. 药物作用及副作用的观察	病情观察及时
对症护理	如出现闪光者应避免强光刺激,室内安装窗帘	护理措施落实
饮食护理	1. 宜进食营养丰富、低盐高钾,如新鲜水果、蔬菜等食物 2. 少吃煎、炸、辛辣及海鲜等高蛋白等食物 3. 不吸烟、不喝酒 4. 适当限制水的摄入量	措施落实,患者配合
健康指导	1. 疾病相关知识 (1)详细介绍急性视神经炎的发生和发展、治疗目的、预后、治疗配合相关知识 (2)按医嘱复诊,如出现视力下降、畏光、流泪、眼红、眼痛等眼部不适症状或感觉障碍、情绪不稳定应及时复诊 2. 用药指导 (1)遵医嘱按时按量用药,说明坚持用药对预防疾病复发的重要性 (2)应用糖皮质激素治疗者,不能自行突然停药,应按医嘱逐渐减量至停药 (3)服药期间自我观察及护理内容:注意胃肠的反应,如发生呃逆、胃痛、黑便要立即到医院复诊;自我检测血压、体重,留意精神意识变化,如出现感觉障碍、情绪不稳定应及时向医生反映 3. 心理卫生:学会自我控制情绪,劳逸结合,保持心情舒畅 4. 运动与休息 (1)保持情绪稳定、心情舒畅;积极配合治疗,促进疾病的康复 (2)注意劳逸结合,生活有规律,积极参加体育锻炼,增强体质,预防感冒,减少复发	患者/家属掌握宣教内容

九、角膜溃疡穿孔护理流程与规范

见表6-9。

表6-9　角膜溃疡穿孔护理流程与规范

护理流程	护理标准与规范	评价标准
接待患者	责任护士应热情接待患者,并立即通知医生	热情接待,报告及时
快速评估	1. 眼部评估:畏光、流泪、眼痛、视力、眼压情况;眼睑有无肿胀、痉挛;结膜有无充血;角膜浸润灶及分泌物情况,角膜穿孔大小及有无眼内容物脱出;眼部周围皮肤有无感染病灶	评估及时、准确

护理流程	护理标准与规范	评价标准
快速评估	2. 全身评估：现病史、既往病史、过敏史，有无合并心血管疾病、糖尿病等 3. 其他：职业、文化程度、自理能力、心理状态、家庭及社会支持等情况	
心理护理	1. 大多数角膜溃疡穿孔患者情绪焦虑、抑郁，应耐心细致地向患者及家属介绍疾病相关知识、治疗的效果及配合方法 2. 多给安慰、鼓励，协助低视力患者生活护理，帮助患者树立信心积极配合治疗	沟通有效，患者情绪稳定，配合治疗
隔离护理	1. 按眼科疾病隔离护理常规，根据患者眼部分泌物微生物检查结果及诊断进行隔离 2. 一般细菌及真菌感染者，可住同一隔离室，但要求做好床边隔离 3. 如为铜绿假单胞菌性角膜溃疡穿孔，应住单间隔离病室 4. 向患者说明隔离的重要性，嘱患者之间不宜串门、交换物品，一切用物、食具、药物固定专用 5. 与患眼接触过的物品、药物不可接触健眼	隔离措施符合消毒隔离原则
用药护理	按医嘱及时准确给药，使用过程密切观察药物的副作用： 1. 合理安排点眼时间，先点刺激性较小的眼药水，后点刺激性较大的眼药水，混悬药物应充分摇匀后再点 2. 注意观察药物疗效及不良反应，全身应用抗真菌药物者应定期检查肝功能 3. 按药物要求保存药物	给药安排合理，病情观察及时
对症护理	防穿孔及穿孔护理： 1. 执行各项操作需轻巧，勿加压眼球，不能翻转眼睑 2. 溃疡穿孔或后弹力层膨出者，按医嘱予绷带加压包扎，晚上加眼罩包眼 3. 眼痛护理 4. 安慰患者，解释眼痛的原因 5. 避免强光刺激 6. 指导患者掌握放松、转移注意力的方法（如腹式呼吸、听音乐等） 7. 按医嘱给予止痛药	护理措施落实
病情观察	1. 畏光、流泪等刺激症状有无减轻 2. 角膜浸润灶及分泌物情况 3. 视力及眼压的变化 4. 生命体征、胃纳、睡眠情况	病情观察及时
饮食护理	1. 多进食含有丰富蛋白质、维生素类和易消化食物，如瘦肉、鸡蛋、鱼、牛奶等 2. 多吃水果、蔬菜促进角膜上皮生长及保持大便通畅	护理措施落实

续表

护理流程	护理标准与规范	评价标准
生活护理	1. 协助患者生活护理,注意个人卫生,修剪指甲、头发,勤洗手,保持患者单位整齐清洁,特别注意保持枕头清洁 2. 铜绿假单胞菌角膜溃疡穿孔患者要严格做好消毒隔离工作,防止交叉感染	护理措施落实
健康指导	1. 疾病相关知识 (1)向患者及家属详细介绍角膜溃疡穿孔的发生和发展、治疗目的、预后和治疗配合知识 (2)嘱根据病情定期复诊,如有眼红、眼痛、畏光、流泪、视力下降可能为疾病复发,应立即回医院复诊,嘱患者不要用力闭眼及用手揉眼 (3)洗头时避免洗发液入眼造成不良刺激 (4)外出可戴防护眼镜,防止角膜受伤 (5)避免到风沙大的地方,防止异物吹入眼内引起不适 2. 用药指导 (1)向患者及家属介绍出院坚持用药对预防疾病复发的重要性,特别是真菌和病毒感染者 (2)教会患者点眼和涂眼膏的方法 (3)按要求保存药物 3. 心理卫生:学会自我控制情绪,劳逸结合,保持心情舒畅 4. 运动与休息 (1)出院1个月内少阅读、多休息,避免强光刺激及视疲劳,卧室光线要柔和,通风良好,空气清新 (2)角膜溃疡愈合后3个月内避免游泳,减少眼部不良刺激及污染 (3)3个月内避免骑摩托车,避免迎面大风对眼部的不良刺激 (4)适当增加营养及参加体育锻炼,提高机体抵抗力,避免受凉感冒,防止疾病复发	患者/家属掌握宣教内容

十、眶蜂窝织炎护理流程与规范

见表6-10。

表6-10 眶蜂窝织炎护理流程与规范

护理流程	护理标准与规范	评价标准
接待患者	责任护士应热情接待患者,并立即通知医生	热情接待,报告及时
快速评估	1. 眼部评估:眼球突出、角膜暴露、眶压情况,有无畏光、流泪、疼痛、视力、分泌物情况等 2. 全身评估:现病史、既往病史、过敏史、神志、生命体征;有无合并心血管疾病、糖尿病等 3. 其他:职业、文化程度、自理能力、心理状态、家庭及社会支持等情况	评估及时、准确

续表

护理流程	护理标准与规范	评价标准
心理护理	眶蜂窝织炎患者症状明显,病情发展迅速。球结膜高度充血、水肿突出睑裂,多数患者表现恐惧、焦虑;应多安慰、鼓励患者,向患者及家属简要介绍眶蜂窝织炎的发生和发展,药物治疗的目的、效果,可减轻恐惧焦虑情绪,使其树立信心,积极配合治疗	沟通有效,患者情绪稳定,配合治疗
隔离护理	1. 按眼科疾病隔离护理常规,做好床边隔离,有条件或严重的应住单间隔离病室,无条件可同病种住同一病房 2. 向患者说明隔离的重要性,嘱患者之间不宜串门、交换物品,一切用物、食具、药物固定专用 3. 与患眼接触过的物品、药物不可接触健眼	隔离措施符合消毒隔离原则
快速处理	正确执行医嘱: 1. 用抗生素前查血常规,做血细菌培养 2. 高热者予物理降温及药物降温 3. 用足量广谱抗生素(使用青霉素类的患者,用药前必须先皮试) 4. 眶压高应用快速脱水剂;支持疗法:能量合剂 5. 合理使用滴眼液和眼药膏	护理措施落实
用药护理	按医嘱及时准确给药,使用过程密切观察药物的副作用: 1. 合理安排点眼时间,先滴刺激性较小的眼药水,后滴刺激性较大的眼药水,混悬药物应充分摇匀后再点 2. 注意观察药物疗效及不良反应,全身应用抗真菌药物者应定期检查肝功能 3. 准确按药物要求保存药物	给药安排合理,病情观察及时
对症护理	1. 高热者按医嘱给予降温;疼痛者予止痛镇静,警惕有无伴头痛、恶心、呕吐等症状 2. 对球结膜高度水肿突出睑裂者,应保持眼部及周围皮肤清洁、用生理盐水消毒棉签清洁眼睑及周围皮肤。对眼球突出,眼睑闭合不全者应注意保护角膜 3. 眶压高者按医嘱静脉滴注 20% 甘露醇	护理措施落实
病情观察	1. 加强巡视,密切观察体温、脉搏、呼吸、血压、瞳孔大小及对光反射、神志变化,每 30 分钟巡视 1 次;观察神志,有无烦躁不安、惊厥、谵妄 2. 密切观察球结膜充血、水肿、眼球突出、眼睑闭合不全发展速度,视力、眶压变化 3. 及时做结膜囊细菌培养及药物敏感试验。发热时抽血做血培养及检查血常规 4. 及时准确记录病情	护理措施落实
饮食护理	宜进食营养丰富易消化清淡食物,多吃水果、蔬菜,少吃煎炸、烧烤食物,不吸烟、不喝酒	措施落实,患者配合
生活护理	1. 协助患者生活护理,注意个人卫生,修剪指甲、头发,勤洗手,保持患者单位整齐清洁,特别注意保持枕头清洁 2. 患者要严格做好消毒隔离工作,防止交叉感染	护理措施落实

续表

护理流程	护理标准与规范	评价标准
健康指导	1. 疾病相关知识 （1）简要介绍眶蜂窝织炎的发生和发展、治疗目的、药物的不良反应、疾病预后、治疗配合知识；有角膜炎和角膜溃疡者应避免强光刺激 （2）告知患者须积极治疗原发病灶，如鼻腔、鼻窦、口腔、面部等感染病灶 （3）遵医嘱复诊 2. 用药指导 （1）向患者及家属介绍出院坚持用药对预防疾病复发的重要性 （2）教会患者点眼和涂眼膏的方法 3. 心理卫生：学会自我控制情绪，劳逸结合，保持心情舒畅 4. 运动与休息：生活有规律，劳逸结合，平常积极参加体育锻炼，提高机体抵抗力，避免受凉感冒，防止疾病复发	患者/家属掌握宣教内容

第二节　眼科危重症护理流程与规范

一、恶性青光眼护理流程与规范

见表 6-11。

表 6-11　恶性青光眼护理流程与规范

护理流程	护理标准与规范	评价标准
入院评估	1. 责任护士热情接待患者，了解患者的心理状态、自理能力、经济情况、家庭及社会支持情况等 2. 全身评估内容包括患者的现病史、既往病史、过敏史；有无合并全身病，如高血压、冠心病、糖尿病、呼吸道系统疾病，高血压、糖尿病患者血压血糖控制情况 3. 眼部评估内容包括视力、视野、眼压、瞳孔、前房深浅、有无眼胀痛等 4. 患者及家属是否得到有关青光眼疾病知识的指导 规范语言："您好，我是您的管床护士×××，请问您叫什么名字？现在我为您作入院评估……感谢您的配合"	热情接待，评估全面、及时、准确
心理护理	因患者有手术失败的经历，担心病程及预后，应积极主动关心患者，给患者讲解相关知识、成功的病例等，给患者提供一个舒适、安静、整洁的住院环境	沟通有效，患者情绪稳定，配合治疗

续表

护理流程	护理标准与规范	评价标准
用药护理	按医嘱及时准确给药,使用过程密切观察药物的副作用,恶性青光眼患者禁用缩瞳剂,患者如误用缩瞳剂应立即报告医生,采取积极措施进行相应的紧急处理	给药安排合理,病情观察及时
	1. 散瞳剂副作用及注意事项	
	(1)滴眼后可有口干、心悸、皮肤干燥、潮红、烦躁不安等全身不良反应	
	(2)应压迫泪囊部 2~3 分钟,擦去多余的溶液,防止药液流入鼻腔吸收入体内引起中毒	
	2. 碳酸酐酶抑制剂副作用及注意事项	
	(1)如乙酰唑胺要与等量的碳酸氢钠同服,避免尿道结石形成	
	(2)少量多次饮水,密切观察药物副作用,如知觉异常、四肢颜面口唇麻木、有针刺感、血尿、小便困难、腹痛、肾区疼痛,一旦发现结石症状要立即停药,并检查尿常规。肾功能不全者慎用	
	3. 高渗剂副作用及注意事项	
	(1)应用甘露醇,对年老体弱或有心血管系统疾病的人要注意观察呼吸、脉搏的变化,以防发生意外	
	(2)糖尿病患者、心肾功能不全者慎用	
	(3)用药过程中观察血压、脉搏、呼吸变化及各项血液生化指标,特别要注意患者的肾功能,点滴完要平卧,防止用药后突然起立引起体位性低血压	
	4. 皮质类固醇副作用及注意事项	
	(1)常见副作用有诱发胃溃疡、高血压、神经兴奋性升高、失眠、激素性青光眼等	
	(2)用药过程每天检测血压、体重、眼压、血糖,观察患者精神状态、睡眠、胃纳、大便情况(注意有无腹痛、黑便出现)	
	(3)对失眠者可适当口服镇静催眠药	
饮食护理	1. 给予易消化的软质软食,多吃蔬菜、水果,保持大便通畅	措施落实,患者配合
	2. 禁食刺激性食物,如浓茶、咖啡、酒、辛辣食物	
	3. 一次性饮水量最好不要超过 300ml	
手术护理	1. 术前护理,按内眼手术护理常规	术前准备及时、到位,术中患者配合,术后护理措施落实
	(1)向患者及家属解释手术治疗目的及配合知识	
	(2)术前按时点降眼压药物及糖皮质激素滴眼剂,密切观察眼压情况及药物副作用	
	2. 术后护理,按内眼手术护理常规	
	(1)术眼观察:术后配合医生观察视力、眼压、前房及滤过泡的情况	
	(2)饮食:进食以易消化、清淡的食物为主,不宜进食刺激性食物如浓茶、咖啡等,多进食蔬菜水果,保持大便通畅	
	(3)用药:按医嘱用药,并观察药物的副作用	
健康指导	1. 用药指导	患者/家属掌握宣教内容
	(1)遵医嘱用药,两种以上滴眼液要交替使用,每次间隔 5~10 分钟以上,滴眼每次 1 滴即够,不宜点多以免药液外溢造成浪费	

续表

护理流程	护理标准与规范	评价标准
健康指导	(2)如散瞳剂需长期使用,要做好用药指导,滴眼时应压迫泪囊区2~3分钟,减少药液流入鼻腔吸收入体内 (3)教会患者正确的点眼方法,滴眼液、眼药膏应放于阴凉避光处 2. 饮食指导 (1)宜进食富含维生素、低脂食物,避免进食太多的动物脂肪,多吃鱼、蔬菜、水果,忌暴饮暴食,保持大便通畅 (2)忌刺激性饮食,如辛辣、油炸、浓茶、咖啡、酒,避免吸烟 (3)避免在短时间内喝大量的液体,一次饮水量不宜超过300ml,以免眼压升高 3. 运动与休息 (1)生活要有规律,劳逸结合,避免过度疲劳,保证足够的睡眠,适当的体育锻炼 (2)有视野缺损的患者不宜骑自行车和开车 4. 定期随访:告知患者需要长期随访视力、眼压、前房、眼底等眼部情况,并告知其定期随访的重要性	

二、过熟期白内障护理流程与规范

见表 6-12。

表 6-12　过熟期白内障护理流程与规范

护理流程	护理标准与规范	评价标准
入院评估	责任护士热情接待患者,详细进行护理评估,包括: 1. 患者年龄、职业、文化程度、视力、听力、智力、四肢活动情况,对治疗及护理的要求 2. 了解患者的现病史、既往病史、外伤史、过敏史,有无合并心血管疾病、呼吸系统疾病、糖尿病等病史。糖尿病和高血压患者的血糖和血压控制情况,在家遵医行为 3. 患者心理状态、家庭及社会支持情况 4. 眼部评估:评估视力、眼压,眼痛发生的时间、特征、持续时间,有无伴随头痛、呕吐症状,评估角膜、瞳孔大小及对光反射,了解角膜内皮细胞及数目、视网膜视力。注意眼睑和结膜有无红肿和充血,排除如睑腺炎和急性结膜炎等手术禁忌证 5. 全麻患者有无上呼吸道感染等全身麻醉禁忌证 6. 评估患者自理能力及有无潜在安全问题,对于存在风险的患者,护士必须强化安全意识,慎防患者跌倒、坠床、迷路、走失、突发严重的全身性疾病。向患者及家属进行安全指导并贴上防坠床/防跌倒标识,制订合适的护理方案,提供安全防范措施 7. 患者及家属是否得到有关白内障的健康指导 规范语言:"您好,我是您的管床护士×××,请问您叫什么名字? 现在我为您作入院评估……感谢您的配合"	热情接待,评估全面、及时、准确

续表

护理流程	护理标准与规范	评价标准
术前护理	1. 心理护理 (1)老年患者多有孤独心理、听力下降、反应慢、耐受力低的特点,与患者交流时声音要大、语速要慢;对听力障碍者利用肢体语言交流 (2)建立良好护患关系;介绍主管医生和护士;说明手术的重要性,术前、术中、术后配合知识 (3)耐心解答患者提问,消除不良心理,增强信心 2. 安全护理 (1)对评估存在高风险的患者,护士必须强化安全意识,慎防患者跌倒、误吸、误食、坠床、迷路、走失、突发严重的全身性疾病 (2)向患者家属进行安全教育,使患者和家属掌握安全防范措施 3. 对症处理 (1)眼痛护理:解释疼痛的原因,避免情绪紧张,分散注意力 (2)高眼压护理:立即通知医生,迅速配合降眼压治疗,密切观察病情变化 4. 用药护理 (1)按医嘱使用降眼压药物,注意观察药物作用及副作用,点眼后按压泪囊区 1~2 分钟 (2)静脉滴注甘露醇,需在 30 分钟内完成,注意观察患者有无头晕、胸闷等症状,用药后嘱卧床休息 5~10 分钟,防止体位性低血压 (3)术前避免过早点用散瞳药,应在使用降眼压药物眼压控制后且在手术前 30 分钟才点用散瞳药,避免过早散大瞳孔再次引起眼压升高 5. 病情观察:观察眼压变化,用药后 1 小时测量眼压,观察用药后反应、瞳孔变化 6. 饮食护理 (1)糖尿病患者予糖尿病饮食;高血压患者予低脂低盐饮食;一般患者予普食 (2)宜清淡、营养丰富饮食,多吃蔬菜、水果,忌吃硬、辛辣、刺激性强的食物 7. 术前健康宣教 (1)术前应多休息 (2)高血压、糖尿病者按时、按量使用降血压、血糖药物,保持血压、血糖稳定,以防术后出血、感染 (3)糖尿病患者低血糖的症状识别及处理 (4)注意保暖,防上呼吸道感染,避免吸烟 (5)女性患者避开月经期手术 (6)术前不饱食 8. 术前准备 (1)协助患者做好眼部检查、全身检查,并了解检查结果 (2)按医嘱抗生素滴眼液点眼 (3)全身清洁(洗澡、洗头、剪指甲等) (4)术前检查:协助患者做好眼压、眼部超声波、角膜曲率、人工晶状体测量、角膜内皮细胞计数、眼前段照相及全身检查等	术前各项护理措施落实

续表

护理流程	护理标准与规范	评价标准
送手术	1. 术前测生命体征 2. 术前排空大小便,更衣(穿对胸结扣衣服),长发患者编成两条辫子,取下所戴饰物及活动义齿 3. 再次检查眼部及周围皮肤有无感染病灶 4. 检查各种检验单、手术同意书是否齐全 5. 术前需充分散大瞳孔(防止手术器械损伤虹膜,保持手术野的能见度) 6. 按眼部冲洗法做眼局部冲洗消毒 7. 按医嘱给予术前用药;术前血压高者监测血压并记录;书写护理记录;术前滴注甘露醇者、行动不便用轮椅护送至手术室;并与手术室人员做好交接班	送手术及时、准确,交接符合规范
接手术	1. 迎接患者返病房,协助安全过床 2. 听取手术室人员交班,询问患者感觉,交代患者若有不适按床头呼叫铃 3. 如术前血压高、术中血压不稳定者,即测血压,了解当前血压情况 4. 全身麻醉患者观察生命体征,意识状态;做好家属的指导	交接符合规范,病情观察及时
术后护理	1. 活动与休息 (1)指导患者采用舒适体位,忌俯卧位 (2)嘱患者多闭目休息,可适当活动,保护术眼,避免碰撞术眼及头部 2. 用药护理 (1)按时、准确遵医嘱用药,注意药物配伍禁忌,询问患者药物过敏史 (2)注意观察药物疗效及不良反应 (3)使用糖皮质激素者,观察患者胃纳、大便、精神、睡眠、血糖、血压情况,尤其胃溃疡、糖尿病病史患者 3. 病情观察 (1)观察术眼有无异物感、畏光、流泪、疼痛等 (2)如术眼疼痛,应注意疼痛时间、性质、规律和伴随症状,区分是否为手术引起切口疼(异物感)、角膜上皮损伤引起疼痛(烧灼感)、高眼压的疼痛(头眼胀痛伴同侧头痛)、感染性眼内炎引起疼痛(术眼剧烈疼痛)等 (3)出现恶心、呕吐时,观察呕吐的频率,呕吐物的颜色、量、性质 (4)术眼并发症的观察,包括角膜水肿、浅前房、角膜上皮缺损、高眼压、感染、人工晶状体移位等。若患者发生术眼胀痛,伴同侧头痛、恶心、呕吐,应警惕高眼压的发生,需密切监测眼压,并按时给予降眼压药物治疗。若患者诉眼部异物感,视力提高不理想,发生角膜水肿的可能性大,应做好解释安慰工作,按医嘱使用润滑剂、高渗剂、角膜上皮营养剂等。眼内炎是人工晶状体手术最严重的并发症,多在术后 1~4 天内急骤起病,伴有剧烈眼部疼痛和视力急剧下降,术后密切观察病情,一旦发生感染迹象通知医生处理。配合医生抽取房水或玻璃体液进行细菌和真菌培养及药物敏感试验,全身及局部应用足量广谱抗生素 (5)检查术眼视力、眼压	术后各项护理措施落实

续表

护理流程	护理标准与规范	评价标准
术后护理	(6)糖尿病、高血压患者观察血糖、血压;心血管疾病患者观察心率变化 4. 饮食护理 (1)术后予普食,宜进食蔬菜、水果等易消化、营养丰富的食物,避免进食过硬食物,忌浓茶、咖啡、烟、酒 (2)糖尿病患者坚持糖尿病饮食;高血压患者坚持低盐低脂饮食 (3)注意补充足够维生素,尤其是 C 族、B 族维生素	
出院指导	1. 术眼护理 (1)1 个月内避免碰撞头部及术眼,避免低头弯腰等活动,若需捡起地面上的东西,则采用蹲下的姿势;减少到公共场所;少看书、看电视,避免视疲劳及用力揉眼 (2)3 个月内避免重体力劳动、激烈运动,如跑步、打球、游泳等 2. 复诊指导:病情稳定者,出院 1 周后复诊,以后遵医嘱复诊,若有眼红、眼痛者立即复诊 3. 健康指导 (1)教会患者认识眼内炎症状(眼部充血、眼部剧烈疼痛、视力急剧下降),如有眼红、眼痛等不适,及时就诊 (2)指导患者掌握眼部用药方法,并遵医嘱用药	患者/家属掌握宣教内容

三、晶状体脱位伴白内障护理流程与规范

见表 6-13。

表 6-13　晶状体脱位伴白内障护理流程与规范

护理流程	护理标准与规范	评价标准
入院评估	责任护士热情接待患者,详细进行护理评估,包括: 1. 患者年龄、职业、文化程度、视力、听力、智力、四肢活动情况,对治疗及护理的要求 2. 了解患者的现病史、既往病史、外伤史、过敏史,有无合并心血管疾病、呼吸系统疾病、糖尿病等病史。糖尿病和高血压患者的血糖和血压控制情况,在家遵医行为 3. 患者心理状态、家庭及社会支持情况 4. 眼部评估:了解视力、眼压、角膜内皮细胞及数目、视网膜视力。注意眼睑和结膜有无红肿和充血,排除如睑腺炎和急性结膜炎等手术禁忌证 5. 全麻患者有无上呼吸道感染等全身麻醉禁忌证 6. 评估患者自理能力及有无潜在安全风险,对于存在风险的患者,护士必须强化安全意识,慎防患者跌倒、坠床、坠床、迷路、走失、突发严重的全身性疾病。向患者及家属进行安全指导并贴上防坠床/防跌倒标识,制订合适的护理计划,提供安全防范措施 7. 患者及家属是否得到有关晶状体脱位的健康指导 规范语言:"您好,我是您的管床护士×××,请问您叫什么名字? 现在我为您作入院评估……感谢您的配合"	热情接待,评估全面、及时、准确

续表

护理流程	护理标准与规范	评价标准
术前护理	1. 心理护理:建立良好护患关系。介绍主管医生和护士。说明手术的重要性,术前、术中、术后配合知识。耐心解答患者提问,消除不良心理,增强信心 2. 安全护理 (1)对于存在安全风险的患者,护士必须强化安全意识,慎防患者跌倒、坠床、坠床、迷路、走失、突发严重的全身性疾病。向患者及家属进行安全指导并贴上防坠床/防跌倒标识,提供安全防范措施 (2)术前详细进行护理评估及实验室检查,以发现患者是否有全身性疾病,如术前发热、腹泻、血压和血糖增高等,应推迟手术。合并糖尿病患者易发生前房积血、创口愈合延缓和感染等。合并高血压患者,术前应采取措施使血压维持在接近正常水平。但对长期舒张压维持较高水平患者,需注意掌握降压的速度和幅度。慢性支气管炎患者的咳嗽易导致伤口裂开、前房积血等,术前要给予恰当的治疗 3. 术前准备 (1)协助患者做好眼部检查、全身检查,并了解检查结果 (2)按医嘱抗生素滴眼液点眼 (3)全身清洁(洗澡、洗头、剃须、剪指甲等) (4)做好相关训练,如眼球转动以及向下固视,教会患者掌握术中出现咳嗽的处理方法等 (5)晶状体不全脱位按白内障手术护理常规给予散瞳,但晶状体全脱位至前房者应缩瞳,避免散瞳,避免白内障术中晶状体掉入玻璃体腔	术前各项护理措施落实
送手术	1. 术前测生命体征 2. 术前排空大小便,更衣(穿对胸结扣衣服),长发患者编成两条辫子,取下所戴饰物及活动义齿 3. 再次检查眼部及周围皮肤有无感染病灶 4. 检查各种检验单、手术同意书是否齐全 5. 术前需充分散大瞳孔(防止手术器械损伤虹膜,保持手术野的能见度);晶状体全脱位至前房者缩瞳(避免白内障术中晶状体掉入玻璃体腔) 6. 按眼部冲洗法做眼局部冲洗消毒 7. 按医嘱给予术前用药;术前血压高者监测血压并记录;书写护理记录;术前滴注甘露醇者、行动不便者用轮椅护送至手术室;与手术室人员做好交接班	送手术及时、准确,交接符合规范
接手术	1. 迎接患者返回病房,协助安全过床 2. 听取手术室人员交班,询问患者感觉,交代患者若有不适按床头呼叫铃 3. 如术前血压高、术中血压不稳定者,即测血压,了解当前血压情况 4. 全身麻醉患者观察生命体征、意识状态;做好家属的指导	交接符合规范,病情观察及时

续表

护理流程	护理标准与规范	评价标准
术后护理	1. 用药护理 (1)按时、准确遵医嘱用药,注意药物配伍禁忌,询问患者药物过敏史 (2)注意观察药物疗效及不良反应 (3)使用糖皮质激素者,观察患者胃纳、大便、精神、睡眠、血糖血压情况,尤其胃溃疡、糖尿病病史患者 2. 体位与休息 (1)指导患者采用舒适体位,忌俯卧位 (2)嘱患者多闭目休息,可适当活动,保护术眼,避免碰撞术眼及头部 3. 病情观察 (1)观察术眼有无异物感、畏光、流泪、疼痛等 (2)如术眼疼痛,应注意疼痛时间、性质、规律和伴随症状,区分手术引起切口疼痛(异物感)、角膜上皮损伤引起疼痛(烧灼感)、高眼压的疼痛(术眼胀痛伴同侧头痛)、感染性眼内炎引起疼痛(术眼剧烈疼痛)等 (3)出现恶心、呕吐时,观察呕吐物的颜色、量、性质、频率 (4)术眼并发症的观察:包括角膜水肿、浅前房、角膜上皮缺损、高眼压、感染、人工晶状体移位等。若患者发生术眼胀痛,伴同侧头痛、恶心、呕吐,应警惕高眼压的发生,需密切监测眼压,及时按时给予降眼压药物治疗。若患者诉眼部异物感,视力提高不理想,发生角膜水肿的可能性大,应做好解释、安慰工作,按医嘱使用润滑剂、高渗剂、角膜上皮营养剂等。眼内炎是人工晶状体手术最严重的并发症,多在术后 1~4 天内急骤起病,伴有剧烈眼部疼痛和视力急剧下降,术后密切观察病情,一旦发生感染迹象通知医生处理。配合医生抽取房水或玻璃体液进行细菌和真菌培养及药物敏感试验,全身及局部应用足量广谱抗生素 (5)检查术眼视力、眼压 (6)糖尿病、高血压患者观察血糖、血压变化;心血管疾病患者观察心率变化 4. 饮食护理 (1)术后予普食,宜进食蔬菜、水果等易消化、营养丰富的食物,避免进食过硬食物,忌浓茶、咖啡、烟、酒 (2)糖尿病患者坚持糖尿病饮食;高血压患者坚持低盐低脂饮食 (3)注意补充足够维生素,尤其是 C 族、B 族维生素	术后各项护理措施落实
出院指导	1. 术眼护理 (1)1 个月内避免碰撞头部及术眼,避免低头弯腰等活动,若需捡起地面的东西,采用蹲下的姿势;减少到公共场所;少看书、看电视,避免视疲劳 (2)3 个月内避免重体力劳动、激烈运动,如跑步、打球、游泳等 (3)尽可能不坐摩托车	患者/家属掌握宣教内容

续表

护理流程	护理标准与规范	评价标准
出院指导	2. 复诊指导 （1）病情稳定者，出院后每周复诊 1 次，以后遵医嘱的时间复诊，若有眼红、眼痛者随时复诊 （2）一般 3 个月后配眼镜，定期复诊 3. 健康宣教 （1）教会患者认识眼内炎症状（眼部充血、眼部剧烈疼痛、视力急剧下降），如有异常，及时就诊 （2）教会患者眼部用药法，并遵医嘱用药 （3）教会患者认识高眼压症状	

四、损伤性视神经病变护理流程与规范

见表 6-14。

表 6-14　损伤性视神经病变护理流程与规范

护理流程	护理标准与规范	评价标准
入院评估	责任护士热情接待患者，详细进行护理评估： 1. 详细询问病史，了解患者受伤经过、受伤时的情况、受伤时间、致伤物的性质；评估患者的精神状况、意识状态（是否有颅脑损伤）及全身皮肤的完整性，四肢活动度等 2. 眼局部情况评估：眼附属器与眼球的完整性，眼睑皮肤、结膜、角膜有无损伤及瞳孔对光反射、眼压、视力等情况 3. 患者的既往病史、过敏史 4. 患者（家属）的心理状态、家庭及社会支持情况 5. 患者（家属）对该疾病的相关知识了解程度 规范语言："您好，我是您的管床护士 ×××，请问您叫什么名字？现在我为您作入院评估……感谢您的配合"	热情接待，评估全面、及时、准确
心理护理	损伤性视神经病变能立即引起患者的视力部分或全部丧失，突如其来的视力下降或丧失及使用激素出现的不良反应。患者往往会出现不同程度的焦虑以及压抑情绪。应多关心患者，耐心细致解释，多给予鼓励，使患者树立信心，积极主动配合治疗	沟通有效，患者情绪稳定，配合治疗
用药护理	1. 遵医嘱准确予扩张血管、营养视神经的药物及糖皮质激素 2. 应用大量糖皮质激素的护理 （1）常见副作用有诱发胃溃疡、高血压、低血钾、视神经兴奋性升高、失眠等 （2）使用过程密切观察药物的不良反应，监测血压、体重、血糖、眼压，观察患者精神状态、睡眠、胃纳、大便情况，有无四肢无力情况；对失眠者可适当口服镇静催眠药 3. 注射复方樟柳碱时，操作要准确轻巧，注射前向患者解释注射方法和注意事项，用药后出现轻度口干、头晕、心悸，一般 10~20 分钟后可自行缓解	给药安排合理，病情观察及时

续表

护理流程	护理标准与规范	评价标准
对症护理	1. 如合并有其他部位的损伤,如头颅部的损伤及眶骨骨折等,必须做好相关护理 2. 伴有颅脑损伤及眶骨骨折的患者,应密切观察其生命体征、神志、瞳孔,以便及时发现问题及时处理 3. 合并有开放性伤口的患者,应做好伤口的处理和护理,以促进早期愈合,防止发生感染	护理措施落实
健康指导	1. 疾病知识指导:向患者讲述损伤性视神经病变的原因、治疗目的、预后和护理方法,治疗配合知识 2. 饮食指导:注意饮食宜清淡,同时注意补充营养,宜进食营养丰富、低盐、高钾食物,多吃新鲜水果、蔬菜等丰富维生素食物;不吸烟,不喝酒,以巩固治疗效果并促进视神经功能的恢复 3. 保持情绪稳定,心情舒畅;树立战胜疾病的信心,积极配合治疗,促进疾病康复 4. 用药指导:出院后仍需用糖皮质激素者,必须告知其用药的目的和意义,应按医嘱按时按量服药,不能随意增减,不能自行停药,避免病情反复。服药期间做好自我观察和护理:注意胃肠反应,如呃逆、胃痛、黑便要立即到医院复诊;自我测量血压、体重;注意精神意识变化,如出现感觉障碍情绪不稳定,应及时向医生反映	患者/家属掌握宣教内容

五、感染性眼内炎护理流程与规范

见表6-15。

表6-15　感染性眼内炎护理流程与规范

护理流程	护理标准与规范	评价标准
入院评估	责任护士热情接待患者,详细进行护理评估: 1. 患者年龄、职业、文化程度、对治疗及护理的要求 2. 患者现病史、既往病史,过敏史,有无合并全身其他系统的感染性疾病、糖尿病等 3. 患者心理状态、家庭及社会支持情况 4. 眼部情况:眼球及眼附属器和完整性,眼睑皮肤、结膜、角膜有无创口及瞳孔对光反射情况;有无畏光、流泪、疼痛、前房积脓及分泌物情况;眼压、视力、眼睑周围皮肤和邻近组织器官有无感染灶等 规范语言:"您好,我是您的管床护士×××,请问您叫什么名字? 现在我为您作入院评估……感谢您的配合"	热情接待,评估全面、及时、准确
隔离护理	1. 按眼科疾病的隔离护理常规,根据患者眼球有无开放性伤口及其眼部分泌物微生物检查结果及诊断进行隔离 2. 一般细菌和真菌感染、眼球无开放伤口须做好床边隔离,如为较为严重的感染并且眼球有开放性伤口者,应住单间隔离病室	隔离措施符合消毒隔离原则

续表

护理流程	护理标准与规范	评价标准
心理护理	耐心细致地向患者和家属介绍疾病的相关知识、治疗效果及配合方法。多给予安慰、鼓励,使患者树立信心积极配合治疗	沟通有效,患者情绪稳定,配合治疗
饮食护理	1. 指导患者进食营养丰富、容易消化的食物,以提高机体的免疫力和增强抵抗力 2. 多进食新鲜蔬菜、水果,避免进食煎炸、辛辣等刺激性食物,保持大便通畅	措施落实,患者配合
用药护理	1. 配合医生在应用抗生素前为患者留取眼内分泌物、玻璃体和房水进行真菌或细菌培养及药敏试验 2. 遵医嘱为患者局部和全身应用抗生素、糖皮质激素,怀疑真菌感染者禁用糖皮质激素,并联合使用抗真菌药物。在使用抗生素时必须根据药物的半衰期按时按量使用,注意观察药物作用和不良反应 3. 合理安排点眼时间,点眼前应先抹去分泌物,点眼动作应轻巧 4. 需低温保存的滴眼液,指导患者用冰箱或冰壶正确保存	给药安排合理,病情观察及时
眼部护理	1. 保持眼部及周围皮肤清洁,治疗操作动作轻巧,切记不能加压眼球,有开放性伤口者不能翻转眼睑 2. 嘱患者点眼后不要用力闭眼或用手揉眼	护理措施落实
病情观察	1. 密切观察患者视力、眼压、眼部刺激征的情况;观察其眼球突出度及眼球运动的变化,注意患眼有无分泌物及其颜色与黏稠度 2. 监测生命体征,了解患者有无出现头痛、恶心、呕吐、全身不适、高热及昏迷等症状,预防全眼球炎及海绵窦炎	病情观察全面、及时处理
对症护理	密切观察患者眼部疼痛的性质、持续时间,及时报告医生,并遵医嘱应用止痛或降眼压的药物	护理措施落实
手术护理	1. 术前护理:按内眼手术护理常规 (1)向患者及家属解释手术治疗目的及配合知识 (2)术前准备 1)眼部冲洗用品按隔离要求处置 2)术前半小时按医嘱应用止血剂、镇静剂 3)按医嘱应用扩瞳剂扩瞳,观察瞳孔扩张程度,以确保手术能顺利进行 4)准备好肉汤与血琼脂平板行细菌培养及土豆-蔗糖琼脂培养基行真菌培养及菌株鉴定。将检验单与培养基一起送到手术室备用 2. 术后护理,按内眼手术护理常规 (1)根据手术方式,按医嘱指导患者采用适当体位 (2)病情观察 1)关心患者,询问患者术后感觉,观察术眼敷料有无渗血、渗液 2)多巡视并询问患者,有无眼部胀痛、头痛等自觉症状,如有创口疼痛时应注意疼痛时间、规律及伴随症状,区分高眼压的疼痛和手术切口引起的病痛及炎症引起的疼痛	术前准备及时、到位,术中患者配合,术后护理措施落实

护理流程	护理标准与规范	评价标准
手术护理	3) 监测术眼视力、眼压及有无前房积脓,眼部分泌物等 (3) 按时、准确遵医嘱用药,护士协助医生及时与检验科室沟通,根据玻璃体和房水细菌培养及药敏试验结果,遵医嘱及时调整抗生素 (4) 饮食护理:饮食宜清淡,进食营养丰富、容易消化的食物,多进食新鲜蔬菜、水果,避免进食煎炸、辛辣等刺激性食物,保持大便通畅	
健康指导	1. 用药指导:教会患者正确使用滴眼液及滴眼膏的方法,嘱其出院后坚持继续按时用药,尤其是抗真菌类药物,一定要遵医嘱使用 2. 视网膜脱离的预防指导 (1) 术后应指导患者多卧床休息,避免头部的剧烈运动及碰撞术眼,勿揉眼 (2) 避免因咳嗽、打喷嚏或剧烈呕吐而引起眼压骤然升高,遇到咳嗽时可用舌头顶住上腭,防止便秘,必要时给予缓泻剂 3. 复诊指导:向患者说明复诊时间及意义,并告诉患者如患眼或健眼出现眼红、眼痛、视力下降,均应即到医院就诊	患者/家属掌握宣教内容

六、眼睑恶性肿瘤护理流程与规范

见表 6-16。

表 6-16　眼睑恶性肿瘤护理流程与规范

护理流程	护理标准与规范	评价标准
入院评估	责任护士热情接待患者,详细进行护理评估: 1. 全身评估:一般资料、现病史、既往病史、过敏史;有无高血压、糖尿病、心脏病等全身性疾病 2. 眼部评估:肿瘤大小、有无渗液、眼睑功能、视力等 3. 其他:心理状态、经济情况、家庭情况,社会支持以及患者对疾病了解程度等 规范语言:"您好,我是您的管床护士×××,请问您叫什么名字? 现在我为您作入院评估……感谢您的配合"	热情接待,评估全面、及时、准确
术前护理	1. 心理护理:与患者交谈,了解其心理状态,耐心解答患者提问,密切观察患者心理反应,给予相应的心理支持和疏导,争取家属配合 2. 饮食:进食清淡易消化营养丰富食物,全身麻醉患者严格按照麻醉师要求,术前6~8小时禁食 3. 术前宣教:解释手术时间、麻醉方式、如何配合手术、术后注意事项、术后常见症状等。男性患者避免吸烟,女性患者避免经期 4. 术前准备 (1) 协助患者做好眼部检查、外观照相、全身检查,并了解检查结果 (2) 按医嘱抗生素滴眼液点眼 (3) 全身清洁(洗澡、洗头、剃须、剪指甲等) (4) 备皮:根据患者肿瘤大小,需要植皮者,按医嘱选取上臂或大腿内侧皮肤	术前各项护理措施落实

续表

护理流程	护理标准与规范	评价标准
送手术	1. 测量生命体征 2. 更衣,带好 CT、MRI 结果等 3. 检查各项验单和手术签字 4. 按医嘱使用术前药,书写护理记录 5. 护送患者到手术室,与手术室做好交接班	送手术及时、准确,交接符合规范
接手术	1. 协助患者过床,听取手术室人员交班 2. 测量患者生命体征,观察敷料和绷带情况 3. 交代患者和家属术后注意事项 4. 书写护理记录	交接符合规范,病情观察及时
术后护理	1. 绷带包扎护理:注意观察绷带松紧度,防止过松或过紧,观察敷料渗血情况 2. 疼痛护理:向患者解释原因,由于患者手术将眼睑部分切除,导致眼睑保护角膜功能破坏,角膜被敷料或缝线摩擦刺激所引起,在包扎前多涂眼膏,解除绷带后配角膜接触镜,保护角膜 3. 观察眼睑缝线有无松脱,缝合后的眼睑张力较大,教会患者洗脸的方法,要保持大便通畅,防止便秘,眼眶内容剜除术者,术后第 2~3 天开始将眶内填充纱条逐日拔除,直至拔完	术后各项护理措施落实
健康指导	1. 眼部护理:保持眼部清洁,防止感染 2. 用药指导:按医嘱用药,教会患者用眼药水和药膏 3. 饮食宜清淡,富含维生素和蛋白质食物,促进伤口愈合 4. 休息与运动:出院后 1 个月避免重体力活动和剧烈运动 5. 复诊指导 (1)出院后 1 周复诊,有不适随时回院诊治 (2)根据病理结果,如需进一步化疗或放射治疗患者,指导患者到肿瘤医院治疗	患者/家属掌握宣教内容

七、泪腺腺样囊性癌护理流程与规范

见表 6-17。

表 6-17 泪腺腺样囊性癌护理流程与规范

护理流程	护理标准与规范	评价标准
入院评估	责任护士热情接待患者,详细进行护理评估: 1. 全身评估:评估患者一般资料,现病史、既往史、过敏史,有无合并糖尿病、高血压等全身疾病 2. 眼部评估:视力、肿物大小、疼痛、眼部分泌物等 3. 其他:评估患者(家属)的心理状态、家庭及社会支持情况,对该疾病的相关知识了解程度 规范语言:"您好,我是您的管床护士 ×××,请问您叫什么名字,现在我为您作入院评估……感谢您的配合"	热情接待,评估全面、及时、准确

续表

护理流程	护理标准与规范	评价标准
术前护理	1. 心理护理:建立良好的护患关系,积极面对疾病,说明手术的目的和意义,耐心解答患者提问,消除不良心理,增强战胜疾病的信心 2. 饮食护理:患者手术全麻下进行,术前6小时禁食,4小时禁饮 3. 术前健康教育:解释手术时间、麻醉方式、术后常见症状。男性患者避免吸烟,女性患者避免经期 4. 术前准备 (1)协助患者做好眼部检查、外观照相、全身检查,并了解检查结果 (2)按医嘱抗生素滴眼液点眼 (3)全身清洁(洗澡、洗头、剃须、剪指甲等)	术前各项护理措施落实
送手术	1. 测量生命体征 2. 确认禁食时间,更衣,带好CT、MRI结果等 3. 检查各项验单和手术签字 4. 按医嘱使用术前药,书写护理记录 5. 护送患者到手术室,与手术室做好交接班	送手术及时、准确,交接符合规范
接手术	1. 协助患者过床,听取手术室人员交班 2. 测量患者生命体征,观察敷料和绷带情况 3. 交代患者和家属术后注意事项 4. 书写护理记录	交接符合规范,病情观察及时
术后护理	1. 多卧床休息,手术当天半流饮食,术后1天改普食不宜进食较硬食物,以免影响手术切口的愈合 2. 术后包扎护理:解释目的,松紧合适;敷料出现渗血、渗液时做好标记;眶内容手术后放置碘纺纱者一般术后2~3天开始抽出,每天抽出约10cm,同时观察渗液情况 3. 每天做好眼部清洁,分泌物多时及时更换敷料 4. 饮食护理:注意补充营养,进食优质蛋白、高热量、高维生素食物	术后各项护理措施落实
康复指导	1. 全眶内容手术患者保持眼部卫生,适当用敷料遮盖,注意保持个人卫生 2. 注意休息,避免熬夜和过度操劳 3. 饮食护理:注意补充营养,进食优质蛋白、高热量、高维生素食物,避免进食刺激性食物等 4. 根据病理结果进行下一步治疗方案(放疗或化疗)	患者/家属掌握宣教内容

八、出血性脉络膜脱离护理流程与规范

见表6-18。

表 6-18　出血性脉络膜脱离护理流程与规范

护理流程	护理流程与规范	评价标准
入院评估	责任护士热情接待患者,详细进行护理评估: 1. 眼局部:视力、眼压、眼病史:有无慢性青光眼、无晶状体眼、高度近视眼、近期眼内手术史 2. 全身:有无全身疾病如糖尿病、高血压等及其用药、疾病控制情况 3. 其他:评估患者(家属)的心理状态、家庭及社会支持情况,对该疾病的相关知识了解程度 规范语言:"您好,我是您的管床护士 ×××,请问您叫什么名字? 现在我为您作入院评估……感谢您的配合"	热情接待,评估全面、及时、准确
心理护理	耐心倾听、解释、心理疏导,消除紧张情绪;减少探视,保证充足的睡眠,避免情绪激动	沟通有效,患者情绪稳定,配合治疗
饮食护理	1. 进食高热量、高蛋白、高维生素、易消化食物 2. 出血后 1~2 天半流质饮食,3~4 天后进食软饭,水果等 3. 恶心、呕吐剧烈者暂时禁食	措施落实,患者配合
用药护理	1. 根据医嘱给予激素、抗生素等药物,密切观察药物作用、副作用 2. 应用糖皮质激素的护理 (1)常见副作用有诱发胃溃疡、高血压、低血钾、视神经兴奋性升高、失眠等 (2)使用过程密切观察药物的不良反应,监测血压、体重、血糖、眼压,观察患者精神状态、睡眠、胃纳、大便情况,有无四肢无力情况;对失眠者可适当口服镇静催眠药	给药安排合理,病情观察及时
病情观察与护理	1. 观察生命体征;密切观察眼压以及患眼有无再出血的情况 2. 积极采取止血措施,要求患者卧床休息,减少头部活动;点眼动作轻柔,勿按压眼球;嘱患者减少眼球转动,防止出血 3. 有糖尿病、高血压的患者继续控制血压、血糖	病情观察及时,护理措施落实到位
健康指导	1. 保持情绪平和 2. 保持大便通畅 3. 注意眼部卫生,避免感染	患者/家属掌握宣教内容

九、眼内肿瘤护理流程与规范

见表 6-19。

表 6-19　眼内肿瘤护理流程与规范

护理流程	护理标准与规范	评价标准
入院评估	责任护士热情接待患者,详细进行护理评估: 1. 患者年龄、职业、文化程度、治疗和护理要求 2. 了解患者的现病史、既往病史、过敏史 3. 患者现状:家庭及社会支持情况 4. 眼部情况评估:起病时间,有无眼红、肿、眼痛,视力,眼球突出度,眼球运动等情况 规范语言:"您好,我是您的管床护士 ×××,请问您叫什么名字? 现在我为您作入院评估……感谢您的配合"	热情接待,评估全面、及时、准确

续表

护理流程	护理标准与规范	评价标准
术前护理	1. 心理护理 (1)手术是治疗眼部肿瘤的重要手段之一,术前患者常焦虑不安、胡思乱想,良好的沟通和社会支持是解决患者心理问题的重要保证 (2)眼部肿瘤需通过病理结果来确诊,及时了解患者的心理状态,做好相应的心理疏导,让患者积极配合术前检查和手术,有效提高手术成功率 (3)有些需要摘除眼球的患者担心容貌,可以通过实例说明植入义眼座并装上义眼后外观与真眼相差无异 2. 饮食护理:注意加强营养,给予高蛋白高热量维生素饮食,避免辛辣、煎炸及刺激性食物。术前避免吸烟,以免刺激气管黏膜增加分泌物诱发咳嗽 3. 术前宣教 (1)向患者以及家属介绍疾病的基本知识 (2)术前、术中、术后的注意事项以取得配合,对于提高手术成功率有重要意义 (3)术前配合医生做好眼部以及全身检查以进一步明确诊断,排除手术禁忌证,如眼部 B 超、CT、MRI 等,对不合作的小儿必要时在检查前给予 10% 的水合氯醛口服或灌肠 4. 术前准备 (1)协助患者做好眼部检查、外观照相、全身检查,并了解检查结果 (2)按医嘱抗生素滴眼液点眼 (3)全身清洁(洗澡、洗头、剃须、剪指甲等) (4)若需做眼植皮成形术或侧壁开眶手术,需按外科备皮原则备皮,检查供皮区及其附近有无感染灶和皮疹	术前各项护理措施落实
送手术	1. 测量生命体征 2. 更衣,带好 CT、MRI 结果等。全身麻醉者确认禁食时间 3. 检查各项验单和手术签字 4. 按医嘱使用术前药,书写护理记录 5. 护送患者到手术室,与手术室做好交接班	送手术及时、准确,交接符合规范
接手术	1. 协助患者过床,听取手术室人员交班 2. 测量患者生命体征,观察敷料和绷带情况 3. 交代患者和家属术后注意事项 4. 书写护理记录	交接符合规范,病情观察及时
术后护理	1. 体位:术后卧床休息,避免碰撞术眼以防切口裂开,眼部出血 2. 饮食护理:术后 1 天进食半流饮食后改普食,饮食宜易消化清淡、营养丰富,多食新鲜蔬菜水果,避免进食较硬食物,防止用力咀嚼,影响手术切口的愈合 3. 绷带包扎护理 (1)观察眼部敷料有无渗血渗液,保持眼部敷料清洁干燥 (2)绷带加压包扎,松紧合适,确保包扎效果。如果渗液较多时要做好标示,并做好记录和交班	术后各项护理措施落实

续表

护理流程	护理标准与规范	评价标准
术后护理	4. 病情观察 (1) 观察视力,用手盖住非手术眼,用手电检测光感 (2) 有无恶心、呕吐:术中由于牵拉眼外肌,部分患者可能有眼 - 胃肠反应而出现恶心呕吐。因而要向患者解释采取平卧位,头偏向健侧,以防突然呕吐污染术眼。若呕吐频繁,则禁食并给予止呕药,静脉补充营养和水分。由于手术创伤,术眼可出现疼痛,可运用止痛药,利于患者休息与恢复 (3) 观察生命体征 5. 植皮手术护理 (1) 每天观察植皮区及供皮区的情况,有无渗血渗液臭味以及颜色异常 (2) 如皮肤取自大腿内侧,不要过早下地活动以防止创面外露,增加感染机会 (3) 术后以抗生素预防感染以及输入复方氨基酸等营养药促进愈合	
康复指导	1. 饮食指导:进食高蛋白、高维生素、高热量、易消化饮食,如肉类、蛋类、瓜果类等,注意营养均衡,避免偏食。避免进食咖啡、浓茶及煎炸等刺激性食物,不饮酒,保持大便通畅 2. 注意劳逸结合,注意保持生活规律,避免过度劳累 3. 保持心情开朗乐观,避免焦虑紧张,癌症患者要树立"癌症可治"的观念,增强战胜疾病的信心,保持情绪稳定,心情舒畅,以利于疾病的康复 4. 复诊指导 (1) 出院后 1 周回院复查,以后视情况决定复查时间 (2) 行眼球摘除加义眼座植入者,3 周后可回院安装义眼,注意义眼的清洁卫生,每晚睡觉前取下义眼用温开水冲洗浸泡。平时经常滴抗生素眼药水保持结膜囊清洁。如出现眼部脓性分泌物增多,应及时回院复查 (3) 拆除睑缘肿物切除手术者,缝线视伤口愈合情况而定 (4) 根据病理结果需要做放疗化疗者,指导患者进一步治疗	患者 / 家属掌握宣教内容

十、(角膜屈光手术后)角膜扩张护理流程与规范

见表 6-20。

表 6-20　(角膜屈光手术后)角膜扩张护理流程与规范

护理流程	护理标准与规范	评价标准
护理评估	责任护士热情接待患者,详细进行护理评估: 1. 患者年龄、职业、文化程度、对治疗及护理的要求 2. 患者现病史、既往史、过敏史、有无合并心血管疾病、糖尿病等 3. 患者心理状态、家庭及社会支持情况,患者自理能力 4. 眼部评估:畏光、流泪、疼痛、视力 规范语言:"您好,我是您的管床护士 ×××,请问您叫什么名字? 现在我为您作入院评估……感谢您的配合"	热情接待,评估全面、及时、准确

续表

护理流程	护理标准与规范	评价标准
心理护理	由于 LASIK 术后发生角膜扩张后果严重,患者非常担心自己的视力,所以心理负担较大。患者情绪焦虑,护士应做好积极的心理护理,应耐心细致地向患者及家属介绍疾病相关知识,治疗的效果及配合方法。多给予安慰、鼓励,使患者树立信心积极配合治疗	沟通有效,患者情绪稳定,配合治疗
眼部护理	1. 保持眼部及周围皮肤清洁,避免感染 2. 检查、治疗及护理操作动作要轻巧,切记不能加压眼球,以免引起角膜穿孔 3. 患者不要用力闭眼及用手搓揉眼睛,以防挤压眼球,引起穿孔 4. 注意保持大便通畅,避免用力排便,注意保暖防感冒,避免打喷嚏及咳嗽 5. 如患者有畏光、流泪,室内光线宜暗,外出戴墨镜,避免光线直接照射眼睛	护理措施落实、有效
饮食护理	多进食含有丰富蛋白质、维生素类食物,多吃新鲜水果、蔬菜,以促进角膜上皮生长	措施落实,患者配合
用药护理	1. 联合用药时,两种药物之间至少要隔开 5~10 分钟,并计划好点眼时间,要按时点眼以保证药物在眼内的浓度 2. 按药物说明要求保存药物,如冷藏或避光 3. 点眼时,如泪液过多或有分泌物,应先用消毒棉签吸干泪液及抹去分泌物再点眼。点眼时动作轻巧,不施压于眼球,以免角膜穿孔 4. 使用角膜接触镜治疗者,尤其注意卫生,戴上接触镜后不涂眼膏。行手术治疗者按内眼手术常规护理	给药安排合理,病情观察及时
病情观察	1. 观察患者的视力,有无复视、畏光、流泪症状,有无角膜穿孔 2. 密切观察药物不良反应 3. 观察患者心理状况,胃纳、睡眠情况	病情观察及时

十一、特发性脱髓鞘性视神经炎护理流程与规范

见表 6-21。

表 6-21　特发性脱髓鞘性视神经炎护理流程与规范

护理流程	护理标准与规范	评价标准
护理评估	责任护士热情接待患者,详细进行护理评估: 1. 全身评估:评估患者现病史、精神、感觉状况、肢体活动、既往史、过敏史 2. 眼科评估:有无眼痛、闪光、视力减退、眼部充血及瞳孔大小、眼压等情况 3. 其他:评估患者年龄、职业、文化程度、自理能力、心理状态、家庭和社会支持等情况 规范语言:"您好,我是您的管床护士×××,请问您叫什么名字? 现在我为您作入院评估……感谢您的配合"	热情接待,评估全面、及时、准确

续表

护理流程	护理标准与规范	评价标准
心理护理	1. 因起病急,视力突然下降且伴眼球转动痛,患者感到焦虑不安甚至恐惧 2. 因其治疗周期长、药物副作用多、容易复发等特点,应多关心体贴患者,耐心细致解释,加强与患者的沟通,多给鼓励,创造有利于治疗和康复的最佳心身状态	沟通有效,患者情绪稳定,配合治疗
用药护理	1. 按医嘱准确给药 2. 糖皮质激素治疗的护理 (1)使用过程密切观察药物的不良反应,检测血压、体重、血糖,观察患者精神状态、睡眠、胃纳、大便情况(注意有无腹痛、黑便出现);对失眠者可适当口服镇静催眠药 (2)大剂量使用糖皮质激素药物,可出现痤疮、向心性肥胖、满月脸、水牛背等症状,向患者解释此类药物不良反应是暂时的,强调继续使用激素的必要性,说明随着眼部病情好转,激素药物减至小剂量或停药后药物不良反应会逐渐消失 3. 颞浅动脉旁皮下注射复方樟柳碱护理 (1)操作要准确轻巧,由于注射后皮丘隆起,患者可能产生紧张和恐惧心理,注射前向患者介绍注射方法和注意事项,说明皮丘的出现属于正常现象,稍后会逐渐消失,嘱患者勿用力按压 (2)用药后出现轻度口干、头晕和心悸,一般10~20分钟后自行缓解	给药安排合理,病情观察及时
对症护理	眼部疼痛护理: 1. 解释疼痛的原因,告知患者随着疗效的好转,眼部疼痛或眶周痛会好转和缓解;嘱患者多闭目卧床休息,设法分散注意力 2. 必要时遵医嘱给予止痛药,并观察用药后的疗效 3. 协助低视力患者做好生活护理	护理措施落实
健康指导	1. 饮食指导 (1)宜进食营养丰富、低盐、高钾食物 (2)多吃新鲜水果、蔬菜等维生素食物 (3)少吃海鲜等高蛋白食物,忌烟、酒、辛辣、炸、烤食物 2. 疾病相关知识指导 (1)详细介绍特发性脱髓鞘性视神经炎的发生和发展、治疗目的、预后、治疗配合知识 (2)如出现多发性硬化或脊髓脱髓鞘症状,应听医生建议转诊到神经科进行全面的神经系统检查和治疗 3. 作息指导:保持情绪稳定、心情舒畅;保证充足的睡眠,生活应有规律,注意劳逸结合,积极锻炼身体,增强体质,预防感冒,减少疾病复发 4. 复诊指导:按医嘱复诊,如出现视力下降或其他不适,应及时就诊 5. 用药指导 (1)介绍出院坚持用药对预防疾病复发的重要性,按医嘱准时用药 (2)说明糖皮质激素服药方法及可能出现的药物不良反应,不可擅自停药,按医嘱逐渐减量至停药。服药期间自我观察及护理:注意胃肠道反应,如有呃逆、胃痛、黑便,要立即到医院就诊。自我观察血压、体重、睡眠变化,如出现感觉障碍,情绪不稳定应及时向医生反映	患者/家属掌握宣教内容

十二、外伤性视神经病变护理流程与规范

见表 6-22。

表 6-22 外伤性视神经病变护理流程与规范

护理流程	护理流程与规范	评价标准
入院评估	责任护士热情接待患者,详细进行护理评估: 1. 全身评估:患者外伤史、四肢活动度(是否有骨折)、精神状态、言语、意识状态(是否有颅脑损伤),了解现病史、既往史、过敏史、有无合并颅底骨折等 2. 眼科评估:有无视力减退、眼痛、眼部充血及瞳孔反射、眼压、视野缺损等情况 3. 其他:评估患者年龄、职业、文化程度、自理能力、心理状态、家庭和社会支持等情况 规范语言:"您好,我是您的管床护士×××,请问您叫什么名字? 现在我为您作入院评估……感谢您的配合"	热情接待,评估全面、及时、准确
心理护理	因患者视力突然丧失或减弱,患者会产生焦虑、恐惧、烦躁心理、情绪不稳定等心理反应,应多关心、尊重、体贴患者,给予心理安慰,帮助他们正视病情,解除患者焦虑、恐惧情绪,以积极心态接受治疗	沟通有效,患者情绪稳定,配合治疗
病情观察	1. 监测患者生命体征 2. 清醒患者了解有无视力进行性下降,有无流鼻涕类似感冒症状,警惕有无合并颅底骨折,及时按医嘱应用抗生素或转颅脑外科治疗 3. 如患者意识不清、烦躁不安,应在病床设置护栏,防止坠床,避免摔伤。生活上多照顾患者,尽量减少患者下床活动引起晕厥、摔倒 4. 有创口者,注意有无红肿、感染迹象	病情观察及时
用药护理	1. 按医嘱及时、准确给药 2. 使用大剂量糖皮质激素和神经营养制剂护理 (1)糖皮质激素有减轻视神经水肿等作用 (2)使用糖皮质激素前详细了解患者的全身情况,有无糖尿病、胃溃疡等用药并发症 (3)用药过程密切观察药物的不良反应,检测血压、体重、血糖,观察患者精神状态、睡眠、胃纳、大便情况(注意有无腹痛、黑便出现);对失眠者可适当口服镇静催眠药	给药安排合理,病情观察及时
眼部疼痛护理	1. 解释疼痛的原因,设法分散注意力 2. 必要时遵医嘱给予止痛药,并观察用药后的效果	护理措施落实

续表

护理流程	护理流程与规范	评价标准
健康指导	1. 饮食指导 (1)宜进食营养丰富、低盐、高钾食物 (2)多吃新鲜水果、蔬菜等维生素食物,少吃海鲜等高蛋白食物,忌烟、酒、辛辣、炸、烤食物 2. 疾病相关知识指导 (1)详细介绍该病发展、治疗目的、预后、治疗配合知识,向患者说明无论药物还是手术治疗,目的在于挽救缺血或压迫导致的视轴索损害 (2)如出现突眼、眼内压高、球结膜水肿,需进行急诊减压手术 3. 安全指导:加强交通和工伤安全教育,提高保护意识,避免再次受伤 4. 复诊指导:按医嘱复诊,如出现视力下降或其他不适,应及时就诊 5. 出院用药指导 (1)介绍出院坚持用药对预防疾病复发的重要性,按医嘱准时用药 (2)说明糖皮质激素服药方法及可能出现的药物不良反应,不可擅自停药,按医嘱逐渐减量至停药 (3)服药期间自我观察及护理:注意胃肠道反应,如有呃逆、胃痛、黑便,要立即到医院就诊 (4)自我检测血压、体重、睡眠变化,如出现感觉障碍、情绪不稳定,应及时向医生反映	患者/家属掌握宣教内容

十三、疼痛性眼肌麻痹护理流程与规范

见表 6-23。

表 6-23 疼痛性眼肌麻痹护理流程与规范

护理流程	护理标准与规范	评价标准
入院评估	责任护士热情接待患者,详细进行护理评估: 1. 病史:现病史、既往史及家族史、过敏史。注意有无眼外伤、神经梅毒、多发性硬化和其他脱髓鞘病、海绵窦肿瘤、颅底动脉瘤、糖尿病、脑干血管意外、铅中毒等病史 2. 眼部评估:视力、眼压、上睑下垂、瞳孔大小及对光反射、眼球突出度、眼球运动障碍、眼表知觉减弱 3. 心理:患者心理状态、家庭及社会支持情况 规范语言:"您好,我是您的管床护士×××,请问您叫什么名字? 现在我为您作入院评估……感谢您的配合"	热情接待,评估全面、及时、准确
心理护理	患者由于病程较长,以及剧烈、持续的疼痛及复视,存在不同程度的焦虑、恐惧、烦躁,护士要有高度责任感和同情心,及时向患者及家属说明疾病的特点、治疗方法及预后,消除其恐惧情绪,调动患者积极因素,多给予安慰、鼓励,使其树立信心、主动配合治疗	沟通有效,患者情绪稳定,配合治疗

护理流程	护理标准与规范	评价标准
疼痛护理	大多表现为球后眼眶内或放射至颞侧及前额部持续性胀痛或针刺或撕扯样痛,有的剧痛难以忍受。护理措施: 1. 保持病房安静舒适 2. 加强病情观察,认真听取患者的主诉,评估疼痛的程度 3. 疼痛剧烈者按医嘱使用止痛药物或镇静剂 4. 让患者听优美的音乐,分散其注意力,以减轻症状	护理措施落实
用药护理	本病需要大剂量使用激素,且用药时间相对长,因此需要注意: 1. 按医嘱及时准确给药 2. 观察治疗过程中各种副作用的发生:监测生命体征的变化,保持水电解质以及酸碱平衡;定期检查生化、肝肾功能变化,观察患者有无黑便,警惕消化性溃疡的发生 3. 病情稳定后激素的剂量逐步减少,要严密观察是否出现恶心、呕吐、发热等	给药安排合理,病情观察及时
眼部护理	1. 单眼眼肌疼痛有复视的患者,可予眼包包盖复视眼,以减轻患者因复视产生的头晕、呕吐 2. 包眼期间应加强生活护理,并把患者常用的物品放在伸手可取的地方,保持周围环境安全	护理措施落实
饮食护理	宜进食营养丰富、易消化、清淡食物,多吃水果、蔬菜,少吃煎炸辛辣刺激食物,不吸烟、不喝酒	措施落实,患者配合
病情观察	密切观察视力、眼压、上睑下垂、瞳孔大小及对光反射、眼球突出度、眼球运动障碍、有无眼表知觉减弱、听力等	病情观察及时
健康宣教	1. 饮食指导 (1)合理膳食,保持清淡饮食 (2)多吃新鲜蔬菜水产品:如青菜、萝卜、海带、紫菜等 (3)禁食肥肉及动物内脏,避免刺激性强的食物 2. 疾病相关知识指导:详细介绍该病病因、治疗方法、预后、治疗配合知识等 3. 安全指导:有复视的患者注意安全,特别是上下楼梯、过马路时注意安全 4. 复诊指导:按医嘱复诊,如出现视力下降或其他不适者应及时就诊 5. 出院用药指导 (1)介绍出院坚持用药对预防疾病复发的重要性,按医嘱准时用药 (2)说明糖皮质激素服药方法及可能出现的药物不良反应,不可擅自停药,按医嘱逐渐减量至停药 (3)服药期间自我观察及护理:注意胃肠道反应,如有呃逆、胃痛、黑便,要立即到医院就诊 (4)自我检测血压、体重、睡眠变化,如出现感觉障碍、情绪不稳定应及时向医生反映 6. 预防复发 (1)注意增强体质,预防面部及上呼吸道感染 (2)早期综合治疗减少复发	患者/家属掌握宣教内容

十四、眶尖综合征护理流程与规范

见表 6-24。

表 6-24 眶尖综合征护理流程与规范

护理流程	护理标准与规范	评价标准
入院评估	责任护士热情接待患者,详细进行护理评估: 1. 一般情况:患者性别、年龄、文化程度、生活自理能力、对治疗护理的要求 2. 病史:现病史、既往史及家族史、过敏史。有无合并眼肿瘤、眼外伤(特别是眼球穿通伤合并异物伤),有无伴有发热、恶心、呕吐、头痛等全身感染中毒症状 3. 眼部评估:视力、眼压、上睑下垂、瞳孔大小及对光反射、眼球突出度、眼球运动障碍、眼表知觉下降 4. 心理:患者心理状态、家庭及社会支持情况 5. 患者及家属是否得到有关眶尖综合征知识的健康指导 规范语言:"您好,我是您的管床护士×××,请问您叫什么名字?现在我为您作入院评估……感谢您的配合"	热情接待,评估全面、及时、准确
心理护理	眶尖综合征因眼球突出、上睑下垂、视力下降明显,患者思想负担重,易产生恐惧、焦虑心理,做好患者的心理护理极为重要。护士要有高度责任感和同情心,向患者及其家属解释病情及药物治疗的目的、效果,消除其恐惧情绪,调动患者积极因素,多给予安慰、鼓励,使其树立信心、主动配合治疗	沟通有效,患者情绪稳定,配合治疗
休息与活动	眼球突出情况严重,炎症反应重,自觉症状明显多卧床休息,症状轻者可适当离床活动,协助生活护理	护理措施落实
饮食护理	宜进食营养丰富易消化清淡食物,多吃水果、蔬菜、少吃煎炸、辛辣、刺激食物,不吸烟、不喝酒	措施落实,患者配合
病情观察	1. 密切观察体温、脉搏、呼吸、血压、神志精神变化 2. 密切观察视力、眼压、上睑下垂、瞳孔大小及对光反射、眼球突出度、眼球运动障碍、眼表知觉下降情况 3. 通过影像学检查观察有无眼眶肿瘤、眼眶内异物	病情观察及时
用药护理	1. 按医嘱及时准确给药 2. 使用大剂量使用糖皮质激素护理 (1)观察药物的作用及副作用 (2)监测生命体征的变化 (3)保持水电解质以及酸碱平衡;定期检查生化、肝肾功能 (4)观察患者有无黑便,警惕消化性溃疡的发生 (5)病情稳定后激素的剂量逐步减少,要严密观察是否出现恶心、呕吐、发热、低血糖等 3. 眼压高使用甘露醇护理 (1)快速静脉滴注,30~40分钟内滴完 (2)年老体弱或有心血管系统疾病的人要注意观察呼吸、脉搏的变化,以防发生意外 (3)防止药液外渗,引起组织坏死 (4)糖尿病患者、心肾功能不全者慎用 (5)甘露醇点滴完要平卧,防止用药后突然起立引起体位性低血压	给药安排合理,病情观察及时

续表

护理流程	护理标准与规范	评价标准
眼部护理	1. 有眼部穿通伤口者,按眼球穿通伤护理 2. 眼球突出、闭睑不全注意角膜保护 3. 眼眶感染者,予床边隔离护理	护理措施落实

十五、急性视网膜坏死综合征护理流程与规范

见表 6-25。

表 6-25　急性视网膜坏死综合征护理流程与规范

护理流程	护理标准与规范	评价标准
入院评估	责任护士热情接待患者,详细进行护理评估: 1. 患者年龄、职业、文化程度、治疗和护理要求 2. 了解患者的现病史、既往病史、过敏史 3. 患者现状:家庭及社会支持情况 4. 眼部情况评估,有无眼红、眼痛、眼部充血、视力减退、眼压 规范语言:"您好,我是您的管床护士×××,请问您叫什么名字? 现在我为您作入院评估……感谢您的配合"	热情接待,评估全面、及时、准确
心理护理	由于发病急、发展快,多双眼先后发病,治疗困难,视功能损害严重,患者往往表现为情绪低落(焦急、恐惧),心理压力大,在治疗护理上多关心患者,耐心细致宣教疾病知识,使患者树立信心,积极配合治疗	沟通有效,患者情绪稳定,配合治疗
用药护理	1. 按医嘱准确用药 2. 抗病毒药物治疗及护理 (1)治疗急性视网膜坏死给药途径主要有点眼、口服、全身用药 (2)用药前向患者及家属解释药物作用及副作用,患者可参与治疗计划的制订 1)阿昔洛韦(无环鸟苷)滴眼可有局部轻度疼痛,口服有一些副作用,如恶心、呕吐、腹泻、可有发热、皮肤痒、头痛,全身应用时可有尿素氮及肌酐水平升高,静脉滴注容易引起静脉炎,静脉滴注外漏可引起溃疡。妊娠妇女及哺乳期妇女慎用,在使用过程中需要检查血生化。观察患者精神状态、胃纳情况,静脉点滴也要观察注射部位皮肤情况,有外漏要及时处理,预防静脉炎 2)更昔洛韦:主要是全身用药,多使用静脉给药,作用与阿昔洛韦相似,该药毒性大,此药的副作用有骨髓抑制并有潜在致癌作用。用药期间观察药物的作用及副作用,定期进行血常规检查 3. 使用糖皮质激素的护理 (1)糖皮质激素在治疗急性视网膜坏死综合征中的给药途径主要有点眼、全身应用 (2)糖皮质激素全身应用可引起多种副作用,特别是大剂量长期应用可引起一些严重的副作用,如十二指肠溃疡、胃肠穿孔、糖尿病、高血压、低血钾、神经兴奋性升高、失眠、精神分裂症、儿童生长发育迟缓、肌肉萎缩、骨质疏松、股骨头坏死、细菌/病毒/真菌感染。还可以引起激素性青光眼、白内障,在使用过程中需要注意补钾并给予胃黏膜保护药	给药安排合理,病情观察及时

续表

护理流程	护理标准与规范	评价标准
用药护理	(3)检测血糖、血压、体重、眼压,观察患者精神状态、睡眠、胃纳、大便情况,注意有无腹痛、黑便出现,防止胃溃疡出血。对失眠者可适当口服镇静药	
术前护理	1. 心理护理:了解患者心理状态,向患者说明术后可能出现的情况,术前、术后配合知识,消除患者不良情绪,增强信心 2. 术前准备 (1)患者术前应卧床休息,除必要的检查外,应避免活动 (2)术前3天常规点抗生素眼液,按医嘱点散瞳剂,便于检查眼底 (3)术前1小时必须充分散大瞳孔,瞳孔的大小直接影响术中的操作 (4)由于玻璃体视网膜手术术中操作牵拉眼肌过多,反射性兴奋迷走神经常引起患者术后恶心、呕吐。所以术前不宜饱食,以免加重术后恶心、呕吐 3. 术前检查 (1)术前检查包括眼前节检查、眼后节检查、全身检查、辅助检查 (2)全身检查对发现某些药物的禁忌证也很重要。对有胃病患者,应慎用大剂量的抗炎剂。有肾功能不良患者用乙酰唑胺可引起水电解体质紊乱,应禁用。糖尿病患者慎用糖皮质激素 (3)术前检查时,对侧眼的检查也很重要,除眼外伤外,许多眼底疾病具有双眼发病的特点,如裂孔性视网膜脱离、糖尿病性视网膜病变、未成熟儿视网膜病变、视网膜静脉周围炎等。一般是一只严重眼先出现症状,另一只眼可能在发展中。所以术前常规双眼散瞳检查	术前各项护理措施落实
术后护理	1. 术后体位护理:急性视网膜坏死内路显微手术,对眼内注入硅油的患者,在术后早期要严格限制体位,尽量少下床活动。利用硅油比水轻,具有上浮力,而且表面张力高疏水性的特性顶压和封闭视网膜裂孔,临床上常用面朝下体位,可睡在床上,也可坐在床边 2. 饮食护理:术后半流饮食1~2天,以后根据患者具体情况改普食,糖尿病患者予糖尿病饮食,注意补足够维生素,尤其是C族和B族维生素。维生素C是合成胶原蛋白的原料,为伤口愈合所必需。指导患者多进食易消化、高维生素食物,养成定时排便习惯。有部分患者出现便秘,按医嘱给予通便药物治疗 3. 术后5~7天才可床上洗头,避免头部用力及震动 4. 病情观察:密切观察视力、眼压、有无疼痛、恶心、呕吐等	术后各项护理措施落实
健康指导	1. 注硅油患者应遵医嘱治疗性体位,说明特殊体位的重要性 2. 注意休息,1个月内多卧床休息,预防感冒,避免咳嗽,3~6个月避免重体力劳动,如抬或扛重物、足球、篮球、跳高等 3. 用药指导:遵医嘱按时、按量用药 4. 嘱患者按医嘱复诊,如有异常,及时就诊	患者/家属掌握宣教内容

十六、眼内中枢系统淋巴瘤所致的伪装综合征护理流程与规范

见表 6-26。

表 6-26　眼内中枢系统淋巴瘤所致的伪装综合征护理流程与规范

护理流程	护理标准与规范	评价标准
入院评估	责任护士热情接待患者,详细进行护理评估: 1. 全身评估:评估患者现病史、神经系统症状、家族史、既往史、过敏史 2. 眼科评估:有无眼痛、头痛、结膜充血、视力减退、眼压等情况 3. 其他:评估患者年龄、职业、文化程度、自理能力、心理状态、家庭和社会支持等情况 规范语言:"您好,我是您的管床护士 ×××,请问您叫什么名字? 现在我为您作入院评估……感谢您的配合"	热情接待,评估 全 面、及时、准确
心理护理	大多数患者的眼部表现类似眼部炎症而实际非眼部炎症,且眼部表现先于中枢神经系统症状,不仅造成误诊,延误治疗,威胁视力,而且是潜在致命。故患者通常表现为恐惧、悲观、绝望。应体谅和同情患者,向患者说明积极及时治疗的意义,加强与患者的沟通,多给予鼓励,创造有利于治疗和康复的最佳心身状态	沟通有效,患者情绪稳定,配合治疗
病情观察与护理	1. 观察患者生命体征 2. 是否有发热、体重下降、淋巴结病变,如有中枢神经系统症状如头痛、意识障碍、癫痫发作等,应在病床设置护栏,防止坠床,避免摔伤 3. 生活上多照顾患者,尽量减少患者下床活动引起摔倒外伤 4. 癫痫发作时,应用舌钳,避免咬伤舌头,安抚患者,必要按医嘱用药	病情观察及时处理,护理措施落实
眼痛护理	1. 解释疼痛的原因,设法分散注意力 2. 必要时遵医嘱给予止痛药,并观察用药后的疗效	护理措施落实
健康指导	1. 饮食指导:宜进食营养丰富、富含高蛋白、富含维生素、易消化食物。饮食多样化,注意色、香、味,增强患者食欲 2. 疾病相关知识指导:详细介绍该病发展、治疗目的、预后、治疗配合知识,向患者说明早期诊断和早期治疗对延长生命和提高生活质量的意义 3. 复诊指导:按医嘱复诊,如出现视力下降或其他不适,应及时就诊	患者 / 家属掌握宣教内容

第七章 眼科手术室护理管理

第一节 眼科手术室的建筑与设计

眼科手术室是眼病诊治和抢救患者视力的重要场所。由于眼球及其附属器结构精细而脆弱,生理功能复杂,一旦术后发生感染(尤其是内眼手术),难以控制,将造成严重后果。所以,对手术的无菌条件要求极高,眼科手术最好设专科或专用手术间。条件允许者设洁净手术室。

一、洁净手术室

洁净手术室是一个多专业、多功能的综合体,通过采用净化空调系统,有效控制室内的温湿度和尘埃含量,使手术室达到一定的空气洁净度,获得理想的手术环境,降低手术感染率,保证手术质量。

(一)洁净手术室的建筑设计

洁净手术室(部)建筑设计要符合《医院洁净手术部建设标准》,洁净手术室应设在医院内,远离污染源,环境清洁、幽静、交通方便的位置,不宜设在医院的首层和顶层,避免设在有严重空气污染、交通频繁、人流集中的环境中。洁净手术部在建筑平面中的位置应自成一区或独占一层,以防止其他部门人流、物流的干扰,有利于创造和保持洁净手术部的环境质量。洁净手术部和相关部门有很多内在联系,为提高医疗质量与医疗效率,宜使相关部门联系方便、途径短捷,又使手术部自成一区,干扰最少,在医院规模不大时,如眼科专科医院,采用独层布置的洁净手术室。

(二)洁净手术室的平面设计与布局

洁净手术室分为手术间和辅助用房两部分,做到分区明确,洁污分流,减少交叉感染,手术间、刷手间、无菌附属间应布置在内走廊的周围。内走廊为手术室工作人员及无菌器械和敷料进出,外走廊为污染器械和敷料进出。

1. 洁净手术室的平面设计及设置要求　洁净手术部室内应严格分区,即洁净区(限制区)、准洁净区(半限制区)、非洁净区(非限制区),在洁净区与非洁净区之间必须设置缓冲室或传递窗。缓冲室最小体积为 6m³,要求面积达 3m²,这样可有效控制洁污气流交叉,防止污染气流侵入洁净区。

(1)洁净手术室内分区

1)洁净区(限制区):手术间、刷手间、手术间内走廊、无菌物品间、储药室、麻醉预备室、洗眼室等。

2)准洁净区(半限制区):器械室、敷料室、洗涤室、消毒室、手术间外走廊、恢复室等。

3)非洁净区(非限制区):办公室、会议室、标本室、污物室、资料室、电教室、值班室、更衣室、更鞋室、医护人员休息室、手术患者家属等候室。

(2)洁净手术室室内设置要求

1)洁净手术室的净高一般为 2.8~3m。

2)洁净手术室的门净宽不小于 1.4m。应设有自动延时关闭装置的电动悬挂式自动推拉门或感应门。感应门具备移动轻快、密闭、隔音、牢固的特点。门上设有玻璃小窗,利于观察手术间内情况。手术间设前后门,前门通向内走廊,后门通向外走廊。

3)洁净手术室的内部平面布置和通道形式应符合功能流程短捷和洁污分明的原则。污物具有就地消毒和包装措施的采用单通道,否则需采用洁污分开的双通道。当具备分流条件时,可采用多通道。

4)人、物用电梯不应设在洁净区,受条件限制必须设在洁净区时,必须在出口设缓冲室。

5)刷手间宜分散设置,每 2~4 间手术间应独立设立 1 间刷手间。当条件具备时,可将刷手池设在清洁走廊。

6)洁净手术部的地面:应采用具有弹性、保温、隔音、耐碰撞、撞击声小、防滑、防火、耐磨、抗酸碱、耐腐蚀、不起尘、易清洁、防静电的材料,一般可采用塑胶地板,墙角与地面、天花板交界处呈弧形、防积尘。

7)洁净手术部的墙面、天花板:应采用光滑、少缝、抗菌、易清洁、易消毒、耐腐蚀、保温、隔音、耐碰撞、防火的材料。颜色宜选用浅绿、浅蓝,以消除视疲劳。齐墙面安装阅片灯,自动或手动温湿度调节开关。

8)壁柜安装:充分利用室内空间,减少手术用房,壁柜安装与墙壁厚度一致,根据用途不同而装不同规格壁柜。手术间内物品应密闭、定位放置、保持整齐,减少积尘,同时又避免取物频繁开门扰乱空气层流。既保证室内空气质量,又提高工作效率。

9)医用气体:洁净手术部医用气体应配有氧气、负压吸引装置,每个终端要有明显的标记,且有不同的颜色区别,以防误插。

10)供电系统安装:每间手术室最少设 3 组电插座,每侧墙壁设 1 组,每组插座上应设有 4 个多用插口,同时要配有备用供电系统。

11)医用数据、通信系统:每个手术间设有温湿度表、温度调节开关、医用数据、通信系统、内部电话联系接口、电脑联网插口、手术室应配有对讲和群呼等功能系统,以便迅速、及时沟通或紧急呼叫。眼科手术室大部分手术为局部麻醉手术,最好设有背景音乐播放系统,给患者创造轻松的手术环境。

12)电视教学系统:建立图像传出系统,方便教学及手术观察,可减少参观学习、进修人员进入手术间,控制手术室间人员总数。

2. 洁净手术室的布局　洁净手术室的平面布置要符合功能流程合理与洁污线路分清的原则,根据医院的具体情况选择布置形式与位置,有尽端布置、侧面布置、核心布置、环状布置四种形式。

(1)尽端布置:洁净手术室布置在手术部尽端,干扰少,有利于防止交叉感染。

(2)侧面布置:洁净手术室布置在辅助用房的另一侧,可方便彼此联系。

(3)核心布置:洁净手术室布置手术部核心位置,方便互相联系,可减少外部环境的影响。

(4)环状布置:洁净手术室环状布置,中间设置为手术室直接服务的辅助用房,这种布局可使联系线路短捷,提高工作效率。

(三)眼科手术间常用设备

眼科手术间常用设备:手术床、无影灯、器械台、麻醉机、监护仪、麻醉床、转椅、折叠式书写台、治疗桌、计时钟、污物桶。根据眼科各专科特点,内外眼、前后段手术要求不同,配有眼科手术显微镜、玻璃体切割机、激光机、冷冻机、白内障超声乳化机等。

二、洁净手术室空气净化

洁净手术室空气净化是指空气进入手术室前要经过初、中、高效过滤器,以达到控制室内尘埃含量。

(一)洁净手术室净化技术

洁净手术室净化技术是指通过初、中、高效三级过滤来控制室内尘埃含量。初效过滤设在新风口,对空气中 $\geq 5\mu m$ 微粒滤除率在 50% 以上。中效过滤设在回风口,对手术室间回流空气中 $\geq 1\mu m$ 微粒滤除率在 50% 以上。高效过滤设在送风口,对新风、回风中 $\geq 0.5\mu m$ 微粒滤除率在 95% 以上。

1. 净化空气气流分型　净化空气气流一般分为乱流、层流、辅流、混流四种分型。

配适当流速的层流使手术室内的气流均匀分布,能将在空气中悬浮的微粒和尘埃通过风口排出手术室,使手术室内空气达到一定的净化级别。

(1)乱流型:流线不平行,流速不均匀,方向不单一,又称为非单向流洁净室,时有交叉回旋的气流流过工作区整个截面。此种形式除尘率较差,适用于污染手术间和急诊手术间,洁净度要求在 10 000 级以下的手术室采用。

(2)层流型:流线平行、流速均匀、方向单一的气流流过工作区整个截面的洁净室。层流又可分为垂直层流和水平层流。

1)垂直层流:气流垂直于地面的称垂直单向流洁净室。垂直层流就是将高效过滤器装在手术室顶棚内,垂直向下送风,两侧墙下部回风。

2) 水平层流:气流平行于地面的为水平单向流洁净室。送风在一个面上满布过滤器。空气经高效过滤平行流经室内。

2. 洁净手术室垂直层流风速 垂直单向流的工作区截面风速按下限风速,理论原则应为 0.3m/s,0.3m/s 是一个较严格的数值,故将此数值放宽为一个范围,即 0.25~0.3m/s;小于 0.25m/s 会影响手术抗干扰能力,太大又引起失水过快,如眼科手术时风速大,会使结膜水分蒸发而失水,引起角膜干燥,所以对眼科手术降低约 1/3 风速。

3. 洁净手术室按净化空间分型

(1)全室净化:采用天花板或单侧墙全部送风,使整个手术间都达到所要求的洁净度,是一种较高级的净化方式,但造价高。

(2)局部净化:仅对手术区采用局部顶部送风或侧送风,只使手术区达到所要求的洁净度,以手术床为中心的 2.6m×1.4m 的范围被认为是手术室无菌要求最严格的区域。

(二)手术室净化级别

空气洁净的程度是以含尘浓度来衡量的。含尘浓度越高则净化度越低。根据每立方米中粒径 ≥ 0.5μm 空气含尘粒子数的多少,将洁净手术室分为 100 级(特别洁净)、1 000 级(标准洁净)、10 000 级(一般洁净)、100 000 级(准洁净)四种。其中,数值越大,净化级别越低。

(三)主要技术指标

洁净手术部各级用房的主要技术参数见表 7-1、表 7-2。

洁净手术部中洁净手术室的数量、大小及空气洁净级别,宜依据医院的性质、规模、级别和财力来决定。有条件时,根据需要,可设 1 间负压洁净手术室。对于专科医院,特别是洁净手术室,应根据实际需要确定建设数量。

洁净手术部中洁净手术室按表分为四种规模(表 7-3),各种规模洁净手术室的净面积不宜超过表中的规定值,必须超过时应有具体的技术说明,且超过的面积不宜大过表中最大净面积的 25%。

(四)洁净手术室清洁管理

1. 手术室清洁应在每天手术结束后进行,且要在手术净化空调系统运行中进行。

2. 清洁后,手术室净化空调系统应继续运行,直到恢复规定的洁净级别为止,一般不少于房间自净时间(15~20 分钟)。然后开启空调箱内紫外线,对空调箱内部进行灭菌。

3. 为防止交叉感染,不同级别的手术室的清洁工具要专用。垃圾应装入防尘袋后拿走,使用过的清洁工具要用消毒液浸泡。

4. 要湿式打扫,清洁工具应选用不掉纤维织物材料制作。

5. 较大物品搬进手术室,先要在一般环境中用吸尘器初步吸尘净化,然后在准洁净室内进一步做擦拭消毒处理方可搬入,在洁净系统停止运行期间,不得把大件物品搬入手术室。

6. 需进入手术室的小物品,先要在准洁净室内擦拭除尘,消毒后再带入。

7. 手术前 30 分钟运转净化空调系统。

表 7-1 洁净手术部各级用房的主要技术参数

名称	对相邻低级别洁净室最小静压/Pa	换气次数/h⁻¹	手术区工作台面高度截面平均风速/m·s⁻¹	温度/℃	相对湿度/%	最小新风量[m³/(h·人)]	换气次数/h⁻¹	A声级噪声/dB	最低照度/lx
特别洁净手术室	+8		0.25~0.30	22~25	40~60	60	6	≤52	350
标准洁净手术室	+8	30~36		22~25	40~60	60	6	≤50	350
一般洁净手术室	+5	20~24		22~25	35~60	60	4	≤50	350
准洁净手术室	+5	12~15		22~25	35~60	60	4	≤50	350
体外循环灌注准备	+5	17~20		21~27	≤60		3	≤60	150
无菌敷料器械,一次性物品,精密仪器存放室	+5	10~13		21~27	60		3	≤60	150
护士站	+5	10~13		21~27	≤60	60	3	≤60	150
准备室(消毒处理)	+5	10~13		21~27	≤60	30	3	≤60	150
预麻醉室	-8	10~13		22~25	30~60	60	4	≤55	150
刷手间	>0	10~13		21~27	≤65		3	≤55	150
洁净走廊	0~+5	8~10		21~27	≤65			≤52	150
更衣室	0~+5	8~10		21~27	30~60		3	≤60	200
恢复室	0	8~10		22~25	30~60			≤50	200
清洁走廊	0~+5	8~10		21~27	≤65		3	≤65	150

表 7-2 四种洁净手术室参数

| 洁净级别 | 含尘量/(个/L) | | 细菌浓度 | | 温度/℃ | 湿度/% | 最小静压/Pa | A声级噪声/dB | 换气次数/h⁻¹ | 最小新风量[m³/(h·人)] |
	0.3μm	0.5μm	浮游菌*/(个/m³)	沉降菌**/(个/φ90mm)						
100	≤10	≤3.5	≤5	≤1	22~25	40~60	+8	≤52	—	60
1 000	—	≤350	≤75	≤2	22~25	40~60	+8	≤50	30~36	60
10 000	—	≤350	≤150	≤5	22~25	40~60	+5	≤50	20~24	60
100 000	—	≤3 500	≤400	≤10	22~25	40~60	+5	≤50	20~24	60

注:*浮游菌指经过培养得出的单位体积空气中的菌落数,单位为个/m³;**沉降菌指用直径 90mm 培养皿静置室内 30 分钟,然后培养得出的每个皿的菌落数。

表 7-3　洁净手术室平面规模参数

规模类别	净面积 /m²	参考长 /m × 宽 /m
特大型	40~45	7.5 × 5.7
大型	30~35	5.7 × 5.4
中型	25~30	5.4 × 4.8
小型	20~25	4.8 × 4.2

8. 每天对手术室室内温湿度检测 3 次,每半年对送风量、气流、噪声和静压检测 1 次并出监测报告。

9. 定期对净化系统的设备、设施进行维护保养。每半年对室内回风滤网更换 1 次,对净化空调箱内部清洁 1 次。

三、眼科手术室仪器设备

随着现代科技和眼科学科的飞速发展,手术室的仪器设备推陈出新,种类日趋增多,使新手术、新项目得以开展,不仅拓展了眼科手术的领域,也提高了眼科手术效率和手术成功率。高精尖设备的应用给眼科手术带来了质的飞跃。但仪器设备的操作与使用不当,或违反安全使用操作规程,会带来诸多安全隐患,将直接或间接影响手术患者和手术室工作人员安全。以下详细介绍眼科各种仪器设备的操作流程与维护、保养。

图 7-1　双极电凝

(一)手术室的常用仪器

1. 双极电凝　见图 7-1、表 7-4。

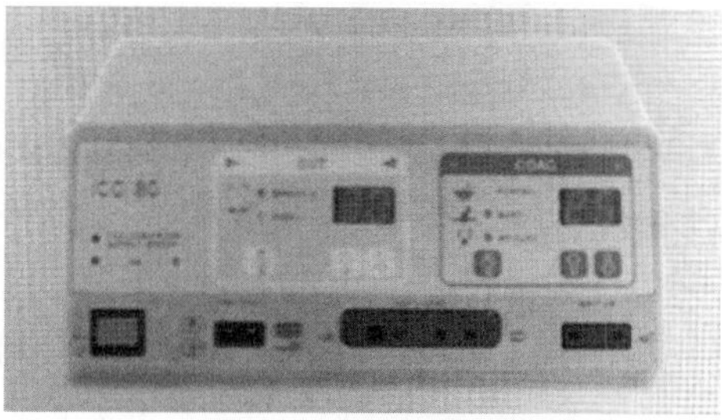

表 7-4　双极电凝

工作原理	双极电凝是通过双极镊子的两个尖端向机体组织提供高频电能,使双极镊子两端之间的血管脱水而凝固,达到止血的目的
操作流程	1. 连接电源线,接好脚踏板线路 2. 打开双极电凝开关,检查机器性能 3. 连接双极电凝线 4. 根据手术需要调节合适的输出功率 5. 使用完毕,将功率归零,关闭开关,拔除电源,撤下脚踏及电源线的接头
注意事项	1. 功率设置为 12~16W,根据手术需要适当调整。功率过高会增加产热和镊子间的阻抗,造成镊子的焦痂 2. 手术中,双极镊子如有血痂只能用盐水纱布擦拭,严禁用刀片等硬物刮除 3. 使用时保持组织湿润,无张力,可在术野持续滴少许生理盐水,以保持术野的洁净及避免高温对周围组织的影响,减少焦痂与刀头的黏附
仪器保养	1. 专人负责,定期检查,确保性能 2. 为保持双极刀笔的绝缘性能的完整及功能良好,要用保护套保护好双极刀笔头并与普通器械分开放置 3. 双极电凝踏板用塑料袋装好,以保持脚控开关的清洁、干燥

2. 高频泪道治疗仪　见表 7-5。

表 7-5　高频泪道治疗仪

原理	利用高频电炭化膜鼻泪管内的阻塞组织
操作流程	1. 连接仪器电源线并打开位于仪器后面的电源总开关,绿色的电源指示灯亮表示仪器进入待机状态 2. 确认手术电极连接电缆、中性电极连接电缆、脚踏开关连接电缆与主机连接好 3. 将中性电极夹其金属部分牢固地夹在患者前臂外侧,电极夹与手部皮肤之间需要垫生理盐水方纱 4. 将脚踏开关置于手术者的右脚下 5. 按电源开关键使仪器进入工作状态,并将输出功率调整到 150W(手动调整"△"增加输出功率值,"▽"减少输出功率值) 6. 协助手术医生连接手术电线,接上高频泪道探针 7. 踩下脚踏开关,输出指示灯亮,同时蜂鸣器发出声响,说明机器正常可以进行手术 8. 手术完毕按电源开关使仪器进入待机状态,再关电源总开关,拔出电源 9. 整理好手术电极连接电缆、中性电极连接电缆、脚踏开关连接电缆,将仪器归位
注意事项	1. 中性电极夹其金属部分必须可靠地夹在患者手前臂外侧,电极夹与手部皮肤之间必须垫生理盐水方纱加强导电性,防灼伤患者皮肤 2. 患者有严重心脏病或安装心脏起搏器者禁用 3. 患者不能与接地的或有可观的对地电容的金属部件(如手术台、支架等)接触,患者不能佩戴手表等金属的饰物 4. 患者如需使用生理监护仪时,应将监护仪电极尽可能放在远离手术电极的地方 5. 使用时勿打开机壳,也不要有液体流入仪器内,以免造成事故 6. 手术结束后观察患者手部皮肤有无红肿并询问患者有无不适

3. 电钻电锯　见图 7-2、图 7-3、表 7-6。

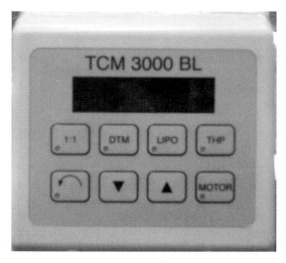

图 7-2　电钻电锯

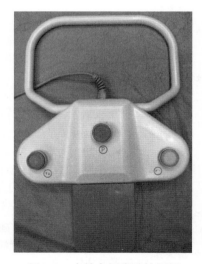

图 7-3　电钻电锯脚踏控制板

表 7-6　电钻电锯

操作流程	1. 插上电源,按机身后面黑色按键,显示屏指示灯亮 2. 连接马达线,将脚踏摆放于术者右脚位置 3. 控制面板选择比速 1:1,按↑、↓选择合适的工作速度 4. 脚踏控制面板 (1)蓝色按键为调速键,长按为减速,每点击 1 次为增速 1 次 (2)绿色键为程序选择键 (3)黄色键为马达正反转选择键,显示面板绿色反转灯亮为反转 5. 马达工作时,控制面板 MOTOR 绿色指示灯亮,脚踩开关马达即工作(无级变速)
注意事项	1. 严禁高于锯、钻上标示额定的转速工作 2. 为建议使用的工作转速数据:直钻(30 000 转 /min),钻孔(20 000 转 /min),摆动锯 13 000 转 /min),矢状锯(17 500 转 /min) 3. 使用后手柄均要用干净的水清洁后并喷入润滑油进行去污润滑处理,再送消毒灭菌

4. 手术显微镜　见图 7-4~ 图 7-6,表 7-7。

表 7-7　手术显微镜

原理	应用多倍放大的原理,使术者能够清晰地看到组织的微小结构,精确地进行手术
种类	手术显微镜的种类很多,有 Y2 系列手术显微镜、OPMI 系列显微镜、TOPCON OMS 系列的手术显微镜、LEICAM 系列手术显微镜、Lumera 700 手术显微镜(图 7-4)、SOM 2000D 眼科手术显微镜(图 7-5)
结构	眼科手术显微镜均为双目显微镜,由观察系统、照明系统、控制系统、支架系统、附属设备组成(图 7-6)
操作流程	1. 连接电源,摆好适当位置,将脚踏放于手术医生脚下 2. 松开显微镜关节,打开电源,将亮度调到合适位置 3. 将显微镜移至手术野,根据清晰度上下调动 4. 固定显微镜关节 5. 根据术者的屈光状态调节术者所用目镜的屈光度 6. 调节双目镜的距离与术者的瞳距一致 7. 调整微焦至清晰,即可施行手术,术中根据操作的部位调整物镜角度和光源亮度
注意事项	1. 使用时,将各个关节的旋钮拧紧 2. 调节光源时应从最小的亮度开始,使用完毕应将亮度调至最小方可关闭电源,以延长灯泡的使用寿命
维护和保养	1. 手术显微镜属精密仪器,应定位放置,由专人负责保养 2. 经常注意防尘,非使用时应用防尘套罩住整个显微镜 3. 防止振动和撞击。每次使用完毕后或推动时,收拢各节横臂,拧紧制动旋钮,锁好底座的固定装置 4. 保持光学系统的清洁。镜头应用拭镜纸擦拭,透镜表面定期用软毛掸笔或橡皮球将灰尘掸除或吹去,然后用脱脂棉蘸镜头水、蒸馏水或无水酒精抹拭镜头表面,切忌用手或硬质棉织物擦拭 5. 注意保护导光纤维和照明系统。导光纤维系统是手术显微镜的重要部分,使用时勿强行牵拉和折叠,用毕后注意理顺,不要夹压或缠绕于支架。导光纤维的两端要定期清洁,防止污染和灰尘沉积

续表

维护和保养	6. 注意防潮湿、高温、温度剧变和含有酸碱性的空气污染显微镜的空间 7. 保持仪器的干燥性。保持手术间的相对湿度不超过 65% 8. 保持各部件的密封性。防止仪器曝晒、火烤,严禁随意拆卸目镜、示教镜等可卸部分,拆卸后立即加防护盖,以免外界的潮湿气流进入仪器内,造成仪器内部发霉、生锈 9. 手术显微镜大多数功能均受脚控开关控制,使用时勿猛踏、快踩或用力太大。用毕把连接线理顺并把脚踏挂好 10. 手术显微镜设登记本,每次使用后登记

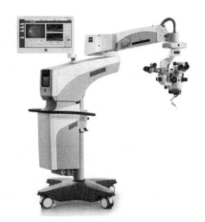

图 7-4 Lumera700 手术显微镜

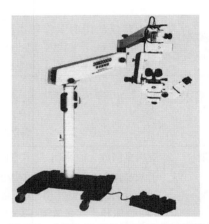

图 7-5 SOM 2000D 眼科手术显微镜

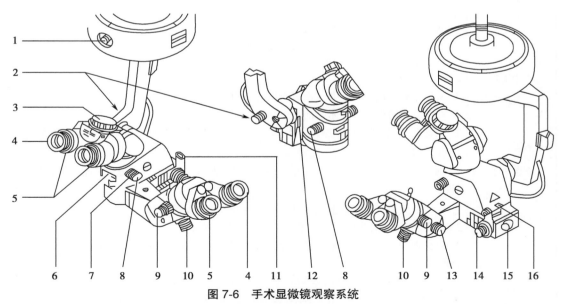

图 7-6 手术显微镜观察系统

1. 自动复位按钮;2. 调节镜头倾斜度旋钮;3. 调节瞳孔间距旋钮;4. 调节目镜罩;5. 屈光矫正环;6. 无级放大系数显示窗;7. 设定眼底红色反射光照明旋钮;8. 磁控开关;9. 助手显微镜放大倍数旋钮;10. 助手显微镜焦距调节旋钮;11. 设置 6° 照明扳手;12. 镜头聚焦标记;13. 助手显微镜上下转动锁定螺丝;14. 光栅旋钮;15. 导光纤维接口;16. 助手显微镜水平旋转锁定螺丝

5. 超声乳化仪　见图 7-7~ 图 7-10、表 7-8。

表 7-8　超声乳化仪

原理	利用超声波的高频震动对晶状体核及皮质进行粉碎、乳化后吸收
基本功能	尽管有多个厂家生产的不同型号的超声乳化仪,但其基本功能包括灌注、抽吸和超声粉碎
种类	有眼力健超声乳化仪、Legacy 超声乳化仪(图 7-7、图 7-8)、INFINITI 超声乳化(图 7-9、图 7-10)等
操作流程 (INFINITI)	1. 插上电源,打开主机及面板的电源开关(Power ON) 2. 打开位于前面板 Standby 开关(该开关将由橙色变为蓝色,设备开始启动) 3. 设备初始化后进入操作画面,按下医生选择(Alcon Settings)按钮,选择一位手术医生的姓名,然后继续选择合适的手柄、超乳针头和手术类型 4. 插上 Infiniti FMS 集液盒 5. 将抽吸管路蓝色接口与灌注管路的白色接口相互连接 6. 将液流管路针插入灌注瓶中,保证滴液室 2/3 或 3/4 满的状态,按下 Prime FMS(初始化集液盒)按钮,开始初始化集液盒,负压检测和泄压检测(上述过程成功结束后,屏幕上的初始化状态指示将由红色的 FMS Not Prime 转为蓝色的 FMS Primed) 7. 将超声乳化针头旋入手柄,将灌注套管旋到超声乳化针头上 8. 将抽吸管路的蓝色接口与灌注管路的白色接口连接到 U/S 手柄 9. 将保护帽从 U/S 手柄连接口取下 10. 将手柄连接口插入主机中(连接时注意手柄连接口处红点与主机插口处红点相对应) 11. 将手柄针头向下对准测试管腔,按 FILL(注水)按钮,等测试管腔充满 BSS 无菌溶液 12. 将测试管腔装入 U/S 手柄和针头上,并保持手柄竖直向上放入托盘 13. 按下 Test Handpiece(测试手柄)按钮,开始调谐手柄及液流检查(上述过程成功结束后,屏幕上的调谐状态指示由红色的 Not Tuned 转变为绿色的 Tuned) 14. 手柄成功调谐后进入工作界面,即可开始手术
注意事项	1. 超声乳化手柄及 I/A 手柄应轻拿轻放,高温灭菌后的手柄应自然冷却 15 分钟以上方可使用,不能用冷水骤然冷却降温,否则易大大缩短手柄的使用寿命 2. 定期清洁保养机器负压传感器及内部风扇,定期更换内部插件弹簧管道等 3. 每台手术结束后,应严格按照使用手册的指引及时仔细清洁超声乳化手柄和注吸手柄,防止高温灭菌后晶状体组织残留物干结与手柄内 4. 灌注压的高度一般为 60~70cm,术中密切观察灌注液的流速,根据手术需要及时配合医生调高度。及时更换灌注液,更换时告知手术者一起配合 5. 根据手术需要适当调整超声乳化的能量。能量太低,可使晶状体核粉碎发生困难、降低能见度,阻塞手柄的管道系统;能量太高,易造成角膜损伤和晶状体后囊膜破裂
仪器保养	1. 使用完毕,用灭菌注射用水彻底清洗超声乳化仪(一般用 500ml 的灭菌注射用水),并将仪器吹干 2. 超声乳化手柄、I/A 手柄、各种管道用毕,用蒸馏水冲洗管腔,然后用氧气吹干,以保证各管道通畅 3. 由专人负责,定期进行检测,保证仪器的性能

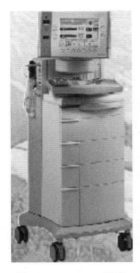

图 7-7　Legacy 超声
乳化仪

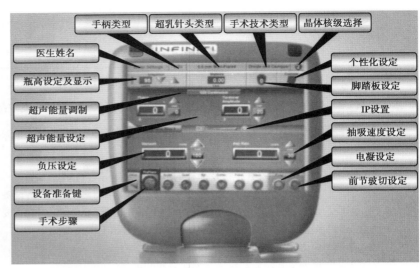

图 7-8　Legacy 超声乳化仪控制界面

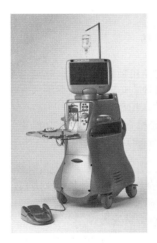

图 7-9　INFINITI 超声乳
化仪

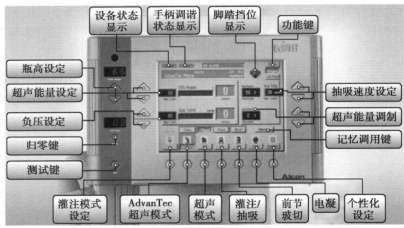

图 7-10　INFINITI 超声乳化仪控制界面

6. 眼内激光内镜（E2）　见表 7-9。

表 7-9　眼内激光内镜（E2）

基本结构	1. 激光显微内镜：包括探针（镜头）和手柄、传输线、接头 2. 主机 面板：包括上述三个接头的插座、启动开关、紧急关闭按钮、功能选择键、参数调节键和显示屏 氙光源：内镜的照明光源、可调节强度 二极管激光装置：产生波长为 810mm 的二极管激光 照相机：经内镜光纤获取图像并显示于监视器 3. 脚踏板、激光、调节氙光源照明光强度

操作流程	1. 开机步骤 (1)接通电源,打开净化交流稳压器电源 (2)开监视器电源:需录像时按▲键放入光碟,等待 LOADING 完毕,用遥控器按 SOURCE 蓝色键选择 R-SV 频道(如不需录像,直接用遥控器按 SOURCE 蓝色键选择 R-SV 频道) (3)接入 E2 光纤,包括影像(插入式接口)、激光(选入式接口)、照明(插入式接口) (4)打开 E2 电源,注意在未使用激光前,请不要打开机器后面的锁匙,数字 0 代表关,数字 1 代表开 (5)在面板的"ILLUMINATION"标识处,使用↑、↓按键调整适合照明光的亮度 (6)调整影像接口上的微调旋钮调校清晰度,注意须把探头近距离接近纱布后再调整 (7)若要发射激光,须打开机器背后的锁匙,有 10 秒左右的声音提示进入 STANDBY 状态(使用面板的 ENABLE 按键来切换开始、准备) (8)面板上的 LASER Power 标识,可使用↑、↓按键调校激光功率 (9)面板上的 LASER DURATION 标识,可使用↑、↓按键调校激光发射的持续时间 (10)面板上的 AIMING BEAM 标识,可使用↑、↓按键调校瞄准光的强弱 以上准备工作完成后,可通过按脚踏板来控制激光发射。需用光碟录像时按 DISC REC 红键;需用硬盘录像时按 HDD REC 红键;停止时按■键 在任何情况下发生特殊状况,必须马上终止激光发射,按下面板上的 COOL DOWN 按钮。重新复位可将 COOL DOWN 按钮向右旋转 2. 关机步骤 (1)先将机器背后的锁匙旋转到 0 (2)清洁探头上的分泌物 (3)关 E2 电源 (4)取出光纤线时,注意小心轻放,光纤线禁止使用高温消毒 (5)套回机器保护套 (6)关监视器电源、录像机电源 (7)关净化交流稳压器电源 (8)最后盖好机器保护罩
注意事项	1. 每次使用前,内镜必须彻底地检查一遍,以排除任何异常情况 2. 内镜光纤十分精细,操作和清洗等一应需要小心谨慎,注意不要踩、纽结、过紧地缠绕、拉动光纤或绕在任何设备上 3. 在激光激活后,注意力不要从激光上转移,以免发生意外。在治疗过程中,系统必须都处于静止状态。保持系统静止状态,可避免因不慎踩动脚踏板而发射不必要的激光 4. 为了防止爆炸和着火,不要将激光释放到易燃或易爆物体上,如易挥发的麻醉剂、酒精等 5. 操作者进行激光治疗时佩戴防护眼镜,在任何时候都不要直接看激光的输出端,否则会对眼睛造成严重损伤 6. 按下紧急关闭键(红色大按键)关闭激光能量,它是非正常情况下的关闭,所有的激光参数重新设置位零,电源未切断的情况下该按键没有使整个系统都关闭 7. 当所有治疗结束时,将钥匙旋钮旋至 O(off)位置,拔去钥匙以免对系统的误操作 8. 激光的维修必须由受过正规训练的人员进行
仪器保养	1. 每次使用后,套上保护套,将激光内镜放在原来的包装盒内 2. 手柄、传输线和接头按规定位置摆放,严禁折曲、扭结、过紧地缠绕、拉扯光纤,严禁用止血钳钳夹光纤 3. 每次使用前,必须仔细地检查激光内镜有无结构上的损坏,一旦发现损坏,须更换新的内镜

7. 冷冻治疗仪　见图 7-11、表 7-10。

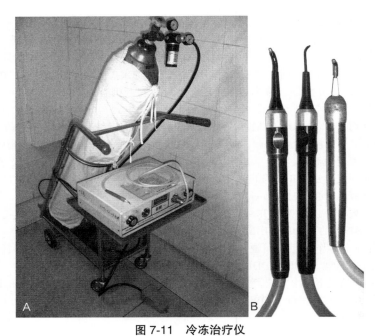

图 7-11　冷冻治疗仪

A. 冷冻治疗仪;B. 冷凝头:左边是进口常规冷凝头,中间是小儿用的
冷凝头,直径比常规冷凝头小,右边是国产冷凝头

表 7-10　冷冻治疗仪

原理	冷凝手柄内是双层气体循环,有进气和出气通路,高压气体通过小气孔进入冷凝头端,并在此外膨胀,产生低温效应,然后通过出气管通排出。冷凝头内还有耦合电极,提供热量,当停止冷凝时,及时进行解冻
结构	1. 冷气源:是用钢瓶贮藏的 CO_2 高压气体 2. 脚踏开关:控制冷凝的开关 3. 冷凝头:通过高压管道与主机相连,有多种规格型号,一般头部的直径在 2~2.5mm,小儿冷凝头直径较小,直径是 1.5mm
使用范围	用于预防裂孔性视网膜脱离、裂孔性视网膜脱离、渗出性视网膜脱离、早产儿视网膜病变、眼内肿瘤
操作流程	1. 按要求接好冷凝管,打开冷凝机电源开关 2. 拧开 CO_2 贮气钢瓶阀门,将钢瓶上的泄压阀打开,将压力调到绿色表示的范围,一般在 4.5~6mPa 3. 转动主机上的调压旋钮到 45~60bar,不超过 60bar(1bar=100kPa) 4. 将脚踏放在手术者的右脚,踩下脚踏开关,测试冷凝头是否有结霜,还要注意结霜是否迅速,是否达到历史最高水平所需强度,松开脚踏开关,测试解冻是否迅速 5. 使用完毕,关闭 CO_2 贮气钢瓶阀门 6. 踩下脚踏开关,放出 CO_2 贮气钢瓶的余气,关闭冷凝机电源开关

使用注意事项	1. 冷凝头温度不够低（-70~-75℃）时，要检查钢瓶贮藏的 CO_2 气体是否不够 2. 卸下冷凝手柄时不可使用暴力，以免拧断冷凝手柄 3. 冷凝头的管道勿扭曲、折叠 4. 排气声音很大且探头不制冷，更换冷冻管插头端部密封胶圈
仪器保养	1. 定期检查仪器的性能及钢瓶贮藏的 CO_2 气压 2. 专人负责

8. 玻璃体切割机 见表 7-11、图 7-12、图 7-13。

表 7-11 玻璃体切割机

机型	玻璃体切割机（玻切机）有多种机型，在国内最常用的是 Constellation 玻切机（图 7-12）和 Stellaris PC 超声玻切一体机（图 7-13）
结构	以 -Constellation 玻切机的结构为例： 1. 控制界面（图 7-14、图 7-15）：是一种非常直观的人机对话屏，玻璃体切割机的所有功能均显示在界面上，可通过触摸式按键进行设置或调节 （1）综合功能区 综合功能选择键：从上到下的触摸键，分别是：注入或灌注压力键，气/液交换键、电凝键和光纤照明的灯源键（两个） 综合功能上下调整键：可用来调整选中综合功能的数值 综合功能数值显示屏：显示当前功能的设定数值 （2）彩色液晶显示和触摸屏：用图标、箭头和数值显示有关工作模式和系统状态 （3）带抽吸和灌注接口的集液盒：可将系统产生的真空、抽吸的液体传送到小收集室中，收集室又不断地将抽吸的液体排入挂在集液盒前面的密封积液袋内，防止液体外溢 （4）集液盒接口指示灯 （5）弹出集液盒按钮：按下按钮，可弹出集液盒 （6）气路和电路接口：接切割头、眼内光凝头、硅油注吸和气/液交换、超声乳化或晶状体粉碎手柄、电凝插头 （7）照明灯抽屉 （8）待机开关 （9）喇叭 2. 脚踏控制板（图 7-16、图 7-17）：由一个脚踏板、左右水平开关、左右垂直开关和两个后跟开关组成 3. 管道系统：包括切割系统，照明系统（导光纤维，图 7-18），气/液交换系统，眼内电凝系统，超声粉碎系统，气动硅油注入或吸出系统
主要功能	1. 进行前及后段玻璃体切除 2. 眼内及眼外双极电凝 3. 眼内灌注及吸引的速度均可由机器控制，且切割口具有微量反吐功能 4. 附有眼内光纤照明 5. 可进行眼内气体/液体交换及维持稳定的眼压 6. 可进行眼内光凝 7. 能进行晶状体超声乳化或粉碎术

技术指标及特性	玻璃体切割机主要由电路及气路两大系统构成： 1. 本机器的电源，可采用民用的电压 2. 气源一般采用氮气，压力为 6.33~8.44kg/cm^2 3. 切除速度为 1 000~2 500 次/min，切除的最大速度可以控制 4. 负压吸引力为 0~650mmHg，最大负压也可以控制 5. 光纤照明的强度为 0~100% 6. 眼内光凝的曝光时间、曝光能量、间隔时间等可按需调节增减 7. 眼内电凝的主机产生常用频率为 (340±17)kHz 的电流，使用时可按百分比调节增减
操作流程	以 Constellation 玻切机的安装及操作流程为例： (1) 检查玻切机设备完整性，摆放位置是否便于操作 (2) 连接氮气管，调整气压至 90~120mmHg (3) 连接电源，开机前检查各线路是否连接好，特别是电源线连接要确保牢固。将脚踏摆放在操作者右脚的位置 (4) 启动系统，按机器后部"开机"按钮。进入主菜单界面 (5) 选择医生，按"医生"按钮（显示屏左上）从下拉菜单中选择医生姓名 (6) 选择程序，按"程序"按钮并从下拉菜单中选择 (7) 连接管道与集液盒，由手术者将管道与集液盒上相同颜色的接口相连并拧紧 (8) 安装集液盒，在液流设置板上，确认系统已和集液盒连接成功 (9) 连接玻切头至气动装置，连接正确后气动接口周围发绿光 (10) 灌注，将灌注针头与平衡液连接 (11) 启动测试，按"测试"按钮，测试成功后进入手术显示屏 (12) 连接照明，将接头插入集液盒右侧的照明接口，接正确后接口周围发绿光 (13) 按需连接眼内光凝、超乳手柄（需测试）、气动硅油管等接头 (14) 打开相应的功能键开关，按上下箭头，根据手术及医生需要调节各参数 (15) 关机：手术结束后，关闭"灌注或气液交换"，关闭"导光"，选择"结束"，清洗集液盒，按集液盒上方的弹出按钮移除集液盒，按"选项"按钮选择"关闭"，关闭电源后拔除电源插座
注意事项	(1) 只有当气源的压力达到 6.33~8.44kg/cm^2 时，玻切机才能开始正常的工作 (2) 根据需要调节导光纤维的亮度，高照明亮度易损坏灯泡和增加光对视网膜的毒性 (3) 术中要适当调整灌注瓶的高度，密切观察灌注液的流速，及时更换灌注液 (4) 集液袋液体满时及时更换 (5) 只有开放灌注系统后才能进行玻璃体切除 (6) 装有心脏起搏器电板的患者，做眼内电凝可对起搏器及其功能产生不可修复的损伤，甚至会导致患者心室纤颤 (7) 术后要对粉碎手柄进行清洗，用蒸馏水冲洗管道和手柄 2~3 次，最后用高压气体清除管道和手柄内的水分。如果没有正确的清洗操作，可能会残留组织碎片或灌注液的盐分，永久性损伤手柄，或影响无菌环境 (8) 不能对超声粉碎手柄做超声清洗，否则会导致不可恢复的损坏 (9) 超声粉碎手柄应轻拿轻放，高温灭菌后的手柄应自然冷却 15 分钟以上方可使用，不能用冷水骤然冷却降温，否则易大大缩短手柄的使用寿命 (10) 仪器使用过程中严禁断电，以防计算机中的软件程序被破坏
仪器维护与保养	1. 专人负责，定期检测 2. 操作人员要熟练掌握操作程序及仪器的各种性能

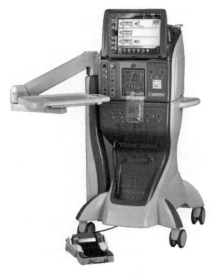

图 7-12　Constellation 玻切机

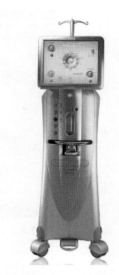

图 7-13　Stellaris PC 超乳玻切一体机

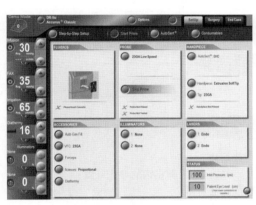

图 7-14　Constellation 玻切机的控制界面

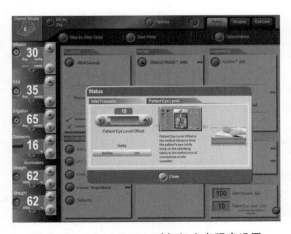

图 7-15　Constellation 玻切机患者眼高设置

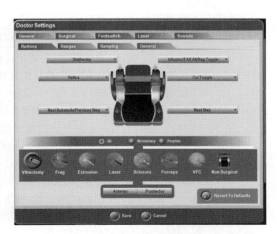

图 7-16　Constellation 玻切机脚踏控制器

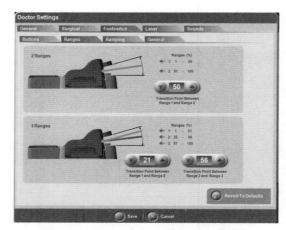

图 7-17　Constellation 玻切机脚踏挡位

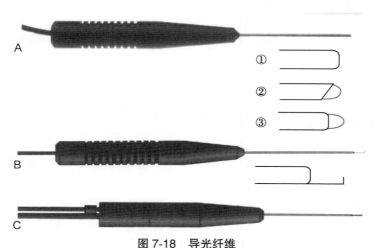

图 7-18　导光纤维

A. 普通道光纤维头：①和广角照明头②和③；B. 带剥膜钩的导光纤维；
C. 带吸引和电凝的导光纤维

9. 激光机　见表 7-12。

表 7-12　激光机

结构	1. 主机：是激光光源发生器，通过接口与控制器、光纤和脚踏相连 2. 控制器：用于调控激光输出的参数。曝光时间（time 上下键）可在 0.01~1 秒变动。曝光能量（power 上下键）可在 50~1 000kW 之间调节。Repeat 键选择单发还是连续发射，有 A、B、C 连续和结束四挡，A 挡连续率最慢，C 挡连续率最快，B 挡连续率适中，通过按键可循环出现四挡。Reset 键是计数复位键。Aim 上下键用于调节瞄准光的亮度。Status 键是待机（stand by）和准备发射（ready）的转换键。Color 键用于选择发射哪种颜色激光束，有绿色（green）和蓝绿色（all）两种选择 3. 光纤：输出激光能量，通过光纤头释放能量，产生光凝效应 4. 脚踏：用于控制激光的发射，如果设置发射为单发，踩一次脚踏产生一次发射，持续踩住脚踏也不会再有发射。如果设置为连续发射，单踩脚踏一次也可呈单次发射，如果持续踩住脚踏可连续间断发射激光

续表

结构	5. 附件:眼内光凝保护器连接在手术显微镜的光路上,医生无须戴防护眼镜。如果没有,主刀和助手均要戴防护眼镜才能操作光凝
操作流程	1. 连接电源,打开激光机主机的电源开关 2. 把脚踏放于术者的脚下 3. 连接光纤 4. 打开激光机,待机器进行自我检测 5. 调节好曝光时间、曝光能量、间隔时间及激光束颜色,将 Reset 键复位 6. 按下 ready 键,可以进行眼内光凝操作 7. 操作完毕,记录曝光时间、曝光能量及次数,关闭激光机开关再关闭主机电源开关
注意事项	1. 激光辐射对人眼有一定损伤,进行激光操作时要戴上具有防护作用的眼镜 2. 进行光凝前,应常规检查激光参数,将计数器复位到零。将激光机设置成待机状态(stand by 照亮),以免意外发射伤及眼内正常组织,在一切都准备妥当后再转换成治疗状态(ready 或 treat 状态) 3. 光纤勿扭曲、折叠,否则影响导光。导光纤维头端被污染时,输出能量下降,应更换新的光纤
激光机的保养	专人负责,定期检查仪器的性能及光纤的完整性

10. 电磁吸仪 见表 7-13。

表 7-13 电磁吸仪

功能	具有连续磁吸和脉冲(间断)磁吸的功能
操作流程	1. 连接仪器的电源,将脚踏开关的插头插入仪器上的脚踏插座内,最后连接电磁铁手柄的电线插头插入仪器的输出插座内 2. 将脚踏板置于术者脚下 3. 选择仪器的工作状态(连续或脉冲) 4. 将电磁铁手柄放入消毒的布套内,并在其前将已消毒的所需吸铁头装上 5. 检测仪器的功能是否正常方可正式使用 6. 使用完毕关闭仪器电源开关,将脚踏板收好,连接线理顺
注意事项	1. 必须先选好仪器的工作状态(连续或脉冲)再打开电源开关。如果手术中途要改变工作状态,须先关闭电源开关,等调好工作状态后再打开电源开关 2. 为了保证手术的顺利进行,患者身上不可带有金属物品(如手套、戒指、耳环、皮带的金属头等)

11. 小型压力蒸汽灭菌器 见图 7-19、表 7-14。

表 7-14 小型压力蒸汽灭菌器

原理	利用机械抽真空的方法,使灭菌柜内形成负压,蒸汽得以迅速穿透到物品内部进行灭菌
操作流程	1. 打开储水盖,倒进加蒸馏水直至水面距安全阀座底面 5cm 处(约 6.5L) 2. 接通电源,把主开关打到 ON 位置 3. 设备进入预热状态,需 10 分钟(即加热蒸气发生器所需的时间) 4. 按循环 CYCLES 键,选择需要的程序

续表

操作流程	5. 把要灭菌的物品装进灭菌腔,关好门,关门力度以一手拧至不能继续时停止 6. 按下开始 START 键,灭菌器开始运行。如炉子在达到相关灭菌温度或压力之前失败,首先检查门是否完全密封 7. 在循环结束时,开始(START)灯熄灭,显示屏显示 END,同时有 7 秒的长笛声;当程序失败时,显示和打印失败 FAIL 信息,发出短促报警声 8. 打开仓门,卸下已灭菌的物品。如果循环失败,按 2 次 STOP 键,等失败的指示灯灭之后,压力降到 100 左右即可打开炉门 9. 每天灭菌炉使用完毕需清洁炉内腔、密封圈、托盘
注意事项	1. 每天下班前排空废水,每周 1 次排干储水箱的水,换去离子水或蒸馏水 2. 每周 1 次或显示 Empty Resl 信息时(以先到为准)排干废水箱的水 3. 每周清洁炉外周及灭菌腔 4. 为了防止安全阀堵塞,每月必须按以下操作进行 1 次清洁 (1)逆时针转卸压螺母 2 圈 (2)根据操作指南,进行灭菌循环(程序 1~3) (3)当内腔压力到达最大压力时,安全阀卸压(蒸汽从阀内喷出) (4)关机 (5)待压力回 0、设备冷下来后,顺时针转回卸压螺母 2 圈

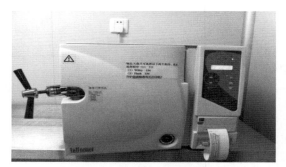

图 7-19　Nova-3 台式小型压力蒸汽灭菌器

12. 过氧化氢等离子灭菌炉　见图 7-20、表 7-15。

表 7-15　过氧化氢等离子灭菌炉

原理	采用高精度的低温低频等离子发生器,灭菌循环过程中在灭菌舱内生成持续、稳定、活性极强的过氧化氢带电粒子,作用于微生物膜脂、DNA 和其他重要细胞结构,与细菌体内蛋白质和核酸发生反应,扰乱微生物的生存功能,破坏其生命力
操作流程	1. 接通电源,检查设备屏幕上提示:Insert New Cassette(按操作要求插入新卡匣),Ready to use(设备备用状态,可正常使用) 2. 装载物品:按 Open Door 键开门,按要求装载需灭菌的物品,检查物品有无碰壁 3. 正确装载物品后按 Close Door 键关门 4. 按 Start 键启动程序,根据灭菌物品管腔的直径和长度选择循环:①短循环,按 Start 键确认;②长循环,按 Cancel 键选择后,再按 Start 键确认 5. 灭菌循环完成,阅读显示屏和打印纸循环参数、确认:Process Complete

续表

操作流程	6. 按 Open Door 键开门,取出灭菌物品,检查化学指示卡变色合格 7. 如需进行生物监测,按要求将 BI 试剂关闭,夹碎内胆,置于生物监测仪做培养(每天至少 1 炉次须进行生物监测) 8. 按要求将灭菌物品保存,做好灭菌记录
注意事项	1. 请勿任意使 STERRAD 系统关机或者没有插插头超过 24 小时,否则会导致机器真空泵损坏,如果有必要关机超过 24 小时,应与专业人员联络如何完成这个步骤 2. STERRAD 系统专用 H_2O_2 卡匣内含高浓度 H_2O_2,是一种强氧化剂且具刺激性,切勿打开 H_2O_2 卡匣塑料封套,如果卡匣之化学指示呈现红色表示卡匣损坏 3. 卡匣可能含有残留的过氧化氢(H_2O_2),将对人体造成伤害,切勿将使用过的卡匣自卡匣盒取出,请依照医院规定丢弃处理,如有与 H_2O_2 接触请立刻以大量清水冲洗,症状未立即消失尽快就医治疗 4. 切勿尝试灭菌与本设备不兼容的材质及物品 5. 所有器械在置入灭菌设备前必须经过正确规范的清洗干燥操作流程 6. 使用与 STERRAD 灭菌系统相符的器械盒、外包布、灭菌袋等耗品 7. 限用 STERRAD 灭菌系统生物培养测试剂(BI)来监测机器灭菌能力 8. 如为灭菌程序未完成被中止的情况,被灭菌的物品、器具必须要重新包装并用新的化学指示条(STRIP)、化学指示胶带(TAPE)和生物培养测试剂

13. 环氧乙烷灭菌炉　见图 7-21、表 7-16。

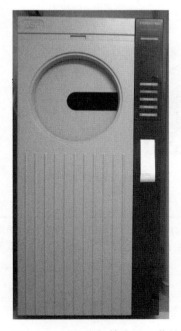

图 7-20　过氧化氢等离子灭菌炉

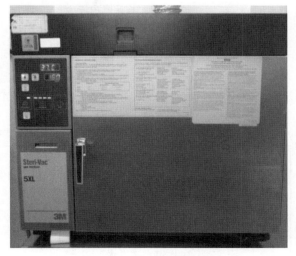

图 7-21　环氧乙烷灭菌炉

表 7-16　环氧乙烷灭菌炉

工作原理	通过环氧乙烷与微生物发生非特异性烷基化作用,从而抑制微生物反应基的正常功能,使其新陈代谢发生障碍而死亡
应用范围	不能耐受高温、高压、高湿物品的灭菌
操作流程	1. 打开压缩机、冷冻干燥机、环氧乙烷机的电源开关,将过滤器底部的排水阀打开排水 2. 检查机器内的蒸馏水及打印纸是否充足 3. 将环氧乙烷气瓶外胶纸除去,放入炉内相应位置 4. 把需要灭菌、已包装好的物品整齐地放入上下篮筐,并做好生物监控 5. 关上炉门,同时把手柄向顺时针方向旋到底部 6. 按温度调节键,调节温度至 37℃ 或 55℃ 7. 按通气时间调节键,调节至 16 小时 8. 按 START 键,灭菌程序开始自动进行 9. 结束操作步骤 (1)整个灭菌过程结束后,把灭菌器手柄逆时针旋到顶部,待炉门自动弹开后取出物品 (2)按 STOP 键,结束此次灭菌过程。同时,打印机打印出有关图表,作为对该次灭菌的参考 (3)依次关闭灭菌器、冷冻干燥机、压缩机的电源开关
注意事项	1. 整个灭菌过程分为准备、灭菌及排气通风三个阶段 2. 为了保证安全,灭菌程序开始后,不得再次打开炉门 3. 在第一阶段,必须每半小时巡视一次,看灭菌器的显示屏运作是否正常
仪器保养	1. 严格执行操作规程 2. 对工作人员必须进行专业知识和紧急事故处理的培训

14. 超声清洗仪　见图 7-22、表 7-17。

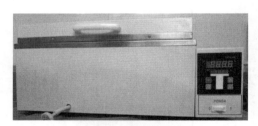

图 7-22　超声清洗仪

表 7-17　超声清洗仪

工作原理	由超声波发生器产生高于 20kHz 的超声波功率,经换能器的逆压电效应转换为机械振动,形成的微冲击波作用于被清洗物件表面,从而使污物迅速剥离,达到高质量、高效率清洗目的
应用范围	视网膜镊子、玻璃体剪、眼内异物镊等器械的清洗
操作流程	1. 通电,打开进水开关 2. 按进水键进水 3. 水满后按加热键进行加热(40℃) 4. 按时间键调时:一般为 5~10 分钟 5. 按清洗键即可进行清洗

续表

注意事项	1. 开机前应检查各部件有无脱落与松动 2. 清洗完毕,放净积水,关电源后,注意关水龙头开关,以免水压对超声清洗仪的长期作用,造成不必要的损害
保养	1. 专人负责管理,定期进行检查 2. 操作时严格遵守操作规程

15. 高频射频仪　见表 7-18、图 7-23。

表 7-18　高频射频仪

结构	由电源开关、负极板接口、电刀笔插口、双极电凝插座、脚踏开关选择键、电功功率及调节、电凝功率、双极电凝功率及调节等构成(图 7-23)
操作流程	1. 使用前检查仪器以确保电源开关处于关闭状态,将中性板放置于术野的垂直部分的背面 2. 连接电源开启仪器 3. 连接好手柄,选择合适的电极插入手柄,特殊过程操作需选择正确电极,将选择好的电极插入脚踏控制手柄或三键指动手柄,选择好手柄,并且将插头插入前方电板上的电容接口 4. 保证电极外封良好,无铜暴露出来,然后将手柄顺时针拧紧 5. 连接洗尘鸭嘴 6. 切割:按切割模式"选择"按钮选择"切割",切割指示灯亮,在切割模式下按箭头按钮,选择想要的功率大小,按下"切割"脚踏开关控制盘或指动开关按钮启动输出功能 7. 切割/凝血:按切割模式"选择"按钮选择"切割/凝血",切割/凝血指示灯亮,在切割模式下按箭头按钮,选择想要的功率大小,按下"切割"脚踏开关控制盘或指动开关按钮启动输出功能 8. 止血:按下凝血模式按钮选择"止血",止血指示灯亮,在凝血模式下按箭头按钮,选择想要的功率大小,按下"凝血"脚踏开关控制盘或指动开关按钮启动输出功能 9. 双极:将双极阳极插头插入前方电板双极手柄电容接口,通过选择所需功率大小来选择凝血模式,按下"凝血"脚踏开关控制盘启动输出功率(图 7-24) 10. 使用完毕将用物拆卸后分别进行清洗处理
注意事项	1. 每次使用前,仍须进行安全操作检查,检查电缆和电极 2. 在有易燃性麻醉剂或其他易燃气体、易燃液体或易燃物质环境中请勿使用设备,不要在易燃麻醉剂存在时使用 3. 强烈建议在眼皮和眼周射频手术时使用眼角膜保护套 4. 中性电极应尽可能贴近患者身体的整个手术区域,避免皮肤与皮肤之间的接触,患者不应接触接地或带微量电容的金属物体,使用防静电床单 5. 设备对佩戴起搏器、除颤器的患者有危害,除专家准许外,不要对使用起搏器的患者实施手术 6. 设备可能对其他电子仪器产生干扰作用,在同一患者身上同时使用仪器和生理监控仪时,监控电极应尽量远离手术电极 7. 使用设备前应蒸发干燥易燃性溶剂;应擦净聚在患者身下或身体低洼处的易燃性液体;应注意危险气体燃烧的危险 8. 在能达到目的情况下应尽可能采用低的输出功率,音量应调至容易被使用者听见的范围

续表

注意事项	9. 当发生电击危害后,不要自行打开盖子,请经过培训的专业人员进行修理 10. 只能使用非易燃性清洁剂清洗射频机,不能用酒精清洗、消毒前面板,我们建议通过擦、喷方式清洁面板并消毒,关键是须在制造商指导下对配件进行清洗、杀菌和消毒

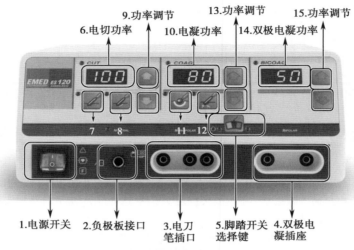

图 7-23　高频射频仪结构图

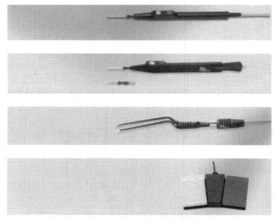

图 7-24　电极与脚踏控制

(二)玻璃体切除术的辅助器械

在正常眼或无晶状体眼,通过巩膜压陷,可在显微镜照明下直接看到赤道部及更前的视网膜,这是我们进行视网膜脱离外路显微手术的基础。但这种观察并不能满足玻璃体手术的需要,容易受到角膜反光和角膜上皮水肿的影响。正常眼球有约 +60D 的屈光力,单用显微镜根本无法看清眼底后极部,在玻璃体手术中,需要在角膜面放置特殊的接触镜,中和眼球屈光力以后才能看清眼底全貌。

1. 角膜接触镜　角膜接触镜(corneal contact lens)由固定环和一组透镜组成(图 7-25),

所有接触镜的底部呈光滑球面凹陷，与角膜曲率一致。在角膜表面放置不同型号的接触镜后，通过导光纤维照明，可看清后极部到周边部的眼底，并有良好的立体视觉。

（1）固定环：是一种内环直径12mm的金属环状结构，在相距180°的外环伸出两个短角，用作缝线固定的支架。缝在角膜表面后，可稳定放在环内的接触镜或广角镜。

（2）平面镜：镜的表面平滑，下面凹陷。一个视野可见到大约30°范围，用于观察眼底后极部，在转动眼球的情况下可看到赤道部附近的眼底。

（3）低斜镜：镜面倾斜20°，一个视野的观察范围为44°，视野偏向斜面一侧眼底，在转动眼球的情况下可看到赤道部眼底。

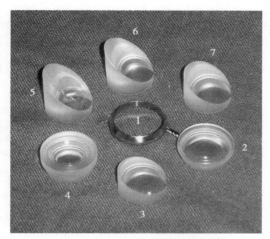

图 7-25　玻璃体手术用角膜接触镜

1. 接触镜固定环；2. 平面镜；3. 低斜镜；4. 双凹平面镜；5. 双凹高斜镜；6. 高斜镜；7. 中斜镜

（4）中斜镜：镜面倾斜30°，一个视野的观察范围约38°，在转动眼球的情况下可看到斜面镜侧的周边眼底。压陷巩膜可见到锯齿缘。

（5）高斜镜：镜面倾斜45°，一个视野的观察范围约26°，在转动眼球的情况下可见到周边部眼底。压陷巩膜可见到锯齿缘和睫状体平部。

（6）双凹平面镜：镜面球形凹陷，-93D，观察眼底范围增加，达48°范围，但物像缩小。主要用于有晶状体眼气/液交换时看清后极部眼底。

（7）双凹倾斜镜：镜面倾斜45°并有球形凹陷，观察范围33°，用于有晶状体眼气/液交换时观察周边眼底，在巩膜压陷情况下，可看清锯齿缘和睫状体平部。因气体折光，距离感不清楚，应注意勿损伤晶状体。

（8）角膜接触镜的保养：使用完毕用湿纱布轻轻擦洗角膜接触镜表面的甲基纤维。避免碰、撞、摔。

2. **玻璃体手术显微器械**

（1）巩膜穿刺刀（图7-26）：巩膜穿刺刀（microvitreoretinal blade，MVR）是专门用于做睫

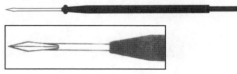

图 7-26　巩膜穿刺刀

状体平部巩膜穿刺孔的一次性尖刀,刀头呈三角形,有 19、20 号,20 号最宽处 1.4mm,形成切口的直径为 0.89mm。

(2)灌注头:经睫状体平部三通道玻璃体手术需要建立单独的灌注系统,通常在颞下方巩膜穿刺孔插入灌注头到眼内,并用缝线固定其两翼,保持眼内针头的稳定。

(3)剥膜钩:剥膜钩(membrane picks)用于分离视网膜前膜和视网膜下膜的钩状眼内器械。

(4)眼内镊(图 7-27):眼内镊(intraocular forceps)是用于剥离视网膜前膜、视网膜下膜和取出眼内异物的工具。

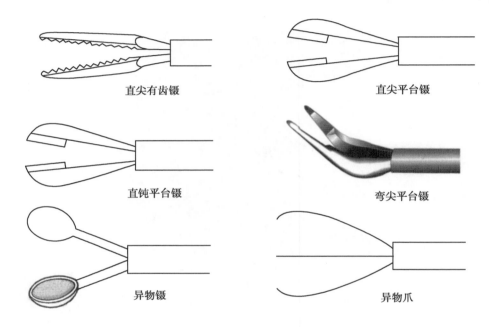

直尖有齿镊　　　　直尖平台镊

直钝平台镊　　　　弯尖平台镊

异物镊　　　　异物爪

图 7-27　各种眼内镊

(5)眼内剪(图 7-28、图 7-29):眼内剪(intraocular scissors)是用于剪断玻璃体条索、剪切视网膜前膜和切开视网膜的特制剪刀。

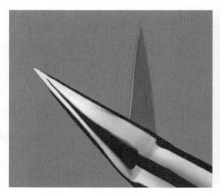

图 7-28　气体驱动水平剪

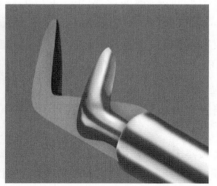

图 7-29　气体驱动垂直剪

(6)笛形针：笛形针（flute needle）靠灌注的水和气体的压力被动排除视网膜下液和玻璃体腔内液体（包括重水）和血液，是气／液交换必须使用的工作。

(7)巩膜钉或塞：巩膜钉或塞（scleral plugs）是用于暂时关闭巩膜穿刺孔的一种小钉状物，一端有膨大的钉帽。

（三）白内障手术的特殊器械

开展超声乳化白内障摘除术，除具备现代囊外摘除联合后房型人工晶状体植入的手术器械外，还必须配备专门为做小切口的特殊器械。这些器械的共同特点是与超声乳化头直径的大小配套。

1. 超声乳化（Phaco）手柄、I/A 手柄

(1)Phaco 手柄（图 7-30）：是超声乳化仪的关键部件，也是必须重点保护的部件，由头部、体部和尾部组成。

1)头部，也称探头（tip）：用钛金属制作，为中空管形，既可通过超声频率的振动将晶状体硬核乳化，又可以将乳化的晶状体核从管道吸出。探头（tip）有 0°、15°、30°、45° 等不同规格的斜面，外部加一个硅胶套管，套管近顶端的两侧分别有注水开口，灌注液可通过此套管自由进入眼内，既可保持前房作用，又起冷却探头和防止探头直接接触眼内组织的作用。

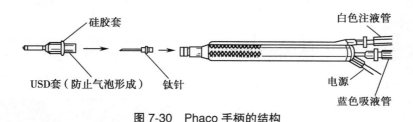

图 7-30　Phaco 手柄的结构

2)体部：除有灌注、抽吸管道外，还有换能器。不同的超声乳化仪配有不同的换能器，其种类不外两种：压电晶片、金属的励磁换能器。

3)尾部：有两个管道的接口和一个电源插头。两个管道接口，一个为注入口，接注入管道，另一个为抽吸口，接抽吸管道，才能保证超声乳化仪的正常运行，不能接错。电源插头在使用时直接插入机身的插座上即可。

(2)I/A 手柄（图 7-31）：手柄头的开口，有一个抽吸口，两侧为注水口。

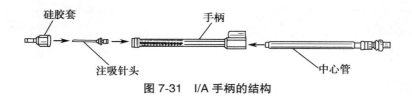

图 7-31　I/A 手柄的结构

2. 白内障小切口手术的特殊器械

(1)隧道切开刀：其前端刀锋为圆形，两边也为刀锋，既可以前进将巩膜做隧道式切开，也可在一平面上向两边扩大切口，刀宽 2.6mm，有直的和弯的两种。

（2）前房切开刀：前房切开刀是为超声乳化手术专门设计的，在板层切开刀形成隧道切口后，用前房切开刀穿刺进入前房形成内切口。其顶端为尖锐的三角形，随着进入前房的距离增大，切口也随着扩大，刀的最宽处为2.3~3.2mm，可以随意选择以适应手柄探头的大小。

（3）标准角刀：标准角刀均为直刀，刀尖设计成15°、30°和45°三种，可以用来做角膜缘的外切口。150°的角刀还可以扩大内切口和在周边透明角膜上直接做前房穿刺。

（4）虹膜牵引钩：虹膜牵引钩由尼龙缝线材料制作而成，弯成一个柔软的钩，钩柄上有一固定塞。作用：将虹膜钩开，克服因瞳孔小造成操作的困难。

（5）撕囊钳：撕囊钳的前端锐利、弯向晶状体囊膜，像一把剪刀可将晶状体囊膜剪开。优点：可以减少器械进前房的次数，既可剪开囊又可撕囊。

（6）晶状体核劈开器：晶状体核劈开器的弯钩度为90°，弯钩的长度为1.75mm，超声乳化手术时劈开硬核。

（7）人工晶状体折叠镊：人工晶状体折叠镊为一对，一把镊子先把人工晶状体折叠起来，另一把将期夹在、固定并将人工晶状体往囊袋内送。不同厂家的人工晶状体有不同的人工晶状体折叠镊，一般要配套使用。

（8）双切口抽吸灌注针头：是一套细的抽吸灌注针头，由两种针头组成，一种用于灌注，另一种用于抽吸。

（9）前房型人工晶状体植入专用器械：包括操作器（图7-32）、夹扣针（图7-33）、夹扣镊（图7-34）、夹持镊（图7-35）。

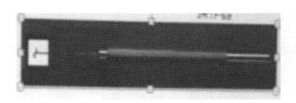

图7-32　操作器

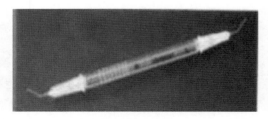

图7-33　夹扣针

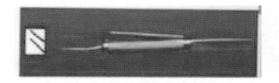

图7-34　夹扣镊

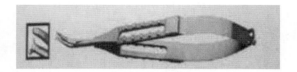

图7-35　夹持镊

（四）玻璃体视网膜手术常用的眼内填充物

随着玻璃体视网膜手术治疗复杂性视网膜脱离的疗效得到进一步肯定，眼内填充物的应用显得越为重要，提高了玻璃体手术的成功率，使手术更加完善，目前已成为玻璃体手术的一个重要组成部分。

1. 眼内填充物的特性

(1)无毒性副作用。

(2)无色透明,屈光指数尽可能接近于玻璃体。

(3)有一定的表面张力,能封闭视网膜裂孔或展平视网膜固定皱褶。

(4)比重低者,可顶压上方视网膜裂孔;比重大于水者,可压平下方的视网膜裂孔。

(5)可代谢吸收,或永久存留无毒性。

(6)在眼内尽可能不发生乳化和分散。

(7)黏度适中,便于注入和吸出。

目前,尚无完全符合上述要求的眼内填充物。

2. 常用的眼内填充物及其特性

(1)空气:为最早应用的眼内填充材料。

1)优点:材料易得,对眼内组织无毒性,且能很好地被眼内组织耐受。

2)缺点:在眼内停留时间短,吸收快,注入 4 天后,气泡变小而失去填塞作用;而且术后需特殊体位。

(2)过氟丙烷(C_3F_8)

1)特性:注入玻璃体腔后体积能膨胀 4 倍,在眼内维持的时间长,半衰期为 6 天。

2)缺点:可发生一时性眼压升高。

(3)硅油(图 7-36)

1)硅油特性:硅油的理化性质稳定、透明、屈光指数与玻璃体接近。

2)优点:①硅油具有光学透明性:屈光指数与玻璃体接近,不影响术中观察和操作,且有利于术后视力的恢复;②硅油有一定的黏度和表面张力;③硅油不膨胀,术后发生急性眼压升高的机会比较少;④硅油不溶于水,可防止增殖性玻璃体视网膜变性和虹膜红变,并具有机械性抑制增殖膜的牵引作用;⑤止

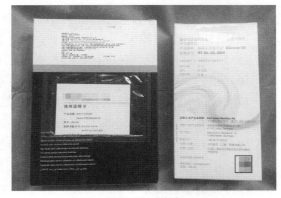

图 7-36　硅油

血作用:硅油把血液和纤维细胞局限在硅油泡和视网膜之间,同时也有填塞正在出血血管的作用,可防止继发性出血;⑥防止眼球萎缩的作用。

3)缺点:有并发症,可能进入视网膜下,价格昂贵。

第二节　眼科手术患者安全管理

随着管床责任制整体护理模式的深入开展,医院在广泛开展优质护理示范病房的基础上,门诊、手术室都积极推行优质护理工作模式,以一种全程、连续、无缝隙的优质护理为围

术期患者提供满意服务。手术室和病房护士形成一个护理团队,共同为围术期患者制订护理计划、措施来保证手术患者的安全和提高手术的效果。眼科手术室围术期的整体护理主要包括:术前访视、术前准备、术中护理、术后护理、术后随访等。

一、术前护理

术前护理特指手术室对手术患者在手术之前的护理,包括术前访视和术前准备。

(一) 术前访视

手术室配合手术的护士在手术前 1 天到病房访视患者,全面了解手术患者病情、心理状态、手术方式等,对患者进行客观、准确的评估并对患者进行恰当的术前指导、心理护理等,为保证手术的顺利进行打下良好基础。

1. 术前评估　眼科手术大部分为局部麻醉手术,患者在整个手术过程处于清醒状态,对手术室周围环境及声音刺激十分敏感,还有手术前用无菌孔巾盖在头部,只暴露术眼,口、鼻被盖住,使患者感到不适或胸闷,这些都增加患者的紧张、恐惧心理。再者,眼科手术患者老年人占比例多,如白内障、糖尿病视网膜病变患者,合并高血压、心脏病、糖尿病使手术风险性增高,所以做好术前评估非常主要。评估主要内容有以下几方面:

(1)个人信息:性别、年龄、文化程度、职业、婚姻等。

(2)生命体征:体温、脉搏、呼吸、血压、疼痛等。

(3)合并全身性疾病:心脏病、高血压、糖尿病等。

(4)既往病史、过敏史。

(5)用药史:降压药、抗凝药、镇静、安定类药物、利尿药。

(6)皮肤及静脉情况。

(7)眼部情况:视力、眼压、眼痛、眼周皮肤有无疖肿等。

(8)活动能力、意识状态与交流能力等。

(9)术前血、尿常规,凝血功能及血生化检查阳性结果等。

(10)手术相关信息:术前诊断、手术名称、手术眼别、麻醉方式等。

(11)评估患者对手术相关信息的了解程度。

(12)评估患者的心理状况:紧张、焦虑、恐惧程度。

(13)患者睡眠状况。

(14)患者胃纳、排便情况。

(15)患者的经济状况和社会支持情况。

2. 术前指导　手术前 1 天手术室护士到病房访视患者,亲切地与患者及家属交谈,通过术前评估进行有针对性的术前指导,减轻或消除患者的心理压力,使其更好地配合手术。

(1)简单介绍手术室环境、手术室的具体位置、设备、仪器、介绍无影灯、麻醉机、手术床等,手术间的温度调节,手术的大概过程及所需时间,术中的体位和双手固定约束的目的,手术的可靠性及安全措施,有助于患者稳定情绪,树立信心。

(2)介绍感觉 / 不舒适信息:术前模拟头被无菌巾盖住的情形,可以用干毛巾捂脸,指导如何进行正常呼吸,解释盖无菌孔巾无菌操作的重要性和必要性,鼓励患者克服由此带来的不适,有利于减轻患者术中气闷、胸闷不适及紧张、恐惧心理。强调手术中避免咳嗽、打喷嚏,可采用舌尖顶上腭做深呼吸,如实在无法避免要告知医生或护士以及时保护手术切口。

(3)介绍手术过程信息:手术当日的接送入手术室的大致时间、接送方式、接送人员、入手术室后的主要流程。进入手术室后,全身麻醉者需要输液,由于针头比较粗,进针时会有轻微疼痛,手术过程中可能出现的感觉及可能听到仪器运行的声音均属正常现象。如手术期间有感觉不适难以忍受要随时告知医生、护士。告知全麻者术后苏醒的地点,苏醒后因导尿管刺激,会有尿意。麻醉药作用后,可以术后镇痛,但麻醉药作用消失后眼部会有轻微疼痛。因气管插管刺激,咽喉会感觉不舒适,分泌物多。

(4)告知患者家属手术期间在何处等待信息。

(5)告知手术后术眼需要眼包或绷带包眼,没有医生的许可不能自己打开。

(二)术前准备常规

1. 迎接患者入手术室,与病区护士做好交接班,双方确认术前准备皆已完成。主动邀请患者参与核对,内容:科别、住院号、床号,手腕带、患者的姓名、性别、年龄、诊断、手术方式、手术时间、眼别。

2. 检查患者入院常规检查(包括血常规、尿常规、凝血四项、肝功能、生化、血脂、心电图、胸片)结果是否齐全、正常,如果检查结果有异常,及时向主刀医生汇报及采取相应的护理措施。

3. 询问患者有无药物过敏史、有无咳嗽,是否有高血压、糖尿病、心脏病等全身疾病史,洗眼前检查眼周围皮肤是否存在感染病灶。

4. 评估患者的心理状态,对手术的了解及耐受情况、配合程度,指导患者放松的方法:缓慢深呼吸、听音乐分散注意力等。

5. 安全管理:患者到陌生环境,等待手术过程中要注意患者的安全,患者如需如厕,做好防跌倒措施。同时还要注意空调的温湿度,以免患者受凉感冒。

6. 巡回护士检查准备的手术器械是否齐全,各种用品类别、规格、质量是否符合要求,仪器、设备是否处于备用状态。

二、术中护理

(一)严格执行查对制度

1. 巡回护士接患者进入手术室间时再次核对患者的姓名、性别、年龄、诊断、手术方式、手术时间、眼别。

2. 手术开始前护士与手术医生、麻醉医生按照"手术安全核对单"进行科别、住院号/诊疗号、床号、手腕带、患者姓名、患者性别、患者年龄、诊断、手术方式、手术时间、眼别、麻醉方式及用药等的核对。在麻醉、手术开始实施前,实施"暂停(Time out)"程序,由手术医生、麻醉师、护士在执行最后程序后,方可开始实施麻醉、手术。

3. 护士打开无菌包时,查包内化学指标卡是否达标,与手术医生共同核对无菌手术包的灭菌效果。

4. 手术前或术毕缝合前护士与手术医生共同核对手术包内器械、纱布、缝针等数量,并由护士即时在手术护理记录单记录并签名。术前后包内器械及物品数目相符。

（二）手术体位护理

1. 仰卧体位　让患者舒适地仰卧于手术床上,并用约束带约束患者双手并嘱患者双手扶住手术床的床栏,注意约束带的松紧适宜。解释约束手的目的。再次向患者交代术中的注意事项及配合方法。

2. 铺孔巾后盖住口鼻可给予低流量吸氧,指导患者缓慢呼吸的方法,对较紧张患者可在头部两侧置支撑器以利通气,减轻患者的不适。

（三）心理护理

1. 热情接待患者,做好解释、安慰、鼓励工作,减轻患者的紧张、恐惧心理。

2. 指导术中配合方法并解释其重要性。

3. 播放轻音乐,指导患者移情方法。

4. 医生、护士说话轻、走路轻、取物轻,避免对患者造成不良刺激。

5. 工作科学安排,医护配合默契、娴熟,保证手术顺利、尽快完成。

（四）眼科手术麻醉的护理

1. 局部麻醉的护理

（1）表面麻醉的注意事项

1）局部滴眼后,应常规压迫泪囊区 3~5 分钟,以防止药液流入咽喉吸收中毒。

2）有些表面麻醉药在滴眼后会引起角膜上皮干燥脱落,故滴药后嘱患者立即闭合眼睑及不能滴太多次,以便减少角膜上皮损害。

3）为达到良好的表面麻醉效果,滴眼前应先擦去眼泪,嘱患者向上注视,然后拉开下眼睑,将药液滴在下方结膜囊内,再轻轻闭合眼睑。

4）角膜缘有较多的血管,特别在结膜充血时,麻醉药较快被吸收,麻醉持续时间较短,为了加强药物的麻醉效果,可合并用肾上腺素滴眼。必要时可改用接触麻醉法,即用小棉签蘸上麻药,然后直接按在需麻醉部位,如泪点,半分钟可达麻醉效果。

（2）局部麻醉的注意事项

1）局部麻醉药直接使血管平滑肌松弛,导致局部血管扩张,麻醉作用越强,血管扩张更明显。因此,可在每 10ml 局部麻醉药物中加入 0.1% 肾上腺素 1~2 滴,起对抗血管扩张的作用、增强局部麻醉作用,还可减少术中出血,对抗局部麻醉药物的心血管抑制作用。但合并高血压、糖尿病、心血管疾病及青光眼患者禁止加用肾上腺素。

2）如向深部组织或有较大血管经过的部位注射麻醉药时,注射前或改变针尖部位之后应先回抽注射器,无回血后方可注射药物。如将药物误注入血管内,会导致生命危险。

3）不宜直接把麻醉药物注入感染区内,以免导致感染扩散。

4）情绪过度紧张、剧痛及甲状腺功能亢进者,可适当加大镇痛、镇静药物剂量。

5）1 岁以内的患儿、颅内压升高、呼吸功能不全、支气管哮喘及肝功能严重损害者,慎用麻醉性镇痛药,如吗啡、哌替啶。

6)高热、心动过速、甲状腺功能亢进、青光眼及肾上腺皮质功能亢进者,不宜用阿托品。

(3)局部麻醉的毒副作用:局部麻醉药物的毒副作用主要是中枢神经系统兴奋及心血管系统的抑制。产生毒副作用与用药的剂量、注射的速度、注射部位血管的多少、药物对局部血管的作用、药物本身的毒性,以及药物代谢的速度有关。

1)中枢神经系统兴奋:早期症状为多语、口周麻木、刺痛感、复视及耳鸣等。较重者表现为眼球和面部震颤、肌肉抽搐甚至惊厥。严重者呈昏迷和呼吸抑制。

2)心血管系统抑制:可出现周围循环衰竭、心力衰竭甚至全身循环衰竭,患者表现为缺氧及酸中毒。

3)产生原因:药物用量过大或注入血管内。

4)预防:局部麻醉药应该使用最低的浓度和最小有效剂量,并在每次注药前,先回抽注射器,无回血方可注药。

5)处理:①一旦出现毒副作用症状,立即停止注射麻醉药并快速吸氧;②有痉挛、震颤或抽搐者静脉注射地西泮(安定),必要时气管插管给氧;③血压下降者予静脉补液及用血管升压药。

2. 全身麻醉的护理　全身麻醉是指麻醉药经呼吸道吸入或静脉、肌内注射进入人体内,产生中枢神经系统的抑制,临床表现为神志消失、全身的痛觉丧失、遗忘、反射抑制和一定程度的肌肉松弛。这种抑制是可逆的或可控的,当麻醉药从体内排出或在体内代谢后,患者将逐渐恢复意识,对中枢神经系统无残留作用或任何后遗症。

(1)全身麻醉诱导期的护理配合

1)物品准备:准备好急救用物,如:吸痰用物(各型号吸痰管、生理盐水、无菌手套等),调节好吸引负压[成人 33~53.3kPa(250~400mmHg),儿童<39.9kPa(300mmHg),婴幼儿13.3~26.6kPa(100~200mmHg),新生儿<13kPa(100mmHg)],保证中心供氧及中心吸引装置能正常使用并预设至备用状态。

2)环境准备:特别注意新生儿的全麻手术,将手术间的温度调至 24~25 ℃,湿度50%~60%,由于患儿的体温调节中枢未发育完善,要注意保暖,必要时准备热水袋、暖风机等辅助加温装置。

3)术前排尿:如预计手术时间较长或术中液体出入量较大,必要时应留置尿管。

4)术前核对:和手术医生、麻醉医生一起仔细核对患者的姓名、性别、年龄、手术名称、手术部位、有无过敏史、术前禁食情况及有无义齿等,对小儿要和家长做好查对工作。

5)做好患者心理护理,以消除患者紧张恐惧的心理。

6)患者入室时,常规建立静脉通道,约束固定好患者。

7)协助麻醉医生进行必要的生命体征监测,连接好心电监护仪。

8)麻醉诱导时,麻醉护士或巡回护士应根据麻醉医生的需求进行协助。

9)按医嘱使用麻醉药物时应做好三查七对,并了解麻醉药物的基本药理及注意事项。

(2)全身麻醉维持期的护理配合

1)密切观察患者术中生命体征的变化,特别是心率的变化,因为眼科手术容易发生眼 -

心反射,发生心动过缓时应及时通知麻醉医生处理。

2)全身麻醉患者在麻醉药物的作用下,易出现低体温,增加术后并发症的发生,所以在不影响麻醉操作的基础上应注意为患者保暖。手术中室温应维持在 20~25℃,相对湿度在 45%~50%。

(3)全身麻醉苏醒期的护理配合

1)保持各种急救设备在备用状态。

2)气管插管全麻的患者应协助麻醉医生进行拔管操作。

3)对未完全清醒的患者继续观察,严格做到寸步不离。

4)患者在苏醒过程中有可能出现躁动和幻觉,应加强保护防止坠床,并注意防止患者不自觉地拔除输液管和各种引流导管,造成意外。

5)患者稳定后协助麻醉医生将患者护送至麻醉复苏室。

(4)常见全身麻醉苏醒期意外及并发症的护理

1)恶心、呕吐:①患者取侧卧位;②对想呕吐者颌下置弯盘;③鼓励安慰患者;④假如患者持续恶心>15分钟,通知麻醉医生;⑤观察止呕药对患者的主要副作用及并发症。

2)寒战、发热:①进入恢复室患者如发生发热或寒战,及时测量体温;②患者体温<36℃,可使用辅助保温装置;③持续给氧,提供保温装置直到寒战停止;④密切观察血氧饱和度。

3)口干:①麻醉患者清醒前禁止饮水;②护理人员可用湿纱布或棉签湿润嘴唇及口腔。

4)低血氧饱和度:①成人氧流量5~8L/min,儿童2~3L/min;②血氧饱和度<95%,必须持续面罩供氧,必要时加压供氧,并寻找低血氧饱和度的原因;③持续供氧10分钟,血氧饱和度仍<90%要通知主管的麻醉医生;④使用口(鼻)咽通气道;⑤按医嘱进行呼吸支持。

5)呼吸困难(上呼吸道梗阻):①头后仰,托起下颌,清除口咽分泌物;②放置口咽通气管,加压面罩供氧;③准备气管插管用品;④通知麻醉医生;⑤按医嘱用药,观察用药后反应。

6)低血压:①收缩压(舒张压)较入室前水平下降20%~30%以上;②病情许可可适当加快输液速度;③通知主管的麻醉医生;④按医嘱用药,观察用药后反应。

(五) 病情观察

1. 主动询问患者的感受,当患者诉害怕时可握住患者双手,并嘱张口缓慢呼吸;如患者对遮盖孔巾有窒息感,可在患者头部两侧置支撑器,把孔巾稍稍撑离鼻部并吸氧。

2. 生命体征　手术对每一位患者都是应激源,术中要严密观察患者的生命体征,特别是合并全身病患者,更要密切观察患者的血压、脉搏、心率、呼吸;牵拉眼肌可引起心 - 眼反射,要密切观察斜视矫正手术患者的心率,当心率<60次/min,告知手术医生暂停手术。行泪囊鼻腔吻合术患者因用赛洛唑啉(诺通)、肾上腺素塞鼻,要严密观察患者的脉搏、血压。全身麻醉患者在麻醉药物的作用下,易出现低体温,手术中室温应维持在 20~25℃,相对湿度在 45%~50% 为宜,术中观察患者的体温。

3. 视力　球后麻醉时麻醉剂误注入视网膜神经鞘内或蛛网膜下,或者注射到球后间隙的麻醉剂经硬脑膜鞘扩散,导致视网膜中央动脉痉挛而引起暂时性失明。特别是晚期、小视野青光眼手术患者,术中要密切观察患者的视力。行巩膜环扎手术加硅胶填压时,形成的手术嵴较高,较容易引起眼压升高;另外,玻璃体腔内如果注气过多也易引起眼压升高。因此,要经常询问患者有无光感或手动,及时发现视力障碍及时进行紧急抢救治疗。

4. 疼痛评估　评估患者对疼痛的耐受情况,指导患者用移情的方法减轻疼痛;对疼痛敏感的患者,遵医嘱予使用止痛剂,并密切观察药物的作用及副作用。

5. 恶心、呕吐　牵拉眼肌可出现恶心、呕吐。

6. 出血情况　行泪囊鼻腔吻合术、眼眶手术、眼球摘除手术、眼内容物剜除手术患者,要观察术中出血情况。玻璃体视网膜手术患者观察术中眼内出血情况,必要时给予眼内电凝器或遵医嘱用止血药物。

7. 术中并发症的观察　密切观察各种手术术中可能出现的并发症,如出血、一过性黑矇、眼压过低等,及时配合医生处理。

8. 皮肤情况　行泪道成形＋义管植入术的患者,要观察手腕部夹电极处皮肤有无红、热、痛;使用高频射频仪时,患者皮肤有无烫伤。对于手术时间较长的患者,注意观察骨突处皮肤情况。

9. 密切观察患者的配合情况,嘱患者应尽量避免咳嗽、喷嚏,如确实无法避免时,应告知手术医生暂停手术操作,待咳嗽停止,再进行手术,以防止术中发生意外。

10. 药物的作用及副作用　观察麻醉药物的作用、副作用;术中使用药物的作用及副作用。如出现麻醉药物的毒副作用,立即加大吸氧流量,配合医生抢救。

三、术后护理

(一) 术毕护理

1. 术毕涂抗生素眼膏、包眼,及时准确书写护理记录。

2. 评估患者病情,观察生命体征,询问患者感觉。

3. 注意保暖,检查衣服是否湿并及时更换。

4. 做简单有针对性的健康指导。

5. 根据患者手术及麻醉方式、术中情况、术中用药、是否合并全身病,决定送患者回病房的时间、方式(用轮椅或者车床)。

6. 协助患者安全过床,避免头部用力。

7. 再一次检查各种记录是否完整。

8. 与病房护士做好手术交接班。

(二) 术后访视

1. 探访患者,询问患者情况,进行有针对性的健康指导。观察患者眼部及全身情况,视力恢复情况,有无手术后并发症等。

2. 与病房护士充分沟通,形成按专科分组护理,共同讨论患者的护理问题,制订有针对性的护理措施,提高手术效果。

3. 征求患者意见,根据患者提出的意见,不断改进手术配合工作。患者意见调查表的内容如下:

(1)入手术室时,您对护士的接待是否满意。

(2)对护士的服务态度是否满意。

(3)对护士操作前的解释工作是否满意。

(4)对护士护理技术操作的熟练度是否满意。

(5)对护士术中提供的保暖、舒适护理是否满意。

(6)对手术室的环境(安静、整齐、清洁)是否满意。

(7)对手术室护士的仪表、仪容及行为规范是否满意。

(8)您对手术室工作的建议。

第三节　眼科手术室质量管理

手术室护理质量作为医院质量的重要组成部分,是手术室护理管理的核心。为有效地控制影响护理质量的各个环节,手术室必须建立完善的护理质量管理体系,以提高护理质量,保证手术安全。

一、手术室质量管理原则与目标

(一)质量管理原则

1. 预防为主的原则　手术室是眼科手术治疗的重要场所,工作中稍有不慎,都有可能给患者造成不良的后果,甚至引起失明。因此,在护理管理中应强调充分评估工作中存在的风险因素,从预防角度提出控制要求。

2. 标准化管理　手术室护理质量管理要有完善的规章制度,规范的操作流程及质量检查标准。

3. 分级管理　建立三级管理体系——科护士长—区护士长—质量控制组长三级管理体系。

4. 以服务对象为中心　手术室的服务对象不仅仅是患者,还包括手术医生。因此,在工作中,应了解患者及手术医生的需求和期望,采取有效措施来实现手术室质量目标。

5. 人人参与的原则　让每个工作人员了解自己在护理质量管理中的重要性及角色,以主人翁的责任感去解决各种问题,增强自身的能力、知识和经验,严把每一个质量关。

(二)护理质量管理目标

1. 24 小时能接待手术。

2. 急救物品管理合格率 100%。

3. 仪器使用完好率 100%。

4. 器械准备合格率 ≥98%。

5. 手术间物品准备完好率≥98%。

6. 手术患者满意率≥95%。

7. 手术医生满意率≥95%。

8. 消毒隔离合格率≥95%。

9. 手术交接班准确率100%。

10. 手术间人员在位率≥95%。

11. 感染监测合格率≥90%。

12. 护理技术操作合格率≥90%。

13. 专科理论考核合格率≥90%。

14. 护理表格书写与记录合格率≥94%。

二、眼科手术室感染控制

(一) 手术物品的清洁

手术物品的清洁是用机械的方法清除物品表面污秽和微生物，是对物品进行消毒灭菌前的重要环节。

1. 清洁的方法　清洗方法包括机械清洗、手工清洗，机械清洗适用于大部分常规器械的清洗，手工清洗适用于精密、复杂器械的清洗和有机物污染较重器械的初步处理。清洗步骤包括：冲洗、洗涤、漂洗、终末漂洗。精密器械的清洗，应遵循生产厂家提供的使用说明或指导手册。

(1) 常用清洁剂的选择：目前常用的器械清洁剂有单酶清洁剂、多酶清洁剂、含氯消毒剂、含溴消毒剂等，以多酶清洁剂及含氯消毒剂最常用。多酶消毒剂的使用方法：重度污染器械以 1∶100 浓度浸泡 10 分钟；中度污染的器械以 1∶150 浓度浸泡 10 分钟；轻度污染的器械以 1∶200 浓度浸泡 3~5 分钟，然后进行清洗。感染的手术器械选用有效氯或有效溴浓度为 500~1 000mg/L 的消毒剂浸泡 30 分钟后进行清洗。气性坏疽、破伤风感染使用有效氯或有效溴浓度为 2 000mg/L 的消毒剂浸泡 30 分钟后进行清洗。最新要求：特殊感染器械先用小型高压蒸汽灭菌炉灭菌后再行清洗（朊病毒）。

(2) 手工清洗：工作人员戴好手套及其他防护用具，根据器械的污染程度配制好清洗液，先用清水将血迹、污物擦洗干净，特别注意器械接头、关节缝隙、齿槽部的清洁，然后将器械关节打开，浸泡于医用清洗剂（如 1∶500 多酶清洗剂浸泡 3~5 分钟）后刷洗、擦洗。再用流动水冲洗或刷洗。最后用电导率 15μS/cm（25℃）的水进行漂洗。

(3) 机器清洗：先用清水将血迹、污物擦洗干净。配制好清洗液，启动超声波清洗机，将手术器械关节打开，放入器械筐内，将器械筐放入机器内，启动清洗程序，再用流动水冲洗或刷洗。最后用电导率 15μS/cm（25℃）的水进行漂洗。

2. 注意事项

(1) 手术结束后应将器械及时进行彻底清洗，以免污物凝固后影响清洗效果和破坏手术器械。可拆卸的器械应按使用说明拆卸到最小化进行清洗。

(2) 手工洗时水温宜为 15~30℃。超声波清洗先把水温加至 40℃左右。

（3）清洗后应及时让器械干燥，并尽快打包，以免再次污染。清除污染前后的器械容器和运送工具，必须严格区分，并有明显标志，不得混用。容器和运送工具应每日清洗消毒，遇污染应立即清洗消毒。

（4）对显微器械，精密器械应单独清洗，以免损坏。管腔器械宜先选用合适的清洗刷清洗内腔，再用加压水枪冲洗。

（5）注意自身防护，清洗时应穿戴好适当的防护用具，避免污染物溅入自己眼睛或皮肤。同时防止锐器损伤皮肤。

（6）选用适当的清洗剂。

（7）刷洗操作应在水面下进行，防止产生气溶胶。去除干涸的污迹应先用医用清洗剂浸泡，再刷洗或擦洗。有锈迹，应除锈。

（8）常用手术物品的清洁注意事项：①冷冻管：清洗时要注意冷凝头凹槽的清洁，冷凝管可用75%酒精擦拭。②超声乳化手柄、I/A手柄：带有管腔的器械使用后应及时进行清洗。超声乳化手柄的电源端不可进水。清洗时灌注管腔要加压推注冲洗，抽吸管腔要抽吸清洗。③眼科显微器械：清洗时应使用专用的清洗架，不能重叠放置，避免器械相互碰撞损坏。

3. 手术物品的清洁

（1）手术器械的清洁：每次手术完毕，将缝线、利刃器械、钝头器械、显微器械分类并分开处理。

（2）感染手术物品的清洁：一般感染手术器械按常规程序严密清洗后消毒、灭菌，但特殊感染如朊病毒体、气性坏疽、突发原因不明的传染病病原体污染的手术物品则应遵循先消毒后清洗的原则。按照不同的感染手术类型、手术器械选择合适的初步消毒方法。气性坏疽、破伤风等特殊感染手术应选用有效氯或有效溴浓度为2 000mg/L的消毒液浸泡30分钟后进行常规清洗。

（二）手术物品的消毒与灭菌

灭菌技术是手术室的一个重要环节，关系到手术的成败和患者的安全。无菌技术的前提是必须做好物品的消毒与灭菌。因此，手术室人员在思想上应高度重视，在操作上严格执行，并熟悉掌握各种消毒灭菌法。

消毒：杀灭或清除外环境中和媒介物上污染的病原微生物的过程。

灭菌：杀灭或清除医疗器材上一切微生物的处理。

消毒剂：能杀灭外环境中感染性的或有害微生物的化学物质。

化学指示剂：利用某些化学物质对某一杀菌因子的敏感性，使其发生颜色或形态改变，以指示杀菌因子的强度（或浓度）和/或作用时间是否符合消毒或灭菌要求的制品。

生物指示剂：将适当载体染以一定量的特定微生物，用于指示消毒或灭菌效果的制品。

常用消毒灭菌方法有物理灭菌法和化学消毒灭菌法。

1. 物理灭菌法 物理灭菌包括压力蒸汽灭菌、干热灭菌、电离辐射灭菌等方法。

（1）压力蒸汽灭菌

1）适用范围及特点：用于耐高温、高湿的医疗器械和物品的灭菌，不能用于凡士林等油类和粉剂的灭菌。其优点是穿透力强、灭菌效果可靠,能杀灭所有的微生物。它的灭菌功能主要来源于蒸汽凝结时释放的潜能和凝聚收缩后产生的负压。

2)分类:根据排放冷空气的方式和程度不同,分为下排式压力蒸汽灭菌器和预真空压力蒸汽灭菌器两大类。

3)小型预真空压力蒸汽灭菌器

①原理:灭菌前利用机械装置预先对灭菌室抽真空的方法,强制排出灭菌室内冷空气使室内形成负压,蒸汽得以迅速穿透到物品内部进行灭菌。蒸汽压力达到 205.8kPa($2.1kg/cm^2$),温度达 134℃或以上。

②特点:A. 在循环的第一阶段预真空除去包裹、空腔器材、各种管道及纺织物内的气体,冷空气排除彻底,可以达到 98%,所以蒸汽能更好地渗透到器材内,提高灭菌效果;B. 温度更均匀;C. 由于后真空使得循环末段的关门干燥效果更好;D. 灭菌物品快速,无保存有效期,可以满足大批量手术器械的供应需求;E. 具有完善的物理、化学和生物监测手段。

③灭菌前物品的准备:A. 灭菌前将物品彻底清洗干净、消毒和干燥;B. 精密器械的尖端用硅胶保护套套上,避免器械的碰撞造成损坏;C. 盛载物品的方盒或容器应打开,让器械处于裸露状态;D. 必须暴露物品的各个表面,管道及管腔类物品自然盘绕,以利于蒸汽充分渗透;E. 物品不宜捆扎过紧,容器盛载物品不应超过容积的 2/3;F. 放置化学指示卡、化学指示胶带。

4)脉动真空压力蒸汽灭菌

①灭菌方法:脉动预真空压力蒸汽灭菌整个过程需 29~36 分钟。A. 将待灭菌的物品放入灭菌柜内,关好柜门。B. 将蒸汽通入囊层,使压力达 107.8kPa($1.1kg/cm^2$),预热 4 分钟。C. 启动真空泵,抽除柜室内空气使压力达 8.0kPa。D. 停止抽气,向柜室内输入饱和蒸汽,使柜室内压力达 49kPa($0.5kg/cm^2$),温度达 106~112℃,关闭蒸汽阀。E. 抽气,再次输入蒸汽,再次抽气,如此反复 3~4 次。F. 最后一次输入蒸汽,使压力达 205.8kPa($2.1kg/cm^2$),温度达 132℃,维持灭菌时间 4 分钟。G. 停止输入蒸汽,抽气,当压力降到 8.0kPa,打开进气阀,使空气经高效滤器进入柜室内,使内外压力平衡。H. 重复上述抽气操作 2~3 次。I. 待柜室内外压力平衡,温度降至 60℃以下,即可开门取出物品。

②脉动真空灭菌法注意事项:A. 必须按照正规操作程序使用压力蒸汽灭菌锅。B. 灭菌前将物品彻底清洗干净,物品清洗后应干燥并及时包装。C. 包装材料应允许物品内部空气的排出和蒸汽的透入。D. 布包装层数不少于两层,用于预真空和脉动真空压力蒸汽灭菌器的物品包,体积不得超过 30cm×30cm×50cm,金属包的质量不超过 7kg,敷料包不得超过 5kg。E. 新棉布应洗涤去浆后再使用,反复使用的包装材料的容器,应经清洗后才可再使用。F. 盘、盒、碗等器皿类物品,尽量单个包装。包装时应将盖打开,若必须多个包装在一起时,所有器皿的开口应朝向一个方向。G. 物品包捆扎不宜过紧,外用化学指示带贴封,每包包内放置化学指示卡。H. 预真空灭菌器的装载量不得超过柜内容积 90%,同时预真空和脉动真空压力蒸汽灭菌器的装载量又分别不小于柜内容积的 10% 和 5%。I. 预真空和脉动真空压力蒸汽灭菌器每日进行 1 次 B-D 测试(Bowie-Dick test),检测它们的空气排除效果。具体做

法是:B-D 测度包由 100% 脱脂纯棉布折叠成长 30cm ± 2cm、宽 25cm ± 2cm、高 25~28cm 大小的布包裹;将专门的 B-D 测试纸,放入布测试包的中间;测试包的重量为 4kg(± 5%)或用一次性 B-D 测试包。B-D 测试包水平放于灭菌柜内灭菌车的前底层,靠近柜门与排气口底前方;柜内涂测试包外无任何物品,134℃,3.5~4 分钟后,取出 B-D 测试纸观察颜色变化,均匀一致变色,说明冷空气排除效果良好,灭菌锅可以使用;反之,则灭菌锅有冷空气残留,需检查 B-D 测度失败原因,直至 B-D 测试通过后该锅方能使用。J. 应尽量将同类物品放在一起灭菌,若必须将不同类物品放在一起时,则以最难达到灭菌物品所需的温度和时间为准。K. 灭菌后检查包装的完整性、有无潮湿、指示胶带变色情况。

(2)干热灭菌

1)适用范围:是利用点热式红外线烤箱所发生的热空气进行灭菌的方法。适用于玻璃器皿、试管、瓷器等物品及不能高压蒸汽灭菌的明胶海绵、凡士林、油脂等。

2)特点:干热渗透力弱,不易使蛋白凝固,必须使微生物水分烤干致死,所以需在 160~170℃持续 2 小时才能达到灭菌的目的。明胶海绵加热温度应低一些,可在 120℃持续 4 小时。分为烧灼和干烤灭菌。烧灼用于耐高温物品,小件金属器械的灭菌。干烤用于热灭菌箱进行灭菌,灭菌条件为:160℃,2 小时,或 170℃,1 小时,或 180℃,30 分钟。多采用机械对流型烤箱。

3)注意事项:①待灭菌的物品干热灭菌前应洗干净,防止造成灭菌失败和污物炭化;玻璃器皿灭菌前应洗干净并干燥;灭菌时勿与烤箱底部四壁接触,灭菌后要待温度降到 40℃以下再开箱,以防止炸裂。②物品包装不能过大,不超过 10cm × 10cm × 20cm,物品不能超过烤箱高度的 2/3,物品间应留有充分的空间(可放入一只手),油剂、粉剂的厚度不得超过 0.635cm;凡士林纱布条厚度不得超过 1.3cm。③温度高于 170℃时,有机物会炭化,故有机物灭菌时,温度不可过高。

2. 化学灭菌法　注意事项:①消毒灭菌前,应拭净器械表面的污染物或保护油,器械的锋利尖端用保护套保护,以防碰损;②消毒灭菌时,应根据不同物品选用合适的消毒剂,有关节的器械应将关节打开;③有空腔的器械,应使消毒液能进入腔内;④消毒灭菌液完全浸没器械;⑤手术前所浸泡的器械必须将消毒剂充分清洗干净方能使用,以防微量的消毒剂残留进入眼内,引起不良反应。

(1)含氯消毒剂

1)含氯消毒剂属于高效消毒剂,具有广谱、低毒、腐蚀性强、稳定性差、受有机物影响大等特点。

2)杀菌机制:①形成的次氯酸作用于菌体蛋白。②次氯酸分解形成新生态氧,二氧化氯的强氧能力将菌体蛋白质氧化。消毒剂含的有效氯直接作用于菌体蛋白质。

3)常用消毒方法:①浸泡法:低效作用浓度为有效氯 250~500mg/L,作用时间 10 分钟以上;高效作用浓度为有效氯 2 000~5 000mg/L,作用时间 30 分钟以上。②擦拭法:所用药物浓度与作用时间与浸泡法相同。③喷洒法:低效作用浓度为有效氯 1 000mg/L,作用时间 30 分钟以上;高效作用浓度为有效氯 2 000mg/L,作用时间 60 分钟以上。④干粉消毒:对排泄物的消毒,加入干粉,使有效氯达 1 000mg/L,作用 2~6 小时。

4）注意事项：①粉剂应于阴凉处避光、防潮、密封保存；水剂应于阴凉处避光、密闭保存。所需溶液需现配现用。②配制漂白粉等粉剂溶液时，应戴口罩、手套。③用于消毒餐具，应即时用清水冲洗。④对织物有腐蚀和漂白作用，不应用作有色织物的消毒。⑤ pH 随浓度的增高而增高，pH 增加，杀菌速度延迟。⑥未加防锈剂的含氯消毒剂对金属有腐蚀性，不应用于金属器械的消毒，加防锈剂的含氯消毒剂对金属器械消毒后，应用无菌蒸馏水冲洗干净，并擦干。⑦用于污水消毒时，应根据污水中还原性物质含量适当增加浓度。⑧消毒时，若存在大量有机物时，应提高使用浓度或延长作用时间。

（2）乙醇

1）常用浓度为 75%，它属于中效消毒剂，主要用于皮肤、物品表面及医疗器械的消毒，具有速效、无毒、对皮肤黏膜有刺激性、对金属无腐蚀性、受有机物影响很大、易挥发、不稳定等特点。

2）常用消毒方法：①浸泡法：低效消毒浓度 75%，作用时间 10 分钟以上；②擦拭法：用浸透 75% 的乙醇的棉球或其他替代物品擦拭被消毒部位，待干。

3）使用产品及用法：消毒凝胶、免洗手消毒液、免洗外科手消毒剂等用于卫生手消毒及外科手消毒；75% 乙醇用于皮肤及仪器表面消毒。

（3）碘附

1）特点：属于中效消毒剂，常用于皮肤黏膜的消毒，具有速效、低毒、对皮肤黏膜无刺激性、不使皮肤黄染、受有机物影响大、稳定性好等特点。

2）常用消毒方法：①擦拭法：用浸透含有效碘浓度 0.25%~0.5% 的棉球或其他替代品擦拭被消毒部位皮肤 2~3 遍，待干；用浸透含有效碘浓度 0.05%~0.1% 的棉球或棉签擦拭被消毒黏膜或创面 2~3 遍，作用 3~5 分钟。②冲洗法：用于术前手术眼的结膜囊消毒，5% 聚维酮碘点眼，停留时间 3~5 分钟后用生理盐水冲洗。③常用产品及用法：0.2% 安尔碘、0.06% 碘附用于皮肤消毒；聚维酮碘用于小面积皮肤黏膜创口的消毒。

3）注意事项：①碘附应于阴凉处避光、防潮、密封保存；②碘附使用时注意生产批号，清洗剂匀用于皮肤消毒；③碘附对二价金属制品有腐蚀性，不应用于相应金属制品的消毒；④碘附的最佳 pH 为 2~4，稀释时注意保持 pH 在最佳值范围；⑤避免与拮抗药物同用；⑥消毒时，若存在有机物，应提高药物浓度或延长消毒时间；⑦对碘过敏者禁用。

（4）环氧乙烷低温灭菌

1）原理：主要的作用机制是通过烷基化作用，使菌体蛋白和核酸分子中的巯基、氨基、羧基等发生烷基化反应，同时能抑制微生物多种酶的活性，阻碍微生物的正常代谢，从而致死微生物。

2）特点：① 100% 纯环氧乙烷低温灭菌，具有很强的穿透力，灭菌效果保证；②具有完善的物理、化学和生物监测手段；③性能可靠，灭菌质量保证，使用寿命长，大多数用户可以接受其设备运行的消耗成本；④循环时间长，灭菌需要 1 个小时，通风需要 12 小时以上，出炉后即取即用，能满足医院和区域的部分批量供应，但无法满足连台手术器械快速灭菌的需求；⑤对毒性应给予过分关注，国产混合气体易泄漏，有造成人员中毒的隐患。

3）适用范围：环氧乙烷穿透力强且不损害所灭菌的物品，故适用于不能用其他灭菌方法灭菌的物品，如：光学仪器、电子仪器、精密医疗器械、手术器械、内镜、棉、化纤、塑料制品、木制品、陶瓷及金属制品和一次性使用的诊疗用品等。不适用于食品、液体、油脂类、滑石粉等的灭菌。

4）灭菌前物品的准备：①灭菌前确认物品可用此类方法灭菌；②需灭菌的物品必须彻底清洗干净、干燥；③选择合适的包装材料包装物品或器械，如无纺布、皱纹纸、布、通气型硬质容器、聚乙烯等；④放置化学指示卡、生物监测指示剂；⑤包装好的物品应置于金属网状箩筐内，物品装载量不得超过柜内总体积的 80%。

5）环氧乙烷灭菌物品装载：①灭菌柜内装载物品上下左右均应有空隙，物品应放于金属网状篮筐内或金属网架上；②如采用一次性纸塑包装袋者，物品放置时每个包装的纸面应与前一个包装袋的塑面相对，避免纸面 - 纸面，塑面 - 塑面相对而影响灭菌效果；③物品装载量不应超过柜内总体积的 80%。

6）环氧乙烷安全防护原则及注意事项：①环氧乙烷易燃易爆，且有一定毒性。使用时，必须严格遵守安全制度。②环氧乙烷灭菌器及气瓶或气罐应置阴凉透风处，远离火源和静电，不暴晒。③液体不能直接接触灭菌物品，以免腐蚀破坏。④灭菌后物品必须按照规定的要求以驱除残余环氧乙烷气体，达到安全标准方可使用。⑤应对环氧乙烷工作人员进行专业知识和紧急事故处理的培训。⑥在操作过程中，如有头昏、头痛等不适，应离开现场，到空气新鲜处休息。⑦每年对环氧乙烷工作环境进行空气浓度的监测。⑧环氧乙烷遇水后可形成有毒的乙二醇，故不可用于食品的灭菌。

7）中毒的紧急处理：①吸入环氧乙烷时应立刻离开到空气新鲜处，并对症处理。②眼接触液态环氧乙烷或高浓度环氧乙烷气体至少冲洗眼 15 分钟。③若环氧乙烷喷溅到身上，立即脱下衣服、鞋子，冲洗皮肤至少 10 分钟。沾到环氧乙烷的鞋子须丢弃，衣服必须洗净后才可穿着。④尽快就诊。

（5）过氧化氢低温等离子灭菌

1）原理：采用高精度的低温低频等离子发生器，灭菌循环过程中在灭菌舱内生成持续、稳定、活性极强的过氧化氢带电粒子，作用于微生物膜脂、DNA 和其他重要细胞结构，与细菌体内蛋白质和核酸发生反应，扰乱微生物的生存功能，破坏其生命力。

2）特点：①灭菌时间短，通常为 55 分钟或者 72 分钟，整个灭菌过程温度低于 50℃；②灭菌器安装简单、容易操作，无排气，过氧化氢最后的分解产物为水和氧气，无毒；③适合用于连台手术物品周转快的器械快速灭菌；④过氧化氢等离子的灭菌为氧化灭菌，对物品和精密设备具有腐蚀性，反复使用会影响精密器械的使用寿命；⑤对灭菌物品的包装有特殊要求，必须使用专用的灭菌袋及聚丙烯包布，成本高、穿透力弱，细长导管灭菌效果受影响；⑥物品装载体腔小，装载量少，不利于大批量物品的供应；⑦具有完善的物理、化学和生物监测手段。

3）适用范围：金属类如铝、铜、不锈钢、钛等，非金属类如玻璃、陶瓷、聚乙烯、尼龙等。液体如水和液体石蜡、棉花类、布类和纸张等禁用此方法灭菌。

4）灭菌前物品的准备：①灭菌前确认物品或器械可用此类方法灭菌；②彻底清洗、干燥所需灭菌的物品、器械；③选择适合的器械盒、包装材料、专用的包内化学指示卡和包外化学指示胶带、生物指示剂。

5）灭菌物品的装载：灭菌物品的装载必须利于过氧化氢气体的穿透，为确保灭菌效果，要严格遵循物品装载的原则：①在灭菌舱中排列物品，确保过氧化氢等离子态气体能环绕周围，切勿堆积器械盒；②将可撕开的灭菌袋分散排列放置，以便灭菌袋的透明面正对着下一个灭菌袋的不透明面；③切勿在器械盒内堆集器械，切勿堆集器械、盒中套盒及在器械盒内包装器械；④切勿使物品接触灭菌舱的内壁、门或电极；⑤在电极与装载物之间应提供 25mm 的空间；⑥灭菌物品装载完成后，将生物监测放置在灭菌舱下层物品架的左（右）后方。

（三）手术野的清洁消毒

1. 眼部手术野的清洁消毒　眼部手术野的清洁消毒共 3 次。

（1）第一次眼部清洗（按眼部冲洗法，由病房或门诊治疗室护士执行）。

（2）第二次眼部清洗（按眼部冲洗法）：患者送到手术室准备间后，进行第二次眼部清洗准备，清洗完后，用无菌眼包盖住手术眼，即防止污染。

（3）眼部消毒：睫毛和睑缘是细菌污染的主要来源，所以，应特别注意这些部位。5%聚维酮碘溶液抗菌效果好，对角膜和结膜没有毒性，可用于术中消毒。患者仰卧于手术床上，用 5% 聚维酮碘溶液擦洗睫毛根部和睑缘，然后，以眼部为中心，旋转消毒眼周围皮肤扩大到面部皮肤。上方达发际，内侧到对侧眼的内眦部，下方到上唇平面，外侧到耳根部，消毒区域呈正方形。重复 1 次，共 2 次。5% 的聚维酮碘滴入结膜囊 3~5 分钟进行结膜囊消毒。

2. 供黏膜、皮区手术野消毒（唇黏膜移植术、眼睑植皮术）　眼部手术需要取皮肤或口唇黏膜修补眼部缺损区，或取大腿宽筋膜，取材部位须进行消毒。

（1）口唇黏膜的消毒：术前 3 天给患者朵贝氏溶液漱口，每天 3 次（饭后），送手术室前再漱口 1 次。

（2）供皮区的皮肤消毒：手术前一天做好供皮区的皮肤清洁、剃毛。一般供皮区在耳后、上臂内侧、大腿内侧、锁骨上。先用肥皂水清洁皮肤，并剃去毛发。耳后取皮者，剃毛范围应超过供皮区周围 2~3cm，即耳上、耳后的头发应剃去 2~3cm，然后用清水擦洗干净。手术当天用 75% 酒精消毒供皮区皮肤 3 遍，然后以消毒纱布、绷带包扎。

取皮前用 0.06% 碘附或 75% 酒精再次消毒供皮区皮肤 2 次，范围应大于取皮范围。

（四）术者手的清洁消毒

医务人员在进行各种操作前后，应进行清洁洗手；在进行外科手术前进行手的消毒。包括一般洗手法和外科手消毒。①洗手：用不含抗菌剂的普通肥皂 / 液和流动水洗手，仅能去除手部皮肤污垢、碎屑和部分致病菌的过程；②手消毒：指用含抗菌剂肥皂 / 液清洗或消毒剂擦手的过程；③外科手消毒：消除或消灭暂居菌和减少常驻菌。外科手消毒剂常含有持续抗菌因子；④手消毒剂：用于消除残留于手部皮肤上的细菌，主要攻击目标是常驻致病菌；⑤抗菌剂：指用于皮肤以减少皮肤细菌数量的抗微生物物质，如乙醇、氯己定、碘附等。

1. 一般洗手法

(1)洗手的目的：去除手上的污垢和暂居微生物。常用方法是用普通肥皂或清洁剂洗手。

(2)洗手法的步骤(七步洗手法)

1)双手手指并拢，手掌对手掌摩擦。

2)手掌对手背手指交叉揉搓。

3)手掌对手掌手指交叉揉搓。

4)手指背侧在手掌中摩擦。

5)大拇指在手掌中旋转。

6)手指尖在手掌中摩擦。

7)握着手腕回旋摩擦，交换进行。

(3)注意事项

1)洗手前取下手上各种饰物，修短指甲，戴好口罩、帽子(不能露出鼻孔及头发)，衣袖卷至肘关节上 10cm 外。

2)湿润双手，接取洗手液，双手充分揉搓 10~15 秒，尤其注意指尖、指缝、拇指、指关节、指甲等处的清洁。

3)由于潮湿，清洗剂常可成为细菌储源，因此液体皂、清洗剂等应瓶装自动取液。

2. 外科手消毒

(1)外科手消毒原则

1)先洗手，后消毒。

2)不同患者手术之间、手套破损或手被污染时，应重新进行外科手消毒。

(2)外科手消毒前的准备

1)洗手之前应先摘除手部饰物，并修剪指甲，长度应不超过指尖。

2)不同手术之间或手术过程中手被污染时，应重新进行外科手消毒。

3)外科手消毒前的准备：着装符合手术室要求，摘除首饰(戒指、手表、手镯、耳环、珠状项链等)；指甲长度不应超过指尖，不应戴人工指甲或涂指甲油；检查外科手消毒用物是否齐全及有效期；外科手消毒用物应呈备用状态。

(3)外科手消毒方法

1)洗手方法：取适量的皂液清洗双手，前臂和上臂下 1/3，认真揉搓。清洁双手时，注意清洁指甲下的污垢和手部皮肤的皱褶处。

流动水冲洗双手，前臂和上臂下 1/3，从手指到肘部，沿一个方向用流动水冲洗手和手臂，不要在水中来回移动手臂。流动水应达到《生活饮用水卫生标准》(GB 5749—2006)的标准。

使用干手物品擦干双手，前臂和上臂下 1/3。

2)手消毒方法：常用方法包括：免刷手消毒方法(冲洗手消毒方法、免冲洗手消毒方法)和刷手消毒方法。

①冲洗手消毒方法：取适量手消毒剂涂抹至双手的每个部位、前臂和上臂下 1/3，并认真

揉搓 2~6 分钟,用流动水冲净双手、前臂和上臂下 1/3,无菌巾彻底擦干。流动水应达到《生活饮用水卫生标准》(GB 5749—2006)的标准。特殊情况水质达不到要求时,手术医生在戴手套前,应用醇类手消毒剂再消毒双手后戴手套。手消毒剂的取液量、揉搓时间及使用方法遵循产品的使用说明。

②免冲洗手消毒方法:取适量的免冲洗手消毒剂涂抹至双手的每个部位、前臂和上臂下 1/3,并认真揉搓直至消毒剂干燥。手消毒剂的取液量、揉搓时间及使用方法遵循产品的使用说明。

③刷手消毒方法:取无菌手刷,取适量洗手液或外科手消毒液,刷洗双手、前臂和上臂下 1/3,时间约 3 分钟(根据洗手液说明)。刷时稍用力,先刷甲缘、甲沟、指蹼,再由拇指桡侧开始,渐次到指背、尺侧、掌侧,依次刷完双手手指。然后再分段交替刷左右手掌、手背、前臂至肘上。刷手时要注意勿漏刷指间、腕部尺侧和肘窝部。用流动水自指尖至肘部冲洗,不要在水中来回移动手臂。用无菌巾从手至肘上依次擦干,不可再向手部回擦。拿无菌巾的手不要触碰已擦过皮肤的巾面。同时还要注意无菌巾不要擦拭未经刷过的皮肤。同法擦干另一手臂。手消毒剂的取液量、揉搓时间及使用方法遵循产品的使用说明。

(4)外科手消毒的注意事项

1)在整个过程中双手应保持位于胸前并高于肘部,保持手尖朝上,使水由指尖流向肘部,避免倒流。

2)手部皮肤应无破损。

3)冲洗双手时避免溅湿衣裤。

4)戴无菌手套前,避免污染双手。

5)摘除无菌手套后应清洁双手。

6)外科手消毒液开启后应标明日期、时间,易挥发的醇类产品开瓶后的使用期不得超过 30 天,不易挥发的产品开瓶后使用期不得超过 60 天。

(五) 手术室内环境表面和物体的消毒

手术室环境要求物体表面的细菌总数 ≤ 5CFU/m³。通过对物体表面进行消毒,将微生物控制在此标准内。

1. 地面消毒　当地面无明显污染情况下,通常采用湿式清扫,用清水或清洁剂拖地,每天 3 次。手术室限制区地面每天手术前后用有效氯浓度为 500mg/L 的消毒剂擦拭。被患者血液、呕吐物或病原微生物污染时,应根据具体情况,选择消毒方法,对于少量(<10ml)的溅污,可先清洁再消毒;对于大量(>10ml)血液或体液的溅污,应先用吸湿材料去除可见的污染,然后再清洁和消毒。而致病性芽孢污染则用有效氯或有效溴浓度为 1 000~2 000mg/L 的消毒剂作用 30 分钟,或有效氯或有效溴浓度为 500mg/L 的消毒剂擦洗拖地或喷洒地面。对结核患者污染的表面,可用含氯消毒剂、含溴消毒剂、0.2% 过氧乙酸消毒擦洗。

2. 墙面消毒　受病原微生物污染时,可用化学消毒剂喷雾或擦洗。对细菌繁殖体、肝炎病毒、芽孢污染者,分别用有效氯或有效溴浓度为 250~500mg/L、2 000mg/L、2 000~3 000mg/L 的消毒液喷雾或擦拭处理。墙面消毒高 2~2.5m,一般 50~200ml/m²。

3. 物体表面消毒　用有效氯浓度为 200~500mg/L 的消毒剂或有效溴浓度为 100~

200mg/L 的消毒剂或含有效碘 250~500mg/L 的碘附，擦拭或喷洒室内物体表面。

（六）消毒灭菌及环境的卫生学监测

医院应采取集中管理的方式，所有需要消毒或灭菌后重复使用的医疗器械、器具和物品由消毒供应中心（central sterile supply department，CSSD）回收、集中清洗、消毒、灭菌和供应。由于部分眼科手术器械非常精细，目前医院条件所限，少量的精密器械仍需在手术室清洗消毒灭菌，但必须与 CSSD 统一管理标准。

1. 监测管理　应由专人负责质量监测工作，监测人员须经专业培训，掌握消毒灭菌知识及采样、检验技能。手术室成立医院感染管理小组，在手术室主任、护士长领导及医院感染管理科指导下开展工作，定期（每月）对手术室清洗、消毒及灭菌效果监测工作进行检查，发现问题及时整改，确保清洗、消毒及灭菌工作符合行业标准。医院感染管理科定期对手术室感染管理质量进行检查，并将检查结果纳入手术室的质控评分体系。

2. 手术物品清洗、消毒及灭菌效果监测

（1）清洗质量的监测

1）器械、器具和物品清洗质量的监测：①日常监测：由器械包装人员负责，在检查包装时进行。用目测和 / 或借助带光源放大镜检查。清洗后的器械表面及其关节、齿牙应光洁，无血渍、污渍、水垢等残留物质和锈斑。登记不合格器械名称、数量及存在问题，并送返清洗间重新处理。②定期监测：由专人负责。每月 1 次，每次至少随机抽检 3~5 件待灭菌精细器械、器具的清洗质量。检查方法及内容同日常监测，设专用登记本记录监测结果，资料保存 ≥6 个月。

2）清洗消毒器质量的监测：①日常监测：每批次监测清洗消毒器的物理参数及运转情况，设专用登记本记录，资料保存 ≥6 个月。②清洗效果监测：常规每年 1 次，当清洗物品或清洗程序发生改变时随时监测，采用清洗效果测试指示物对清洗消毒器的清洗效果进行监测并记录。监测结果不符合要求时，清洗消毒器应停止使用。对清洗消毒器新安装、更新、大修、更换清洗剂、消毒方法、改变装载方法时，应遵循生产厂家的使用说明书或指导手册进行检测，检测合格后方可使用。

（2）消毒质量的监测

1）湿热消毒：监测、记录每次消毒的温度与时间或 A0 值。消毒后直接使用的诊疗器械、器具和物品，湿热消毒温度应 ≥90℃，时间 ≥5 分钟，或 A0 值 ≥3 000；消毒后继续灭菌处理的，其湿热消毒温度应 ≥90℃，时间 ≥1 分钟，或 A0 值 ≥600。湿热消毒方法的温度、时间可参照表 7-19 的要求。

表 7-19　湿热消毒的温度与时间

温度	消毒时间
90℃	≥1 分钟
80℃	≥10 分钟
75℃	≥30 分钟
70℃	≥100 分钟

2）化学消毒

①化学监测：根据消毒剂的种类特点，按要求定期监测消毒剂的浓度、消毒时间和消毒时的温度，并记录，结果应符合该消毒剂的使用规定。含氯消毒剂、过氧乙酸等的有效成分浓度每日监测 1 次，戊二醛的有效成分浓度监测每周不少于 1 次。A. 含氯消毒剂及过氧乙酸有效成分浓度监测方法：使用有效测氯试纸（G-1 型），取一条试纸浸于所测消毒剂溶液内，片刻取出；半分钟内在自然光下与标准色块比较，读出该溶液所含有效成分的浓度值。时间超过 1 分钟，颜色即逐渐消退，应及时读数。B. 注意事项：检测所用浓度监测试纸（卡）应按消毒器械采购和管理，索取有效的生产企业卫生许可证及国家卫健委颁发的消毒产品卫生许可批件复印件等证件；并在有效期内使用。

②生物监测（染菌量监测）：使用中消毒剂每季度监测 1 次，其细菌菌落总数 ≤ 100CFU/ml，不得检出致病性微生物。灭菌剂每月监测 1 次，不得检出任何微生物。A. 监测方法：用无菌移液管吸取使用中消毒液 1ml，加入 9ml 含相应中和剂的缓冲液中充分混匀，作用 10 分钟；用无菌吸管分别取 0.5ml 置于 2 个直径为 90mm 的灭菌平皿内，加入已熔化的 45~48℃营养琼脂 16~18ml，边倾注边摇匀，待琼脂凝固，一平板置于（25±1）℃温箱培养 7 日，观察霉菌生长情况；另一个平板置于（36±1）℃温箱培养 72 小时，计数菌落计数，同时做致病菌（金黄色葡萄球菌、乙型溶血性链球菌等）的检测。B. 结果计算公式：消毒液染菌量（CFU/ml）＝每个平板上的菌落数 × 20。C. 注意事项：倾注时琼脂温度须保持在 45~48℃，温度过高可致细菌死亡，过低则影响倾注效果。

③消毒效果监测：消毒后直接使用物品每季度进行监测，每次检测 3~5 件有代表性的物品。接触黏膜的医疗用品，其细菌菌落总数 ≤ 20CFU/g 或 100cm²，不得检出致病性微生物；接触皮肤的医疗用品，其细菌菌落总数 ≤ 200CFU/g 或 100cm²，不得检出致病性微生物。

3）紫外线消毒效果的监测

①日常监测：使用科室负责日常监测工作，并设立监测登记制度，记录内容：灯管应用时间、累计照射时间和使用人签名等。

②紫外线灯管照射强度监测

A. 监测要求：新灯管安装后应进行 1 次照射强度监测。使用中灯管每半年监测 1 次。B. 监测方法：a. 紫外线辐照计测定法：开启紫外线灯 5 分钟后，将测定波长为 253.7nm 的紫外线辐照计探头置于被检紫外线灯下垂直距离 1m 的中央处，待仪表稳定后，所示数据即为该紫外线灯管的辐照度值。b. 紫外线强度照射指示卡监测法：开启紫外线灯 5 分钟后，将指示卡置于被检紫外线灯下垂直距离 1m 的中央处，有图案的一面朝上，照射 1 分钟后（紫外线照射后，图案正中光敏色块由乳白色变成不同程度的淡紫色），观察指示卡色块的颜色，将其与标准色块比较，读出照射强度。C. 结果判定：普通 30W 直管型紫外线灯，新灯辐照强度 ≥ 90μW/cm² 为合格，使用中紫外线灯辐照强度 ≥ 70μW/cm² 为合格；30W 高强度紫外线新灯的辐照强度 ≥ 180μW/cm² 为合格。D. 注意事项：使用强度照射指示卡监测只能粗略测试灯管强度是否高于或低于 70μW/cm² 和 90μW/cm²，不能测出准确的照度值。结果记录方法为：≥ 90μW/cm²、70~90μW/cm² 或 ≤ 70μW/cm²。

③生物监测：手术室、供应室无菌区等重点部门每月监测1次，当有医院感染暴发、怀疑与医院环境卫生学因素有关时及时进行监测。

（3）灭菌质量的监测

1）基本要求：①对压力蒸汽灭菌、干热灭菌及低温灭菌等灭菌质量均采用物理监测法、化学监测法和生物监测法进行，监测结果须符合规定要求。②物理监测不合格的灭菌物品不得发放及使用。应分析原因进行改进，直至监测结果符合要求。③包外化学监测不合格的灭菌物品不得发放，包内化学监测不合格的灭菌物品不得使用。应分析原因进行改进，直至监测结果符合要求。④生物监测不合格时，应尽快召回上次生物监测合格以来所有尚未使用的灭菌物品，重新灭菌；应分析原因进行改进，改进后生物监测连续3次合格后方可使用。⑤灭菌植入型器械（如硅胶、环扎带等），应每批次进行生物监测。合格后方可发放。⑥监测所用的化学指示物、B-D试验包、菌片或一次性标准生物测试包等，应按消毒器械采购和管理，索取有效的生产企业卫生许可证及国家卫健委颁发的消毒产品卫生许可批件等证件的复印件，并在有效期内使用。

2）压力蒸汽灭菌的监测

①物理监测：每批次进行。每次灭菌须连续监测并记录灭菌时的温度、压力和时间等灭菌参数。温度波动范围在3℃以内，时间满足最低灭菌时间的要求，同时应记录所有临界点的时间、温度与压力值。压力蒸汽灭菌器的灭菌参数参照表7-20的要求。快速压力蒸汽灭菌所需最短时间参照表7-21的要求。

表7-20　压力蒸汽灭菌器灭菌参数

设备类型	物品类型	温度	所需最短时间	压力
下排气式	敷料	121℃	30分钟	102.9kpa
	器械	121℃	20分钟	102.9kpa
预真空式	器械、敷料	132~134℃	4分钟	205.8kpa

表7-21　快速压力蒸汽灭菌（132℃）所需最短时间

物品种类	灭菌时间	
	下排气式	预真空式
不带孔物品	3分钟	3分钟
带孔物品	10分钟	4分钟
不带孔＋带孔物品	10分钟	4分钟

②化学监测：每包进行。A.每个灭菌包包外应有化学指示物（粘贴化学指示胶带或包装袋上带有的灭菌标识），灭菌包内的中心部位（最难灭菌部位）放置化学指示卡。如透过包装材料可直接观察包内化学指示卡的颜色变化，则不必放置包外化学指示物。有条件者每灭菌批次在灭菌器排水口上方放置化学PCD（process challenge device，灭菌过程验证装置）

作为批次化学监测,达到灭菌合格要求后放行。B. 采用快速压力蒸汽灭菌程序时,直接将一片包内化学指示物置于待灭菌物品旁进行化学监测。C. 结果判定:包外化学指示物及包内化学指示卡颜色均变至规定的条件,判为灭菌合格,若其中之一未达到规定的条件,则灭菌过程不合格。

③生物监测:每周 1 次。紧急情况灭菌植入型器械时,可在生物 PCD 中加用 5 类化学指示物。5 类化学指示物合格可作为提前放行的标志,生物监测结果及时通报使用部门。采用新的包装材料和方法进行灭菌时须进行生物监测。

A. 监测方法:将嗜热脂肪芽孢杆菌片制成标准生物测试包或生物 PCD,或使用一次性标准生物测试包,对灭菌器的灭菌质量进行生物监测。a. 标准测试包制作方法:由 16 条 41cm × 66cm 的全棉手术巾制成,将每条手术巾的长边先折成两层,然后叠放,制成 23cm × 23cm × 15cm 大小的测试包,将生物指示物置于标准测试包的中心位置。b. 具体监测方法:将标准测试包置于灭菌器排气口的上方或生产厂家建议的灭菌器内最难灭菌的部位。经过 1 个灭菌周期后,在无菌条件下取出标准测试包的指示菌片,投入溴甲酚紫葡萄糖蛋白胨水培养基中,经(56 ± 1)℃培养 7 天(自含式生物指示物按产品说明书执行),观察培养结果。c. 结果判定:阳性对照组培养阳性,阴性对照组培养阴性,试验组培养阴性,判定为灭菌合格。阳性对照组培养阳性,阴性对照组培养阴性,试验组培养阳性,则灭菌不合格;同时应进一步鉴定试验组阳性的细菌是否为指示菌或是污染所致。

B. 小型压力蒸汽灭菌器生物监测方法:a. 小型压力蒸汽灭菌器因一般无标准生物监测包,应选择灭菌器常用的、有代表性的灭菌包制作生物测试包或生物 PCD,置于灭菌器最难灭菌的部位,且灭菌器应处于满载状态。生物测试包或生物 PCD 应侧放,体积大时可平放。b. 采用快速压力蒸汽灭菌程序进行生物监测时,应直接将 1 支生物指示物,置于空载的灭菌器内,经 1 个灭菌周期后取出,规定条件下培养,观察结果。

④ B-D 试验:预真空(包括脉动真空)压力蒸汽灭菌器每日开始灭菌运行前,应进行 B-D 测试,B-D 测试合格后方可使用。B-D 测试失败,应及时查找原因进行改进,重新监测合格后方可使用。

⑤灭菌器新安装、移位和大修后的监测:预真空(包括脉动真空)压力蒸汽灭菌器应进行 B-D 测试并重复 3 次,连续监测合格后,再进行物理监测、化学监测和生物监测。物理监测、化学监测通过后,生物监测应空载连续监测 3 次,合格后方可使用。小型压力蒸汽灭菌器生物监测应满载连续监测 3 次,合格后方可使用。

3)干热灭菌的监测

①物理监测:每灭菌批次均应进行物理监测。将多点温度检测仪的多个探头分别放于灭菌器各层内、中、外各点,关好柜门,引出导线,由记录仪中观察温度上升与持续时间。温度在设定时间内均达到预置温度,则物理监测合格。

②化学监测:每包进行。每一灭菌包外应使用包外化学指示物,每一灭菌包内应使用包内化学指示物,并置于最难灭菌的部位。对于未打包的物品,应使用一个或者多个包内化学指示物,放在待灭菌物品附近进行监测。经过 1 个灭菌周期后取出,据其颜色的改变判断是否达到灭菌要求。

③生物监测：每周 1 次。将枯草杆菌黑色变种芽孢菌片制成标准生物测试包,置于灭菌器内最难灭菌的部位,对灭菌器的灭菌质量进行生物监测,并设阳性对照和阴性对照。A. 具体监测方法：将枯草杆菌芽孢菌片分别装入无菌试管内（1 片 / 管）。灭菌器与每层门把手对角线内,外角放置 2 个含菌片的试管,试管帽置于试管旁,关好柜门,经过 1 个灭菌周期后,待温度降至 80℃时,加盖试管帽后取出试管。在无菌条件下,加入普通营养肉汤培养基（5ml/ 管）,（36±1）℃培养 48 小时,观察初步结果,无菌生长管继续培养至第 7 日。B. 结果判定：阳性对照组培养阳性,阴性对照组培养阴性,若每个指示菌片接种的肉汤管均澄清,判定为灭菌合格。若阳性对照组培养阳性,阴性对照组培养阴性,而指示菌片之一接种的肉汤管混浊,判为不合格;对难以判定的肉汤管,取 0.1ml 接种于营养琼脂平板,用灭菌 L 棒或接种环涂匀,置（36±1）℃培养 48 小时,观察菌落形态,并做涂片染色镜检,判断是否有指示菌生长,若有指示菌生长,判为灭菌不合格;若无指示菌生长,判为灭菌合格。

4）环氧乙烷灭菌的监测

①物理监测：每批次进行。每次灭菌应连续监测并记录灭菌时的温度、压力和时间等灭菌参数。灭菌参数符合灭菌器的使用说明或操作手册的要求。

②化学监测：每包进行。每个灭菌物品包外应使用包外化学指示物,作为灭菌过程的标志;每包内最难灭菌位置放置包内化学指示物,通过观察其颜色变化,判定是否达到灭菌合格要求。

③生物监测：每批次进行。将枯草杆菌黑色变种芽孢菌片置于常规准生物测试包内,置于灭菌器内最难灭菌的部位,对灭菌器的灭菌质量进行生物监测,并设阳性对照和阴性对照。A. 常规生物测试包的制备：取一个 20ml 无菌注射器,去掉针头,拔除针栓,将生物指示剂放入针筒内,带孔的塑料帽应朝向针头处,再将注射器的针栓插回针筒（注意不要碰及生物指示物）,之后用一条全棉小毛巾两层包裹,置于纸塑包装袋中,封装。B. 具体监测方法：将常规生物测试包放在灭菌器内最难灭菌的部位（整个装载灭菌包的中心部位）。经过 1 个灭菌周期后,立即将生物指示物取出,（36±1）℃培养 7 天（自含式生物指示物按产品说明书执行）,观察培养基颜色变化。同时设阳性对照和阴性对照。C. 结果判定：阳性对照组培养阳性,阴性对照组培养阴性,试验组培养阴性,判定为灭菌合格。阳性对照组培养阳性,阴性对照组培养阴性,试验组培养阳性,则灭菌不合格;同时应进一步鉴定试验组阳性的细菌是否为指示菌或是污染所致。

④注意事项：灭菌器新安装、移位、大修、灭菌失败、包装材料或被灭菌物品改变,应对灭菌效果进行重新评价,包括物理监测、化学监测和生物监测。重复监测 3 次,合格后方可使用。

5）过氧化氢等离子灭菌的监测：①物理监测：每批次进行。每次灭菌应连续监测并记录每个灭菌周期的临界参数如舱内压、温度、过氧化氢的浓度、电源输入和灭菌时间等灭菌参数。灭菌参数符合灭菌器的使用说明或操作手册的要求。②化学监测：每个灭菌物品包外应使用包外化学指示物,作为灭菌过程的标志;每包内最难灭菌位置放置包内化学指示物,通过观察其颜色变化,判定是否达到灭菌合格要求。③生物监测：每天至少进行 1 次灭菌循环的生物监测。监测方法应符合国家的有关规定,可参照生产厂家的产品说明书执行。④注意事项:灭菌器新安装、移位、大修、灭菌失败、包装材料或被灭菌物品改变,应对灭菌效果进行重新评价,包括物理监测、化学监测和生物监测。重复监测 3 次,合格后方可使用。

(4)质量控制过程的记录与可追溯要求

1)建立清洗、消毒、灭菌操作的过程记录,内容包括:①留存清洗消毒器和灭菌器运行参数打印资料或记录;②记录灭菌器每次运行情况,包括灭菌日期、灭菌编号、批次号、装载的主要物品、灭菌程序号、主要运行参数、操作员签名或代号,以及灭菌质量的监测结果等,并存档。

2)对清洗、消毒、灭菌质量的日常监测和定期监测进行记录。

3)记录应具可追溯性,清洗、消毒监测资料保存 ≥6 个月,灭菌质量监测资料保存 ≥3 年。

4)灭菌标识的要求:①灭菌包外应有标识,内容包括物品名称、检查打包者姓名或编号、灭菌器编号、批次号、灭菌日期和失效日期。②使用者应检查并确认包内化学指示物是否合格、器械干燥、洁净等,合格后方可使用。同时将包外标识粘贴于患者手术护理记录单上。③各科室应建立持续质量改进制度及措施,发现问题及时处理,监测结果不符合要求时,应及时分析原因,制定并落实整改措施。

3. 医院环境卫生学监测(见第十章)。

(七) 手术室的感染管理制度

1. 手术室的医院感染管理制度

(1)健全和落实手术室各项工作规章制度及严格的工作流程:手术室制定并督导医务人员严格遵守各项工作规章制度和操作规程。手术室工作人员及实施手术的医生应具备手术室医院感染预防与控制方面的知识,了解洁净手术室的工作原理和环境要求,熟悉各级手术间手术适用情况,正确使用手术间。一般感染手术尽量安排在其他手术后或单独手术间内进行。特殊感染手术(结核、破伤风、朊病毒、气性坏疽、突发不明原因传染病等)及麻疹、水痘等病原微生物会由空气传播,手术需安排在负压洁净手术室进行。

(2)加强人流、物流的管理

1)严格控制人员的进出:①手术室设专职门卫,负责监督手术人员换鞋、更换手术室专用的衣帽及口罩,按手术通知单的人员严格控制人员的进出,每台手术的助手不能超过2 人,与手术无关的人员禁止进入手术室;②严格控制参观手术人数,手术室护士长负责接待安排参观人员;③开展特殊手术及教学观摩手术参观人数多时,手术室护士长负责安排参观人员在指定地方观看手术现场录像直播;④参观手术室建设和管理者,经医务科审批同意后,在手术室护士长陪同下只允许在洁净走廊参观,不得进入正在施行手术的房间参观。

2)加强区域管理,严格洁污分流:手术室区域功能标识清晰,严格执行洁净手术室“三线”通道:一是工作人员进出通道;二是患者的进出通道;三是器械敷料污物出口通道。手术室门、分区隔断门保持关闭状态。

3）进入手术室的新设备、仪器必须清洁处理后方可进入手术室，物品、药品必须拆除外包装后才可进入洁净区。

（3）保持手术室间的相对的"相对密闭状态"：手术室间的物品相对固定，术中所需的物品在术前准备齐全，减少工作人员进出室间的次数。参观者在指定的手术室间参观，禁止互闯手术间，尽量避免走动及开门，参观过程中接受手术间工作人员的监督管理。手术进行时关闭室间大门，严禁打开通往外走廊的门。

（4）控制洁净手术室间的温湿度：洁净手术室间温度维持在 22~25 ℃；相对湿度40%~60%；护士可根据手术医生和患者的需要随时调节，保证室间的恒温、恒湿。

（5）加强消毒隔离管理

1）手术器械及物品必须一用一灭菌，首选压力蒸汽灭菌法。

2）可重复用的医疗器械用后密闭保存，运送至消毒供应中心集中处理。特殊器械需要在手术室清洗灭菌的必须遵循"清洗→消毒→干燥→检查与保养→灭菌"的程序严格处理。

3）隔离患者手术通知单上注明感染情况，严格隔离管理。术后器械密闭保存，标明感染性疾病名称，运送至消毒供应中心集中处置，手术间严格终末消毒。参加感染手术的人员不能进入其他手术间。

4）特殊感染（如阮毒体、气性坏疽或突发原因不明的传染病病原体）污染的器械用品，应双层封闭包装，标明感染性疾病名称，由消毒供应中心单独回收特殊处理。

5）一次性使用无菌医疗用品，拆除外包装后，方可移入无菌物品存放间。

6）医务人员必须严格遵守消毒灭菌制度和无菌技术操作规程。

7）接送患者的平车、轮椅定期消毒，车上物品保持清洁。接送隔离患者的平车应专车专用，用后严格消毒。

（6）加强清洁卫生管理：手术室的清洁工作应在每天手术结束后在净化空调系统运行时进行，直至清洁、消毒工作完成。手术结束后立即清出所有污染物及垃圾，减少污物在室内停留时间，并对室间所有物品表面进行彻底清洁；被患者血液、体液、分泌物等污染时，用消毒液擦拭消毒；负压手术室每次手术结束后应当进行负压持续运转 15 分钟后在进行清洁擦拭。Ⅰ~Ⅱ级用房的运转时间为清洁、消毒工作完成后 20 分钟；Ⅲ~Ⅳ级用房的运转时间为清洁、消毒工作完成后 30 分钟。

（7）加强环境卫生学及消毒灭菌效果监测：医院感染管理科指定专人每月对手术室进行空气、物体表面、工作人员的手、使用中消毒液、各种灭菌物品、各种灭菌器效果进行监测，发现问题及时分析原因，提出整改措施。

2. 手术部位感染预防与控制制度

（1）手术前

1）患者术前必须完成入院常规检查，检查结果有异常时，主管医生应指导患者到综合医院相关专科诊治或请外院专家会诊，待病情好转或稳定后再行手术治疗。

2）有效控制糖尿病患者的血糖水平，尤其避免术前高血糖。

3）择期手术患者应待手术部位以外感染愈合后再行手术。

4）术前 1 天患者做好全身清洁,如洗头、洗澡、剪指甲等。

5）术前 1~2 天患眼滴抗生素眼药。

6）术前常规冲洗双眼泪道,无分泌物。

7）术前彻底冲洗结膜囊及眼周皮肤。

8）手术人员严格按照《医务人员手卫生管理制度》进行外科手消毒。

9）有明显皮肤感染或者感冒、流感等呼吸道疾病的工作人员,未治愈前不宜参加手术。

（2）手术中

1）手术中严格遵守无菌技术操作原则和手卫生规范。

2）术野消毒符合手术要求。

3）有预防用药指征者,应在手术前 30 分钟或麻醉诱导期静脉给药。手术时间超过 3 小时或超过所用药物半衰期或失血量超过 1 500ml,术中应追加 1 次预防用药。

4）保持手术间的正压通气及手术室门关闭,环境表面清洁,最大限度减少人员数量及流动。

5）确保使用的手术器械、物品达到灭菌水平。

6）术中保持患者正常体温,防止低体温。

（3）手术后

1）接触患者术眼及敷料前后均应洗手或手消毒。

2）换药操作应严格遵守无菌技术操作原则。

3）术后应启用新的滴眼剂,不得使用术前已开启的滴眼剂。

3. 感染手术及传染病的消毒隔离制度

（1）一般感染手术的消毒隔离制度

1）主管医生应在手术通知单上注明感染的种类。

2）感染手术尽量安排在其他手术后或单独手术间内进行。与手术无关的仪器、物品不能放在手术间。

3）术前洗眼在专用洗眼间,所有用过的物品严格按照感染性医疗废物处理。

4）手术床单位使用一次性床单、头套,在患者的头、肩膀下方垫一无纺布,使用一次性敷料及手术大衣。

5）所有工作人员按职业防护要求做好个人防护,有条件的手术人员应穿具有防渗漏作用的一次性手术大衣、鞋套。

6）手术间门口在显眼处挂隔离标志。

7）控制手术间的人员流动,术前巡回护士备齐术中所需物品,避免进出手术间。

8）术后手术器械注明感染的类型,用密闭箱送消毒供应中心处理。

9）手术完毕后手术间的清洁处理:①明显的血迹、分泌物污染的地面或墙壁:用有效氯浓度 2 000mg/L 的消毒液拖地面、抹拭墙壁。②手术仪器、手术台、手术床、手术灯等:用有效氯浓度 1 000~2 000mg/L 的消毒液抹拭。

（2）特殊感染手术的消毒隔离制度

1）主管医生应在手术通知单上注明感染的种类。

2）特殊感染手术应安排在负压手术间。与手术无关的仪器、物品不能放在手术间。

3）术前洗眼在专用洗眼间，所有用过的物品应放入双层密闭封塑料袋严密包裹或容器中密闭后进行焚烧处理。

4）工作人员按职业防护要求做好个人防护。

5）手术间门口在显眼处挂隔离标志。

6）严格控制手术间的人员及人员流动，术前巡回护士备齐术中所需物品，避免进出手术间。

7）术中使用过的敷料、引流液、冲洗液、切除组织和脏器等，应集中放置于无渗漏的袋或容器中。

8）术后手术人员脱去手术衣、手套或隔离衣后，必须用碘附或含氯消毒剂浸泡双手，在手术间门口更换清洁鞋方能外出，并经沐浴，更换口罩和帽子后方可参加其他工作。

9）手术器械、物品的处理

①手术中使用的可重复使用的器械、物品应先消毒后再按一般器械的处理流程进行处理。

②被朊病毒患者或疑似感染朊病毒的高度危险组织（大脑、硬脑膜、垂体、眼、脊髓等组织）污染的高度危险性物品（如器械），可选用以下方法之一进行消毒灭菌，且灭菌的严格程度逐步递增：A. 将使用后的物品浸泡于1mol/L氢氧化钠溶液内作用60分钟，然后按《医院消毒供应中心第2部分：清洗消毒及灭菌技术操作规范》（WS 310.2—2016）中的方法进行清洗、消毒与灭菌，压力蒸汽灭菌应采用134~138℃，18分钟，或132℃，30分钟，或121℃，60分钟。B. 将使用后的物品采用清洗消毒机（宜选用具有杀朊病毒活性的清洗剂）或其他安全的方法去除可见污染物，然后浸泡于1mol/L氢氧化钠溶液内，作用60分钟，并置于压力蒸汽灭菌121℃，30分钟；然后清洗，并按照一般程序灭菌。C. 将使用后的物品浸泡于1mol/L氢氧化钠溶液内作用60分钟，去除可见污染物，清水漂洗，置于开口盘内，下排气压力蒸汽灭菌器内121℃灭菌60分钟或预排气压力蒸汽灭菌器134℃灭菌60分钟。然后清洗，并按照一般程序灭菌。被朊病毒患者或疑似感染朊病毒的高度危险组织污染的低度危险性物品和一般物体表面应用清洁剂清洗，根据待消毒物品的材质采用有效氯浓度10 000mg/L的消毒液或1mol/L氢氧化钠溶液擦拭或浸泡消毒，至少作用15分钟，并确保所有污染表面均接触到消毒剂。为防止环境和一般物体表面污染，宜采用一次性塑料薄膜覆盖操作台，操作完成后按特殊医疗废物焚烧处理。

气性坏疽污染的诊疗器械的消毒，应先消毒，后清洗，再灭菌。消毒可采用有效氯浓度1 000~2 000mg/L的消毒液浸泡消毒30~45分钟，有明显污染物时，应采用有效氯浓度5 000~10 000mg/L的消毒液浸泡消毒≥60分钟，然后按规定清洗，灭菌。物体表面消毒，采用0.5%过氧乙酸或有效氯浓度500mg/L的消毒液擦拭。环境表面有明显污染时，随时消毒，采用0.5%过氧乙酸或有效氯浓度1 000mg/L的消毒液擦拭。手术结束可采用3%过氧化氢按照20ml/m³气溶胶喷雾，5%过氧乙酸溶液按照2.5ml/m³气溶胶喷雾，温度为20%~40%。患者用过的床单、被罩、衣物等单独收集，需重复使用时应专包密封，标识清晰，压力蒸汽灭菌后再清洗。

10）层流净化系统的处理：①排风口的过滤网在术后应立即进行更换。②更换过滤网人员应严格做好个人防护,穿隔离服、防护鞋,戴防护口罩、防护手套,取下污染过滤网,用含有效氯浓度 2 000~3 000mg/L 的消毒液喷洒消毒 2 小时后,用双层医疗废物专用袋密封,由专人收集,交医疗废物中心。处置完毕,脱下防护用物,装入双层医疗废物袋,用有效氯浓度 2 000~3 000mg/L 的消毒液浸泡消毒 2 小时后,交医疗废物处置中心。③换下污染过滤网后,准备臭氧发生器,置入手术间,关闭手术间门,任何人不得进入,打开臭氧发生器。④开启空调机组,关闭新风、排风,开启臭氧发生器循环消毒 45 分钟。⑤关闭臭氧消毒,打开新风,开启排风运行 1 小时后人员方可进入手术间。⑥用有效氯浓度 2 000~3 000mg/L 的消毒液擦洗消毒排风口。⑦污染的环境、物品处置后,工作人员穿清洁服装,换上新的过滤网。⑧操作过程中,应防止污染物品污染到清洁物品,发生交叉感染,做到洁污分开。

　　11)手术间应标明严密隔离标志,消毒处理 3 天后方能安排手术。

第八章　眼科护士培训与继续教育

第一节　眼科护士在职继续教育

一、眼科护士在职继续教育制度与计划

（一）继续教育制度

1. 护理人员继续教育制度

(1)护理部负责医院各层次护士继续教育培训的组织管理工作。

(2)落实医院护理专业继续教育规划及方针政策。

(3)制定本院各层次护士继续教育培训计划实施细则。

(4)组织申报国家级护士继续教育项目。

(5)对科室的护理教学管理小组工作进行指导监督,保证培训计划的落实。

(6)按计划每年向科室提供各种学习信息,做好学分登记、审核工作。

(7)定期召开继续教育小组会,通报信息,讨论工作。

(8)向上级领导汇报护士继续教育工作情况。

2. 护理骨干和护理管理人员培训制度

(1)培训目标:为适应医学科学不断发展,进一步提高护士队伍专业化水平和护理管理科学化水平,尽快培养一支既精通护理业务又具备科学管理知识、能力的护理管理队伍。

(2)院内培训安排

1)安排科室护理骨干参加院内或科内业务学习授课、护理操作示范、新护士教学工作。

2)安排科室护理骨干参与院级或科级护理质控、各专科护理小组活动,以提高其综合业务能力。

3)对新上岗护士长进行岗前培训:包括护理管理知识、护理管理工作流程、护士长领导

艺术、沟通技巧、护理质量管理、法律法规、护理安全管理等。

4)参加院内护士长管理知识讲座及优质护理经验交流会,更新管理理念,提升管理技巧,进行护理服务中人文精神的培养等。

(3)院外培训安排

1)每年选派科室护理骨干及护理管理人员分批参加国家、省、市级护理业务与护理管理学习班,学术交流及继续教育学习,提高护理水平。

2)根据科室业务发展需要选派护理骨干外出短期进修学习,以定向培养具有综合护理能力和专科护理技能的护理技术骨干,要求进修人员回院1周内将书面进修报告交护理部,护理部将安排专题讲课,并至少完成一项护理新技术的推广,以带动全院护理水平的提高。

3)选派护理部主任、优秀护士长到省内外先进医院对口科室参观学习、实地考察,开阔视野,学习和借鉴他人先进的管理理念和管理方法,以提高业务水平。

(二)护士继续教育计划

加强对在职人员进行培训,着重专科知识和综合技能的提高,根据不同层次的护士制定不同的培训目标,分阶段实施,使护理人员专业知识和综合技能的能力循序渐进提高。采取以多渠道、多层次、多形式的学习方法。

1. 继续教育内容

(1)学习眼科专科理论及护理专业理论。

(2)了解眼科学、护理学新技术、新业务的进展。

(3)加强业务训练。

(4)加强基本理论、基本知识、基本技能培训,培养护士熟练的基础护理技能及眼科操作技能。

(5)加强急救知识、急救技能的学习、训练。

2. 继续教育途径

(1)病房有计划地组织讲课、查房和考核。

(2)护理部组织的业务学习、护理查房、专业学术讲座等。

(3)护理部按护士层级举办有针对性的学习班,举办国家级继续教育学习班,邀请专家进行专题讲座。

(4)通过夜大及自学考试等学习。

(5)派出护士参加会议交流、学习班、研讨班。

3. 继续教育计划与实施　制定各层级护士职业生涯规划与实施手册,包括助理护士、护士、护理师、主管护理师等。

(1)N0级护士(新入职第一年护士)

1)培训目标:通过培训,使N0级护士熟悉医院的规章制度,遵守纪律,关心体贴患者,掌握基础护理理论和基础护理技能,掌握眼科护理基础理论与眼科专科技术操作技能,通过护士资格考试,成为一名合格的护士。

2)培训内容和要求

①岗位职责:N0级护士的岗位职责和工作内容。

②理论方面：岗前培训包括相关法律法规、医院规章制度、服务理念、医德医风以及护患沟通等内容，培训后才能进入临床。N0级护士岗位培训内容包括基础护理理论知识和眼科专科护理理论知识。

③技术操作方面：A.基础护理技术操作：备用床、卧床患者更换床单、协助患者进食、床上洗头、冰袋及热水袋的使用、无菌技术、导尿术、心肺复苏术。B.眼科技术操作：结膜囊冲洗、视力测量、眼部上药法、眼部保护法、眼压测量法。

④书面作业：每月书写工作感应和学习记录，按要求完成并及时上交护理部。

3）培训计划的实施

①参加护理部组织的岗前培训，培训内容见表8-1。

②科室设一对一导师负责管理、培训和考核。

③参加眼科护理理论学习（表8-2）和技术操作培训及考核（表8-3）。

表 8-1　岗前培训安排表

内容	负责部门
医院制度、岗位职责	人力资源部
医疗法律法规、护士与患者的权利与义务	护理部
医德医风	护理部
消毒隔离、职业安全防护知识	护理部
人际沟通技能	护理部
礼仪规范及人文关怀知识	护理部
急救技术	护理部

表 8-2　眼科护理理论学习安排表

课程	学时	负责人
眼的解剖和生理	2	护士培训小组
眼睑病、泪器病、结膜病及其护理	2	护士培训小组
眼科操作（视力测量、滴眼、涂眼膏、结膜囊冲洗、眼部保护法）	4	眼科技术操作小组
眼表疾病、角膜病及其护理	2	护士培训小组
晶状体病及其护理	2	护士培训小组
青光眼及其护理	2	护士培训小组
玻璃体病、视网膜病及其护理	2	护士培训小组
眼视光学、斜视与弱视	2	护士培训小组
眼眶病和眼肿瘤及其护理	2	护士培训小组
眼外伤及其护理	2	护士培训小组

续表

课程	学时	负责人
眼科操作（泪道冲洗、眼压测量、结膜结石处理、结膜下注射）	4	眼科技术操作小组
临床思维能力	2	护士培训小组
急救知识	2	护士培训小组

备注：1. 每年 9 月份开始上课
　　　2. 参考教材：《眼科学》《临床眼科护理学》《临床眼科护理工作标准操作程序》
　　　3. 每次上课前对前一节课的内容进行闭卷小测验

表 8-3　眼科护理技术操作培训、考核安排表

项目	培训、考核安排	学分	负责人
床上洗头		3	
卧床患者更换床单			
穿脱隔离衣			
导尿术		3	
无菌技术操作	每月培训、考核一项		培训小组
吸痰、吸氧			
静脉输液		3	
PG 皮试			
肌注 + 皮下注射			
眼部保护法		3	
泪道冲洗			
眼压测量			
结膜结石剔除			
视力检查	统一安排考核	3	眼科技术操作小组
结膜囊冲洗			
滴眼液、涂眼膏			

④按 N0 级护士职业生涯手册要求完成培训、记录：职业生涯手册包括：培训目标、培训内容、课程表、个人年度计划、个人护理差错预防措施、个人防范护理投诉措施、学习记录、工作感言、培训考核内容记录表（表 8-4）、完成基础护理技术操作记录表（表 8-5）、考评表（表 8-6）等。每月书写学习记录及工作感言，每月进行自评和带教老师考评，护士长签名并按时上交护理部。

表 8-4　培训考核内容记录表

培训、考核内容 / 项目	时间	成绩	老师签名

表 8-5　完成基础护理技术操作记录表

日期	基础护理项目	老师签名

表 8-6　考评表

内容	标准
1. 服务素质:仪表端庄,关心患者,态度和蔼,语言文明,解释工作详细、准确,作风正派、不谋利	总分 20 分,一项达不到要求扣 3 分,得到表扬每次加 2 分,被批评每次扣 2 分
2. 劳动纪律:遵纪守法,关心科室工作,顾全大局、服从分配,团结合作,乐于助人,尊敬老师,虚心接受意见,爱护公物,勤俭节约,上班准时全勤,不擅自调班	总分 20 分,一项达不到要求扣 3 分,与同事吵架每次扣 5 分,迟到或早退每次扣 3 分,擅自调班或不服从分配每次扣 5 分
3. 学习方面:勤学肯问,领悟力、记忆力强。业务学习认真,积极发言,准时无缺席。上小课遵守纪律认真听讲,成绩达到要求。小册子书写认真无涂改,字迹工整	总分 20 分,一项达不到要求扣 4 分,学习上课迟到、早退或不认真每次扣 3 分,成绩不合格每次扣 3 分,小册子书写不符合要求或不按时上交每次扣 3 分
4. 工作方面:工作主动、有计划,做事迅速、敏捷。查对工作认真,病情观察细致,准确及时	总分 20 分,一项达不到要求扣 5 分,差错每次扣 4 分,缺点每次扣 2 分
5. 操作技能:专业技术操作符合要求,正规、熟练,重视基础护理,主动及时完成任务,严格执行无菌操作	总分 20 分,一项达不到要求扣 5 分,违反无菌操作每次扣 3 分
总　分	学生自评
	教师考评
签　名	教师
	护士长

⑤考核:A. 理论考核(闭卷形式进行):考核基础护理理论和眼科理论考核。B. 技术考核(考核示范的操作项目)。病区:2 次 / 周;护理部:1 次 / 月。

⑥评价：总体要求见表8-7。

表 8-7　总体评价表

项目	要求
床上洗头	10 次 / 年
工作感言、学习记录	每月各 1 篇
技术操作	≥80 分
专科理论	≥80 分
月绩效考核评分	≥80 分
差错数	0
事故数	0
上交手册、完成计划	及时

（2）N1 级护士（护士）：N0 级护士通过规定的培训与考核合格。

1）培训目标：通过培训，使护士具有良好的思想品质、心理素质和职业道德，系统地掌握护理专业必需的基础理论、基本知识、基本技能，并初步具有护理教育、护理管理能力，熟练掌握眼科的理论知识及操作技能，成为从事临床护理的护理专业护士。

2）培训方式①理论：主要以专科理论为主，以自学和集中授课相结合。病区和科室可以结合护理查房、病例讨论进行，护士写学习报告。②技能：临床实践、操作示范、护理教学查房，由科室组织。③专科轮转：晋升护理师前轮转三个专科，每科写一篇轮科总结，护士长进行考核。考核合格获学分 1 分，共 3 分。

3）实施

①培训内容、方法、考核见表8-8。

表 8-8　培训安排表

	培训内容	培训方法	负责人	考核
	护理学基础理论（重点）			
	1. 患者环境			护理部
	2. 舒适与安全			
	3. 预防与控制医院感染	自学		
基础理论	4. 生命体征的观察和护理			每年考核 1 次
	5. 休息与睡眠			
	6. 饮食与营养			闭卷考试
	7. 给药			
	8. 静脉输液与输血			
	9. 急救知识与技能			

	培训内容	培训方法	负责人	考核
基本技能	眼科护理学	自学	护理部	护理部 考核每年 1 次
	基础护理技术操作	临床实践	护理部	护理部 每季度培训考核 1 次
	眼科专科技术操作	临床实践	护理部	护理部 每季度培训考核 1 次
基本知识	1. 眼科常见检查治疗 2. 眼科常见药物 3. 护理程序与整体护理 4. 健康教育 5. 沟通技巧 6. 护理记录书写 7. 形象塑造及礼仪认识、法律法规 8. 文献查阅 9. 职业防护与应急预案 10. 品质管理	临床实践 业务学习	护士长及高级责任护士	护理部抽查
综合能力	问题分析与处理、案例分析等	护理查房	区护士长	护理部抽查

②护理技术培训操作培训、考核安排表见 8-9。

表 8-9 护理技术培训操作培训、考核安排表

项目	培训、考核安排	负责人
急救技能	每年第一季度考核	急救小组
床上洗头 卧床患者更换床单 穿脱隔离衣	每年第一季度考核	基础护理培训小组
导尿术 无菌技术操作 吸痰、吸氧	每年第二季度考核	基础护理培训小组
静脉输液 PG 皮试 肌注＋皮下注射	每年第三季度考核	静脉输液小组
眼部保护法 泪道冲洗 眼压测量 结膜结石剔除	每年第四季度考核	眼科技术培训小组
视力检查 结膜囊冲洗 滴眼液、涂眼膏	每年第四季度考核	眼科技术培训小组

③记录：包括科室培训登记表（表 8-10）、科室考核登记表（表 8-11）、护理部培训登记表（表 8-12）、护理部考核登记表（表 8-13）。

表 8-10　科室培训登记表

日期	培训内容	培训方式	负责人

表 8-11　科室考核登记表

日期	考核内容	成绩	负责人

表 8-12　护理部培训登记表

日期	培训内容	培训方式	负责人

表 8-13　护理部考核登记表

日期	考核内容	成绩	负责人

④总体评价见表 8-14。

表 8-14　总体评价表

项目	要求
学习记录	每季度 1 篇
工作感言	每年 1 篇
技术操作	≥85 分
理论考核	≥85 分
差错数	0
事故数	0
上交手册、完成计划	及时
年度计划、总结	每年 1 篇
轮科总结或疾病综述	每轮转 1 次,1 篇

（3）N2 级护士（护理师）

1）培训目标：熟练掌握眼科专科护理常规及眼科专科操作技术、眼科消毒隔离与感染控制技术,基本掌握眼科急危重症患者的护理,能主持病区护理查房 / 业务学习,参与病区临床教学、护理质量管理。

2）培训方法：①分管患者,对患者实施整体护理,不断提高临床综合技能。②培养临床教学能力：参与低年资护士、进修护士的带教。③参加院内、科内的业务学习,完成每年继续教育学分,通过自学不断提高专科护理理论水平。④在实践中培训：利用护理业务查房以及通过护士长、高年资护士和眼科护理管理小组的实际业务指导加强专科高层次理论学习。⑤每季度由眼科技术管理小组抽查眼科技术技能及相关理论知识。

3）晋升考核：必须完成规定的专科理论及技术考核才能参与晋升。

（4）N3 级护士（主管护理师）

1）培训目标：熟练掌握眼科急危重症患者的护理（含身、心、社会层面个案评估）,具备较强的分析、解决问题的能力,参与护理品质管理、危机管理；熟练掌握及运用教学技能,指导下级护士的临床护理工作；具有较强的协调沟通能力。

2）培训方法：①参加院内外新技术、新理论的学习,完成每年继续教育学分,通过自学不断提高专科护理理论水平。②在临床实践中培训：对患者实行整体护理，及时、准确评估患者，采取有针对性的护理措施。组织护理业务查房，参与病区护理质量管理，不断提升专科护理理论水平及护理技能。③参与科内护理教学和管理工作；参与护理部教学和质控等管理工作，并在实践中学习、开拓与创新。④参与科内护理科研工作。⑤每年发表1篇以上论文或综述。

（5）N4级护士（副主任护理师及以上）

1）培训目标：熟练掌握眼科各专科疑难、急、危重症患者的护理，组织院内疑难眼病患者的护理会诊，承担眼科专科理论的授课，参与护理部对全院护理质量的督导，协助护理部完成各项教学工作及举办各种类型的学习班，具备开展眼科护理科研的能力。

2）培训方法：参加国内外高层次专科护理、护理管理、教学及科研等系列学术活动，组织专科查房及会诊，提供专科护理指导，指导护理教学，开展护理研究，参与医院护理质量管理和护理专业技术相关评审等工作。

（三）病房各层级护士核心能力的培养

1. 培养目标　除按照护理部制定的各层级护士培训的目标进行培训外，重点加强各层级护士核心能力的培训。核心能力包括：基础理论与技能，专科理论与技能，实践能力，应急与协调能力，病房管理，护理质量管理，培训、教育与科研等方面。通过培训，要求各层级护士达到以下目标：

（1）N0级护士：按照《临床护理实践指南》《临床护理技术规范》《临床眼科护理学》《临床眼科护理指引》正确、安全地执行各项基础护理操作及专科技术操作；掌握眼科护理理论、眼科常见病的护理；掌握医院的规章制度，遵守纪律。

（2）N1级护士：掌握眼科护理理论、眼科常见病的护理；掌握白内障、青光眼、斜视、视网膜脱离、上睑下垂、义眼座植入等手术后常见并发症的处理、护理、预防措施，能依据患者的需求提供护理服务。

（3）N2级护士：能评估各项操作技术是否需要实施及其执行条件，明确为什么需要做、怎么做。

（4）N3级护士：解决本专业中疑难和紧急问题，能因人施护。

2. 病房各层级护士核心能力培训的侧重点　见表8-15。

表8-15　病房各层级护士核心能力培训的侧重点

核心能力	分级			
	N0级	N1级	N2级	N3级
基础理论与技能	65%	50%	25%	15%
专科理论与技能、实践能力	30%	40%	45%	40%
安全管理	5%	10%	10%	10%
应急与协调能力			5%	10%
质量管理			10%	15%
教育、培训、科研			5%	10%

3. 病房各层级护士核心能力培养的内容　见表8-16。

表 8-16 病房各层级护士核心能力培养的内容

核心能力	N0 级	N1 级	N2 级	N3 级	分级
基础理论与技能	1. 出入院患者的处理 2. 护理评估 3. 消毒隔离的概念,床单位的终末处理 4. 12 项基础护理操作 5. 医嘱处理 6. 病情观察 7. 护理核心制度 8. 班内工作计划 9. 护士礼仪	1. 基础护理技术操作常见并发症的预防与处理 2. 全身危重患者护理(常见) 3. 护士礼仪 4. 危重患者抢救技术	1. 全身危重症护理 2. 参与基础护理技术操作示范与考核	1. 全身危重症患者护理计划的制订 2. 基础护理技术操作并发症的防范	
专科理论与实践能力	1. 眼科常见病护理 2. 眼科常见专科技术操作(结膜囊冲洗、测视力、眼部上药法、眼部护法、NCT 测量法) 3. 眼科常用药物的作用及副作用、注意事项 4. 术后高眼压的护理要点 5. 术后眼痛的护理	1. 眼科专科技术操作:泪道冲洗、结膜异物剔除 2. 眼科专科技术操作常见并发症的预防与处理 3. 眼科常见急、危重症患者的护理 4. 眼科患者特殊体位的护理 5. 眼科常见检查的目的、意义	1. 白内障、青光眼、斜视、视网膜脱离、上睑下垂、义眼座植入手术术后并发症护理 2. 眼科急、危重症患者护理 3. 参与专科技术操作的示范与考核	1. 眼科急危重症患者护理计划的制订 2. 眼科专科技术操作并发症的防范	
安全管理	1. 掌握患者防跌倒/坠床的知识并能落实高风险患者评估、防范措施 2. 能正确执行患者身份识别、佩戴手腕带工作 3. 能按流程初步处理针刺伤等各类职业暴露事件 4. 学习患者安全管理制度	1. 掌握患者安全管理制度 2. 学习并掌握安全用药制度 3. 能发现患者存在的安全隐患,及时采取防范措施 4. 熟悉药物安全使用标准操作程序	1. 能分析患者存在安全隐患的原因,并采取预见性护理措施,防止意外发生 2. 在上级护士指导下,能完成职业安全防护工作流程的修订	1. 能预见并及时消除患者的安全隐患,参与制定各种应急预案 2. 能分析职业安全防护各种流程中存在的问题,提出改进意见	

续表

核心能力				分级
	N0级	N1级	N2级	N3级
应急与协调能力	—	—	1. 能对病房存在的安全隐患及时发现并防范 2. 能正确处理各项应急情况 3. 能评估危重、疑难、复杂手术患者可能出现的意外情况，及时提供有效的反馈信息并采取相应的护理措施 4. 能指导下级护士解决投诉或纠纷	1. 根据患者的病情安排护士人力 2. 具有组织、协调，指挥下级护士对危急、重症患者抢救的能力 3. 具有一定的管理能力，在科室工作中起到核心作用；能与相关辅助科室人员沟通，保证护理工作正常运行 4. 分析引起投诉或纠纷的原因，制定防范措施及工作指引
质量管理	—	—	1. 基础护理技术操作的评价标准 2. 专科技术操作的评价标准 3. 护理质量评价方法	1. 护理质量指标 2. 如何进行护理质量管理 3. 参与护理质量持续改进
教育、培训、科研	—	—	1. 教学查房 2. 讲小课 3. 临床带教	1. 组织业务学习 2. 组织护理查房

二、护士科研能力培养

(一) 目的

鼓励护士积极参与护理科研,进行相关护理科研的培训,不断提高护理科研水平。

(二) 培养方法

1. 护理部设立护理科研委员会,负责推动循证护理,拟定年度重点护理科研方向,审核护理新业务、新技术,组织护理科研成果鉴定,开展护理学术交流。

2. 定期对全院科研项目、科研成果、获得科研资助金额和护理人员学术任职情况进行资料收集和分析,并统计临床型护理科研项目的数量,分析其占总项目的比例。资料包括:①各级各类科研项目任务书复印件;②成果奖励证书复印件;③专利证书复印件;④成果应用或鉴定证书复印件;⑤统计源期刊发表论文的题录;⑥专利技术转化的相关资料;⑦学术任职证书复印件。

3. 结合护理科研委员会拟定的年度重点护理科研方向,组织院长基金护理专项面上项目和自由申请项目的申报工作,对条件成熟的护理亚专科进行重点科研扶持。

4. 临床护理新技术、新业务的应用均应报护理部备案,由护理科研委员会组织专家鉴定,经批准后方可在护理部监管下进行临床试点应用,成熟后方可推广。必要时,根据医院规定,交由指定部门鉴定和批准。

5. 护师以上人员每年至少撰写学术论文 1 篇,各护理单元每年至少在统计源期刊上发表护理论文 1 篇。护理人员发表科技论文须经科室、护理部两级审批,在领取由护理部发出的论文介绍信后,方可投稿。

6. 正式发表的论文必须报护理部存档。护理部每年根据护理人员的论文发表数量、论文属性以及论文的影响因子等综合评价指标,对护理人员论文发表情况进行适当的表彰和奖励。

7. 护理科研委员会向护理部主管科研的副主任报告,拟定年度工作计划并进行年终总结,护理部定期召集护理科研委员会工作会议,总结经验,修订工作标准和指引。

第二节　眼科手术室护士培训

手术室是眼科手术治疗的重要场所,随着眼科的发展和治疗观念的改变,各种医疗设备不断更新,新的治疗手段不断普及,对手术室人员的专业素质和专业技能的要求也越来越高。因此,手术室也应建立一套完整的培训方案,加强对各层级护士的专业培训。

一、进修护士的培训

手术室进修护士的培训方案如下。

(一) 培训目的

根据进修护士不同的需求和学习的侧重点安排学习计划和进度,通过针对性、循序渐进

的培训,达到预期的目的:

1. 培养良好的专业素质:在专科理论和技能方面有较大的提高。

2. 熟练掌握眼科常见手术的巡回配合:掌握选修专科手术的配合特点及相关的理论知识

3. 了解手术室的各项常规工作。

4. 了解或掌握手术室的管理方法。

5. 及时学习新技术、新业务。

(二) 培训方法

1. 医院集中进行岗前培训,主要介绍医院的概况、对进修人员的要求等。

2. 进修护士到岗后,手术室安排第二天进行岗前培训。

3. 制定具体的带教计划,由专人负责,采用一对一的带教方式。

4. 定期组织理论授课。

5. 进修结束前进行考核及总结。

6. 征求对带教工作的意见及建议。

(三) 培训内容

1. 岗前培训

(1)介绍手术室的基本情况,如人员、设备等。

(2)手术室的环境、布局。

(3)无菌物品室内各种无菌物品的放置位置、用途,取放无菌物品的要求。

(4)对进修护士的要求,如礼仪规范、纪律要求等。

(5)手术间物品规范放置的要求。

(6)手术室工作制度及工作指引。

(7)消毒隔离制度。

(8)手术室查对制度及安全管理。

(9)手术床的性能及操作指引。

(10)各种贵重精密仪器的使用、灭菌方法及保养,如:显微镜、内镜、泪道浚通仪、眼内激光内镜等。

2. 临床实践

以一对一带教方式,主要学习:

(1)眼科常见手术的术前准备。

(2)眼科常见手术(如青光眼手术、玻璃体手术、眼眶手术等)的物品准备。

(3)眼科各种常见器械、显微器械、精密仪器的用途、保养。

(4)眼科常见手术的巡回配合。

(5)眼科常见仪器(如玻璃体切割体、超声乳化机、冷冻仪、激光机)的工作原理、使用方法、注意事项。

(6)快速高压蒸汽灭菌锅及环氧乙烷灭菌锅的操作流程。

(7)眼科常用敷料的名称、用途、折叠方法。

（8）了解术后器械的正确清洗流程、保养及包装要求等。

（9）感染手术物品的清洁、消毒与灭菌。

（10）根据进修护士需求和学习侧重点的不同，强化所选专科手术的配合、仪器的使用、保养，特别是专科手术中较复杂手术的配合。同时，加强新技术和新业务知识的学习。

3. 理论授课

（1）参加医院组织的进修护士的理论培训。

（2）层流手术室的概念、分级、分区等相关知识。

（3）手术室常用的灭菌方法、原理、适应范围及注意事项

（4）各种消毒灭菌包装材料、消毒灭菌指示胶带或指示剂的选择方法，以及消毒灭菌效果的判断方法。

（5）手术缝线的种类、性能及应用范围。

（6）眼科常见疾病的手术禁忌证、适应证、常用手术方法及相关知识。

（7）手术过程中患者病情的观察内容。

（8）玻璃体手术辅助特殊器械的种类、特点和用途，眼内填充物的种类和用途。

（9）门诊常见手术术后的健康教育内容。

（10）职业安全防护的相关内容及职业暴露事件的处理流程。

（四）考核及鉴定

1. 进修 6 周内，考核专科基础操作，如显微镜的使用、泪囊鼻腔吻合术的物品准备等。

2. 进修结束前进行专科理论考核及手术配合的考核。

3. 进行学习鉴定，首先由进修生本人填写自我鉴定，再由带教老师、护士长根据进修期间的表现填写科室意见，最后由护理部及医务科审批。

4. 征询带教意见。

二、新上岗护士的培训

手术室新上岗护士是指新毕业或毕业后从事其他非手术室护理专业岗位，刚转入手术室工作的护士。新上岗护士的具体培训方案如下。

（一）培训目标

通过 1 年的培训，加强新护士对护理工作重要性的认识，进一步巩固专业思想，培养其自尊、自强、自爱的思想品德，全心全意为患者服务，忠于职守，勤于思考，刻苦钻研专科业务，成为一名理论基础扎实、技术操作过硬的合格的手术室护士。

（二）具体要求

1. 遵守医院及科室的各项规章制度，服从工作安排，尊敬老师、团结同事，工作踏踏实实、任劳任怨，关心爱护患者。

2. 每月书写学习心得、工作感言 1 篇。

3. 1 个月内熟悉医院及科室的各项规章制度及工作职责。

4. 2 个月内能独立完成手术前准备的配合工作。

5. 3 个月内熟悉各种眼科手术器械的名称及用途、器械的清洗及保养、各种器械适合的

灭菌方式及各种灭菌炉的使用方法。

6. 1年内熟练掌握眼科常见手术的配合工作,基本掌握急诊手术的处理,初步具有应急抢救能力。

7. 熟练掌握基础护理技术操作,如:无菌技术操作、肌内注射、静脉注射、静脉输液、吸氧、吸痰、留置导尿管。

8. 1年后能独立夜班工作。

9. 1年内要求阅读以下书籍:《眼科学》《临床眼科护理学》《临床眼科护理指引》和《眼科手术学》等专业书籍。

10. 参加护理部和科室组织的业务学习、护理查房、护理知识讲座等。

11. 通过护理部和科室组织的各项理论及操作考核。

(三) 培训方法

1. 医院、护理部集中进行岗前培训,主要介绍医院的概况、规章制度、消毒隔离制度、护理工作制度、护理安全管理、护士礼仪、眼科专科技术操作、基础护理技术操作等(新毕业护士参加,轮科护士不用)。

2. 新护士到岗后,手术室安排1周岗前培训。

3. 制定具体的带教计划,由专人负责,采用一对一的带教方式。

4. 定期组织理论授课。

5. 每个阶段学习结束前进行考核及总结。

6. 征求对带教工作的意见及建议。

(四) 带教师资要求

带教老师必须具备高度的工作责任心、良好的专业素质、扎实的专业理论知识和娴熟的手术配合技能。

(五) 培训内容

1. 岗前培训

(1)介绍手术室的基本情况,如人员、设备等。

(2)手术室的环境、布局。

(3)无菌物品室内各种无菌物品的放置位置、用途,取放无菌物品的要求。

(4)新入职护士的要求,如礼仪规范、纪律要求等。

(5)手术间物品规范放置的要求。

(6)手术室工作制度、工作指引、工作流程。

(7)消毒隔离制度。

(8)手术室查对制度及安全管理。

(9)手术床的性能及操作指引。

(10)各种贵重精密仪器的使用、灭菌方法及保养,如:显微镜、内镜、泪道浚通仪、眼内激光内镜等。

(11)中心医用气体和中心负压装置的使用方法。

(12)参观供应室,了解器械的清洗流程。

（13）新护士的阶段工作目标、护理质量要求及定期考核的标准。

2. 临床实践　主要分四个阶段进行培训：眼科患者术前准备及物品准备、内眼手术巡回配合、眼底手术的巡回配合、外眼手术的巡回配合。每个阶段 3 个月，前 4 周以一对一带教方式进行培训，后 8 周在指导老师的指导下完成工作：

（1）眼科患者术前准备及物品准备阶段

1）眼科常见手术的术前准备。

2）眼科常见手术（如青光眼手术、玻璃体手术、眼眶手术等）的物品准备。

3）眼科各种常见器械、显微器械、精密仪器的用途、保养。

4）快速高压蒸汽灭菌锅及环氧乙烷灭菌锅的操作流程。

5）各种常用器械的名称、用途，眼科各种常见手术器械包的组成及打包方法。

6）手术器械的清洁、消毒与灭菌。

7）手术物品的包装及灭菌方法的选择。

8）眼科常用敷料的种类、折叠要求及敷料包的制作方法。

9）感染手术物品的清洁、清毒与灭菌。

（2）内眼手术巡回配合

1）内眼常见手术（如青光眼手术、白内障手术、角膜移植手术等）的物品准备。

2）内眼手术常见仪器的工作原理、操作流程、注意事项、保养方法。

3）内眼手术的特殊器械。

4）青光眼、白内障、角膜移植等内眼手术的巡回配合。

5）手术室间安排原则。

（3）眼底手术的巡回配合

1）眼底常见手术的物品准备。

2）眼底常见手术的巡回配合。

3）眼底手术常用仪器的工作原理、操作流程、注意事项、保养方法。

4）眼底手术的主要缝线、眼内填充物的种类、作用。

5）眼底手术的辅助器械。

（4）外眼手术的巡回配合

1）外眼常见手术的物品准备。

2）矫形手术的巡回配合。

3）泪囊鼻腔吻合术手术前的塞鼻方法及注意事项。

4）泪囊摘出术、泪囊鼻腔吻合术的巡回配合。

5）眼球摘除术或眼内容剜出术的巡回配合。

6）眼眶手术的巡回配合。

7）门诊各种小手术的巡回配合。

8）泪道浚通术的巡回配合。

9）掌握与外眼手术有关的应用解剖。

10）外眼手术常用仪器的工作原理、操作流程、注意事项、保养方法。

（5）夜班培训

1）夜班的工作职责。

2）常见急诊手术的配合要点。

3）感染手术器械、物品、室间的处理。

3．理论授课

（1）层流手术室的概念、分级、分区等关知识。

（2）无菌物品室各种无菌物品的放置位置、原则，取放无菌物品的要求。

（3）手术室常用的灭菌方法、原理、适应范围及注意事项。

（4）各种消毒灭菌包装材料、消毒灭菌指示胶带或指示剂的选择方法，以及消毒灭菌效果的判断方法。

（5）手术缝线的种类、性能及应用范围。

（6）手术室常用药品及急救药物（点眼、口服、输液）的种类、用途、使用注意事项及保管原则。

（7）人工晶状体测量单各参数代表意义以及人工晶状体的分类、应用。

（8）眼科常见疾病的手术禁忌证、适应证、常用手术方法及相关知识。

（9）眼科常见手术的手术步骤及相关解剖知识。

（10）手术过程中患者病情的观察内容。

（11）玻璃体手术辅助特殊器械的种类、特点和用途。

（12）眼内填充物的种类和用途。

（13）义眼座的种类和特点。

（14）眼眶内填充物的种类、特点及注意事项。

（15）门诊常见手术术后的健康教育内容。

（16）职业安全防护的相关内容及职业暴露事件的处理流程。

（六）考核

每个阶段培训后进行阶段性考核，考核包括操作考核与理论考核两部分，考核合格后经8周的强化训练再进入下一阶段的培训：

1．眼科患者术前准备及物品准备阶段考核。

2．内眼手术巡回配合阶段考核。

3．眼底手术的巡回配合阶段考核。

4．外眼手术的巡回配合阶段考核。

5．独立当班能力评估。

三、眼科手术室各层级护士的专业核心能力培训

（一）培训的总目标

通过规范、系统的专业培训，使手术室在岗的各级护士能够循序渐进地掌握手术室专科基础理论及专业技能，达到手术室各层级护士准入的标准要求。随着护士专业成熟度和岗位能力递增，不断改进和完善专业工作方法，提高护士手术配合质量及患者安全管理能力和

护士队伍的整体专业水平。

（二）手术室各层次护士培训目标

手术室各层次护士培训目标见表8-17。

表 8-17　手术室各层次护士培训目标

职级	N1 级初级责任护士		N2 级初级责任护士 (2~4 年)	N3 级高级责任护士 (5~8 年)	N4 级责任组长 (9~10 年)
	N1a 级助理护士 (0~3 个月)	N1b 级助理护士 (4 个月 ~1 年)			
培训目标	1. 熟悉手术室环境、布局、设备、人员的基本情况 2. 熟悉手术室的各项规章制度及各班工作岗位职责 3. 了解手术室的工作特点、工作流程和特殊要求 4. 掌握无菌物品的存放原则，物品、药品放置的原则 5. 掌握消毒灭菌的相关知识 6. 掌握术前眼部冲洗技术 7. 熟悉常用手术敷料、器械、缝线等用物的种类、用途及处理方法	1. 掌握手术室环境的管理要求 2. 掌握手术室基础技能操作 3. 掌握患者手术前的核对内容 4. 掌握眼科常见手术巡回配合的方法 5. 掌握一般感染手术的管理要求 6. 掌握职业安全防护方法、职业暴露事件的处理方法	1. 掌握常见手术术前访视、术后随访的相关内容及方法 2. 掌握手术室各项护理记录文书书写要求 3. 掌握特殊感染手术的管理要求 4. 掌握手术室各项差错事故的防范措施 5. 了解手术过程中各种意外情况的急救技术及急救流程 6. 参与护理业务学习、护理查房	1. 掌握洁净层流手术室净化原理及管理要求 2. 掌握特殊、复杂手术术前访视、术后随访的相关内容及方法 3. 掌握特殊、复杂手术的巡回配合方法 4. 参与临床带教工作，具有一定的授课能力 5. 组织护理业务学习、护理查房 6. 参与手术室质量控制小组，掌握其工作要求	1. 掌握手术室人力资源及手术间的调配原则 2. 掌握本专科组各种手术的特点及术中配合要求 3. 掌握组织、协调、指挥紧急抢救的能力 4. 掌握各层级护士培训目的和要求 5. 撰写护理论文和论著

（三）手术室各层级护士培训核心模块

手术室各层级护士培训的核心模块见表8-18。

（四）手术室各层级护士培训方法及内容

手术室各层级护士的培训方法及内容见表8-19。

表 8-18　手术室各层级护士培训核心模块

职级	N1 级初级责任护士		N2 级初级责任护士 （2~4 年）	N3 级高级责任护士（5~8 年）	N4 级责任组长 （9~10 年）
	N1a 级助理护士 （0~3 个月）	N1b 级助理护士 （4 个月~1 年）			
核心能力	1. 学习并能执行手术室基础性工作 2. 在上级护士指导下完成患者手术前准备 3. 学习并掌握眼科学基础理论知识	1. 学习并掌握《临床眼科护理学》及《临床眼科护理指引》 2. 学习并能在上级护士指导下完成围术期护理和患者安全管理工作 3. 能独立完成眼科各种常见手术巡回工作 4. 掌握全麻手术巡回工作	1. 参与各类专科手术小组工作 2. 能独立完成各专科手术的巡回护士工作 3. 在上级护士指导下参与完成复杂手术的巡回护士工作 4. 能在上级护士指导下完成围术期护理和患者安全管理工作	1. 能独立完成眶内容剜出、Phaco（超声乳化）联合玻璃体切除、内镜下睫状体光凝手术的巡回工作 2. 运用手术室各项工作质量标准指导下级护士工作 3. 能独立和指导下级护士完成围术期护理和患者安全管理 4. 能组织护理查房或业务学习	1. 能解决本手术小组手术中的疑难、紧急问题，并有组织、协调、指挥大型抢救的能力 2. 能根据手术发展不断改进和完善技术流程，满足手术配合需要 3. 能承担本手术小组轮训护士的培训工作
专业基础知识与技能的掌握与应用能力	1. 能掌握洁净手术室概念、分区、分级及环境管理规定 2. 能自觉遵守手术室各项规章制度 3. 了解手术室各岗位工作职责 4. 识别各种常用器械的名称、用途 5. 眼科各种常见手术器械包的组成和打包方法 6. 常用手术仪器（超声乳化手柄、冷凝机等）使用后的清洁、保养和维护方法	1. 能根据三区两通道管理要求执行各项操作 2. 在上级护士指导下能履行手术室各项岗位职责 3. 能根据手术需要选择手术敷料、器械及缝线等术中常规用物 4. 能识别各种手术器械，掌握其用途，能对各种手术器械进行分类、清洗、包装及保养 5. 能识别各种手术用品种类、名称、规格及用途，并能做好术中用品的保存管理工作 6. 能独立执行医嘱，正确使用药物	1. 能对进出手术室的人员与物品进行监督与管理 2. 能按要求进行手术间设备与物品配置的管理 3. 能独立完成眼底外科及外眼手术的巡回工作，并能根据手术情况准备手术器械及用物 4. 能熟练操作 Phaco 机，玻璃体切割机，冷冻机，激光机等手术仪器 5. 能运用手术相关的法律、伦理知识解决实际问题 6. 能完成各项护理记录文书的书写	1. 能掌握洁净手术室净化原理及管理要求 2. 能对岗位职责及工作质量标准的修订提出合理化建议 3. 能根据不同手术器械合理配备手术器械及特殊物品 4. 能进行手术室护理记录文书的培训	1. 能对手术室的建筑设计及环境管理提出建议 2. 能完善或修改岗位职责及工作质量标准 3. 能做好本手术小组仪器设备的管理工作，根据本手术小组的手术需要，制定手术器械、仪器的订购计划 4. 能对手术护理记录文书的书写进行持续质量控制

续表

职级	N1 级初级责任护士		N2 级初级责任护士 (2~4 年)	N3 级高级责任护士 (5~8 年)	N4 级责任组长 (9~10 年)
	N1a 级助理护士 (0~3 个月)	N1b 级助理护士 (4 个月~1 年)			
消毒隔离管理	1. 能掌握消毒、灭菌的概念、种类与适用范围 2. 能根据物品的种类及性质选用消毒灭菌方法 3. 能掌握手术物品的消毒及储存要求 4. 掌握手术室各种灭菌设备（如小型快速灭菌炉、环氧乙烷灭菌炉、等离子低温灭菌炉等）的使用方法及注意事项 5. 能正确选择各种消毒灭菌包装材料、消毒灭菌指示胶带或指示剂，并能掌握消毒灭菌效果的判断方法 6. 能正确处理各类医疗废物 7. 能在上级护士指导下正确执行卫生学监测的方法	1. 能完成一般感染手术术前准备、术中隔离、术后物品的处理，能指导卫生员对手术间环境进行处理 2. 能正确处理各类医疗废物 3. 能独立完成消毒灭菌卫生学监测工作	1. 能完成特殊感染手术的术前准备、术中隔离、术后物品及手术间环境的处理。 2. 能指导下级护士正确执行消毒灭菌卫生学监测工作	能对手术物品的监测结果进行评价，分析其消毒灭菌、储存使用等环节中存在或潜在的问题，提出整改意见	1. 能对下级护士提出消毒隔离的整改意见进行分析汇总 2. 对消毒隔离流程及管理具有监控能力
安全管理	1. 能掌握手术患者的核对内容及方法 2. 能掌握标准预防的概念及相关技术操作 3. 在上级护士指导下能按流程处理针刺伤等各类职业暴露事件	1. 能掌握安全接送患者的知识 2. 能正确执行手术患者的核对工作 3. 能正确管理手术物品及正确放置病理标本	1. 能完成全麻患者及特殊患者的接送，并采取相应的保护措施 2. 能对手术患者中可能出现的各种风险情况（如压伤、烫伤、灼伤/伤等）进行评估，并采取相应的防护措施	1. 能分析接送患者过程中存在的安全隐患，并采取预见性的护理措施，防止意外的发生 2. 在上级护士指导下完成职业安全防护工作流程的制定	1. 能分析职业安全防护工作流程中存在的问题，提出改进意见，不断完善工作流程 2. 能预见并及时消除术中各种安全隐患，参与制定各种应急预案

续表

职级	N1级初级责任护士		N2级初级责任护士（2~4年）	N3级高级责任护士（5~8年）	N4级责任组长（9~10年）
	N1a级助理护士（0~3个月）	N1b级助理护士（4个月~1年）			
安全管理	4. 能掌握安全接送患者的知识 5. 在处理术后各种物品时能做好自我防护	4. 能正确使用职业安全防护用具 5. 能按流程初步处理针刺伤等各类职业暴露事件 6. 在上级护士指导下，能对手术患者术中可能出现的各种风险情况（如压伤、烫伤、灼伤等）进行评估 7. 能掌握体温调节机制的相关知识 8. 能掌握手术室常见辐射（激光）的防护方法 9. 能根据患者的年龄、病情等，正确使用各种保暖设备			
专科理论与实践的能力	1. 能掌握术前眼部冲洗方法及注意事项 2. 能掌握常用麻醉的种类、方法及药物的使用等相关知识 3. 在上级护士指导下能完成手术仪器使用后的清洁、保养和维护工作	1. 能独立完成内眼及门诊外眼手术的巡回工作 2. 正确掌握全麻手术的配合 3. 能按操作指引正确使用及保养常用手术仪器（如前段玻璃体切割机、无影灯、电动手术床等） 4. 能掌握手术的消毒范围及眼的解剖知识 5. 能根据手术要求摆置手术体位	1. 能掌握眼球及眼各附属器的解剖、眼部手术的消毒范围，手术步骤等相关知识 2. 能掌握眼科常见疾病的病因，临床表现等相关知识 3. 能正确使用各种手术仪器及保养贵重器械	1. 能完成各种复杂手术的巡回配合工作 2. 能正确使用及保养各种仪器设备 3. 能判断各种仪器的报警原因并给予简单处理 4. 能正确处理及保养各种特殊器械	1. 能完成本手术小组各种手术的巡回配合 2. 能运用眼科疾病的相关知识，解决患者术中的护理问题 3. 掌握本手术小组手术配合中发展动态，评估手术配合中存在的流程、质量问题，提出持续改进意见 4. 不断完善、改进本手术小组各项工作流程，检查落实情况并评价实施效果

续表

职级	N1级初级责任护士		N2级初级责任护士(2~4年)	N3级高级责任护士(5~8年)	N4级责任组长(9~10年)
	N1a级助理护士(0~3个月)	N1b级助理护士(4个月~1年)			
专科理论与实践的能力		6. 能正确使用中心负压抽吸及各种医用气体			5. 能制定、完善本手术小组新技术新业务的操作流程及工作指引,并对护士进行培训
应急与协调能力	1. 能运用徒手心肺复苏术,简易呼吸囊等急救设备,掌握吸痰、吸氧等急救技术 2. 能掌握手术室各项应急预案的理论知识 3. 能了解手术室常见差错事故的预防方法	1. 能独立做好急诊手术的配合工作 2. 在上级护士的指导下能做好各项差错事故的防范技术 3. 在上级护士的指导下参与手术室各种应急情况的处理:①停电的处理;②心搏、呼吸骤停的急救 4. 遇到投诉或纠纷时寻求帮助	1. 能正确、有效地做好手术室各项差错事故的防范工作 2. 能根据各项急救技术及意外情况,配合手术中各项急救情况的抢救 3. 遇到投诉或纠纷时,能作出初步分析及处理	1. 能对手术室存在的安全隐患及时发现及防范 2. 能正确处理手术室各项应急情况 3. 能评估术中可能出现的意外情况,及时提供有效的反馈信息,并采取相应的护理措施 4. 能指导下级护士解决投诉或纠纷	1. 根据手术情况合理调配人力资源及手术间急救物品 2. 具有组织、协调,指挥下级护士对危急、重症患者抢救的能力 3. 能制定手术室突发事件处理的工作流程,评价实施效果,对护士进行培训 4. 具备一定的管理能力,在科室工作中起到核心作用;能与医生、麻醉师、手术科室,后勤部门做好沟通,保证手术室正常运作 5. 分析引起投诉或纠纷的原因,制定防范措施及改进工作指引
围术期患者管理能力	1. 学习手术患者术前评估 2. 学习急诊手术前患者评估 3. 学习术后复苏患者病情观察的内容及方法	1. 独立完成手术患者术前评估 2. 独立完成急诊手术前患者评估	1. 能独立完成常见手术的术前访视工作,正确收集患者资料,评价术者情况,进行健康教育及心理疏导	1. 能独立完成重大、复杂手术的术前访视,正确收集患者资料,进行健康教育及心理护理,制订术中护理工作计划	1. 能指导下级护士做好术前访视及术后回访工作 2. 能对术前访视、术后回访内容、流程及健康教育资料的设计提出改进意见

续表

职级	N1 级初级责任护士		N2 级初级责任护士（2~4 年）	N3 级高级责任护士（5~8 年）	N4 级责任组长（9~10 年）
	N1a 级助理护士（0~3 个月）	N1b 级助理护士（4 个月~1 年）			
围术期患者管理能力		3. 能独立完成术后复苏患者病情观察	2. 能独立完成常见手术的术后回防工作 3. 对术后患者复苏异常出现的意识、生命体征、血氧饱和度、肢体活动等异常情况作出正确判断并采取相应措施	2. 能独立完成重大、复杂手术的术后回访工作，及时了解患者情况，反馈患者信息，制订下一步护理计划 3. 能指导下级护士及时处理术后患者复苏期存在的各种意外 4. 能动态掌握围术期存在的护理问题，并制订相应的对策	3. 能制定复苏期发生的各种意外情况的护理应对措施，并对下级护士进行培训 4. 能了解围术期护理发展动态
教育、培训、科研与质量监控能力	1. 参加院内及科室的业务学习，能掌握其相关内容 2. 参加手术室专业规范化培训，并能完成相关培训计划 3. 在上级护士指导下，能按手术室的工作指引、流程及质量标准进行工作	1. 在上级护士指导下，能按手术室各项工作质量标准进行工作 2. 参加护理业务学习并掌握其内容 3. 能按要求书写手术护理记录	1. 在上级护士指导下能完成护理业务查房、教学查房 2. 能按要求完成继续教育培训 3. 掌握护理质量管理的概念及手术室护理质量管理原则 4. 掌握护理科研论文的相关知识及撰写护理论文的方法	1. 能组织常见手术护理业务查房、教学查房 2. 参加院内、省市手术专业继续教育培训，能掌握其内容 3. 承担实习护士的带教及承担新护士、进修护士的带教工作，具有一定的授课能力 4. 能撰写一定水平的专业论文 5. 参与手术室质量控制小组的工作，能对下级护士的工作质量进行评价、反馈和指导	1. 能组织新开展手术、疑难手术的护理查房 2. 参加省级、国家级手术专业的继续教育培训，并能掌握其内容 3. 能承担各层级护士的培训工作，并评价培训效果 4. 了解国内外手术专业学科发展前沿动态，并能应用于实际工作中 5. 能撰写较高水平的论文，并在公开刊物上发表 6. 参与修订、完善手术室各项工作制度、流程、指引及手术室护理质量标准等 7. 能发现质量问题，提出整改意见

表 8-19　手术室各层级护士培训方法及内容

职级	N1级初级责任护士		N2级初级责任护士(2~4年)	N3级高级责任护士(5~8年)	N4级责任组长(9~10年)
	N1a级助理护士(0~3个月)	N1b级助理护士(4个月~1年)			
理论	1. 层流手术室的概念、分级、分区等相关知识 2. 无菌物品室各种无菌物品的放置位置、原则、取放无菌物品的要求 3. 手术室常用的灭菌方法、原理、适应范围及注意事项 4. 各种消毒灭菌包装材料、消毒灭菌指示胶带或指示剂的选择方法，以及消毒灭菌效果的判断方法 5. 手术缝线的种类、性能及应用范围 6. 手术室常用药品及急救药物(点眼、口服、输液)的种类、用途、使用注意事项及保管原则 7. 人工晶状体测量单各参数代表意义以及人工晶状体分类及应用	1. 眼科常见疾病的手术禁忌证、适应证，常用手术方法及相关知识 2. 眼科常见手术的手术步骤及相关解剖知识 3. 手术过程中患者病情的观察内容 4. 玻璃体手术辅助特殊器械的种类、特点和用途 5. 眼内填充物的种类和特点 6. 义眼座的种类及特点 7. 眼眶内填充物的种类、特点及注意事项 8. 门诊常见手术术后的健康教育内容 9. 职业安全防护的相关内容及急救露事件的处理流程 10. 院内及科室业务学习、护理查房的相关知识	1. 手术室常见疾病的病因、病理、临床表现等相关知识 2. 眼科重大、复杂手术的手术步骤及相关解剖知识 3. 与手术相关的实验室检查指标的正常范围及临床意义等相关知识 4. 手术过程中各种意外情况下的急救技术及急救流程 5. 手术室各项差错事故的防范措施	1. 洁净手术室净化原理及管理要求 2. 手术室各班岗位职责及各项工作质量标准的相关内容 3. 护理质量管理的概念及手术室护理质量管理原则 4. 护理科研的相关知识及撰写论文的写作方法	1. 手术室的建筑设计、流程及管理要求 2. 专科各种仪器设备的管理要求 3. 消毒隔离相关管理知识 4. 各层级护士的培训目的、要求 5. 市级、省级、国家级手术专业的继续教育培训
实践	1. 术前眼部冲洗的目的、评估内容、操作方法及注意事项 2. 眼科常用敷料的种类及用途、折叠要求及敷料包的制作方法	1. 外科洗手原则和方法 2. 手术间电子面板的使用方法 3. 手术室常用设备(无影灯、手术床、手术显微镜、玻璃体切割机、激光机、超声乳化仪、电凝器、泪道治疗仪、异物磁吸机等)的原理、操作方法、注意事项及出现故障时的处理方法	1. 各类手术的室间安排原则及方法 2. 手术间设备与物品配置的管理内容及方法 3. 常见手术术前访视、术后随访的相关内容及方法	1. 眼科特殊器械、耗材的名称、用途、使用方法及保养要求 2. 特殊、复杂手术术前访视、术后随访的相关内容及方法	1. 手术室人力资源及手术间的调配原则及方法 2. 本专科各种手术的巡回配合及注意事项

续表

职级	N1级初级责任护士		N2级初级责任护士(2~4年)	N3级高级责任护士(5~8年)	N4级责任组长(9~10年)
	N1a级助理护士(0~3个月)	N1b级助理护士(4个月~1年)			
实践	3. 眼科各种常见手术器械包的组成及打包方法 4. 各种常见眼科常用器械的名称、用途及其清洁、消毒、灭菌方法 5. 手术室各种灭菌设备(如小型快速灭菌炉、环氧乙烷灭菌炉、等离子低温灭菌炉等)的使用方法及注意事项 6. 常用手术仪器(超声乳化手柄、冷凝机等)使用后的清洁、保养和维护方法	4. 常规手术术前准备内容(手术间、物品、无菌包、患者) 5. 患者手术前的核对内容及方法 6. 全麻手术护理配合及心电监护、中心抽吸装置的操作方法 7. 眼后节手术(视网膜脱离、闭合式玻璃体切除、眼后节异物取出术)的巡回配合及注意事项 8. 外眼手术(睑形、泪囊鼻腔吻合、泪囊摘除、眼球摘除、眼内容物剜出、眼眶、泪道疏通术及门诊小手术)的巡回配合及注意事项 9. 泪囊鼻腔吻合术手术前的塞鼻方法及注意事项 10. 外眼辅助仪器(电钻、电锯、微型止血仪)的使用方法及注意事项 11. 眼前节手术(白内障超声乳化摘除、青光眼复合小梁切除术、青光眼引流阀植入、角膜移植、羊膜移植)的巡回配合及注意事项 12. 常见手术眼内用药的目的及配制方法(丝裂霉素、万古霉素等) 13. 一般感染手术前准备、术中隔离、术后处理的相关内容及注意事项 14. 留置导管手术的相关内容及注意事项 15. 常见急诊手术的配合要点 16. 精细器械的清洗、保养、灭菌方法	4. 各项护理记录文书书写内容及注意事项 5. 特殊感染手术术前准备、术中隔离、术后物品处理的相关内容及注意事项 6. 指导卫生员对手术室环境进行处理的内容及方法 7. 参与护理业务学习、教学查房的内容及方法与技巧	3. 特殊、复杂手术(内镜下睫状体光凝、青光眼外眼光凝、眶骨折修复、白内障超声乳化摘除合并玻璃体切除等)的巡回配合及注意事项 4. 手术患者术中可能出现的风险评估内容及防护措施 5. 各种仪器的常见报警原因及处理方法 6. 新护士、进修护士临床带教的访流程及手术室健康教育资料的设计理论及方法 7. 手术室护理记录文书书写的培训内容及方法 8. 组织常见手术业务学习、护理查房的方法及技巧 9. 解决患者投诉或纠纷的方法及技巧	3. 手术护理记录文书书写的持续质量控制内容及方法 4. 本专科组新技术、新业务的操作方法及工作流程 5. 危急、重症患者的抢救内容及方法 6. 术前访视、术后手术室健康教育及手术室健康资料的设计内容及制定方法 7. 新开展手术、疑难手术的护理查房的组织内容及方法 8. 撰写并在公开刊物上发布手术室护理论文及参与方法 9. 制定、完善手术室各项规章制度、流程、指引及手术室护理质量标准的相关内容及参与方法

第三节　护士人文修养

　　21世纪,医学技术在取得了巨大成就的同时,也付出了很高的代价——医疗服务的技术因素大大膨胀起来,但贯穿于此过程的人文关怀在很大程度上被淹没。随着先进的高、精、尖端医疗仪器设备的不断涌现与广泛应用,现代化的诊疗技术遮蔽了患者的面孔和表情,流水线作业的诊疗过程让患者感受不到温暖和慰藉。但由于生活水平的不断提高及自我保健意识、法律意识的不断增强,人们对护理专业、人文关怀的要求越来越高,"以人为本""以患者为中心"的人性化护理服务对于提高护理品质极其重要。

一、人文关怀的相关概念

　　1. 人文关怀　人文关怀是对人的生存状态的关注,对人的尊严与符合人性的生活条件的肯定和对人类的解放与自由的追求。人文关怀就是关注人、关心人、重视人的个性、满足人的需求和尊重人的权利。

　　诺贝尔生理学或医学奖获得者S.E.Luria认为:医学在本质上具有两重性,它既是一门科学,又是一门人文学,需要人文精神的滋养,对护理人员的培养必须加强人文精神的教育;加强医德医风修养,不但要在求知领域追求人文精神的最高境界,不断刻苦钻研,追求真理,探索疾病护理新理论、新方法,更应在行善、臻美、博爱、至圣方面加强自身人文素养。

　　人文关怀是时代进步的客观要求,是现代医学不断发展的精神动力。

　　人文精神本质上是一种以人为中心,对人的生存意义、人的价值以及人的自由和发展进行珍视和关注的思想。

　　2. 人性化服务　亦称人文关怀,也就是把高尚的医德融入护理服务的全过程。唐朝孙思邈在《大医精诚》里论述了大医修养的两个方面:"精"与"诚"。"精"指专业熟练。"诚"指品德高尚。

二、人文关怀的内容

　　人文关怀包括制度文化、精神文化、行为文化和环境文化。

　　1. 制度文化　是统一护士的服务理念、仪表、修饰、行为和服务规范标准。在制定护理规章制度和护理操作规程时,要把制度文化融入其中,把人文关怀要求的细节体现在护理的全过程中。

　　对护士进行服务礼仪培训(包括日常礼仪、电话礼仪、上岗礼仪、交班礼仪等)。护士的完美形象不仅体现在护理操作中,而且贯穿于整个角色,在工作中护士注意专业形象,采取正确的姿势,以镇静的表情、饱满的精神给患者带来治疗的信心。护士在工作中表情自然,仪表端庄,落落大方,配合过硬的技能,可使患者增加安全感、信赖感。

　　对护士的考核要把人文关怀内容列为其中的评价指标。在临床护理实践中,必须将人文精神渗透到患者护理的全过程。护士不仅要及时准确执行医嘱及规范的护理操作,同时必须对患者实施关怀与照料,成为患者信赖的健康守望者、守护人。

2. 精神文化　是护理人员共同崇尚的基本信念、价值标准、职业道德及精神面貌。要重视新入职护士的职业道德教育及职业生涯规划,通过各种形式不同的业务学习及职业训练培养护士高尚的道德品质。

3. 行为文化　是将抽象的护理理念以外在形式表现出来,创建浓厚的文化氛围。不断培养护理人员的服务意识,真正体现"以患者为中心",以质量为核心,规范服务行为,转变护理理念,满足患者在生理、心理、社会各层面的需求。及时准确评估患者,提供患者所需要的服务,让患者感到宾至而归。

4. 环境文化　注重病房环境的人性化。安静、整洁、美观的治疗环境,护理人员热情、温和的语言,使患者有"病房是一个舒适的家"的感觉。

倡导实施护理人文关怀,给患者提供个性化、整体、有效的护理,使患者在生理、心理、社会精神上处于满足而舒适的状态,降低其不适的程度。护理人文关怀就是要确立以患者为中心的护理目标,切实保障和尊重患者的权利。当患者新入院时,护士应及时主动热情相迎,出院时护士笑脸相送。应恰当地称呼患者,处处尊敬患者,认真执行告知制度。在与患者交谈时,应表情和蔼,态度温和谦虚,注意认真倾听,给予鼓励和安慰,使患者得到一种关怀和理解,有利于减轻患者的紧张情绪,促进患者康复。

护士人文修养培育应作为护士终身教育要求,护理人文关怀培训应强调连续性、分阶段、协作性,且随着时间的推移,人文关怀在不断地更新和发展,人文关怀培训将成为护理人员的终身教育内容之一。

第九章 临床路径

第一节 临床路径基础

一、临床路径概述

(一) 临床路径概念

1. 临床路径 临床路径是由管理、临床医生、护士和医技等多学科专家共同参与,针对特定病种或病例组合的诊疗流程,整合检查、检验、诊断、治疗、护理等多种诊疗措施制定的标准化、表格化的诊疗规范。

2. 临床路径四个关键要素

(1)其对象是针对一组特定诊断或手术。

(2)临床路径的制定是综合多种学科医学知识的过程。

(3)路径的设计是依据住院流程,对检查治疗的项目、顺序和时间进行限定。

(4)结果是建立一套标准化的治疗模式,实现规范医疗行为,降低成本、减少变异、提高质量。

3. 临床路径与护理 临床路径护理版是针对特定的患者群体,以时间为横轴,以各护理措施为纵轴的日程计划表,是有预见性地进行工作的依据。

(二) 临床路径的起源与发展

20世纪80年代初,美国人均医疗费用由60年代的80美元上涨到1 710美元,增加了20多倍。美国政府为了遏制医疗费用不断上涨的趋势和提高卫生资源的利用率,以法律的形式实行了以耶鲁大学研究者提出的诊断相关分类为付款基础的定额预付款制(Diagnosis Related Groups-Prospective Payment System,DRGs-PPS)。这一改革给医院带来了经济风险,如果医院提供的实际服务费用低于DRGs-PPS的标准费用,医院才能有盈利；否则医院就会亏损。在这种情况下，医院为了生存，开始探索和研究低于DRGs-PPS标准费用的服务方法和模式，以保证医疗质量的持续改进和成本的有效控制。1990年，美国波士顿新英格兰医疗中心医院选择了DRGs中的某些病种，在住院期间按照预定的诊疗计划开展诊疗工作，既可缩短平均住院天数并节约费用，又可达到预期的治疗效果。此种模式提出后受到了美国医学界的高度重视，逐步得到应用和推广，后来，人们将这种模式称为临床路径。

目前美国已有60%以上的医疗机构相继采用临床路径，英国、澳洲、日本等的应用也逐渐增加。

我国对临床路径的应用已普遍重视，进行探索性研究与临床应用。相信随着医疗体制改革的推进和医疗保险制度的不断完善，临床路径在我国将具有较好的发展空间与前景。

（三）临床路径的意义

临床路径的实施可以减少医疗资源的浪费，降低医疗成本，减少住院天数，同时保证治疗效果，提高患者满意度。

1. 提高工作效率，降低平均住院日　临床路径通过明确医疗职责，减少治疗环节间的瓶颈，提高工作效率。临床路径是临床过程程序化，明确规定了患者检查、治疗的时间安排，避免了各种原因造成的时间浪费，有效降低住院患者的平均住院日。

2. 提高医疗质量，减少医疗差错发生　临床路径是由医学和多学科专家共同研究而制定的，使医务人员工作有章可循，提醒医务人员什么时间应该做什么、怎样做，避免制订治疗方案时的随意性，有利于提高医疗质量，减少医疗差错的发生。

3. 满足患者知情权，提高患者满意度　通过临床路径可以减少医疗成本，而不会影响治疗效果，使患者少花钱，看好病。另外，临床路径是医院专家共同研究制定的最佳治疗方案，同时，临床路径一定程度上满足了患者的知情权。

4. 减少资源浪费，降低医疗费用　通过临床路径规范了医生行为，减少医疗行为的随意性，进而减少浪费，降低了医疗成本。

二、临床路径的实施与管理

（一）临床路径的实施

临床路径的实施过程是按照PDCA循环[（Plan，Do，Check，Act）PDCA Cycle]模式进行的，包括以下几个阶段：

1. 前期准备　开展临床路径的医疗机构应当成立临床路径管理委员会、临床路径指导评价小组、临床路径实施小组；收集基础信息；分析和确定临床路径的病种或手术，选入原则为：

（1）常见病、多发病。

（2）治疗方案相对明确，技术相对成熟，诊疗费用相对稳定，疾病诊疗过程中变异相对少。

（3）结合医疗机构实际，优先考虑卫生行政部门已经制定临床路径推荐参考文本的病种。

2. 制定临床路径 制定临床路径的方法主要为专家制定法、循证法、数据分析法。制定过程中,需要确定流程图、纳入标准、排除标准、临床监控指标与评估指标、变异分析等相关标准,最终形成临床路径医生、护士和患者版本。各版本内容基本相同,但各有侧重,详细程度和使用范围有所不同,这也可以增进医务人员与患者之间的沟通,有利于患者参与监控,保证临床路径措施的落实。

3. 实施临床路径 各级医生、护士按照既定路径实施诊疗、护理工作。在实施临床路径时须注意:

(1)严格按照既定的准入标准,选择合适的病例。

(2)经常检查实施情况,尤其注意对变异的收集要做到及时、准确。在病例发生变异时,应尽快纠正变异,使其尽早回到路径中来。

(3)应向住院时间比预期时间长的患者解释原因。

4. 测评与持续改进 评价指标包括:

(1)年度评估指标:平均住院天数及费用等。

(2)质量评估指标:合并症与并发症、死亡率等。

(3)差异评估指标:医疗资源运用情况等。

(4)临床成果评估指标:降低平均住院天数、降低每人次住院费用、降低资源利用率等。

(5)患者满意度评估指标:对医生护士的诊疗技术、等候时间、诊疗环境等。

根据 PDCA 循环的原理,定期根据实施过程中遇到的问题以及国内外最新进展,结合实际,及时对临床路径加以修订、补充和完善。

(二)临床路径变异的管理

1. 变异的概念 临床路径的变异是指按纳入标准进入路径的个别患者,偏离临床路径的情况或在沿着标准路径接受医疗护理的过程中,出现偏差的现象。

2. 变异的分类

(1)按变异的原因:分为疾病转归造成的变异、医务人员造成的变异、医院系统造成的变异、患者需求造成的变异四类。

(2)按变异发生的性质:分为正性变异、负性变异两类。

(3)按变异管理的难易程度:分为可控变异、不可控变异两类。

3. 管理 对变异的管理是临床路径管理的重点,对变异记录和分析的过程就是为临床管理、制订医疗护理计划以及改进路径表单等工作提供信息反馈的过程。通过对变异的分析可以发现临床管理中存在的问题,可以明确诊疗流程中瓶颈所在,也只有对变异进行有效的管理才能使临床路径真正起到缩短住院天数,降低医疗费用,提高医疗质量的作用。

第二节　日间手术的临床路径管理和眼科实例

　　日间手术临床路径是随着日间手术的开展而产生的,它是日间手术重要的管理与支持手段之一。作为一种特定的临床路径种类,日间手术临床路径可引领医务人员完成某种日间手术的工作程序,使日间手术管理标准化、规范化。

一、日间手术临床路径概述

(一)实施日间手术临床路径的目的及意义

1. 提高医疗品质

(1)临床路径是通过科学的过程管理方法,建立标准化、规范化、程序化的疾病诊疗计划,减少了因经验诊疗而造成的成本浪费和资源的消耗。

(2)病种相关的检查和治疗项目是日间临床路径的核心质量,某一病种日间手术临床路径的制定,是通过查阅大量文献资料和对本院的该病种进行统计分析而设计出的合理的检查、治疗项目以及医疗工作的程序。

(3)日间手术临床路径对患者从入院到出院期间的每一个诊疗服务项目都建立了标准化、规范化的管理,因此减少了因医务人员个人经验和方法的不同而导致的结果的差异。避免了过度、随意、不恰当的医疗服务。

(4)临床路径让每个医务人员清楚自己职责,有预见性地进行医疗和护理工作,而不是机械、盲目地执行医嘱。

(5)临床路径是一种医患互动的管理技术,患者与家属参与诊疗活动的整个过程,从而加强医患沟通,提高患者满意度。

2. 控制医疗成本　日间手术临床路径是根据循证的原则制定出的标准化、规范化的诊疗方式,因此可减少不必要的医疗行为,控制患者的就医成本。另外,合理的路径流程减少了医务人员时间和劳动的浪费,提高了工作效率,促进了医院资源的有效利用。

3. 促进医疗质量持续改进　日间手术临床路径是一种跨学科的医疗模式,在实施临床路径过程中,通过管理措施增强了多专业医务人员的合作意识,既培养了团队精神,又提高了工作效率。另外,通过总结、分析个案变异的原因,针对变异的因素,制定出解决问题的措施,促进质量的持续改进并不断完善日间手术临床路径。

(二)开展日间手术临床路径的条件

开展日间手术临床路径首先是医院已经开展日间手术或为即将开展日间手术做准备。

1. 医院领导的重视　日间手术临床路径是整合了各种检查、诊疗项目的标准化、规范化、程序化的疾病诊疗计划,每一环节须按日程依序完成,如果任一环节受阻或延误均会影响临床路径的实施,只有医院领导的高度重视,才能顺利开展日间手术临床路径。

2. 具有良好的内部协调机制　日间手术临床路径是多部门、多专业人员共同参与的管理项目,医院内部应具有良好协调机制和相应的管理制度来保证日间手术临床路径的实施,如检验报告的及时发放、手术室优先安排手术等,否则,就无法推行日间手术临床路径。

3. 有合理用药的管理机制　日间手术临床路径必须符合护理用药的规定和要求,所以,如果医院对合理用药未采取任何管理措施或措施不力,均可影响日间手术临床路径的设计和推行。

4. 具有缩短平均住院日的管理措施　对于准备开展日间手术临床路径的医院来说,必须先有缩短平均住院日的相应管理措施。如医院未对平均住院日进行管理或无相应的管理措施,就谈不上实施日间手术临床路径。

(三) 制定日间手术临床路径的原则

1. 科学性　日间手术临床路径的制定应以循证医学为指导思想,以严谨的科学态度,在广泛的收集和利于文献资料的基础上制定出符合临床工作实际情况的日间手术临床路径。

2. 可实用性、操作性　实用操作性是制定日间手术临床路径的原则之一,在制定时,须注意每条诊治项目和护理服务项目的实用性和可操作性。

3. 统计检验性　制定日间手术临床路径是要考虑设有可测量性的指标和数据。

4. 持续改进性　临床路径必须经过具体的实施发现存在的不足,分析不足的原因,不断改进和修订使其逐步完善。

二、眼科日间手术临床路径实例

(一) 翼状胬肉临床路径表单

见表 9-1。

表 9-1　翼状胬肉临床路径表单

患者姓名:　　　　性别:　　　年龄:　　　住院号:　　　　　住院日期:
诊断:　　　　　手术时间:　　　年　　月　　日

时间	手术前准备	手术日(术前)	手术日(手术)	手术日(术后)	出院日(手术当天或术后第 1 天)
主要诊疗工作	□ 询问病史及查体 □ 开相关检查单 □ 上级医师查房,术前评估 □ 初步确定手术方式和时间	□ 上级医师查房与手术前评估 □ 向患者及其家属交代围术期注意事项 □ 继续完成眼科特殊检查	□ 手术前再次确认患者姓名、性别、年龄、准备手术的眼别、手术方案 □ 手术 □ 完成手术记录 □ 向患者及其家属交代手术后注意事项	□ 完成眼科特殊检查 □ 检查患者角/结膜伤口、羊膜/结膜贴附情况,炎症反应,眼球运动等,注意观察体温、血压等全身情况	□ 上级医师查房,进行手术伤口评估,确定有无手术并发症和伤口愈合不良情况,确定今日出院 □ 完成 24 小时出入院记录 □ 通知患者及其家属出院

续表

时间	手术前准备	手术日（术前）	手术日（手术）	手术日（术后）	出院日（手术当天或术后第1天）
主要诊疗工作		□ 根据检查结果，进行术前讨论，确定手术方案		□ 上级医师查房，确定有无手术并发症 □ 为患者换药 □ 向患者及其家属交代术后恢复情况	□ 向患者及其家属交代出院后注意事项 □ 预约复诊日期 □ 将出院记录副本及诊断证明书交给患者
重点医嘱	□ 视力、裂隙灯、眼压、眼底检查等常规眼科专科检查 □ 泪道冲洗 □ 血、尿常规，血糖、血脂、肝功能、肾功能，感染性疾病筛查，凝血功能 □ 心电图、胸片 □ 眼科常规检查：眼前节照相、验光、泪膜相关指标检查、角膜厚度测量 □ 抗生素滴眼液和眼膏点眼	□ 眼科二级护理常规 □ 饮食(普食/糖尿病饮食/其他) □ 局麻下行胬肉切除术联合羊膜移植或自体结膜瓣移植术或单纯胬肉切除术 □ 洗眼	□ 根据病情需要下达医嘱	□ 眼科二级护理常规 □ 饮食(普食/糖尿病饮食/其他) □ 抗生素、糖皮质激素滴眼液和眼膏 □ 非甾体类滴眼液(必要时) □ 人工泪液(必要时) □ 促进上皮修复类滴眼液和凝胶(必要时)	□ 今日出院 出院带药： □ 抗生素、糖皮质激素滴眼液和眼膏 □ 非甾体类滴眼液(必要时) □ 人工泪液(必要时) □ 促进上皮修复类滴眼液和凝胶(必要时)
主要护理工作	□ 门诊检查指引 □ 介绍术前检查的目的、配合方法、注意事项 □ 围手术期宣教、术前指导 □ 用药指导 □ 办理入院手续指导	□ 护理评估 □ 入院宣教、术前宣教 □ 心理护理 □ 手术前物品准备 □ 按医嘱执行治疗、护理 □ 完成术前护理记录单	□ 观察动态病情变化，及时与医生沟通 □ 执行医嘱 □ 完成手术护理记录单	□ 执行术后医嘱 □ 观察动态病情变化，及时与医生沟通 □ 术后心理与生活护理 □ 术后宣教 □ 介绍相关治疗、检查、用药的注意事项 □ 完成术后护理记录单	□ 执行出院医嘱 □ 出院宣教：生活指导、饮食指导、用药指导等 □ 协助患者办理出院手续 □ 完成出院护理记录单

续表

时间	手术前准备	手术日(术前)	手术日(手术)	手术日(术后)	出院日(手术当天或术后第1天)
病情变异记录	□无 □有,原因: 1. 2.			□无 □有,原因: 1. 2.	□无 □有,原因: 1. 2.
护士签名					
医生签名					

(二) 共同性斜视临床路径表单

见表 9-2。

表 9-2 共同性斜视临床路径表单

患者姓名:　　　　性别:　　　年龄:　　　　　住院号:　　　　住院日期:

诊断:　　　　　手术时间:　　　年　　月　　日

时间	手术前准备	手术当天(手术前)	手术当天(手术)	出院日(手术当天或术后第1天)
主要诊疗工作	□ 询问病史与体格检查 □ 当患者同时具有其他疾病诊断,影响第一诊断的流程路径流程实施	□ 上级医师查房与手术前评估 □ 向患者及其家属交代围术期注意事项 □ 继续完成眼科特殊检查 □ 进一步鉴别诊断,排除A-V征、垂直斜视以及其他非共同性斜视 □ 上级医师查房,根据检查结果进行术前讨论,确定手术方案 □ 向患者及其家属交代术前、术中和术后注意事项 □ 签署手术知情同意书,使用自费项目、特殊药品知情同意书,一次性耗材同意书 □ 打印手术风险评估单和手术安全核查表	□ 手术 □ 完成手术记录 □ 完成手术日病程记录 □ 向患者及其家属交代手术后注意事项	□ 上级医师查房,进行手术及伤口评估。确定有无手术并发症和伤口愈合不良情况,确定今日出院 □ 完成24小时出入院记录、出院小结、病案首页、疾病证明等材料的书写 □ 通知患者及其家属出院 □ 向患者及其家属交代出院后注意事项 □ 预约复诊日期 □ 将出院小结副本及诊断证明书交给患者

续表

时间	手术前准备	手术当天（手术前）	手术当天（手术）	出院日（手术当天或术后第1天）
重点医嘱	□ 血、尿常规，血糖、血脂、肝功能、肾功能，感染性疾病筛查，凝血功能 □ 心电图、胸片 □ 眼科常规检查，眼科特殊检查（斜视检查：主导眼、视野弧、同视机、三棱镜遮盖法检查斜视度、双眼视觉检查、AC/A、眼外肌功能检查、眼位照相等） □ 抗生素滴眼液点术眼	□ 眼科二级护理 □ 饮食 □ 抗生素滴眼液点术眼 □ 未成年人需陪护人1名 □ 拟在局麻或全麻下行右/左眼共同性斜视矫正术 □ 术前洗眼 □ 全麻患者术前禁食禁饮 □ 局麻+镇静（必要时） □ 术前30分钟肌注止血药	□ 眼科一级或二级护理 □ 饮食 □ 抗生素滴眼液点术眼，qid □ 非甾体类滴眼液 □ 口服抗菌药物（必要时） □ 未成年人需陪护人1名 □ 根据病情需要下达 □ 如术中发现眼外肌异常则加做病理检查	□ 斜视相关检查 □ 今日出院 □ 出院带药：抗生素滴眼液、非甾体类滴眼液
主要护理工作	□ 门诊检查指引 □ 术前用药指导 □ 办理相关手续指导 □ 介绍相关治疗、检查、用药、护理的配合知识 □ 术前宣教：全麻患者术前开始禁食时间、体温监测；预防感冒等麻醉前注意事项	□ 入院护理评估 □ 心理护理 □ 执行术前医嘱 □ 全麻患者手术前准备好急救物品 □ 健康宣教：疾病相关知识、术前、术中注意事项 □ 完成术前护理记录单	□ 执行术后医嘱 □ 健康宣教：术后注意事项 □ 术后心理与生活护理 □ 观察动态病情变化 □ 完成术后护理记录单	□ 执行出院医嘱 □ 健康宣教：手术后相关注意事项 □ 介绍疾病康复锻炼方法 □ 全麻患者指导家属居家照护方法 □ 出院宣教：生活指导、饮食指导、用药指导 □ 协助患者办理出院手续 □ 完成出院护理记录单
病情变异记录	□无 □有，原因： 1. 2.	□无 □有，原因： 1. 2.		□无 □有，原因： 1. 2.
护士签名				
医生签名				

（三）年龄相关性白内障临床路径表单

见表 9-3。

表 9-3 年龄相关性白内障临床路径表单

患者姓名：　　　性别：　　　年龄：　　　住院号：　　　　住院日期：
诊断：　　　手术时间：　　年　　月　　日

时间	手术前准备	手术日	出院日（手术当天或术后第 1 天）
主要诊疗工作	□ 介绍年龄相关性白内障相关知识，将日间病房相关宣传资料交给患者 □ 完善术前所必需的检查项目 □ 核实各项检查结果正常 □ 初步确定手术时间	□ 询问病史 □ 体格检查 □ 交代病情 □ 病历书写 □ 上级医师查房与术前评估 □ 向患者及家属交代术前、术中和术后注意事项 □ 患者选择人工晶状体 □ 选择手术用黏弹剂 □ 签署手术知情同意书、特殊药品知情同意书、一次性耗材同意书 □ 打印手术风险评估单和手术安全核查表 □ 完成手术记录 □ 向患者及家属交代手术后注意事项	□ 上级医师查房 □ 裂隙灯检查 □ 检查视力、眼压 □ 完成 24 小时出入院记录、出院小结、病案首页、疾病证明等材料的书写
重点医嘱	□ 检查视力、眼压 □ 血常规、尿常规 □ 凝血功能三项 □ 血生化（包括肝、肾功能，血糖） □ 感染性疾病筛查（包括乙肝、丙肝、艾滋病、梅毒） □ 心电图、胸透 / 胸部 X 线片 □ 眼部 A、B 超 + 角膜曲率 + 人工晶状体测量 □ 其他根据病情需要而定：角膜内皮细胞计数、小瞳验光等 □ 泪道冲洗 □ 抗菌药物眼水点双眼（4~6 次 /d）	**术前医嘱** □ 眼科二级护理常规 □ 抗菌药物眼水点双眼（4 次 /d） □ 今日（具体时间）在表面麻醉 / 球后阻滞麻醉 / 全麻下行右 / 左眼超声乳化 + 人工晶状体植入术 □ 术前 30 分钟术眼滴复方托吡卡胺或其他散瞳药水 3 次	□ 今日出院 □ 出院带药：抗菌药物 + 类固醇激素眼药水 6 次 /d，持续 2~3 周

续表

时间	手术前准备	手术日	出院日(手术当天或术后第 1 天)
重点医嘱		术前 15 分钟术眼滴表麻药 3 次 □ 术前洗眼 **术后医嘱** □ 眼科二级护理常规 □ 抗菌药物 + 类固醇激素眼药水点术眼(6 次 /d),必要时加用非甾体类消炎眼药水 □ 必要时预防性抗菌药物使用	
主要护理工作	□ 门诊检查指引 □ 入院前用药指导 □ 办理入院手续指导	**术前护理** □ 入院护理评估、健康教育 □ 饮食宣教 □ 心理指导 □ 观察生命体征 □ 按医嘱执行治疗、护理、完成术前准备 □ 完成术前护理记录单 **术后护理** □ 执行术后医嘱 □ 观察病情变化,监测生命体征 □ 健康宣教:术后相关注意事项、饮食、用药等 □ 完成术后护理记录	□ 执行出院医嘱,协助办理出院手续 □ 进行出院指导:生活指导、饮食指导、用药指导 □ 完成出院相关护理记录
病情变异记录	□无 □有,原因: 1. 2.	□无 □有,原因: 1. 2.	□无 □有,原因: 1. 2.
护士签名			
医生签名			

（四）原发性急性闭角型青光眼临床路径表单

见表 9-4。

表 9-4　原发性急性闭角型青光眼临床路径表单

患者姓名：　　　性别：　　　年龄：　　　住院号：　　　　住院日期：
诊断：　　　　手术时间：　　年　月　日

时间	手术前准备	手术日（手术前）	手术日（手术后）	出院日（手术当天或术后第 1 天）
主要诊疗工作	□ 介绍原发性急性闭角型青光眼相关知识，将日间病房相关宣传资料交给患者 □ 完善术前检查 □ 核实术前检查结果正常、齐备	□ 询问病史及体格检查、交代病情 □ 完成术前病程记录 □ 上级医师查房、术前评估 □ 签署手术知情同意书，使用自费项目、特殊药品知情同意书，一次性耗材同意书 □ 打印风险评估单和手术安全核查表	□ 完成手术记录 □ 完成术后病程记录 □ 向患者及家属交代病情及术后注意事项	□ 上级医师查房 □ 检查视力、眼压 □ 裂隙灯检查 □ 观察眼压、伤口、滤过泡、前房等情况 □ 如果出现浅前房、脉络膜脱离或恶性青光眼，及时进行相应处理，确定是否能离院 □ 完成相关病历书写 □ 向患者及家属交代出院后的后续治疗及相关注意事项 □ 将出院小结、疾病证明等交给患者
重点医嘱	□ 检查眼压、视力、冲洗泪道 □ 血常规、尿常规 □ 凝血功能四项 □ 血生化（包括肝、肾功能，血糖） □ 感染性疾病筛查（包括乙肝、丙肝、艾滋病、梅毒） □ 心电图、胸透/胸部 X 线片	□ 眼科二级护理常规 □ 饮食 □ 抗菌药物滴眼液 □ 监测血压、血糖（必要时） □ 术前常规检查 □ 今日下行小梁切除术 □ 术前、术后测血压、体温、脉搏 □ 术前洗眼、备皮 □ 术前 30 分钟缩瞳	□ 眼科二级护理常规 □ 饮食 □ 常规眼科检查 □ 肌注或口服止血药物 □ 止痛对症处理（必要时） □ 脱水治疗（必要时）	□ 抗菌药物＋类固醇激素眼水、眼膏 □ 非甾体类消炎药水（必要时） □ 散瞳剂（必要时） □ 门诊随诊

续表

时间	手术前准备	手术日（手术前）	手术日（手术后）	出院日（手术当天或术后第 1 天）
重点医嘱	□ 房角镜、眼部 A、B 超,UBM,视野、眼底彩照(必要时) □ 抗生素滴眼液 □ 药物处理高眼压:缩瞳剂、β 受体阻断、α 受体激动剂、口服碳酸酐酶抑制剂(醋甲唑胺)、高渗剂降眼压(甘露醇或甘油盐水) □ 眼压控制不满意,必要时前房穿刺	□ 术前口服镇静药 □ 术前 30 分钟肌注止血药物 □ 血管扩张药物(术前口服或带入手术室)(必要时)		
主要护理工作	□ 门诊检查指引 □ 介绍术前检查的目的、配合方法、注意事项 □ 围手术期宣教、术前指导 □ 用药指导 □ 办理入院手续指导	□ 入院护理评估、健康教育 □ 饮食宣教 □ 心理指导 □ 观察生命体征 □ 按医嘱执行治疗、护理,完成术前准备 □ 观察药物作用 □ 完成术前护理记录单	□ 执行术后医嘱 □ 观察动态病情变化、生命体征变化,及时跟医生沟通 □ 执行术后医嘱 □ 介绍相关治疗、检查、用药的注意事项 □ 术后心理与生活护理 □ 术后宣教 □ 完成术后护理记录	□ 执行出院医嘱 □ 进行出院指导:生活指导、饮食指导、用药指导 □ 完成出院护理记录单
病情变异记录	□无　□有,原因: 1. 2.	□无　□有,原因: 1. 2.	□无　□有,原因: 1. 2.	□无　□有,原因: 1. 2.
护士签名				
医生签名				

（五）黄斑裂孔临床路径单

见表 9-5。

表 9-5 黄斑裂孔临床路径表单

患者姓名：　　　　性别：　　　　年龄：　　　　住院号：　　　　住院日期：

诊断：　　　　手术时间：　　年　　月　　日

时间	手术前准备	手术日	出院日（手术当天或术后第 1 天）
主要诊疗工作	□ 介绍眼底病日间病房相关知识并把宣传资料交给患者 □ 完善术前所必需的检查项目（术前体检、眼底照相、OCT、B 超） □ 询问病史、体格检查、交代病情 □ 冲洗泪道 □ 核实检查结果正常、齐备 □ 上级医师检查、评估 □ 向患者及家属交代术前、术中和术后注意事项 □ 签署手术知情同意书，使用自费项目、特殊药品知情同意书，一次性耗材同意书" □ 打印手术风险评估单和手术安全核查表	□ 完成手术记录 □ 向患者及家属交代病情、特殊体位及术后注意事项	□ 上级医师查房 □ 裂隙灯和间接检眼镜检查 □ 注意视力、眼压、切口、玻璃体、视网膜情况 □ 完成 24 小时出入院记录、出院小结、病案首页、疾病证明等材料的书写 □ 如果眼压高或玻璃体混浊则进行相应处理 □ 向患者交代出院后的后续治疗及相关注意事项，如复诊时间、特殊体位等 □ 将出院小结、疾病证明等交给患者
重点医嘱	□ 检查视力、眼压、泪道、血压 □ 血常规，尿常规，凝血功能三项，血生化（包括肝、肾功能，血糖），感染性疾病筛查（包括乙型肝炎、丙型肝炎、艾滋病、梅毒） □ 心电图、胸透 / 胸部 X 线片 □ 眼部 B 超 □ OCT	**术前医嘱** □ 眼科二级护理常规 □ 饮食 □ 抗菌药物滴眼液 □ 特殊自备药（必要时：降血压药、降血糖药） □ 监测血压、血糖（必要时） □ 常规准备在局麻下行玻璃体切除 + 内界膜剥离术 □ 术前剪睫毛、结膜囊冲洗 □ 术前口服镇静药 □ 术前 30 分钟肌注 / 静脉推注止血药 □ 术前全身使用抗生素（必要时）	□ 今日出院 □ 抗菌药物滴眼液、眼膏 □ 甾体激素滴眼液、眼膏 □ 非甾体类消炎滴眼液 □ 散瞳剂 □ 玻璃体混浊：碘制剂 □ 门诊复查 □ 特殊体位

续表

时间	手术前准备	手术日	出院日（手术当天或术后第 1 天）
重点医嘱	□ 抗生素滴眼液点双眼(4~6次/d×3日) □ 双眼泪道冲洗	**术后医嘱** □ 眼科二级护理常规 □ 饮食 □ 特殊体位 □ 特殊自备药(必要时:降血压药、降血糖药) □ 监测血压、血糖(必要时) □ 抗生素、激素滴眼液 □ 非甾体抗炎药滴眼液 □ 抗菌药物、激素眼膏 □ 散瞳剂 □ 如眼压高,应用降眼压药物 □ 对症处理(止痛药、止吐药等) □ 根据其他并发症情况予相应治疗	
主要护理工作	□ 门诊检查指引 □ 术前用药指导 □ 办理入院手续指导	**术前护理** □ 护理评估、健康教育 □ 手术期前患者准备(剪指甲、更衣等) □ 介绍相关治疗、检查、特殊体位等注意事项 □ 心理指导 □ 观察生命体征 □ 按医嘱执行治疗、护理,完成术前准备 □ 完成术前护理记录单 **术后护理** □ 执行术后医嘱 □ 观察病情变化,监测生命体征 □ 健康宣教:术后相关注意事项、饮食、用药等 □ 介绍有关患者康复锻炼方法、正确体位 □ 完成术后护理记录单	□ 执行出院医嘱,协助办理出院手续 □ 进行出院指导:生活指导、饮食指导、用药指导 □ 完成出院护理记录单
病情变异记录	□无 □有,原因: 1. 2.	□无 □有,原因: 1. 2.	□无 □有,原因: 1. 2.

续表

时间	手术前准备	手术日	出院日（手术当天或术后第 1 天）
护士签名			
医生签名			

第十章　医院感染管理

医院感染管理是医院管理和护理管理的重要部分,是保证患者安全和医疗护理工作安全的重要手段。

第一节　医院感染管理组织与职责

一、医院感染管理组织

医院感染管理是各级卫生行政部门、医疗机构及医务人员针对诊疗活动中存在的医院感染、医源性感染及相关的危险因素进行的预防、诊断和控制的活动。

(一)医院感染管理组织

各级各类医疗机构应当建立医院感染管理责任制,制定并落实医院感染管理的规章制度和工作规范,严格执行有关技术操作规范和工作标准,有效预防和控制医院感染,防止传染病病原体、耐药菌、条件致病菌及其他病原微生物的传播。住院床位总数在100张以上的医院应当设立医院感染管理委员会和独立的医院感染管理部门,主任委员由医院院长或者主管医疗工作的副院长担任;住院床位总数在100张以下的医院应当指定分管医院感染管理工作的部门;其他医疗机构应当有医院感染管理专(兼)职人员。

(二)医院感染管理监控系统

医院感染管理委员会由医院感染管理部门、医务部门、护理部门、临床科室、消毒供应室、手术室、临床检验部门、药事管理部门、设备管理部门、后勤管理部门及其他有关部门的主要负责人组成。医院感染管理监控系统如图10-1所示。

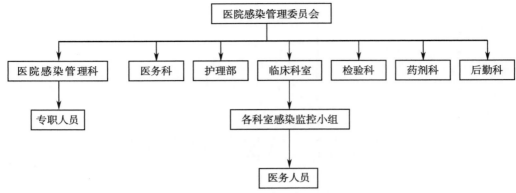

图 10-1　医院感染管理监控系统

1. 护理部主任或副主任参加医院感染管理委员会。

2. 护理质量管理委员会有专门的医院感染管理小组。

3. 护理部设有感控护士,在护理部主任领导下,协同医院感染管理科,负责全院与护理工作相关的医院感染预防控制工作,制定相关制度、培训并监督落实。

4. 各科室,特别是医院感染重点部门或科室设有院感联络医生和护士。

二、医院感染管理组织职责

(一)医院感染管理委员会的职责

1. 认真贯彻医院感染管理方面的法律法规及技术规范、标准,制定本医院预防和控制医院感染的规章制度、医院感染诊断标准并监督实施。

2. 根据预防医院感染和卫生学要求,对本医院的建筑设计、重点科室建设的基本标准、基本设施和工作流程进行审查并提出意见。

3. 研究并确定本医院的医院感染管理工作计划,并对计划的实施进行考核和评价。

4. 研究并确定本医院的医院感染重点部门、重点环节、重点流程、危险因素以及采取的干预措施,明确各有关部门、人员在预防和控制医院感染工作中的责任。

5. 研究并制定本医院发生医院感染暴发及出现不明原因传染性疾病或者特殊病原体感染病例等事件时的控制预案。

6. 建立会议制度,定期研究、协调和解决有关医院感染管理方面的问题。

7. 根据本医院病原体特点和耐药现状,配合药事管理委员会提出合理使用抗菌药物的指导意见。

8. 其他有关医院感染管理的重要事宜。

(二)护理管理人员的职责

1. 护理部要发挥支持医院感染管理的领导作用。建立医院感染管理责任制,制定并落实医院感染管理的规章制度和工作规范,严格执行有关技术操作规范和工作标准,有效预防和控制医院感染。

2. 对消毒技术、灭菌技术和无菌技术的执行情况进行动态检查。

3. 对本医院感染管理的重点科室、重点环节、重点流程的感染预防控制技术的执行进行监督。

4. 根据预防医院感染和卫生学要求,参与本院的建筑设计、重点科室建设的基本标准、基本设施和工作流程的审查并提出意见。

5. 对执行医院或护理部制定的清洁、消毒灭菌与隔离、无菌操作技术、医疗废物制度等情况进行监督。

6. 检查消毒灭菌方法的使用效果和促进医院清洁的各项制度的实施效果。

7. 制定护理人员培训计划,对护士及相关人员预防医院感染的职业卫生安全防护工作提供指导。

(三) 护理部感控小组的职责

1. 为医院制定流行病学监测及有效的医院感染预防控制计划。

2. 审核并参与制定各科感染控制计划,保证护理过程中的质量安全。

3. 检查消毒灭菌方法的使用效果,检查医院清洁制度的实施效果。

4. 为全院护士制定感控培训计划。

5. 监测护士手卫生、标准预防及重点防护措施落实情况。

6. 对感染事件进行调查和控制时,提出专业性建议,发挥领导作用。

(四) 感控专职护士的职责

1. 及时发现医院感染。

2. 参与调查感染类型和感染病原菌。

3. 参与工作人员培训。

4. 监测医院感染。

5. 参与医院感染暴发的调查。

6. 制定感染控制制度、规章,审议与感染控制相关的护理制度。

7. 保证执行国家、省卫生政策法规和感染预防控制政策。

8. 联络公共卫生部门,必要时联络相关卫生机构。

9. 向医务人员及患者、家属提供有关医院感染预防控制的专家咨询意见。

(五) 临床兼职感染管理监控护士的职责

1. 监督落实医院制定的各项消毒隔离制度,制定并监督落实符合本科室的消毒隔离措施和工作流程。对存在的问题及时进行整改、反馈、评价。

2. 配合医院感染管理科进行卫生学监测、消毒灭菌效果监测等医院感染监测工作。

3. 对本科室的紫外线灯管进行日常监测,每半年将紫外线灯管的强度上报医院感染管理科。

4. 定期监测消毒药械、一次性使用无菌医疗用品,杜绝过期物品,禁止一次性使用的医疗用品重复使用。

5. 发现或可疑医院感染病例,及时上报医院感染管理科,并积极采取有效措施,防止造成医院感染的暴发流行。

6. 监督手卫生执行。

7. 定期对本科室医务人员进行消毒隔离、职业防护等医院感染管理知识的培训。

第二节　医院感染的预防与控制

一、医院建筑设施的感染管理

（一）建筑分区与隔离要求

1. 在新建、改建与扩建时，建筑布局应符合医院卫生学要求，并应具备隔离预防的功能，区域划分应明确、标识清楚，污染物品不可流向清洁区域。

2. 医院建筑区域根据患者获得感染危险性的程度分为四个区域：

（1）低危险区域：包括行政管理区、教学区、图书馆、生活服务区等。

（2）中等危险区域：包括普通门诊、普通病房等。

（3）高危险区域：包括感染疾病科（门诊、病房）等。

（4）极高危险区域：包括手术室、重症监护病房、器官移植病房等。

3. 门诊与病房相对隔离，诊室应通风良好，配备适量的流动水设施和快速手消毒剂。

4. 普通病区的建筑布局与隔离要求

（1）在病区的末端，应设置 1 间或多间隔离病房。

（2）病房通风良好，自然通风或安装通风设施，保证病房空气清新。通风系统应区域化，防止区域间空气交叉污染。

（3）病室床位数单排不超过 3 张、双排不超过 6 张。

（4）感染性疾病患者安排在隔离病房，与非感染性患者分室安置。

（5）特殊感染性疾病患者应单人间安置，如条件限制，同种感染性疾病、同种病原体感染患者可安置同一隔离室，隔离室病床间距应大于 1.1m。

（6）明确服务流程，保证洁、污分开，防止因人员流程、物品流程交叉导致污染。

（7）应按照 WS/T313 的要求，配备合适的手卫生设施。

（二）医院空调系统的管理与维护制度

1. 日常卫生要求

（1）空调系统新风量和运行参数应符合国家卫生标准和要求，新风采气口的设置应保证所吸入的空气为室外新鲜空气，新风采气口应远离建筑物排风口和开放式冷却水塔。严禁间接从空调通风的机房、建筑物楼道及天棚吊顶内吸取新风。

（2）空调系统的新风口和回风口应安装防鼠、防虫设施。

（3）空调系统的过滤器（网）、表冷器、加热（湿）器、冷凝水盘应每年进行 1 次全面检查、清洗时更换；周围环境条件较差的单位，应根据实际，增加新风口过滤器（网）的卫生清洁的频率。

（4）空调系统冷却塔应保持清洁，每 6 个月清洗 1 次。

（5）空调机房内的送、排风口应经常擦洗，保持清洁，表面无积尘与霉斑。

（6）空调机房内应保持干燥清洁，严禁堆放无关物品。

（7）新建和改建的空调系统应设有可控制关闭回风等应急处理设施或设备。

（8）当出现下列情况之一时，应立即关闭空调系统进行清洗消毒：①冷凝水中检出溶血性军团菌等致病微生物；②空调送风中检出溶血性链球菌等致病微生物；③空调系统污染程度严重；④省级以上卫生行政部门规定的其他情况。

经清洁消毒处理后，符合《公共场所集中空调通风系统卫生规范》规定的卫生要求时，方可重新启用。

2. 日常清洗要求

（1）集中式空调通风系统的清洗应采用机械清洗方法。

（2）所清洗部位包括：送风管、回风管和新风管等风管系统；部件清洗，包括空气处理机组的内表面、冷凝水盘、加湿和除湿器、盘管组件、风机、过滤器及室内送回风口等；空调冷却水塔。

（3）清洗过程中应使风管内部保持负压；作业区隔离、覆盖、清除的污物应采用黄色塑料袋包装，采取"隔离转运"措施，并按感染性废物要求处置。

（4）冷却塔清洗消毒时应首先将冷却水排空，然后对冷却塔内壁进行彻底清洗，做到表面无污物；如冷却水中检出致病微生物时，应首先采用高温或化学方法对冷却水和塔壁进行消毒处理，然后将塔内的水排空，并对冷却塔内壁进行彻底清洗。

（5）集中空调通风系统需要清洗并消毒时，应先进行系统或部件的清洗，达到相应卫生要求后再进行消毒处理。应在保证消毒效果的前提下选择对风管及设备损害小的消毒剂，必要时消毒后应及时进行冲洗与通风，防止消毒溶液残留物对人体与设备的有害影响。

（6）记录：设专用的日常清洗、消毒登记本，每次清洗、消毒后及时记录，执行者签名。

3. 监测

（1）清洗效果监测包括：风管清洗后每平方米风管内表面积尘量；部件清洗后应无残留污物检出；检测消毒前、后的风管内壁细菌总数、真菌总数和致病菌。

（2）集中空调通风系统清洗后，施工单位应提供按照国家标准所做的自检报告。必要时由具备卫生学评价资质的机构对清洗消毒效果进行监测。

（3）集中空调通风系统清洗后，也可使用机器人将所有清洗过的风管内部情况进行拍摄，制成影像资料，以备查。

4. 评价标准

（1）冷却水、冷凝水中不得检出军团菌。

（2）空调送风的卫生要求如下：

1）可吸入颗粒物（PM10）≤0.15mg/m³。

2）细菌总数≤500CFU/m³。

3）真菌总数≤500CFU/m³（相对湿度 RH≥80% 的天气全年少于 100 天的地区）或 ≤1 000CFU/m³（相对湿度 RH≥80% 的天气全年多于 100 天的地区）。

4）溶血性链球菌等致病微生物，不得检出。

(3)消毒后的风管内壁细菌总数、真菌总数的去除率应>90%,致病菌不得检出。

(三)医院洁净系统的感染管理制度

1. 日常管理

(1)洁净区的日常维护可以在建筑单位的指导下实施或委托专业单位进行。

1)保持进去的三级过滤装置(初效、中效、高效)的气流畅通无阻。

2)保持管道内干燥无尘。

3)保持回风口滤网畅通无尘、无物品或设备阻挡。

4)室外排风口应与室外进风口的距离保持 5m 以上,离地 3m 以上。

5)过滤装置的更换与管道的清洁间隔时间应根据使用频率而定,通常初效过滤网、回风口过滤网应 1~2 周清洁,中效过滤网应 6~12 个月清洁或更换,高效过滤网 2~3 年更换。

(2)控制"尘源"。

1)凡进入洁净区人员应做手卫生,戴口罩、帽子,穿洁净服。

2)控制入室人员的数量。

3)进入物品均需在洁净区外做相应处理,如有外包装应拆去外包装,如无外包装应彻底清洁处理。

(3)洁净区内只允许放置必需的设备设施或家具等,物品摆放要避开回风口,尽量做到送风口与回风口的直线中无任何阻挡。

(4)日常保洁

1)重点为日常清洁,应实行湿式清洁。

2)清洁用具应分区使用,抹布、拖把、拖桶等洁具应按手术室洁净度级别分区使用,标志清晰、明确。

3)每台手术结束后,污染的敷料、布巾等不应随地乱丢,应丢入专用收集箱内,实行"隔离转移"措施。

4)清洁手术后,采用清水擦拭即可。

(5)地面等处被血液或排泄物污染时,不应直接使用拖把进行清理,应采取"覆盖消毒"措施。

1)采用蘸有消毒溶液(以不流淌为宜)的布类或多层纸巾覆盖污染物(消毒溶液量不足时可以随时滴加)。

2)采用蘸有同样消毒溶液的布类或纸巾,由污染物外四周 2m 处向内擦抹。

3)消毒作用达到有效时间(30 分钟以上)后,将所有使用过的布类或纸巾包裹污染物丢弃。

4)清水清洁卫生。

消毒剂可根据污染物性质进行选择,如血液推荐用 75% 乙醇溶液;呕吐物建议用有效氯浓度为 5 000mg/L 的消毒剂溶液;对设备仪器表面的消毒可选用 75% 乙醇溶液擦抹。

(6)日常监测

1)自检:主要采用平皿沉降法(要求暴露 30 分钟)监测空气中细菌菌落数,每季度不少于 1 次。

2）年检：内容包括尘埃粒子、压差、风速、空气中细菌菌落数、温湿度、换气次数等，由有资质的单位实施，每年不少于 1 次。

3）一旦发现超标现象，应立即排查，及时整改。

2. 个人防护

（1）进入洁净区人员应彻底更换清洁的衣鞋，并做好头部、口鼻部的保护，以制止自身的"发菌"，必要时入室前进行沐浴。穿着个人防护装备离开洁净区后，其个人防护装备则被视为"污染"，再次进入时应重新更换。

（2）室内应保持安静，人员避免大幅度的肢体运动与抖动各类织物，以减少扬尘。

（3）吸烟者在吐完最后一口烟 15 分钟后，方可进入洁净区。

（4）重复使用的个人防护装备，建议采用透气性好、不发絮且耐高温处理的面料。

二、医院感染管理制度

（一）医院感染管理制度

1. 建立健全医院感染管理组织（医院感染管理委员会、医院感染管理科、科室医院感染管理小组），认真贯彻执行《中华人民共和国传染病防治法》《中华人民共和国传染病防治法实施办法》《医院感染管理办法》《消毒技术规范》等有关规定，并认真履行各项职责，制定与完善医院感染突发事件的应急程序与措施。

2. 医院要根据有关规定制定医院感染的诊断、预防、消毒、灭菌、隔离与医疗废物管理等工作程序。

3. 医院要制定和实施医院感染管理与监督方案、对策、措施、效果评价和登记报告制度，并将医院感染管理纳入医院医疗质量管理与考核的重要内容。

4. 医院要加强消毒隔离工作，做好感染性疾病科、临床检验部门和消毒供应室等重点部门的医院感染管理与监测工作。

5. 医院感染管理部门协同有关科室监督、执行《抗菌药物临床应用指导原则》，制定和完善医院抗菌药物临床应用实施细则，坚持抗菌药物分级使用。开展临床用药监控，实施抗菌药物用量动态监测及超常预警，对过度使用抗菌药物的行为及时予以干预，提高抗菌药物临床合理应用水平。

6. 应当按照《医疗废物管理条例》《医疗卫生机构废物管理办法》《医疗废物分类目录》的规定对医疗废物进行有效管理，并有医疗废物流失、泄漏、扩散和意外事故的应急方案。

7. 医院建立全员医院感染控制培训教育制度，定期对医院在职职工和新职工进行预防医院感染的宣传教育与培训。

（二）医院感染监测管理制度

1. 医院感染管理科必须对患者开展医院感染监测，以掌握本院医院感染发病率、多发部位、多发科室、高危因素、病原体特点及耐药性等，为医院感染控制提供科学依据。

2. 医院感染管理科应采取前瞻性监测方法进行全面综合性监测。每月对监测资料进行汇总、分析,每季度向院长、医院感染管理委员会书面汇报和反馈。

3. 每年对监测资料进行评估,开展医院感染的漏报调查,调查样本量不少于每年应监测人数的 10%,漏报率低于 20%。

4. 对医院感染病原体分布及其抗感染药物的敏感性进行监测,定期向全院反馈。

5. 有条件的医院可开展目标性监测。监测目标应根据本院的特点、医院感染的重点和难点决定。

6. 医院感染现患率调查实查率 ≥96%,医院感染现患率 ≤8%;清洁手术切口感染率 ≤1.5%。

7. 消毒灭菌效果的监测

(1)医院必须对消毒、灭菌效果定期进行监测。灭菌效果合格率必须达到 100%,不合格物品不得进入临床使用部门。监测方法执行《消毒技术规范》。

(2)进入人体无菌组织、器官或接触破损皮肤、黏膜的医疗用品应达到灭菌,接触皮肤、黏膜的医疗用品应达到高水平消毒,符合《医院消毒卫生标准》。

8. 环境卫生学的监测　环境卫生学监测:包括对空气、物体表面和医务人员手的监测。对手术室、重症监护病房、口腔科、妇科、血液透析室、供应室无菌区、治疗室、换药室等重点部门进行环境卫生学监测。当有医院感染流行,怀疑与医院环境卫生学有关时,应及时进行监测。监测方法及卫生标准应符合国家规定。

（三）病房医院感染管理制度

1. 根据医院感染管理的规定开展预防医院感染的各项监测,对住院患者实施监控,监控率达 100%,发现医院感染病例及时上报,对监测发现的各种感染因素及时采取有效控制措施。

2. 感染患者与非感染患者分开,同类感染患者相对集中,特殊感染患者单独安置。

3. 病室内应定时通风换气,遇污染时进行空气消毒;地面湿式清扫每日 2 次,遇污染时立即清扫和消毒。

4. 患者被服应保持清洁,每周更换不少于 1 次,污染后及时更换;被褥、枕芯、床垫定期清洁、消毒,污染后及时更换消毒;禁止在病房、走廊清点被服,传染患者及疑似传染患者的被服放入有隔离标识的黄色袋中,送洗衣房单独消毒后再洗涤。气性坏疽、耐甲氧西林金黄色葡萄球菌等特殊感染伤口,应严格隔离,所用的器械、器具、物品均要进行消毒液浸泡—清洗—消毒或灭菌处理,符合《消毒技术规范》《医院消毒供应中心 第 2 部分:清洗消毒及灭菌技术操作规范》要求,床单位要采用床单位消毒机进行消毒,所用敷料放入专用塑料袋烧毁。患者转科、出院、死亡患者单位要进行终末消毒。

5. 病床湿式清扫,每天 1 次,一床一套(巾),床头柜等物体表面每天湿抹 1 次,一桌一抹布,用后消毒,遇有污染的物体表面及时消毒;患者出院、转科或死亡后,床单元必须进行终末消毒处理。

6. 严格遵守无菌技术操作原则,凡侵入性诊疗用物,均做到一人一用一灭菌;与患者皮肤黏膜直接接触物品应一人一用一消毒,干燥保存;餐具、便器、痰缸等一人一用一消毒,不得交叉使用。

7. 换药车或输液车上的无菌器械、罐、槽、盘等,使用后应及时盖严,定时更换和灭菌,并注明灭菌日期和开启日期及时间。

8. 治疗室每日定时通风换气,用消毒液擦地,每周大扫除 1 次,无菌物品抽样做细菌培养,每月 1 次,并有报告,结果存档。治疗室用的擦布及墩布等应有标记且专物专用。

9. 餐具每餐后必须执行一洗,二涮,三冲,四消毒,五保洁的工作程序。隔离的患者必须使用一次性餐具。

10. 体温表一人一支,每次使用后浸泡于 75% 酒精(或含氯消毒剂)溶液 30 分钟消毒,干式保存,每日更换酒精 1 次,每周清洗消毒 1 次,由专人负责。

11. 治疗室、配餐间、办公室、病室、厕所等应分别设置专用拖把、抹布,拖把标记明确,分开清洗,悬挂晾干,使用后消毒,不得交叉使用。

12. 配备流动水洗手设施,医护人员每诊疗、护理一个患者,接触污染物后,应严格按照手卫生规范及时进行手的清洗或消毒。

13. 严格执行《医疗废物管理条例》,认真做好医疗废物的分类收集、密闭转运、无害化处理和交接登记等工作。

(四)门诊、急诊医院感染管理制度

1. 门诊护士长根据本部门特点制定门诊、急诊日常清洁、消毒隔离制度并监督实施。

2. 门诊设隔离诊室及隔离治疗室,室内每日用紫外线照射 1 小时(记录灯管启用时间和累计时间),每周用酒精纱布擦拭紫外线灯管,保持无尘,定期空气培养,并记录。

3. 严格执行传染病预检分诊制度,发现感染性眼病患者或疑似感染性眼病患者,服务台导诊员应指导患者到隔离诊室就诊,到隔离治疗室治疗,患者接受诊治离开后,物表及用后的医疗用品按医院《感染性眼病消毒隔离工作指引》及时处理。

4. 诊室应定时通风,诊桌、诊椅、裂隙灯、直接检眼镜等每日清洁、消毒,被血液、体液污染后及时消毒处理。

5. 诊室须配备流动水洗手实施,诊台上配备速干手消毒剂,医务人员每次诊疗操作前后均应洗手或手卫生消毒。

6. 诊疗器械、器具按要求消毒与灭菌,在有效期内使用,一用一消毒或灭菌。

7. 与患者皮肤直接接触的诊疗设备的接触面及诊疗用物应一人一用一消毒或更换。

8. 严格执行职业安全防护相关规定。

9. 诊疗过程中产生的医疗废物,严格按照医疗废物与污水管理要求做好分类、收集、转运、交接、登记工作。

(五)治疗室、配药室、注射室、检查室医院感染管理制度

1. 室内布局合理,清洁区、污染区分区明确,标志清楚。无菌物品与非无菌物品分开存放,物品定位放置。灭菌物品包外标识清楚、准确,按灭菌日期依次放入专柜,过期重新清洗、灭菌。

2. 工作人员操作时衣帽整齐,洗手、戴口罩,严格执行各项无菌操作规程。

3. 医护人员发生特殊感染不得进入治疗室。

4. 坚持每日清洁消毒制度,地面湿式清扫,定时通风,确保室内物品清洁干净。

5. 操作前后用浸有消毒液的抹布擦拭台面、治疗车和治疗盘。

6. 每日紫外线消毒 2 次，每次照射时间为 1 小时并有记录。

7. 每季度空气培养 1 次，菌落计数 < 500CFU/m³。

8. 治疗室护士负责每周冰箱除霜 1 次，药用冰箱不得放置私人物品。

9. 静脉注射止血带做到一人一带一用一消毒。

10. 每日清点并检查无菌物品的有效期，过期物品需重新消毒后方能使用。

11. 抽出的药液、开启的静脉输入用的无菌液体须注明时间，超过 2 小时不得使用。各种溶媒不得超过 24 小时，并注明启用时间。

12. 一次性包装的皮肤消毒剂（如安尔碘）一经开盖后使用时间不得超过 7 天，碘附、酒精应密闭保存。

13. 治疗车物品摆放：上层为清洁区；下层为污染区。进入病室的治疗车、换药车应配备快速手消毒剂。

14. 各种治疗、护理、换药操作应按无菌伤口、污染伤口、感染伤口依次进行。

（六）洁净手术室医院感染管理制度

1. 健全和落实手术室规章制度、工作流程。

（1）严格执行《消毒技术规范》《医院洁净手术部建筑技术规范》《医院感染管理规范》中的有关规定。

（2）手术室医务人员和实施手术的医生应具备手术室医院感染预防与控制方面的知识，了解洁净手术室工作原理和环境要求，熟悉各级手术间手术适应情况，正确使用手术间。感染手术只能安排在负压洁净手术间进行。

（3）手术室主任和护士长负责督导医务人员遵守、落实各项规章制度及操作规程。

2. 布局合理，严格区分洁污流线。

（1）严格执行手术室的"三通道线路"，单向流程，洁污分流，明确分区、标识明确，避免交叉污染。

（2）手术室门、分区隔断门保持关闭状态。

3. 环境管理

（1）进入洁净手术室清洁区、洁净区域内的人员应通过各区域的缓冲区，应当设有明显标识和屏障，各区域的门应当保持关闭状态，不可同时打开出、入门。

（2）保持手术间的"相对密闭状态"。

1）室间物品相对固定，术前准备尽可能备齐术中所需物品，减少工作人员进出室间的次数。

2）参观者在指定的室间参观手术，尽量避免走动及开门，不可互串手术间，应与手术者和手术无菌台保持 30cm 以上的距离。

3）手术进行时关闭室间大门，严禁打开通往外走廊的门。

（3）控制洁净手术间的温湿度：洁净手术室温度应在 21~25℃；相对湿度为 30%~60%；噪声为 40~50dB；手术室照明的平均照度为 500lx 左右；洁净手术室的净化空调系统应当在手术前 30 分钟开启，手术结束后 30 分钟关闭。洁净手术室在手术中应保持正压状态，洁净区对非洁净区的静压差为 10Pa。如温、湿度不能控制在规定范围，巡回护士应及时向护士长汇报,请维护人员及时处理。

(4)加强卫生清洁管理。

1)制定洁净手术室卫生清洁、消毒制度和工作流程并严格执行。

2)手术室清洁工作应在手术结束后在净化空调系统运行时进行,Ⅰ级用房的运转时间为清洁、消毒工作完成后至少10分钟,Ⅱ~Ⅲ级用房的运转时间为清洁、消毒工作完成后至少20分钟,Ⅳ级用房的运转时间为清洁、消毒工作完成后至少30分钟。负压手术室每次手术结束后应当在负压持续运转20分钟后再进行清洁、消毒工作,清洁、消毒工作完成后运转时间按相应级别用房要求执行。

3)手术间严格进行终末消毒,每手术单元结束后,地面消毒采用400~700mg/L有效氯浓度的消毒液擦拭,作用30分钟。物体表面消毒方法同地面或采用1 000~2 000mg/L季铵盐类消毒液(消毒湿巾)擦拭。传染病患者及感染性眼病患者的手术结束后,应当马上对手术间环境及物品、仪器等进行终末消毒。

4. 人员管理

(1)设专人管理,严格控制入室人员。手术人员经专人核对手术通知单上名单后进入手术室。一台手术参观人员不得超过2人。洁净手术部的现场工作人员数量宜符合《医院洁净手术部建筑技术规范》(GB 50333—2013)的要求。观摩手术人员应穿有明显标识的隔离观摩服,一般只允许参观半限制区及经走廊参观限制区,正在实施手术的手术间禁止参观,并限制室内人员走动。

(2)所有手术人员均应严格执行无菌技术操作规程。

(3)进入手术室时,按要求更衣,帽子应将头发全部遮盖,戴有吸附作用的手术口罩,覆盖整个口鼻部。避免大声说话交谈。当手术衣被污染时,应及时更换。手术患者一律穿干净患者服,经患者通道入室。设立对接车严格区分室内车、室外车,患者进出必须更换交换车。

(4)进入洁净手术部清洁区、无菌区内的人员应当更换手术部专用的产尘少的工作服;并更换手术室的专用鞋帽、口罩等。

(5)患有上呼吸道感染或者其他传染病的工作人员应当限制进入手术室工作。

(6)在手术室的工作人员和实施手术的医务人员应当严格遵守无菌技术操作规程。

(7)在无菌区内只允许使用无菌物品,若对物品的无菌性有怀疑,应当视其为污染。

(8)实施手术刷手的人员,刷手后只能触及无菌物品和无菌区域;穿好无菌手术衣的医务人员限制在无菌区域活动。

(9)医务人员不能在手术者背后传递器械、用物,坠落在手术床边缘以下或者手术器械台平面以下的器械、物品应当视为污染。

(10)限制手术台上翻动患者。必要时也要轻柔,减少浮游菌沉降于手术区。患者应在麻醉准备间麻醉后被送入洁净手术室。

(11)手术结束后,医务人员脱下的手术衣、手套、口罩等物品应当放入指定位置后,方可离开手术室。

5. 物品管理

(1)手术室的器械消毒灭菌应严格按照《医疗机构消毒技术规范》(WS/T 367—2012)要

求进行,并经消毒供应中心专业化处理,以确保消毒灭菌达标。

(2)根据物品的性能选用物理或化学方法进行消毒或灭菌,小型快速灭菌器不能替代常规的压力蒸汽灭菌方法。

(3)手术使用的医疗器械、器具以及各种敷料必须达到无菌,无菌物品必须定点、定位、按消毒灭菌日期先后顺序分类放排列,标记清楚。在有效期内使用,不得使用过期无菌物品。

(4)一次性使用的无菌医疗器械、器具不得重复使用;接触患者的麻醉用物应当一人一用一消毒。

(5)医务人员使用无菌物品和器械时,应当检查外包装的完整性和灭菌有效日期,包装不合格或者超过灭菌有效期限的物品或有肉眼可见污垢的器械、敷料和物品不得使用。

(6)获准进入手术室的新设备或者因手术需要外带的仪器、设备,使用前必须对其进行检查,应按手术器械的性能、用途做好清洗、消毒、灭菌工作后方可使用。

(7)大件物品、仪器设备在半限制区内先进行清洁后才能进入洁净区。一次性及小件物品除去包装后进入手术室。手术室净化系统停止运行期间,不允许把大件物品、仪器搬入手术室。

(8)物品的灭菌过程:严格按照《医疗机构消毒技术规范》(WS/T 367—2012)执行,有灭菌效果监测的措施。

(9)无菌物品的存放:严格按照《消毒技术规范》执行。应分类放置于洁净区的不锈钢架子,顺序发放使用。由专人负责定期检查无菌物品的灭菌标识、灭菌日期、有效期、包装的完好性及执行者的签名。护士长及质量控制人员定期检查其工作。

(10)无菌物品的使用:应以保持其无菌性和完整性的方式打开、配制和传递。无菌物品应直接由刷手人员取出或安全放置于无菌区内。无菌物品一经打开必须保持其在视野范围内,确保其无菌性。

(11)清洁物品与污染物品:两者的流向应严格区分,污染物品应严格按照国家有关规定分类处理。

(12)接送患者平车应用交换车,并保持清洁,平车上的铺单一人一换。接送隔离患者的平车用后严格消毒。

(13)患者手术前应做有关传染病筛查,其手术通知单上应注明感染情况。传染病患者或者其他需要隔离患者的手术应当在隔离手术间进行。实施手术时,应当按照《传染病防治法》有关规定,严格按照标准预防原则并根据致病微生物的传播途径采取相应的隔离措施,加强医务人员的防护,手术结束后,应当对手术间环境及物品、仪器等进行终末消毒。

(14)手术后的废弃物管理应当严格按照《医疗废物管理条例》及有关规定进行分类、处理。

(15)手术敷料应采用不脱落纤维与尘粒的织品。

6. 日常管理

(1)对洁净区域的非阻漏式孔板、格栅、丝网等送风口,应当每周进行清洁,若有污染应随时清洁。对洁净区域内回风口格栅应当使用竖向栅条,每天擦拭清洁 1 次,每周彻底清洁,若有污染应随时清洁。

(2)洁净手术部的净化系统应在手术前 30 分钟开启,术前的风速、压力、湿度等指标应符合《医院洁净手术部建筑技术规范》(GB 50333—2013)中关于手术级别的要求,术前应有相关数据记录。

(3)负压手术室每次手术结束后应当进行负压持续运转 15 分钟后再进行清洁擦拭,达到自净要求方可进行下一台手术。过滤致病性气溶胶的排风过滤器应当每半年更换 1 次。热交换器机组散热器应当每周进行自来水喷射冲洗,并保持清洁干燥。对空调器内部加湿(热)器和冷凝水盘应每年进行 1 次全面检查、清洗时更换;周围环境条件较差的单位,应根据实际,提高新风口过滤器(网)卫生清洁的频率。

(4)特殊感染手术的消毒与管理:应在实施标准预防的基础上,根据不同情况,对感染患者采取相应隔离措施。特殊感染患者手术,各科室应提前与手术室联系,并在手术通知单上注明感染名称,以便合理安排手术。特殊感染手术应在专用负压手术间进行,手术间挂隔离标志,前缓冲室备有专用消毒用品及浸泡桶,门口备隔离(防护)服、防护口罩、手套、鞋套等。

7. 质量监测

(1)洁净手术室投入运行前,应当经有资质的工程师质检部门进行综合性能评定,并作为手术室基础资料存档。

(2)洁净手术室日常实行动态监测,必测项目为细菌浓度和空气的气压差。检测方法和标准符合相关规定。

(3)每天可通过净化自控系统进行机组监控记录,发现问题及时解决。

(4)每月对各非洁净区域局部净化送、回风口设备进行清洁状况的检查,发现问题及时解决。

(5)每月对各级别洁净手术室至少进行 1 间静态空气净化效果的监测并记录。每月测噪声、温湿度、空气、物表、手培养监测后记录在案。

(6)每半年对洁净手术室进行 1 次包括尘埃粒子、高效过滤的使用状况、测漏、零部件的工作状况等在内的综合性能全面评定,监控并记录。

(7)每半年对洁净手术室的正负压力进行监测并记录。

(七)消毒供应中心医院感染管理制度

1. 严格执行《医院消毒供应中心 第 1 部分:管理规范》(WS 310.1—2016)、《医院消毒供应中心 第 2 部分:清洗消毒及灭菌技术操作规范》(WS 310.2—2016)及《医院消毒供应中心 第 3 部分:清洗消毒及灭菌效果监测标准》(WS 310.3—2016)。

2. 制定本科室相应的岗位职责、操作规程、消毒隔离、质量管理、监测、设备管理、器械管理及职业安全防护等管理制度和突发事件的应急预案,并执行。

3. 周围环境清洁,布局合理,区域划分明确,区域间有实际屏障,有物品传递通道。人流、物流由污到洁,不交叉、不逆向。空气流向由洁到污,去污区保持相对负压,检查、包装、灭菌区保持相对正压。天花板、墙壁、地面等应光滑、耐清洗,避免异物脱落。

4. 维持适宜的温、湿度 去污区温度 16~21℃,相对湿度 30%~60%;检查、包装及灭菌区温度 20~23℃,相对湿度 30%~60%;无菌物品存放区温度低于 24℃,相对湿度低于 70%。定期对空气、物表进行清洁、消毒。

5. 按规范配置物品回收、洗涤、消毒、干燥、包装、灭菌、存储、发送全过程所需要的设备,制定并执行各种设备的操作规程及使用管理制度。

6. 按规范选择正确的消毒、灭菌方法和程序,灭菌合格物品应有明显的灭菌标志和日期,专室专柜存放,定期检查,在有效期内使用。制定并遵循各种诊疗器械、器具或物品的处理流程。一次性使用医疗用品,拆除外包装后,方可移入无菌物品存放间。

7. 按照规范对消毒、灭菌效果进行监测。

8. 制定各区域环境、物品、工作质量管理和监控措施,整个质量控制过程有记录并可追溯。

9. 制定并执行卫生清洁制度,保持地面清洁,抹布与地巾分区使用。

10. 工作人员严格执行手卫生管理制度。

11. 严格按照《医疗废物与污水管理》要求对废弃物进行分类管理。

12. 根据各岗位工作需要配备相应的个人防护用品,严格执行职业安全防护相关规定。

13. 工作人员应当接受与其岗位职责相应的培训,正确掌握以下知识和技能:

(1)各类诊疗器械、器具和物品的清洗、消毒、包装、灭菌、存放的知识与技能。

(2)相关清洗、消毒、灭菌设备的操作规程。

(3)职业安全防护原则和方法。

(4)医院感染预防与控制的相关知识。

(八) 手术部位感染预防与控制制度

1. 外科手术切口

(1)0类切口:体表无切口或经人体自然腔道进行的手术以及经皮腔镜手术。

(2)Ⅰ类:无菌切口。手术未进入感染炎症区,未进入呼吸道、消化道、泌尿生殖道及口咽部位。

(3)Ⅱ类:污染切口。手术进入急性炎症但未化脓区域;开放性创伤手术(如眼球穿通伤手术);术中有明显污染。

(4)Ⅲ类:感染切口。有失活组织的陈旧创伤手术;已有临床感染或脏器穿孔的手术(如感染性眼内炎、感染性角膜溃疡的手术)。

2. 外科手术部位感染

(1)表浅手术切口感染:仅限于切口涉及的皮肤和皮下组织,感染发生于术后 30 天内。临床诊断具有下述两条之一即可诊断:

1)表浅切口有红、肿、热、痛,或有脓性分泌物。

2)临床医生诊断的表浅切口感染。

病原学诊断:临床诊断基础上细菌培养阳性。

下列情况不属于切口感染:

1)切口缝合针眼处有轻微炎症和少许分泌物。

2)切口脂肪液化,液体清亮。

(2)深部手术切口感染:无植入物手术后 30 天内,有植入物(如人工心脏瓣膜、人工关节、人工晶状体等)术后 1 年内发生的与手术有关并涉及切口深部软组织(深筋膜和肌肉)的感染。临床诊断符合上述规定,并具有下述四条之一即可诊断:

1)从深部切口引流出或穿刺抽到脓液,感染性手术后引流液除外。

2)自然裂开或由外科医生打开的切口,有脓性分泌物或有发热≥38℃,局部有疼痛或压痛。

3）再次手术探查、经组织病理学或影像学检查发现涉及深部切口脓肿或其他感染证据。

4）临床医生诊断的深部切口感染。病原学诊断临床诊断基础上，分泌物细菌培养阳性。

（3）器官（或腔隙）感染：无植入物手术后 30 天，有植入物手术后 1 年内发生的与手术有关（除皮肤、皮下、深筋膜和肌肉以外）的器官或腔隙感染。临床诊断符合上述规定，并具有下述三条之一即可诊断：

1）引流或穿刺有脓液。

2）再次手术探查、经组织病理学或影像学检查发现涉及器官（或腔隙）感染的证据。

3）由临床医生诊断的器官（或腔隙）感染。

病原学诊断：临床诊断基础上，细菌培养阳性。

3. 管理要求

（1）医疗机构应当制定并完善外科手术部位感染预防与控制相关规章制度和工作规范，并严格落实。

（2）医疗机构要加强对临床医生、护士、医院感染管理专业人员的培训，掌握外科手术部位感染预防工作要点。

（3）医疗机构应当开展外科手术部位感染的目标性监测，采取有效措施逐步降低感染率。

（4）严格按照抗菌药物合理使用有关规定，正确、合理使用抗菌药物。

（5）评估患者发生手术部位感染的危险因素，做好各项防控工作。

4. 感染预防要点

（1）手术前

1）患者术前必须完成入院常规检查，检查结果异常时主管医生应指导患者到综合医院相关专科诊治或请外院专家会诊，待病情好转或稳定再行手术治疗。

2）有效控制糖尿病患者的血糖水平，尤其避免术前高血糖。

3）择期手术患者应尽可能待手术部位以外感染治愈后再行手术。

4）尽可能缩短术前住院时间。

5）术前 1~2 天患者做好全身清洁工作，如洗头、洗澡、剪指甲等。

6）术前 1~2 天每天滴抗生素眼药水 4~6 次。

7）术前冲洗双眼泪道，无分泌物。

8）术前彻底冲洗结膜囊及眼周皮肤。

9）有明显皮肤感染或感冒、流感等呼吸道疾病的工作人员，未治愈前不宜参加手术。

10）手术人员严格按照医务人员手卫生管理制度进行外科手消毒。

（2）手术中

1）有预防性用药指征者应在手术前 30 分钟或麻醉诱导期静脉给药。手术时间超过 3 小时，或超过所用药物半衰期，或失血量>1 500ml，术中应追加 1 次用药。

2）手术中应严格遵守无菌技术操作原则和手卫生规范。

3）手术野消毒符合手术要求。

4）尽量保持手术室正压通气及手术室门关闭，环境表面清洁，最大限度减少人员数量流动。

5）确保使用的手术器械、器具、物品等达到灭菌水平。

6）术中保持患者体温正常，防止低体温。

（3）手术后

1）接触患者术眼及敷料前后均应洗手或手消毒。

2）换药操作应严格遵守无菌操作原则。换药流程遵循清洁切口、污染切口、感染切口的顺序进行。

3）术后应使用新开启的滴眼剂，不得使用术前已开启用过的滴眼剂。

4）密切观察术眼情况，出现分泌物或前房积脓时应进行微生物培养，结合手术情况，及时诊断手术部位感染、积极治疗，并填写医院感染病例报告表报告医院感染管理科。

（九）一次性使用无菌医疗用品管理制度

1. 医院所使用的一次性使用无菌医疗用品必须由设备科统一集中采购，使用科室不得自行购入。不得从非法渠道购进无菌医疗器械。

2. 购置监督管理

（1）采购一次性使用医疗用品，必须从取得省级以上药品监督管理部门颁发医疗器械企业许可证、工业产品生产许可证、医疗器械注册证和卫生行政部门颁发卫生许可批件的生产企业或取得医疗器械经营许可证的经营企业购进合格产品；进口的一次性导管等无菌医疗用品应具有国务院药品监督管理部门颁发的医疗器械注册证。

（2）设备科应建立采购、质量验收制度并做好记录。采购记录包括：生产厂家产地、供货单位（企业名称）、产品名称、购进日期、数量、规格型号、单价、产品批号、消毒或灭菌日期、失效期、出厂日期、卫生许可证、注册证号，供需双方经办人签名。根据记录能追查到每批医疗器械、器具的进货来源。

（3）设备科必须对每批次采购进行质量验收，订货合同、发货地点及受款汇寄账号应与生产企业/经营企业一致，并查验每批次产品的检验合格证、生产日期、生产批号、消毒或灭菌日期及产品标识和失效期等，进口的一次性导管等无菌医疗用品应有灭菌日期和失效期等中文标识。产品大、中、小包装均应标注生产厂址和医疗器械产品注册证号等信息。产品包装信息与相关证件一致。

（4）设备科应由专人负责，建立出、入库登记制度，登记领取科室、产品名称、发放日期、数量、经办人等。

（5）产品如直接送至使用科室，设备科必须派专人到现场按要求进行产品质量验收、检查相关证件，并按出、入库登记制度。确认无误后交使用部门使用。

（6）当采购一次性医疗器械用品需更换生产企业及经营企业时，设备科必须按要求及时通知企业提供相关有效证件，经审核合格后方可购进。

（7）设备科定期检查经营企业有关证件的有效期，及时索要更新证件，保证产品的安全性和临床的需要。

3. 物品按要求分类存放，应存放于阴凉、干燥、通风良好的物架上，物架或柜距地面高度 20~25cm，距墙壁 5~10cm，距天花板 50cm。不得将包装破损、失效、霉变的产品发放给使用科室。

4. 使用过程的监督管理

(1)临床科室使用前,应检查小包装有无破损、产品失效期和有无不洁净等,发现问题停止使用,并及时上报。

(2)不得将包装破损、超过"无菌有效期"及包装上未注明出厂日期和有效期的一次性使用输液(血)器、一次性使用无菌注射器用于临床。

(3)不得重复使用一次性医疗器械、器具。

(4)领取各种物品,领、发双方要检查外包装,注意封签,标记完好情况。与科室交换要有书面记录,数量准确。

(5)使用一次性无菌医疗用品发生严重不良事件时,必须立即报设备科、医院感染管理科、医务科,设备科接到报告后必须及时采取有效处理措施,立即通知临床科室停止使用并召回该批号产品,封存已使用的产品以备进一步检验,同时向上级领导报告,并在事件发生24小时内报告卫生行政管理部门。

(6)一次性医疗器械使用后,严格按照《医疗废物管理条例》的规定进行处理,禁止存放使用或回馈市场。

(7)若发现不合格产品和质量可疑产品时,应立即停用并封存,立即报告设备科和医药感染管理科。设备科按程序及时报省市药品监管管理部门,医药感染管理科及时报上级及区、市、省卫生行政部门,不得自行作废、换货处理。

5. 医药感染管理科必须履行对消毒药械和一次性使用无菌医疗用品的采购、管理和回收处理监督检查责任。

(十)医务人员手卫生管理制度

1. 手卫生设施管理

(1)洗手与卫生手消毒设施管理

1)各诊疗区域均应设置流动水洗手设施。

2)洗手设施的基本要求:流动水洗手设施、非接触式水龙头、按压式或感应式洗手液、一次性擦手纸、洗手方法示意图。

3)盛放皂液的容器宜为一次性使用,重复使用的容器应每周清洁与消毒。皂液有混浊或变色时及时更换,并清洁、消毒容器。

4)手卫生设施的设置应方便医务人员使用。

(2)外科手消毒设施管理

1)洗手池设置的基本要求:洗手池设置在手术间附近,水池大小、高矮适宜,能防止洗手水溅出,池面应光滑无死角易于清洁;水龙头数量应不少于手术间的数量,水龙头开关应为非手触式;配备一次性包装洗手液、手消毒剂,手消毒剂的出液器应采用非手触式;配备指甲钳、灭菌手刷、灭菌的一次性干毛巾、计时装置、洗手流程及手消毒流程图。

2)洗手池应每日清洁与消毒;手刷使用后置于专用回收篮中,禁止将手刷丢弃于洗手池下方。

3)手刷及容器一用一灭菌,盛装灭菌干毛巾的容器一用一灭菌。

4)手消毒剂的采购和使用应严格按照消毒药械管理制度的要求进行管理。

2. 洗手与手卫生消毒

(1)洗手与卫生手消毒应遵循以下原则:当手部有血液或其他体液等肉眼可见的污染时,应用肥皂(皂液)和流动水洗手。手部没有肉眼可见污染时,宜使用速干手消毒剂消毒双手代替洗手。

(2)在下列情况下,应根据上述原则选择洗手或使用速干手消毒剂:

1)直接接触每个患者前后,从同一患者身体的污染部位移动到清洁部位时。

2)接触患者黏膜、破损皮肤或伤口前后,接触患者的血液、体液、分泌物、排泄物、伤口敷料等之后。

3)穿脱隔离衣前后,摘手套后。

4)进行无菌操作、接触清洁、无菌物品之前。

5)接触患者周围环境及物品后。

6)处理药物或配餐前。

(3)医务人员在下列情况时应先洗手,然后进行手卫生消毒:

1)接触患者的血液、体液和分泌物以及被传染性致病微生物污染的物品后。

2)直接为传染病患者进行检查、治疗、护理或处理传染患者污物之后。

(4)洗手方法

1)采用流动水洗手,使双手充分淋湿。

2)取适量洗手液,均匀涂抹至整个手掌、手背、手指和指缝。

3)认真揉搓双手至少15秒钟,应注意清洗双手所有皮肤,清洗指背、指尖和指缝,具体揉搓步骤为:①掌心相对,手指并拢,相互揉搓;②手心对手背沿指缝相互揉搓,交换进行;③掌心相对,双手交叉指缝相互揉搓;④右手握住左手大拇指旋转揉搓,交换进行;⑤弯曲手指使关节在另一手掌心旋转揉搓,交换进行;⑥将五个手指尖并拢放在另一手掌心旋转揉搓,交换进行;⑦必要时增加对手腕的清洗。

4)在流动水下彻底冲净双手,擦干,取适量护手液护肤。

5)注意事项:①洗手时应当彻底清洗容易污染微生物的部位,如指甲、指尖、指甲缝、指关节及佩戴饰物的部位等。②洗手使用洗手液、在更换洗手液时,应当在清洁取液器后,重新更换洗手液或者最好使用一次性包装的洗手液。禁止将洗手液直接添加到未使用完的取液器中。③手洗净后应用一次性纸巾、干净的小毛巾擦干双手,小毛巾应一用一消毒。④手无可见污染物时,可以使用速干手消毒剂消毒双手代替洗手。

(5)手卫生消毒方法

1)取适量的速干手消毒剂于掌心。

2)严格按照洗手的揉搓步骤进行揉搓。

3)揉搓时保证手消毒剂完全覆盖手部皮肤,直至手部干燥,使双手达到消毒目的。

3. 外科手消毒

(1)外科手消毒应遵循以下原则:

1)先洗手,后消毒。

2)不同患者手术之间、手套破损或手被污染时,应重新进行外科手消毒。

（2）洗手方法与要求

1）洗手之前应先摘除手部饰物，并修剪指甲，长度应不超过指尖。

2）取适量的清洁剂清洗双手、前臂和上臂下 1/3，并认真揉搓。清洁双手时，应注意清洁指甲下的污垢和手部皮肤的皱褶处。

3）流动水冲洗双手、前臂和上下臂下 1/3。

4）使用干手物品擦干双手、前臂和上臂下 1/3。

（3）外科手消毒方法

1）冲洗手消毒方法：取适量的手消毒剂涂抹至双手的每个部位、前臂和上臂下 1/3，并认真揉搓 2~6 分钟，用流动水冲净双手、前臂和上臂下 1/3，无菌巾彻底擦干。流动水应达到《生活饮用水卫生标准》（GB 5749—2006）的规定。特殊情况水质达不到要求时，手术医生应用醇类手消毒剂在消毒双手后戴手套。手消毒剂的取液量、揉搓时间及使用方法遵循产品的使用说明。

2）免冲洗手消毒方法：取适量的免冲洗手消毒剂涂抹至双手的每个部位、前臂和上臂下 1/3，并认真揉搓直至消毒剂干燥。手消毒剂的取液量、揉搓时间及使用方法遵循产品的使用说明。

（4）注意事项

1）不应戴假指甲，保持指甲和指甲周围组织的清洁。

2）在整个手消毒过程中应保持双手位于胸前并高于肘部，使水由手部流向肘部。

3）洗手与消毒可使用海绵、其他揉搓用品或双手相互揉搓。

4）术后摘除外科手套后，应用肥皂（皂液）清洁双手。

5）用后的清洁指甲用具、揉搓用品如海绵、手刷等，应放到指定的容器中；揉搓用品应每人使用后消毒或者一次性使用；清洁指甲用品应每日清洁与消毒。

4. 医务人员手卫生的质量管理

（1）医务人员不留长指甲，常剪指甲，以指甲末端与指端皮肤平齐为宜；不涂指甲油，不戴人工指甲或指甲套。

（2）能正确掌握手卫生知识和方法。

（3）能正确使用清洁手套和无菌手套。

（4）重点部门（如手术室、供应室）每月对工作人员进行手卫生学监测并记录。

（5）医院感染管理科定期对全院工作人员进行手卫生学抽样监测，当怀疑医院感染暴发与医务人员手卫生有关时随时进行监测，工作人员应积极配合，不得推诿。

（6）医务人员手消毒效果监测的细菌菌落总数应达到：卫生手消毒：≤10CFU/cm^2；外科手消毒：≤5CFU/cm^2。

三、医院消毒隔离管理

（一）医院消毒隔离制度

1. 医务人员工作时间应衣帽整洁。操作时必须戴工作帽和口罩，严格遵守无菌操作规程。严格执行手卫生规范，穿工作服不得进入食堂、宿舍和医院外环境。

2. 正确使用消毒剂、消毒器械、卫生用品和一次性使用医疗用品。一次性使用医疗用品用后应当及时进行无害化处理。

3. 进入人体组织或无菌器官的医疗用品必须达到灭菌。凡接触皮肤、黏膜的器械和用品必须达到消毒。

4. 抽出的药液放置不得超过 2 小时,开启的无菌溶液须在 2 小时内使用,各种溶媒不得超过 24 小时,并注明开启时间。

5. 特殊区域如各科治疗室、换药室、门诊注射室、普通手术室,每日消毒液擦拭物表与地面 2 次,每日空气消毒 1 次;重点部门医务人员手、物体表面及空气每季度 1 次细菌学监测,要有记录。使用的清洁工具(拖布、扫把、抹布等)标识明显,分别清洗,定点放置,定期消毒,不得交叉使用。

6. 病床湿扫(一床一巾)、床头柜湿抹(一柜一巾),使用后浸泡消毒。患者出院、转院、转科、死亡后应对患者的床单位进行终末消毒。脸盆、痰盂(除一次性外)终末消毒处理备用。

7. 洗衣房布局符合要求,洁污分开,特殊传染性衣物应分开消毒处理后洗涤。运送车辆洁污分开,并有定期清洁消毒制度。不得在病房或走廊清点被服,换下的带有脓血、体液的被服、床单放入污物袋中,到指定地点进行清洗,不明原因传染病、朊毒体、气性坏疽等特殊病原体感染的衣被要先消毒后清洗。

8. 化验报告单应实行近端或远端打印方式。

9. 疑似传染患者应单间隔离,患者的排泄物和用过的物品要按传染病管理要求处理。

(二) 洁净手术室消毒隔离制度

1. 严格划分洁净区与非洁净区,两者之间需设置缓冲区或传递窗,做到洁污分开、人流物流分流的原则。

2. 凡进入手术部的工作人员必须按规定统一穿手术专用衣、帽、鞋、口罩;外出时必须更衣,并换鞋或穿鞋套。

3. 严重呼吸道感染者,一律禁止入手术部,必要时戴双层口罩,方可入内;手术间应分感染手术间、洁净手术间和污染手术间,洁净手术应放在污染手术前做。

4. 感染手术必须在指定的感染手术间做,同时必须按感染手术常规处理房间及一切物品。手术后手术间地面和空气必须严密消毒。

5. 感染手术一律谢绝参观,并设 2 名巡回护士完成手术间的内外供应工作。

6. 手术部洗手、护士铺台、刷手、穿隔离衣、戴手套和手术配合均应符合无菌操作要求。巡回护士进行各种治疗注射、拿放无菌物品,应符合无菌操作要求。

7. 接送患者的手术平车必须注意及时换轮或消毒,并保持清洁,平车上的铺单应一人一换。

8. 各种无菌包及无菌容器中的消毒液,由专人负责定期灭菌或更换。碘酊、酒精等消毒液应密闭存放,每周更换 2 次,容器每周灭菌 2 次;无菌包有效期不得超过 7 天;开启的无菌敷料罐等应每日更换。

9. 工作人员必须熟悉各种消毒液的浓度、配制及使用方法,并可根据其效能定期检测。

10. 无菌物品的存放应严格按照《消毒技术规范》执行。

11. 手术部清洁用具必须严格分区使用,不得混用;手术部应有定期清洁卫生制度。

12. 每月必须对手术室物表、消毒剂、灭菌剂、医护人员的手和室内空气做 1 次微生物监测,并保存好检测记录。

13. 手术部工作人员必须按照标准预防措施做好个人防护。

14. 手术废弃物须按医疗废物管理制度要求进行处理。

(三)一般诊疗用物的清洗消毒流程

见图 10-2、图 10-3。

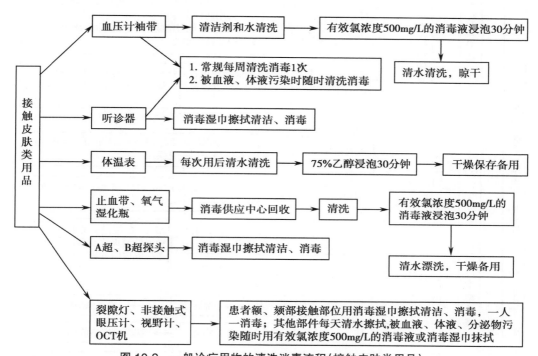

图 10-2 一般诊疗用物的清洗消毒流程(接触皮肤类用品)

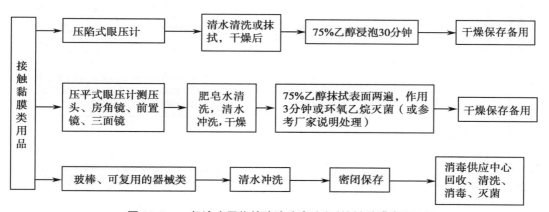

图 10-3 一般诊疗用物的清洗消毒流程(接触黏膜类用品)

（四）感染性眼病的消毒隔离流程

见图 10-4。

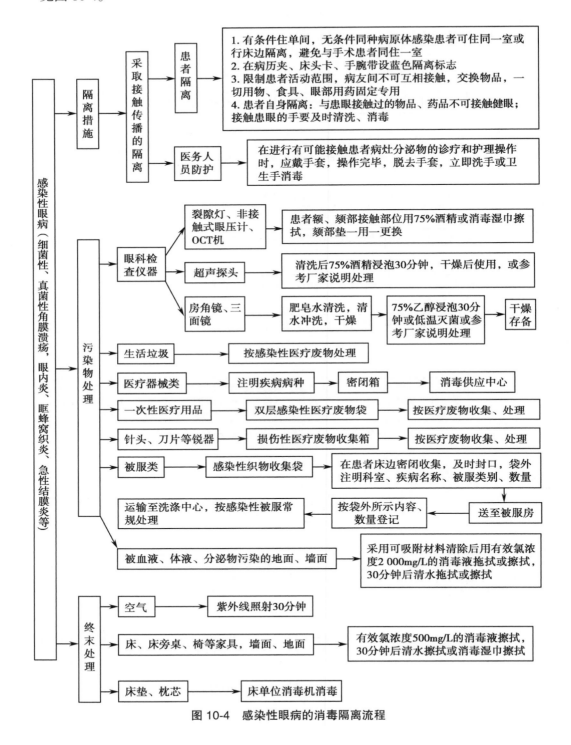

图 10-4 感染性眼病的消毒隔离流程

（五）经血液传播传染病的消毒隔离流程

见图 10-5。

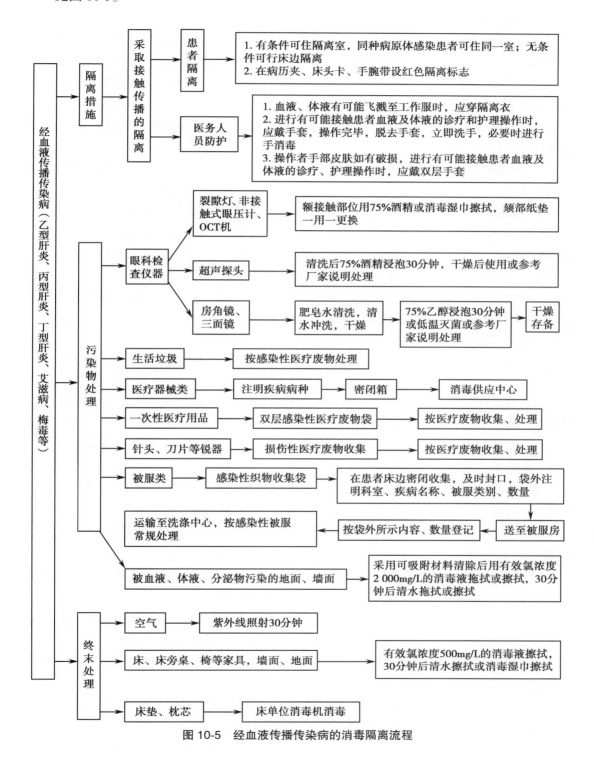

图 10-5 经血液传播传染病的消毒隔离流程

四、医疗废物及污水管理

(一)医疗废物管理制度

1. 成立专门的医疗废物管理组织,由医院感染管理科、总务科、护理部、检验科、药剂科等负责人组成。法人代表为第一责任人,负责对医疗废物的安全管理。

2. 本制度所称的医疗废物,是指医疗卫生机构在医疗、预防、保健以及其他相关活动中产生的具有直接或者间接感染性、毒性以及其他危害性的废物。

3. 本制度所称的医疗废物分为感染性医疗废物、病理性医疗废物、损伤性医疗废物、药物性医疗废物、化学性废物。

4. 医院收治的传染病患者或者疑似传染病患者产生的生活垃圾,按照医疗废物进行管理和处置。

5. 医院废弃的麻醉、精神、放射性、毒性等药品交药剂科按相关规定统一处理。

6. 各科室必须重视医疗废物的管理工作,严格执行管理制度并落实责任人。科室主任为第一责任人,护士长为第二责任人,科室应设置专人负责医疗废物的管理工作。

7. 医院相关职能部门和科室必须加强对医疗废物的管理和监测工作。

8. 医疗废物实施分类收集,统一使用黄色有标识塑料袋、桶、利器盒分类盛装医疗废物,禁止医疗废物与生活垃圾混装。感染性废物、病理性废物、损伤性废物、药物性废物、化学性废物不能混合收集。

9. 隔离的传染性患者或疑似传染性患者产生的医疗废物应当使用双层包装物,并及时密封。

10. 盛装的医疗废物达到包装物的 3/4 或容器的警戒线时,应当使用有效的封口方式,使包装物或容器的封口紧实、严密。

11. 每个包装物、容器上应当贴中文标签,标签内容包括:医疗废物产生的科室、产生的日期、类别,有需要的特别说明等。

12. 各科室对临时存放医疗废物的场地应当及时消毒,包装物或容器的外表面被感染性废物污染时,应当对被污染处进行消毒处理或者增加一层包装。

13. 医疗废物中病原体的培养基、标本、菌种、毒种保存液等高危险废物,应当首先在产生废物的科室进行压力蒸汽灭菌或化学消毒处理,然后按感染性废物收集处理。

14. 隔离的传染性患者或疑似传染性病患者产生的具有传染性的排泄物,由患者所在科室严格消毒,达到国家规定标准后方可排入污水处理系统。

15. 加强医疗废物的交接管理。各科室指派专人每天对医疗废物进行交接,并做好记录。登记资料至少保存 3 年。

16. 回收人员每天必须按照规定的时间和路线将医疗废物送至指定的暂存地点。回收人员应做好自身防护措施。

17. 运送人员在运送医疗废物前,应当检查包装袋或容器的标识、标签及封口是否符合要求,不得将不符合要求的医疗废物送到医疗废物暂存间。

18. 运送医疗废物应当使用防渗漏、防遗撒、无锐利边角、易于装卸和清洁的专用运送工具。运送工具应当有警示标识、运送工作结束后,运送人员应当对运送工具及时进行清洁和消毒,并及时记录。

19. 在运送时不得将医疗废物和生活垃圾混送,防止医疗废物的渗漏、流失和扩散。运送中不得做与运送无关的事情,保证及时、完整地将医疗废物送至医疗废物暂存间。暂存间的医疗废物堆放必须整齐,袋口向上,不得乱堆乱扔,造成医疗废物外泄。

20. 医疗废物暂存间由专人管理,管理人员必须做好自身防护措施,对各科室送来的医疗废物的分类、包装、封口等情况进行检查、登记数量和重量后按分类放置,杜绝医疗废物与生活垃圾混放。保持暂存间地面干净无污迹,医疗废物运走后,必须对墙面、地板、天花板及其他相关设施进行冲洗和消毒。

21. 医疗废物暂存间实行封闭式管理,禁止无关人员接触医疗废物,有防鼠、防蚊蝇、防蟑螂的安全措施,设置明显的"医疗废物"和"禁止吸烟、饮食"的警示标识。

22. 医疗废物统一由处置中心处置,医疗废物暂存间管理人做好与处置单位对运走的医疗废物的重量核对签名工作,总务科每月按要求填写和确认危险废物转移联单并保存转移联单。

23. 各科室和医疗废物运送单位必须加强人员的教育工作,任何科室和个人不得私留、转让、买卖医疗废物及其他废物废品。

24. 医疗废物发生流失、泄漏、扩散和意外事故时,必须立即采取紧急处理措施。

(二)医疗废物发生流失、泄漏、扩散和意外事故的应急预案

1. 成立医疗废物发生流失、泄漏、扩散和意外事故的应急处理小组,小组成员由主管院长、医务科、总务科、感染管理科、护理部、预防保健科、保卫科等部门负责人组成。

2. 一旦发生医疗废物流失、泄漏、扩散和意外事故,根据事件的性质及严重程度决定启动应急处理预案,医疗废物应急处置小组负责对事件应急处理的统一领导和指挥。

3. 报告与处理制度

(1)医疗废物发生丢失或被偷窃,必须立即向职能部门领导报告,由职能部门组织人员进行调查,分析流失原因,堵塞漏洞,并将查处情况书面报告医院感染管理科。

(2)无论任何人、任何部门发生或发现医疗废物泄漏、扩散时,必须立即向领导报告,职能部门立即组织和指导有关人员对污染场地及周边环境进行就地消毒,必要时封锁污染区域,疏散可能受到伤害的人群,以防止扩大污染。同时向医院领导及应急处置小组报告,并在 48 小时内向上级主管部门、卫生行政主管部门、环境保护行政主管部门报告。调查处理结束后,必须将调查处理的结果向医疗废物应急处置小组、卫生局等部门进行书面报告。

(3)发生因医疗废物管理不当导致 1 人以上死亡或者 3 人以上健康损害,医院感染管理科应立即报告医院应急处理小组和上级主管部门,并于 12 小时内向省、市卫生行政主管部门、环境保护行政主管部门报告。发生因医疗废物管理不当导致 3 人以上死亡或者 10 人以上健康损害,医院感染管理科应立即报告医院应急处理小组和上级主管部门,并于 2 小时内向省、市卫生行政主管部门、环境保护行政主管部门报告。

(4)需要对致病人员提供医疗救护和现场救援的重大事故时,由医务科组织有关人员进行紧急救治。

(5) 发生医疗废物管理不当导致传染病传播事故或者有证据证明传染病传播的事故有可能发生时,预防保健科应当按照《中华人民共和国传染病防治法》的有关规定及时报告和采取相应处理措施。

4. 处理工作结束后,总务科和当事科室对事故进行调查,并将调查情况及整改措施书面报告医院感染管理委员会,委员会进行讨论、定性,针对薄弱环节完善医疗废物管理制度;并根据《医疗卫生机构医疗废物管理办法》对事故科室和个人提出处理意见,上报医院领导审批、备案。

(三) 医疗废物处理流程

1. 医务人员按《医疗废物分类目录》对医疗废物进行分类。

2. 根据医疗废物的类别,将医疗废物分置于专用包装袋或容器内,包装袋和容器应符合《医疗废物专用包装物、容器的标准和警示标识的规定》。

3. 医务人员在盛装医疗废物前,应当对包装物或容器进行认真检查,确认无破损、渗液和其他缺陷。

4. 盛装医疗废物达到包装物或容器的 3/4 时,应当使用有效的封口方式,使封口紧实、严密。

5. 盛装医疗废物的每个包装物或容器外,表面应当有警示标记和中文标签,标签内容包括医疗废物产生单位、产生日期、类别等。

6. 放入包装物或容器内的感染性废物、病理性废物、损伤性废物,不得任意取出。

7. 医疗废物管理专职人员,每天从医疗废物产生地点将分类包装的医疗废物,按照规定的路线运送至院内临时贮存室;运送过程中应防止医疗废物的流失、泄漏,并防止医疗废物直接接触身体。每天运送工作结束后,应当对运送工具及时进行清洁和消毒。

8. 医疗废物管理专职人员,每天对产生地点的医疗废物进行称重、登记。登记内容包括来源、种类、重量、交接时间、最终去向、经办人等。

9. 临时贮存室的医疗废物,由专职人员交由县卫生局、县环保局指定的专门人员处置,贮存时间不得超过 2 天,并填写危险废物转移联单。

10. 医疗废物转交出去以后,专职人员应当对临时贮存地点、设施及时进行清洁和消毒处理,并做好记录。

(四) 医院污水管理制度

1. 污水管理应符合《医疗机构水污染物排放标准》(GB 18466—2005)的要求。

2. 专人操作污水处理装置,污水处理人员经过培训后持证上岗,内容包括污水水质特征及危害、消毒知识、污水检测方法、仪器设备操作和日常维护等。污水处理人员每年至少进行 1 次培训,设登记本记录培训情况,资料至少保存 3 年。

3. 保持污水排放系统顺利通畅,定期对医院排放系统进行维修。

4. 污水处理工作人员每天上班后仔细巡查污水处理系统,无异常情况后按照操作规程处理污水。

5. 每日监测污水总余氯 2 次,并做好登记。

6. 每月做好污水粪大肠埃希菌检测,有报告并备查。

7. 每年做好致病菌(沙门氏菌、志贺菌)检测,不得少于 2 次。

8. 污水处理设备自动定时定期对污水投放次氯酸钠进行消毒,污水处理人员每日测余氯含量 2 次,符合标准后方可排放,并做好记录。未经消毒或无害化处理的污水、污泥不得排放。污水池内的杂物定期打捞后焚烧。

9. 处理后的污水、污泥符合《污水综合排放标准》(GB 8978—1996)和《医疗机构水污染物排放标准》(GB 18466—2005),定期接受疾控中心和环境保护局的监测,医院感染管理科开展自行监测工作。

10. 工作人员做好自身防护,采集污水时戴手套,操作后洗手。

五、消毒灭菌及环境的卫生学监测

医院应采取集中管理的方式,对所有需要消毒或灭菌后重复使用的医疗器械、器具和物品由消毒供应中心(central sterile supply department,CSSD)回收、集中清洗、消毒、灭菌和供应。由于部分眼科手术器械非常精细,目前医院条件所限,少量的精密器械仍需在手术室清洗消毒灭菌,但必须与 CSSD 统一管理标准。

(一) 清洗、消毒及灭菌效果监测

1. 清洗质量的监测

(1)器械、器具和物品清洗质量的监测

1)日常监测:由器械包装人员负责,在检查包装时进行。用目测和 / 或借助带光源放大镜检查。清洗后的器械表面及其关节、齿牙应光洁,无血渍、污渍、水垢等残留物质和锈斑。登记不合格器械名称、数量及存在问题,并送返清洗间重新处理。

2)定期监测:由专人负责。每月 1 次,每次至少随机抽检 3~5 件待灭菌精细器械、器具的清洗质量。检查方法及内容同日常监测,设专用登记本记录监测结果,资料保存 ≥ 6 个月。

(2)清洗消毒器质量的监测

1)日常监测:每批次监测清洗消毒器的物理参数及运转情况,设专用登记本记录,资料保存 ≥ 6 个月。

2)清洗效果监测:常规每年 1 次,当清洗物品或清洗程序发生改变时随时监测,采用清洗效果测试指示物对清洗消毒器的清洗效果进行监测并记录。监测结果不符合要求时,清洗消毒器应停止使用。清洗消毒器新安装、更新、大修、更换清洗剂、消毒方法、改变装载方法时,应遵循生产厂家的使用说明书或指导手册进行检测,检测合格后方可使用。

2. 消毒质量的监测

(1)湿热消毒:监测、记录每次消毒的温度与时间或 A0 值。消毒后直接使用的诊疗器械、器具和物品,湿热消毒温度应 ≥90℃,时间 ≥5 分钟,或 A0 值 ≥3 000;消毒后继续灭菌处理的,其湿热消毒温度应 ≥90℃,时间 ≥1 分钟,或 A0 值 ≥600。湿热消毒方法的温度、时间可参照表 10-1 的要求。

表 10-1 湿热消毒的温度与时间

温度	消毒时间	温度	消毒时间
90℃	≥1 分钟	75℃	≥30 分钟
80℃	≥10 分钟	70℃	≥100 分钟

(2)化学消毒

1)化学监测：根据消毒剂的种类特点,按要求定期监测消毒剂的浓度、消毒时间和消毒时的温度,并记录,结果应符合该消毒剂的使用规定。含氯消毒剂、过氧乙酸等的有效成分浓度每日监测 1 次,戊二醛的有效成分浓度监测每周不少于 1 次。①含氯消毒剂及过氧乙酸有效成分浓度监测方法：使用有效测氯试纸(G-1 型),取一条试纸浸于所测消毒剂溶液内,片刻取出；半分钟内在自然光下与标准色块比较,读出该溶液所含有效成分的浓度值。时间超过 1 分钟,颜色即逐渐消退,应及时读数。②注意事项：检测所用浓度监测试纸(卡)应按消毒器械采购和管理,索取有效的生产企业卫生许可证(进口产品无)及卫生行政部门颁发的消毒产品卫生许可批件复印件等证件；并在有效期内使用。

2)生物监测(染菌量监测)：使用中消毒剂每季度监测 1 次,其细菌菌落总数 ≤100CFU/ml,不得检出致病性微生物。灭菌剂每月监测 1 次,不得检出任何微生物。①监测方法：用无菌移液管吸取使用中消毒液 1ml,加入 9ml 含相应中和剂的缓冲液中充分混匀,作用 10 分钟；用无菌吸管分别取 0.5ml 置于 2 个直径为 90mm 的灭菌平皿内,加入已熔化的 45~48℃营养琼脂 16~18ml,边倾注边摇匀,待琼脂凝固,一平板置于(25±1)℃温箱培养 7 日,观察霉菌生长情况；另一个平板置于(36±1)℃温箱培养 72 小时,计数菌落计数,同时做致病(金黄色葡萄球菌、乙型溶血性链球菌等)的检测。②结果计算公式：消毒液染菌量(CFU/ml)=每个平板上的菌落数×20。③注意事项：倾注时琼脂温度须保持在 45~48℃,温度过高可致细菌死亡,过低则影响倾注效果。

3)消毒效果监测：消毒后直接使用物品每季度进行监测,每次检测 3~5 件有代表性的物品。接触黏膜的医疗用品,其细菌菌落总数 ≤20CFU/g 或 100cm^2,不得检出致病性微生物；接触皮肤的医疗用品,其细菌菌落总数 ≤200CFU/g 或 100cm^2,不得检出致病性微生物。

(3)紫外线消毒

1)日常监测：使用科室负责日常监测工作,并设立监测登记制度,记录内容：灯管应用时间、累计照射时间和使用人签名等。

2)紫外线灯管照射强度监测

①监测要求：新灯管安装后应进行 1 次照射强度监测。使用中灯管每半年监测 1 次。

②监测方法：A. 紫外线辐照计测定法：开启紫外线灯 5 分钟后,将测定波长为 253.7nm 的紫外线辐照计探头置于被检紫外线灯下垂直距离 1m 的中央处,待仪表稳定后,所示数据即为该紫外线灯管的辐照度值。B. 紫外线强度照射指示卡监测法：开启紫外线灯 5 分钟后,将指示卡置于被检紫外线灯下垂直距离 1m 的中央处,有图案一面朝上,照射 1 分钟后

(紫外线照射后,图案正中光敏色块由乳白色变成不同程度的淡紫色),观察指示卡色块的颜色,将其与标准色块比较,读出照射强度。

③结果判定:普通 30W 直管型紫外线灯,新灯辐照强度 $\geqslant 90\mu W/cm^2$ 为合格,使用中紫外线灯辐照强度 $\geqslant 70\mu W/cm^2$ 为合格;30W 高强度紫外线新灯的辐照强度 $\geqslant 180\mu W/cm^2$ 为合格。

④注意事项:使用强度照射指示卡监测只能粗略测试灯管强度是否高于或低于 $70\mu W/cm^2$ 和 $90\mu W/cm^2$,不能测出准确的照度值。结果记录方法为: $\geqslant 90\mu W/cm^2$、$70\sim90\mu W/cm^2$ 或 $\leqslant 70\mu W/cm^2$。

3)生物监测:手术室、供应室无菌区等重点部门每月监测 1 次,当有医院感染暴发,怀疑与医院环境卫生学因素有关时,及时进行监测。

3. 灭菌质量的监测

(1)基本要求

1)对压力蒸汽灭菌、干热灭菌及低温灭菌等灭菌质量均采用物理监测法、化学监测法和生物监测法进行,监测结果须符合规定要求。

2)物理监测不合格的灭菌物品不得发放及使用。并应分析原因进行改进,直至监测结果符合要求。

3)包外化学监测不合格的灭菌物品不得发放,包内化学监测不合格的灭菌物品不得使用。应分析原因进行改进,直至监测结果符合要求。

4)生物监测不合格时,应尽快召回上次生物监测合格以来所有尚未使用的灭菌物品,重新灭菌;并应分析原因进行改进,改进后生物监测连续 3 次合格后方可使用。

5)灭菌植入型器械(如硅胶、环扎带等),应每批次进行生物监测。合格后方可发放。

6)监测所用的化学指示物、B-D 试验包、菌片或一次性标准生物测试包等,应按消毒器械采购和管理,索取有效的生产企业卫生许可证(进口产品无)及卫生行政部门颁发的消毒产品卫生许可批件等证件的复印件;并在有效期内使用。

(2)压力蒸汽灭菌的监测

1)物理监测:每批次进行。每次灭菌须连续监测并记录灭菌时的温度、压力和时间等灭菌参数。温度波动范围在 +3℃以内,时间满足最低灭菌时间的要求,同时应记录所有临界点的时间、温度与压力值。压力蒸汽灭菌器的灭菌参数参照表 10-2 的要求。快速压力蒸汽灭菌所需最短时间参数参照表 10-3 的要求。

表 10-2 压力蒸汽灭菌器灭菌参数

设备类型	物品类型	温度	所需最短时间	压力
下排气式	敷料	121℃	30 分钟	102.9kPa
	器械	121℃	20 分钟	102.9kPa
预真空式	器械、敷料	132~134℃	4 分钟	205.8kPa

表 10-3　快速压力蒸汽灭菌(132℃)所需最短时间参数

物品种类	灭菌时间	
	下排气式	预真空式
不带孔物品	3 分钟	3 分钟
带孔物品	10 分钟	4 分钟
不带孔＋带孔物品	10 分钟	4 分钟

2)化学监测:每包进行。①每个灭菌包包外应有化学指示物(粘贴化学指示胶带或包装袋上带有的灭菌标识),灭菌包内的中心部位(最难灭菌部位)放置化学指示卡。如透过包装材料可直接观察包内化学指示卡的颜色变化,则不必放置包外化学指示物。有条件者每灭菌批次在灭菌器排水口上方放置化学 PCD 作为批次化学监测,达到灭菌合格要求后放行。②采用快速压力蒸汽灭菌程序时,直接将一片包内化学指示物置于待灭菌物品旁进行化学监测。③结果判定:包外化学指示物及包内化学指示卡颜色均变至规定的条件,判为灭菌合格,若其中之一未达到规定的条件,则灭菌过程不合格。

3)生物监测:每周 1 次。紧急情况灭菌植入型器械时,可在生物 PCD 中加用 5 类化学指示物。5 类化学指示物合格可作为提前放行的标志,生物监测结果及时通报使用部门。采用新的包装材料和方法进行灭菌时须进行生物监测。

①监测方法:将嗜热脂肪芽孢杆菌片制成标准生物测试包或生物 PCD,或使用一次性标准生物测试包,对灭菌器的灭菌质量进行生物监测。A. 标准测试包制作方法:由 16 条 41cm×66cm 的全棉手术巾制成,将每条手术巾的长边先折成 2 层,然后叠放,制成 23cm×23cm×15cm 大小的测试包,将生物指示物置于标准测试包的中心位置。B. 具体监测方法:将标准测试包置于灭菌器排气口的上方或生产厂家建议的灭菌器内最难灭菌的部位。经过 1 个灭菌周期后,在无菌条件下取出标准测试包的指示菌片,投入溴甲酚紫葡萄糖蛋白胨水培养基中,经(56±1)℃培养 7 天(自含式生物指示物按产品说明书执行),观察培养结果。C. 结果判定:阳性对照组培养阳性,阴性对照组培养阴性,试验组培养阴性,判定为灭菌合格。阳性对照组培养阳性,阴性对照组培养阴性,试验组培养阳性,则灭菌不合格;同时应进一步鉴定试验组阳性的细菌是否为指示菌或是污染所致。

②小型压力蒸汽灭菌器生物监测方法:A. 小型压力蒸汽灭菌器因一般无标准生物监测包,应选择灭菌器常用的、有代表性的灭菌包制作生物测试包或生物 PCD,置于灭菌器最难灭菌的部位,且灭菌器应处于满载状态。生物测试包或生物 PCD 应侧放,体积大时可平放。B. 采用快速压力蒸汽灭菌程序进行生物监测时,应直接将 1 支生物指示物置于空载的灭菌器内,经 1 个灭菌周期后取出,规定条件下培养,观察结果。

4)B-D 试验:预真空(包括脉动真空)压力蒸汽灭菌器每日开始灭菌运行前应进行 B-D 测试,B-D 测试合格后方可使用。B-D 测试失败,应及时查找原因进行改进,重新监测合格后方可使用。

5)灭菌器新安装、移位和大修后的监测:预真空(包括脉动真空)压力蒸汽灭菌器应进行 B-D 测试并重复 3 次,连续监测合格后,再进行物理监测、化学监测和生物监测。物理监测、化学监测通过后,生物监测应空载连续监测 3 次,合格后方可使用。小型压力蒸汽灭菌器生物监测应满载连续监测 3 次,合格后方可使用。

(3)干热灭菌的监测

1)物理监测:每灭菌批次均应进行物理监测。将多点温度检测仪的多个探头分别放于灭菌器各层内、中、外各点,关好柜门,引出导线,由记录仪中观察温度上升与持续时间。温度在设定时间内均达到预置温度,则物理监测合格。

2)化学监测:每包进行。每一灭菌包外应使用包外化学指示物,每一灭菌包内应使用包内化学指示物,并置于最难灭菌的部位。对于未打包的物品,应使用 1 个或者多个包内化学指示物,放在待灭菌物品附近进行监测。经过 1 个灭菌周期后取出,据其颜色的改变判断是否达到灭菌要求。

3)生物监测:每周 1 次。将枯草杆菌黑色变种芽孢菌片制成标准生物测试包,置于灭菌器内最难灭菌的部位,对灭菌器的灭菌质量进行生物监测,并设阳性对照和阴性对照。①具体监测方法:将枯草杆菌芽孢菌片分别装入无菌试管内(1 片 / 管)。灭菌器与每层门把手对角线内、外角放置 2 个含菌片的试管,试管帽置于试管旁,关好柜门,经过 1 个灭菌周期后,待温度降至 80℃时,加盖试管帽后取出试管。在无菌条件下,加入普通营养肉汤培养基(5ml/ 管),(36±1)℃培养 48 小时,观察初步结果,无菌生长管继续培养至第 7 日。②结果判定:阳性对照组培养阳性,阴性对照组培养阴性,若每个指示菌片接种的肉汤管均澄清,判定为灭菌合格。若阳性对照组培养阳性,阴性对照组培养阴性,而指示菌片之一接种的肉汤管混浊,判为不合格;对难以判定的肉汤管,取 0.1ml 接种于营养琼脂平板,用灭菌 L 棒或接种环涂匀,置(36±1)℃培养 48 小时,观察菌落形态,并做涂片染色镜检,判断是否有指示菌生长,若有指示菌生长,判为灭菌不合格;若无指示菌生长,判为灭菌合格。

(4)环氧乙烷灭菌的监测

1)物理监测:每批次进行。每次灭菌应连续监测并记录灭菌时的温度、压力和时间等灭菌参数。灭菌参数符合灭菌器的使用说明或操作手册的要求。

2)化学监测:每包进行。每个灭菌物品包外应使用包外化学指示物,作为灭菌过程的标志;每包内最难灭菌位置放置包内化学指示物,通过观察其颜色变化,判定是否达到灭菌合格要求。

3)生物监测:每批次进行。将枯草杆菌黑色变种芽孢菌片置于常规准生物测试包内,置于灭菌器内最难灭菌的部位,对灭菌器的灭菌质量进行生物监测,并设阳性对照和阴性对照。①常规生物测试包的制备:取一个 20ml 无菌注射器,去掉针头,拔除针栓,将生物指示剂放入针筒内,带孔的塑料帽应朝向针头处,再将注射器的针栓插回针筒(注意不要碰及生物指示物),之后用一条全棉小毛巾两层包裹,置于纸塑包装袋中,封装。②具体监测方法:将常规生物测试包放在灭菌器内最难灭菌的部位(整个装载灭菌包的中心部位)。经过 1 个灭菌周期后,立即将生物指示物取出,(36±1)℃培养 7 天(自含式生物指示物按产品说明书执行),观察培养基颜色变化。同时设阳性对照和阴性对照。③结果判定:阳性对照组培养阳性,阴性对照组培养阴性,试验组培养阴性,判定为灭菌合格。阳性对照组培养阳性,阴性对照组培养阴性,试验组培养阳性,则灭菌不合格;同时应进一步鉴定试验组阳性的细菌是否为指示菌或是污染所致。

4)注意事项：灭菌器新安装、移位、大修、灭菌失败、包装材料或被灭菌物品改变,应对灭菌效果进行重新评价,包括物理监测、化学监测和生物监测。重复监测 3 次,合格后方可使用。

(5)过氧化氢等离子灭菌的监测

1)物理监测：每批次进行。每次灭菌应连续监测并记录每个灭菌周期的临界参数如舱内压、温度、过氧化氢的浓度、电源输入和灭菌时间等灭菌参数。灭菌参数符合灭菌器的使用说明或操作手册的要求。

2)化学监测：每个灭菌物品包外应使用包外化学指示物,作为灭菌过程的标志;每包内最难灭菌位置放置包内化学指示物,通过观察其颜色变化,判定是否达到灭菌合格要求。

3)生物监测：每天至少进行 1 次灭菌循环的生物监测。监测方法应符合国家的有关规定,可参照生产厂家的产品说明书执行。

4)注意事项：灭菌器新安装、移位、大修、灭菌失败、包装材料或被灭菌物品改变,应对灭菌效果进行重新评价,包括物理监测、化学监测和生物监测。重复监测 3 次,合格后方可使用。

4. 质量控制过程的记录与可追溯要求

(1)建立清洗、消毒、灭菌操作的过程记录,内容包括：

1)留存清洗消毒器和灭菌器运行参数打印资料或记录。

2)记录灭菌器每次运行情况,包括灭菌日期、灭菌编号、批次号、装载的主要物品、灭菌程序号、主要运行参数、操作员签名或代号,及灭菌质量的监测结果等,并存档。

(2)对清洗、消毒、灭菌质量的日常监测和定期监测进行记录。

(3)记录应具可追溯性,清洗、消毒监测资料保存 ≥6 个月,灭菌质量监测资料保存 ≥3 年。

(4)灭菌标识的要求

1)灭菌包外应有标识,内容包括物品名称、检查打包者姓名或编号、灭菌器编号、批次号、灭菌日期和失效日期。

2)使用者应检查并确认包内化学指示物是否合格、器械干燥、洁净等,合格后方可使用。同时将包外标识粘贴于患者手术护理记录单上。

3)各科室应建立持续质量改进制度及措施,发现问题及时处理,监测结果不符合要求时,应及时分析原因,制定并落实整改措施。

(二) 医院环境卫生学监测

1. 监测要求

(1)监测内容：环境卫生学监测包括对空气、物体表面和手部微生物学的监测;洁净手术室、洁净准分子手术室等洁净用房每日通过净化自控系统进行机组监控。

(2)监测频率：手术室、准分子手术室、供应室无菌区、治疗室、换药室等重点部门每月监测,当有医院感染暴发或流行,怀疑与医院环境卫生学因素有关时,及时进行监测。

2. 监测方法及卫生标准

(1)洁净室静态空气监测方法与标准

1)采样时间:清洁、消毒后,净化空调系统达到自净时间并处于开启状态,室内无其他工作人员。

2)监测人员要求:穿洁净服,戴口罩、帽子,手卫生。手臂及头不可越过培养皿上方,行走及放置动作要轻,尽量减少空气流动状态的影响,皿盖应扣放,避免二次污染。

3)开、合皿盖顺序:房间顺序:由内向外。每间房间内布点顺序:从房间最靠里的点开始打开,最后打开门附近的点,然后人员撤出。收取培养皿的顺序相反,从门附近的培养皿开始合皿盖,最先布置的皿最后合盖,沉降时间略有差别。

4)空白对照:第一次对照为培养皿对照,每监测批次中取 1 个培养皿做对比试验,培养皿不打开直接培养,用于检测培养皿是否合格。第二次对照为操作对照,每室或每区(同一洁净级别)取 1 个培养皿,对操作过程做对照试验,方法是模拟采样操作过程,但培养皿打开后立即封盖。两次对照结果都必须为阴性。整个操作应符合无菌操作的要求。

5)布点高度:室内地面至 0.8m 间的任意高度,如有固定设备、仪器(如手术床等),可放置在设备上。9cm 直径的普通营养琼脂平板在采样点暴露 30 分钟后送检。

6)布点位置及数量:测试皿、对照皿在洁净间内均匀布置即可。注意:乱流洁净室应尽量避开高效送风口正下方,同时避开障碍物。具体布点数量及位置如下:

①局部百级、周围千级:手术区布放 13 点(双对角布点),周边区布放 8 点(每边内 2 点)(图 10-6)。

②局部千级、周围万级:手术区布放 5 点(双对角布点),周边区布放 6 点(长边内 2 点,短边内 1 点)(图 10-7)。

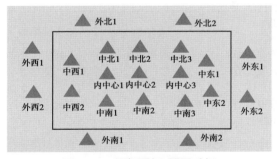

图 10-6　局部百级、周围千级

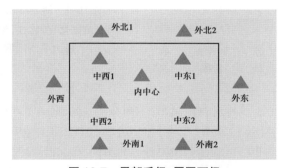

图 10-7　局部千级、周围万级

③局部万级、周围十万级:手术区布放 3 点(对角布点),周边区布放 4 点(每边内 1 点)(图 10-8)。

④十万级:布放 5 点(避开送风口正下方)(图 10-9)。

⑤三十万级:面积>30m² 布放 4 点,面积 ≤30m² 布放 2 点(避开送风口正下方)(图 10-10)。

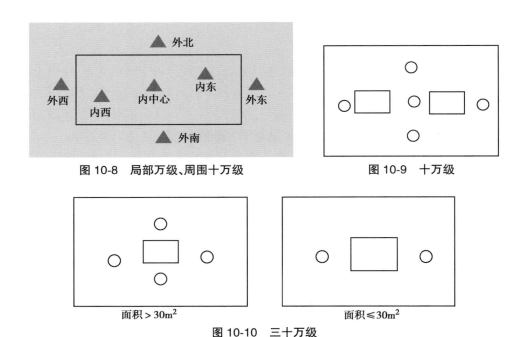

图 10-8 局部万级、周围十万级　　　　　　图 10-9 十万级

面积 > 30m²　　　　　　　　　　　　　　面积 ≤ 30m²

图 10-10 三十万级

⑥暴露时间及送检时限：9cm 直径的普通营养琼脂平板在采样点暴露 30 分钟后收起，在 6 小时内送检，细菌室接到标本后应立即放入温箱内培养，48 小时后进行菌落计数和致病菌检验。

⑦标本监测：培养皿在 37℃培养 48 小时后，进行菌落计数和致病菌检验。

⑧洁净室空气细菌菌落总数标准（表 10-4）

表 10-4　洁净室空气细菌菌落总数标准

等级	手术室名称	沉降法（浮游法）细菌最大平均浓度		表面最大染菌密度 / （个 /cm²）	空气洁净度级别	
		手术区	周边区		手术区	周边区
I	特别洁净手术室	0.2 个 /(30 分钟 × 90 皿)（5 个 /m³）	0.4 个 /(30 分钟 × 90 皿)（10 个 /m³）	5	百级	千级
II	标准洁净手术室	0.75 个 /(30 分钟 × 90 皿)（25 个 /m³）	1.5 个 /(30 分钟 × 90 皿)（50 个 /m³）	5	千级	万级
III	一般洁净手术室	2 个 /(30 分钟 × 90 皿)（75 个 /m³）	4 个 /(30 分钟 × 90 皿)（150 个 /m³）	5	万级	十万级
IV	准洁净手术室	5 个 /(30 分钟 × 90 皿)（175 个 /m³）		5	三十万级	

注：1. 浮游法的细菌最大平均浓度采用括号内数值。细菌浓度是直接所测的结果，不是沉降法和浮游法互相换算的结果。
2. I 级眼科专用手术室周边区按万级要求。
3. 表面最大染菌密度（单位：个 /cm²）推荐采用涂抹法，每次采样面积为 100cm²。
4. 各级别的洁净室均不得检出金黄色葡萄球菌及溶血性链球菌。

(2)非洁净室空气采样方法及标准

1)采样时间:消毒处理后与进行医疗活动之前。采样前,关好门、窗,在无人走动的情况下,静止 10 分钟进行采样。

2)监测人员要求:穿工作服(手术室、供应室无菌区等Ⅱ类环境穿室内服),戴口罩、帽子,手卫生。手臂及头不可越过培养皿上方,行走及放置动作要轻,皿盖应扣放,避免二次污染。

3)采样高度:与地面垂直高度 80~150cm。

4)布点方法:室内面积 ≤30m²,在对角线上取 3 点,即中心 1 点、两端各距墙 1m 处各取 1 点;室内面积>30m²,设东、西、南、北、中 5 点,其中东、西、南、北 4 点均距墙 1m。从房间最靠里的点开始打开,最后打开门附近点的皿盖,然后人员撤出。收取培养皿的顺序相反,从门附近的培养皿开始合上皿盖,最先布置的皿最后合盖,沉降时间略有差别。

5)暴露时间:用 9cm 直径普通营养琼脂平板在采样点暴露 5 分钟后送检培养。如果是在晚上采样,则样品应保存于 4℃冰箱内,次日上午送细菌室。细菌室接到标本后应立即置于温箱内培养,48 小时后进行菌落计数和致病菌检验。暴露方法如图 10-11 所示。

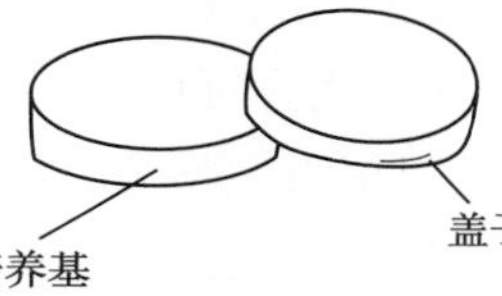

6)结果判定:Ⅱ类区域空气细菌总数 ≤200CFU/m³。Ⅲ类区域空气细菌总数 ≤500CFU/m³。且各类型的区域均不得检出金黄色葡萄球菌及溶血性链球菌。

图 10-11　非洁净室空气采样暴露方法

(3)物体表面监测

1)采样时间:消毒处理后 4 小时内。

2)采样方法:被采样面积<100cm² 取全部表面;如采样面积 ≥100cm²,用 5cm × 5cm 的标准灭菌规格板,放在被检物体表面,连续采样 4 个位置(不可重叠),用浸有含相应中和剂的无菌洗脱液的棉拭子 1 支,在规格板内横竖往返均匀涂擦各 5 次,并随之转动棉拭子,剪去手接触部位后,将棉拭子投入 10ml 含相应中和剂的无菌洗脱液试管内。不规则的物体表面,用棉拭子直接涂擦采样。

3)注意事项:送检时间不得超过 6 小时,如样品保存于 4℃,则不得超过 24 小时。消毒后采样应根据消毒剂的种类加入相应的中和剂。

4)结果判定:Ⅰ、Ⅱ类区域细菌总数 ≤5CFU/cm²,Ⅲ类区域 ≤10CFU/cm²,Ⅳ类区域 ≤15CFU/cm²,且各类区域均未检出致病菌为消毒合格。

(4)手部微生物学监测

1)采样时间:在接触患者、进行诊疗活动前采样。

2)采样方法:被检者伸出双手,五指并拢,检查者用浸有含相应中和剂的无菌洗脱液浸湿的棉拭子在双手指曲面从指根到指端往返涂擦 2 次,一只手涂擦面积约 30cm²,涂擦过程中同时转动棉拭子;将棉拭子接触操作者部分剪去,投入 10ml 含相应中和剂的无菌洗脱液试管内,及时送检。

3)检测方法:①细菌总数检测:将采样管在混匀器上震荡 20 秒或用力振打 80 次,用无菌吸管吸取 0.1ml 待检样品接种于灭菌平皿中,每一样本接种 2 个平皿,平皿内加入已熔化的 45~48℃的培养琼脂 15~18ml,边倾注边摇匀,待琼脂凝固,置(36±1）℃温箱培养 48 小时,计数菌落数。细菌菌落总数计算方法:细菌菌落总数(CFU/cm²)= 平板上菌落数 × 稀释倍数 / 采样面积(cm²)。②细菌种类鉴定:将无菌增菌肉汤培养液试管置于(36±1）℃温箱培养 24~48 小时。若无菌增菌肉汤培养液试管混浊,应根据实际情况选择血平板、中国蓝平板、SS 平板、麦康凯平板或各种商用快速筛选平板培养基进行细菌接种。接种后将平板置于(36±1）℃温箱培养 24~48 小时,挑取可疑菌落进行微生物鉴定,必要时做药敏或分子生物学分型。

4）结果判定:卫生手消毒后的细菌总数应 ≤10CFU/cm²;外科收消毒的细菌总数应 ≤5CFU/cm²。

5）注意事项:①应根据手卫生所用方法(消毒剂种类),选择含相应中和剂的无菌洗脱液。②倾注时温度必须控制在 45~48℃,温度过高可致细菌死亡,过低则影响倾注效果。③当怀疑医院感染暴发或流行与手的传播有关时,监测目的在于考察实际工作中医务人员手卫生状况,虽然同样在接触患者前或进行诊疗活动前采样,但医务人员不一定进行了手卫生。④当怀疑医院感染暴发或流行与手的传播有关时,采样用的洗脱液改为无菌肉汤增菌液,目标微生物的监测只能定性不能定量。⑤血平板适合大多数细菌和真菌生长;中国蓝平板可筛选革兰氏阴性杆菌;双 S 平板可筛选沙门氏菌和志贺菌;麦康凯平板可筛选革兰氏阴性非发酵菌。

3. 监测结果超标的处理　当监测结果超标时,监控人员应及时分析结果超标的可能原因,根据可疑原因作出相应处理。首先,回忆采样过程是否存在污染,如存在,则重复采样检测;如不存在,应到现场查看设施和每个操作环节,询问相关人员的日常操作方法,检查操作记录,判断是否存在问题。如存在问题,应采取措施改进操作流程,再重复采样检测;如不存在问题,可重复采样进行检测。

六、传染病管理

(一) 经血液传播传染病管理制度

1. 本中心常见的经血液传播传染病病种主要为乙型肝炎、丙型肝炎、艾滋病及梅毒。

2. 凡需住院手术治疗的患者,入院常规检查须做乙型肝炎表面抗原(HBsAg)、丙型肝炎病毒抗体(Anti-HCV)、人类免疫缺陷病毒抗原抗体(HIV Ag/Ab)、梅毒特异性抗体(syphilis)。

3. 申请医生必须完整、准确填写术前四项检测申请单所有项目,不得漏项;须填写患者身份证上的详细地址和身份证号码,以便追踪及随访。

4. 检验室负责术前四项筛查,发现有呈阳性者,应做好检查结果反馈、追踪及患者资料的登记工作。A-HCV、HBsAg 筛查呈阳性者可出具阳性报告;syphilis 呈阳性者经复检TRUST 呈阳性可出具阳性报告;对 HIV 抗体筛查呈阳性反应者可出具"HIV 抗体阳性待复查"报告,并对检查结果追踪,经疾控中心复检确认呈阳性者及时反馈给送检科室、主诊医生及感染管理科。

5. 检验室应严格遵守保密制度,由专人负责妥善保存各种检验记录、感染者档案,不得擅自修改和销毁。

6. 送检科室或主诊医生接到检验室反馈筛查阳性报告后,应做好患者告知与转诊指导工作。

7. 临床科室和各级医生对已确诊并接受过规范治疗的病毒性肝炎、梅毒、艾滋病患者不得歧视与推诿,根据患者病情及时收治。

8. 临床科室和各级医生应注意做好经血液传播传染病阳性结果的保密工作,任何人不得公开阳性者的个人资料或家属信息。

9. 严格按照《突发公共卫生事件与传染病疫情监测信息报告管理办法》进行报告。临床科室和主诊医生发现乙型肝炎、丙型肝炎、艾滋病及梅毒确诊的病例或接到检验室反馈筛查试验呈阳性报告后应在 24 小时填写《中华人民共和国传染病报告卡》,感染管理科在规定时间内完成网络直报工作。

10. 患者隔离原则

(1)凡收治经血液传播传染病的可疑或确诊患者应采用血液 - 体液隔离,有条件可住隔离室,同种病原感染者可住同一室;无条件的可床边隔离,并在患者床头卡及病历夹上粘贴红色隔离标志。梅毒特异性抗体(syphilis)阳性但复查 TRUST 为阴性的患者无须隔离,第一期和第二期梅毒(具有皮肤黏膜病灶者)还应采取接触隔离,粘贴蓝色隔离标志。

(2)对乙型肝炎、丙型肝炎、艾滋病及梅毒筛查阳性或确诊的病例,主诊医生开具手术申请时应注明;手术室根据手术申请的注明,原则上按感染病例手术安排手术间。

11. 医务人员防护原则　医务人员应遵守标准预防原则,严格执行操作规程和消毒隔离制度,防止发生医院感染及医务人员职业暴露。

12. 消毒原则

(1)严格遵守一用一消毒原则。

(2)可重复使用的医疗器械使用后应注明传染病病种,放入密闭箱内,由供应中心上门回收统一处理。

(3)使用后的一次性医疗用品放入双层感染性医疗垃圾袋,锐器类医疗废物放入损伤性废物收集箱,按医疗废物管理常规处理。

(4)使用过的被服放入双层感染性医疗废物袋,袋外注明科室、传染病病种、被服类别及数量,送至被服房,被服管理人员按袋外注明的内容、数量登记,置入密闭袋内,封闭运输至洗涤中心按传染病被服常规处理。

(5)地面、墙壁或家具被血液、体液污染时,用有效氯浓度 2 000mg/L 的消毒液擦拭,如地面可见患者流出的血液、体液,可用有效氯浓度 2 000mg/L 的消毒液溶液将污染物全部覆盖,作用 30 分钟,再用清水拖擦。

(6)患者使用的手术间及患者床单位应按相关要求进行终末消毒处理。

(二) 急性出血性结膜炎防治应急预案

1. 成立急性出血性结膜炎防治应急领导小组,负责组织、协调、部署防治应急工作。

2. 在急性出血性结膜炎流行期间,门诊部设立相对独立的诊室、治疗室接诊患者。

3. 医生接诊急性出血性结膜炎患者后必须洗手或手卫生消毒。

4. 严格执行感染性眼病的消毒隔离流程。

5. 门诊部和药剂科根据急性出血性结膜炎流行的症状和特点制订有效的治疗方案,药剂科保证供给治疗所需中、西药。

6. 门诊医生在大量接诊确诊为急性出血性结膜炎的患者时,应对病例做细菌培养及药敏试验,必要时送标本至疾病预防控制中心做进一步检测,以寻找流行特点和指导治疗用药。

7. 严格执行《突发公共卫生事件与传染病疫情监测信息报告管理办法》,及时上报传染病。

8. 在急性出血性结膜炎流行期间,门诊部每天 17:00 前将疫情报告医务科,医务科根据疫情及时调配人力资源。

9. 医务人员发生急性出血性结膜炎时,应立即隔离治疗,待痊愈后方可返回工作岗位。

10. 接诊过程中产生的医疗废物依据《医疗废物管理条例》的规定处理。

第三节　职　业　防　护

一、职业暴露防护流程

（一）手卫生操作流程

见图 10-12。

（二）防范锐器损伤的操作流程

见图 10-13。

（三）发生锐器损伤处理操作流程

见图 10-14。

二、手术室工作人员职业安全防护

手术室工作人员由于工作的特殊性,日常工作中不可避免地接触到各种危险因素。如何避免各种潜在的危害因素对工作人员健康造成的伤害,并尽可能将伤害降到最低限度,是医院管理者高度重视的事情。

（一）相关概念

1. 职业病　企业、事业单位和个体经济组织的各种用工形式的劳动者,在工作或其他职业活动中,因接触粉尘、放射线、有毒有害物质等职业病危害因素而引起的疾病叫作职业病。医学上,广义的职业病泛指职业病危害因素所引起的特定疾病。

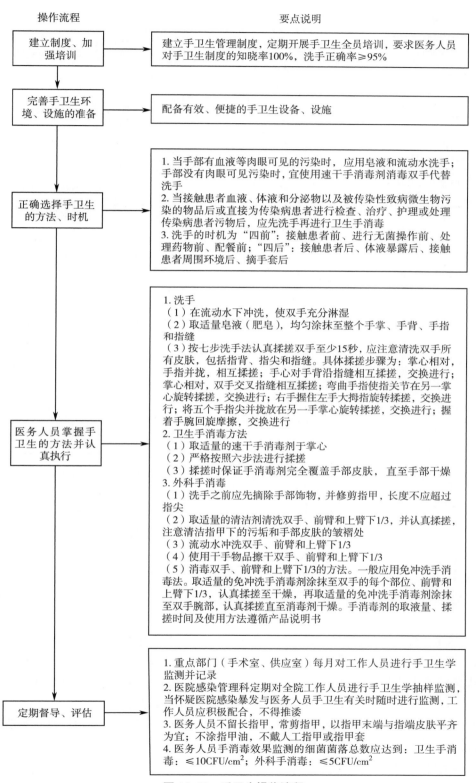

| 操作流程 | 要点说明 |

建立制度、加强培训 → 建立手卫生管理制度，定期开展手卫生全员培训，要求医务人员对手卫生制度的知晓率100%，洗手正确率≥95%

完善手卫生环境、设施的准备 → 配备有效、便捷的手卫生设备、设施

正确选择手卫生的方法、时机 →
1. 当手部有血液等肉眼可见的污染时，应用皂液和流动水洗手；手部没有肉眼可见污染时，宜使用速干手消毒剂消毒双手代替洗手
2. 当接触患者血液、体液和分泌物以及被传染性致病微生物污染的物品后或直接为传染病患者进行检查、治疗、护理或处理传染病患者污物后，应先洗手再进行卫生手消毒
3. 洗手的时机为"四前"：接触患者前、进行无菌操作前、处理药品前、配餐前；"四后"：接触患者后、体液暴露后、接触患者周围环境后、摘手套后

医务人员掌握手卫生的方法并认真执行 →
1. 洗手
（1）在流动水下冲洗，使双手充分淋湿
（2）取适量皂液（肥皂），均匀涂抹至整个手掌、手背、手指和指缝
（3）按七步洗手法认真揉搓双手至少15秒，应注意清洗双手所有皮肤，包括指背、指尖和指缝。具体揉搓步骤为：掌心相对，手指并拢，相互揉搓；手心对手背沿指缝相互揉搓，交换进行；掌心相对，双手交叉指缝相互揉搓；弯曲手指使指关节在另一掌心旋转揉搓，交换进行；右手握住左手大拇指旋转揉搓，交换进行；将五个手指尖并拢放在另一手掌心旋转揉搓，交换进行；握着手腕回旋摩擦，交换进行
2. 卫生手消毒方法
（1）取适量的速干手消毒剂于掌心
（2）严格按照六步法进行揉搓
（3）揉搓时保证手消毒剂完全覆盖手部皮肤，直至手部干燥
3. 外科手消毒
（1）洗手之前应先摘除手部饰物，并修剪指甲，长度不应超过指尖
（2）取适量的清洁剂清洗双手、前臂和上臂下1/3，并认真揉搓，注意清洁指甲下的污垢和手部皮肤的皱褶处
（3）流动水冲洗双手、前臂和上臂下1/3
（4）使用干手物品擦干双手、前臂和上臂下1/3
（5）消毒双手、前臂和上臂下1/3的方法。一般应用免冲洗手消毒法。取适量的免冲洗手消毒剂涂抹至双手的每个部位、前臂和上臂下1/3，认真揉搓至干燥，再取适量的免冲洗手消毒剂涂抹至双手腕部，认真揉搓直至消毒剂干燥。手消毒剂的取液量、揉搓时间及使用方法遵循产品说明书

定期督导、评估 →
1. 重点部门（手术室、供应室）每月对工作人员进行手卫生学监测并记录
2. 医院感染管理科定期对全院工作人员进行手卫生学抽样监测，当怀疑医院感染暴发与医务人员手卫生有关时随时进行监测，工作人员应积极配合，不得推诿
3. 医务人员不留长指甲，常剪指甲，以指甲末端与指端皮肤平齐为宜；不涂指甲油，不戴人工指甲或指甲套
4. 医务人员手消毒效果监测的细菌菌落总数应达到：卫生手消毒：≤10CFU/cm^2；外科手消毒：≤5CFU/cm^2

图 10-12　手卫生操作流程

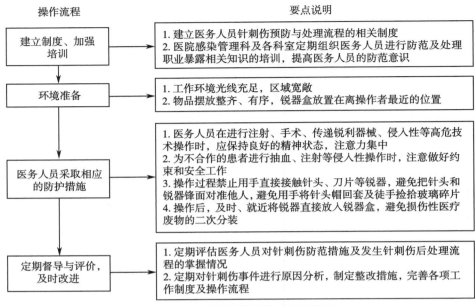

图 10-13 防范锐器损伤的操作流程

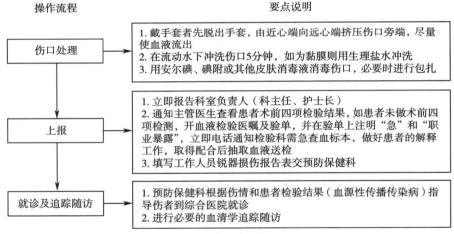

图 10-14 发生锐器损伤处理操作流程

2. 职业暴露 因职业原因暴露在某种危险因素中,有感染某种疾病的危险。

3. 艾滋病病毒职业暴露 是指医务人员从事治疗、护理工作中,意外被艾滋病病毒感染者或艾滋病患者的血液、体液污染了皮肤或者黏膜,或者被含有艾滋病病毒的血液、体液污染了的针头或其他锐器刺破皮肤,有可能被艾滋病病毒感染的情况。

4. 锐器伤 指由医疗利器如注射器针头、缝针、各种穿刺针、手术刀、剪刀等造成的意外伤害,造成皮肤深部的足以使受伤者出血的皮肤伤。

(二)职业暴露的主要因素

1. 生物性危害 各种经血液传播的疾病,呼吸道传播的疾病;通过患者的排泄物、分泌物传播的疾病等。主要包括经血液传播病毒(特指乙型肝炎病毒、丙型肝炎病毒、艾滋病病毒等)。

2. 化学性危害　工作中所接触的有毒化学物质所致的危害。甲醛、戊二醛、碘等挥发性化学剂对人体的皮肤、神经系统、胃肠道及呼吸道存在一定的不良影响,甚至可以致癌。环氧乙烷可强烈刺激眼及呼吸道,致白血病和癌症,妊娠期能引起流产。麻醉气体将导致手术室工作人员不良的生育结局。手套、止血带、胶带等物含有乳胶成分,可引起多种反应,如皮疹、瘙痒、哮喘等。

3. 物理性危害　护士工作中受到辐射、触电、烫伤、噪声等危害的可能。电离辐射作用于人体可产生电磁感应,导致偶极子的产生,最终导致细胞功能异常及细胞状态的异常,出现神经功能紊乱症状群。电离辐射可导致内分泌紊乱,人的免疫力下降。

4. 运动功能性危害　护理工作中的肌肉骨骼损伤,尤其脊背的损伤是威胁护理人员健康的突出问题。不合理的搬运物体是造成脊背损伤的主要原因,不正确的弯腰、超时站立可对肌肉造成损伤。

5. 心理社会性危害　手术室的工作特点是急、忙、重、时间长,易对工作人员产生心理压力与心理疲劳。

(三) 职业暴露的防护措施

1. 建立健全组织管理架构。

2. 采取有效的保护措施　手术患者术前应做好各项检查,异常结果要在手术通知单上注明。工作人员皮肤有破损时暂不参加手术,在接触患者的体液前应戴手套,必要时使用隔离衣、护目镜、一次性口罩、帽子、鞋套等。

3. 严格规范操作规程　按正规的操作程序进行各项操作,避免造成意外伤害,如出现意外应按处理流程进行。

(1)伤口的局部处理:①若戴手套,立即脱去手套。②用肥皂液和流动水清洗污染的皮肤,用生理盐水冲洗黏膜。③如有伤口,应当在伤口旁端轻轻挤压,尽可能挤出损伤处的血液,再用肥皂液和流动水进行冲洗,禁止进行伤口的局部挤压。④受伤部位的伤口冲洗后,应用 75% 乙醇或者 0.5% 碘附进行消毒,并包扎伤口。被暴露的黏膜,应当反复用生理盐水冲洗干净。

(2)血源性传播性疾病职业暴露后处理:血源性传播性疾病是指艾滋病、乙型肝炎、丙型肝炎、梅毒等可以经血液传播的疾病。发生职业暴露后,伤口立即按以上程序进行处理后,立即向有关部门(医院感染科室、保健科、医务科)报告被刺、被割或接触到血液的事件,填写职业暴露个人登记表,等有关部门进行调查、评估、作出处理建议,并建立档案、追踪、随访。即时报告,因为补救治疗开始得越早越好。

1)乙型肝炎:报告越早越好,最好在接触后 24 小时内,最迟不超过 7 天。如果出现肝炎症状应寻求医疗咨询。

2)丙型肝炎:接触后马上查丙型肝炎抗体和谷丙转氨酶,4~6 周后再重复这两项检查,4~6 个月做另一项检测丙型肝炎病毒 RNA 来核查丙型肝炎感染的可能性,如果出现肝炎症状应寻求医疗咨询。

3）艾滋病：报告越早越好，最好在 4 小时内实施，口服预防药物不得超过 24 小时，即使超过 24 小时，也应当实施预防性用药。在暴露后的第 4 周、第 8 周、第 12 周及 6 个月时对艾滋病病毒抗体进行检测。

4. 手术间应设有麻醉废气排放系统，仪器性能完好，防止泄漏气体，每天定期进行通风。合理安排妊娠期护士的工作，尽量减少接触吸入性麻醉药。

5. 使用化学消毒剂之前要检查外包装是否完好，明确注意事项。配制过程中戴一次性口罩、手套，必要时戴防护眼镜、穿防护服，并要保持室内通风良好，定时开窗换气，使用过程中防止消毒液飞溅、溢出和挥发。如不慎溅入眼睛或皮肤，立即用生理盐水或清水反复冲洗。

6. 改变现有的工作环境，手术间选择吸音效果好的内装修材料。在工作中尽量选择静音，定人定期检测，仪器添加润滑剂，降低噪声对人体的危害。

7. 紫外线照射期间应尽量避免进入被消毒区域，监测时应戴防护眼镜及面罩，开关设在手术间门外。

8. 所有护理操作应符合人体力学的原理，工作中减少不必要的劳累和损伤，重物用推车搬运。

9. 适当调整护士的工作强度及心理压力。合理安排工作时间，在工作安排中，注意合理安排适当调整轮班制，注意缓解护士因工作姿势、精神高度紧张而带来的身心疲劳。教育和传授年轻护士学会正确的工作方法和操作规律，缓解情绪紧张，减轻心理压力。注意劳逸结合，加强体育锻炼。

10. 强化护理人员的职业防护意识，遵守普遍性的防护原则。

（1）洗手及手的消毒是预防经血液传播疾病最经济、方便、有效的措施。

（2）戴口罩、面罩可预防经呼吸道传播的疾病，口罩长度要超过颈部。

（3）戴手套，一般性检查用乳胶手套或乙烯手套即可。

（4）戴目镜可防止碎屑、唾液、飞溅的化学物质和其他气化物质的危害。

（5）穿防护衣，避免污染自己的衣服，衣服一旦被血液或唾液污染时应立即更换。

（6）高危科室医护人员应预防接种，以防止感染传染性疾病。

第十一章　眼科日间手术的管理

第一节　日间手术概述

日间手术的概念最早是由苏格兰格拉斯哥皇家儿童医院小儿外科医生 James Nicoll 提出的。1909 年,他在《英国医学杂志》报道了包括腹股沟疝、包茎或包皮过长、乳突炎、腭裂、马蹄足等手术在内的以日间手术模式治疗的 8 988 个儿童外科病例。但由于传统的诊疗习惯和很多外科医生对术后安全和质量的担忧,在当时没能推动日间手术模式的发展。

到了 20 世纪 50 年代及 60 年代初期,世界上又有人开始尝试开展日间手术,英国爱丁堡医学院的 Farquharson 医生在《柳叶刀》杂志报道了以日间手术模式开展的成人疝修补术的成功病例。1966 年和 1968 年,美国的华盛顿大学和罗得岛州普罗维登斯分别成立了日间手术中心。20 世纪 70—80 年代,开展日间手术的医疗机构及日间手术中心逐渐增加,日间手术得到了初步的发展。

近 20 年来,由于医学技术的不断发展,尤其是微创外科的迅速发展及麻醉技术、复苏技术的进步,医疗支付方式向预期支付制度的转变,人口老龄化导致医疗需求增长等影响,日间手术在许多国家得到了迅速发展,日间手术的比例和日间手术中心的数量稳步增长。部分欧美发达国家的日间手术占择期手术的比例超过 80%,已成为具有高质量、高安全、低成本、高效益的外科治疗模式。

一、日间手术的概念与特性

(一)日间手术的概念

由于各国对日间手术概念的不同理解和各国医疗系统运行的不同,日间手术在全世界有着多种定义。

1995 年,国际日间手术协会(International Association of Ambulatory Surgery,IAAS)成

立之初,对日间手术的定义为:日间手术涉及外科手术与诊断性介入,大部分患者夜间不需要住在医院而且能够和住院患者一样得到尖端的技术和设施服务,同时有严格的术后随访观察。

美国外科医师学会将日间手术定义为:在全麻、区域麻醉或局部麻醉条件下开展的不需要在医院过夜的手术。美国退伍军人健康部对日间手术的定义:由有资质的医生在日间手术中心或专门的外科手术室施行的外科手术或侵入性检查操作,施行手术当天,在手术或操作的前后均有适当的护理或在院观察,但不留院。美国医院协会日间手术护理分会对日间手术的定义:为择期手术患者提供不需要在医院过夜的手术治疗。几个定义都强调患者不在医院过夜,为非住院治疗模式。

欧洲的大多数国家对日间手术都定义为:患者在手术当天入院、手术、离院,不在医院过夜。在实际实施中,也有延长恢复期的日间手术模式应用,即提供 1 个工作日的留院治疗、支持过夜留观的模式。

在 2003 年,国际日间手术协会推荐将日间手术定义为:患者入院、手术和出院在 1 个工作日中完成的手术,在医生诊所或医院开展的门诊手术除外。对需要过夜观察的患者,则建议称为"日间手术 - 延期恢复患者",其定义为"在日间手术中心 / 单元(独立的或者在医院内的)治疗的患者,需要延期过夜恢复,次日出院"。另外,定义对医疗服务和设施作了相关界定:

1. 具备一定资质和设备的日间手术中心。

2. 有专门的手术室。

3. 具备必要的麻醉监护设施。

4. 具备术后恢复病床。

5. 有经验丰富的外科医生的密切协作。

6. 有沟通能力较强的专业护士做好术前、术后护理和随访。

7. 保证 24 小时急救体制等。

目前国际上通用的日间手术定义是国际日间手术协会 2003 年的定义。

我国日间手术的定义如下:我国对日间手术的理解主要源于国外的相关定义,除了直接使用相关定义外,较为普遍的理解为:日间手术即患者在 24 小时内完成由住院到出院及手术的全过程。这一理解也反映在日间手术的实施上,即开展日间手术的医院提供支持 24 小时内的留院治疗,即延长恢复期的日间手术治疗模式,在费用结算上,则按照住院来管理。

(二)日间手术的特性

日间手术诊疗模式有区别于门诊或住院手术治疗模式的特性,主要表现在:

1. 准入筛选、评估 日间手术模式对手术病种、手术术式、手术医生、麻醉医生、患者都有严格的准入筛选,对患者术后、出复苏室、出院前也有严格的评估标准。

2. 诊疗过程细分整合 日间手术模式在实施过程中被细分成多个环节,需要多学科、多部门的分工与合作,共同为日间手术患者提供与住院患者一样的技术与设施服务,包括诊治、护理、巡查等医疗服务。

3. 保护性离院 通过出院评估、出院后照护指导、出院后随访计划等来确保患者出院后的安全,已成为日间手术模式的重要特征和标准程序。

4. 术后随访、指导 日间手术患者存在着出院后医疗需求得不到医生及时处理的风险,因此,随访被广泛应用于日间手术,已成为日间手术模式的常规性工作,以指导和处理患者存在的或潜在的并发症、不安全感、焦虑等,同时,通过随访可以对日间手术的治疗效果进行评价。

5. 患者不同去向的通道畅通 在国外,日间手术的患者术后在恢复室或病房恢复,大部分患者于手术当天可以离院,不在医院过夜;但也有少部分患者需要延期出院、非计划入院的情况。因此,除安全离院回家以外,日间手术模式还需要转科/院、急救等各类通道的畅通,以确保患者的安全。

二、日间手术的模式与设置

(一)日间手术单元的服务模式

1. 国外日间手术单元的服务模式

(1)独立的日间手术模式:美国、英国的独立日间手术模式的优点是减少费用,但在欧洲,由于独立日间手术中心带来的问题随着其与那些为其提供医疗和辅助医疗服务的机构的距离较远而较少。

(2)诊所的手术室:在"外科医生办公室"内一个合适的区域进行手术在某些国家很普遍。对外科医生而言,这种模式使他们从实施的投入中得到了最大的回报,但这种模式下可做的手术方式和可选择的患者是其限制因素。另外,其管理及患者安全也令人担忧。

(3)医院内的日间手术中心:分为具有专门手术室的日间手术病房和与住院患者统一手术排程的日间手术病房。

2. 国内日间手术单元的服务模式 我国日间手术单元有基于科室、基于医院两种,在实施中可分为:

(1)集中收治、集中管理:组建专门的日间手术中心,收治各专科的日间手术,与住院部分开,有专门的手术室、病房、综合服务区、日间手术病房医务人员。手术由专科医生负责,其他工作由病房全科医生负责。

(2)分散收治、分散管理:开展日间手术的科室,在住院病房划分出相对固定的床位,用于收治日间手术患者,由各科室分散管理,手术前后的护理在病房进行,与住院患者共用手术间。

(3)集中收治、分散管理:开设专门用来收治日间手术患者的病区,有专门的护理团队负责手术前后的护理,手术患者由各自的专科医生负责。

(4)集中与分散管理并行:日间手术患者的预约及随访由日间手术中心统一管理,患者分配到日间手术中心及科室的日间手术病房,实现医院整体床位资源的利用及日间手术流程的再造,但也加大了日间手术管理的难度,比如患者的分配、日间手术排程等。

(二)日间手术病房的设置

日间手术病房的设置必须能为患者提供方便、快捷、价廉、高效的医疗服务需要,又能在确保提供优质、安全的医疗服务的同时,尽可能为患者创造温馨、舒适、安静、方便的就医环境。

日间手术病房主要有观察病房、检查室、护士站、辅助用房、公共活动空间等。

1. 观察病房　日间病房的平面通常采用大空间,既便于诊治、观察、护理,又节省空间、方便患者。观察病房的配置包括:

(1)观察病床单元:病床、陪护人椅子、紧急呼叫系统、活动小餐桌、输液架等。

(2)仪器、设备:裂隙灯显微镜、NCT 机、视力表、五官科椅、电脑、电视、办公桌、储物柜、书架等。

(3)中央供氧、中央负压吸引等。

(4)更衣间、厕所。

(5)空气净化机或紫外线灯管。

观察病房的设置要尽量满足患者对私密性的需求,环境安静,光线充足。

2. 检查室　检查室须放置眼内部检查用的各类仪器,包括检眼镜、裂隙灯显微镜、NCT机、前置镜、三面镜、前房角镜及擦镜头用的擦镜纸等。还应放置检查用的常用滴眼剂,如散瞳药物、表面麻醉药、荧光素和抗生素滴眼剂。光学仪器的镜头不能用手指触摸,只能用镜头纸或无水酒精清洁。护士应每天检查室内各开关是否已关闭,并将所有不用电源插头都断开。

检查室内地面应不反光,墙壁为深灰色或墨绿色;窗户设遮光窗帘,以保证室内黑暗。暗室内要保持空气流通,室内须保持干燥,应配备抽湿机,以免室内检查仪器受潮而损坏。

3. 护士站　日间病房护士站的设计十分重要,一个设计成功的护士站既可提高护理工作效率,又可满足患者的心理需求。

(1)护士站应视线通达,方便观察日间病房内患者的活动情况。

(2)护士站一般应采用开放式或半开放式,不宜采用封闭式。

(3)护士站柜台的高度应符合人体工程学要求,既要方便患者站立与护理人员交流,又要兼顾坐轮椅患者与医务人员进行沟通,通常可设计成高低结合式柜台。

(4)护士站应通风采光良好,满足护理人员工作的需求。

4. 辅助用房　辅助用房包括治疗室、配药室、医生办公室、示教室、医护人员更衣室、库房、被服室、茶水间、卫生间等。

5. 公共活动空间　可在病区适当位置设置患者活动区,摆放桌椅、宣教资料、杂志等,方便患者与家属或患者与患者之间直接的交流沟通,缓解患者的心理压力,促进身体的康复。

第二节　眼科日间手术的流程与管理

一、眼科日间手术的流程

(一)眼科日间手术的准入标准

开展日间手术的医疗机构应具备手术所需基本医疗条件及 24 小时应急抢救体系,设立专用的日间手术随诊电话。相关场所内必须配备除颤仪、困难气道抢救车等抢救设备。应符合以下准入标准：

1. 术式准入标准

(1)临床诊断明确。

(2)为本医疗机构已开展成熟的术式。

(3)手术时间预计不超过 2 小时。

(4)围术期出血风险小。

(5)术后疼痛可用口服药缓解。

(6)能快速恢复饮食。

(7)不需要特殊术后护理。

(8)术后经短暂恢复能够达到出院标准。

2. 患者准入标准

(1)意识清醒,无精神疾病史,围术期有成人陪伴。

(2)愿意接受日间手术,对手术方式、麻醉方式理解并认可;患者和家属理解围术期护理内容,愿意并有能力完成出院后照护。

(3)非全麻手术:ASA 分级Ⅰ～Ⅱ级,ASA 分级Ⅲ级但全身状况稳定 3 个月以上;全麻手术:ASA 分级Ⅰ～Ⅱ级,年龄 65 岁以下。

(4)符合各病种手术的相关要求。

(5)有联系电话并保持通畅,建议术后 72 小时内的居住场所距离医院不超过 1 小时车程,便于随访和应急事件的处理。

(二) 眼科日间手术的管理流程及内容

日间手术患者的管理分为入院前管理、住院管理、出院及出院后管理三部分(图 11-1)。

1. 入院前管理

(1)医生进行病种筛选,开具相应检查项目。

(2)患者完成术前相关检查。

(3)完成手术、麻醉术前评估,符合条件的患者预约入院。

(4)入院前宣教:疾病相关知识教育、健康教育、心理疏导、饮食指导、用药指导及手术注意事项的强化等。

(5)确认手术日期并通知患者入院。

2. 住院管理

(1)常规诊疗护理。

(2)手术前签署知情同意书等相关医疗文书。

(3)实施手术。

(4)对全身麻醉者,麻醉医生决定是否送麻醉恢复室,达到麻醉恢复标准后送回病房。

(5)术后病情观察与护理。

3. 出院及出院后管理

(1)出院评估:医生依据 PADS(Post Anesthetic Discharge Scoring,麻醉后出院评分)量表

（表 11-1），结合患者实际情况完成出院评估，符合出院条件者方可出院。

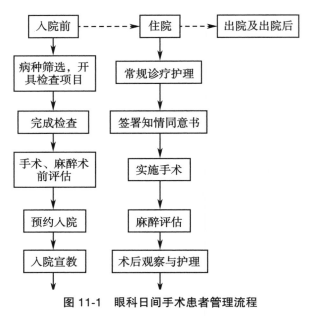

图 11-1　眼科日间手术患者管理流程

（2）出院指导：对患者进行出院指导及宣教。对出院后尚需治疗者，医生应开具治疗方案，以出院医嘱形式明确告知患者，患者理解并签字确认。

表 11-1　PADS 量表

出院评估标准	评分
生命体征	
血压与脉搏与术前基线比较 <20%	2
血压与脉搏与术前基线比较 20%~40%	1
血压与脉搏与术前基线比较 >40%	0
活动能力	
步态平稳，无头晕或接近术前的水平	2
活动需要帮助	1
不能走动	0
恶心呕吐	
轻度：口服药物可以控制	2
中度：需要使用肌内注射药物	1

续表

出院评估标准	评分
重点：需要反复用药	0
疼痛	
无疼痛或者轻微疼痛，可耐受	2
疼痛不能耐受	1
出血	
轻度：不需要更换敷料	2
中度：需要更换敷料 ≤ 2 次	1
重度：需要更换敷料 >2 次	0

注：满分 10 分，评分 ≥ 9 分患者可以出院。

二、眼科日间手术的护理流程与规范

(一)眼科日间手术病房管理的特点

1. 眼科日间手术快速、高效运作　眼科日间手术运作的特点是"短、快、多"，患者当天入院、手术、24 小时内出院，患者在医院接受医疗及护理服务的时间相对短。因此，眼科日间手术护理应使患者在住院期间的关键环节得到高质量、快速、优质的护理，并获取与疾病相关的自我护理知识和自我照护技巧，减轻担忧。护理管理起着重要的作用。

2. 眼科日间手术病房护理工作特点　眼科日间手术以老年人为多，患者的感觉与行动比较迟缓，很多患者合并高血压、糖尿病等全身病，对护理服务要求更高。护理工作要有前瞻性、预警性的护理思维、细节服务、沟通技巧、健康教育，前移后延的护理服务等。

(二)眼科日间手术护理流程与规范

眼科日间手术护理流程主要包括入院前的护理、住院护理和延续性护理。

1. 入院前护理的流程与规范(表 11-2)　眼科日间手术护理工作从专科医生在门诊筛选患者后开始。护士根据患者的病情、手术方式，安排患者有序地完成术前各项相关检查，向患者介绍疾病的相关知识，各项检查的目的、意义、配合方法，日间手术的流程等。认真查看患者的术前检查结果，如有异常及时向主管医生汇报并配合医生进行处理；根据医生、病房床位及手术室安排情况，与医生、患者共同商定手术日期并完成手术排期；向患者详细介绍术前注意事项，特别是全麻患者术前禁食禁饮的目的、重要性、时间，并做好心理疏导及安全指导等。

表 11-2　眼科日间手术入院前护理的流程与规范

护理流程	护理标准与规范	评价标准
接待患者	护士热情接待患者	热情接待
安排患者有序完成术前各项相关检查	1. 查阅患者门诊病历，了解患者的视力、眼压及泪道冲洗结果 （1）对低视力患者给予安全指导 （2）对眼压高的患者，了解患者有无眼痛、头痛等症状、是否使用降眼压药物，并立刻报告医生，按医嘱处理 （3）泪道冲洗结果有异常，及时报告医生 2. 安排患者有序、合理地完成术前全身检查及相关的眼科专科检查 （1）全身检查包括：血常规、尿常规、术前四项、凝血四项、生化七项、肝功两项、肾功两项、心电图、胸片 （2）眼科专科检查：根据疾病需要安排相关专科检查，如白内障手术患者包括 A 超、B 超、人工晶状体测量、角膜内皮镜检查、眼前节照相、前房深度等 （3）告知患者术前检查的流程 （4）告知患者术前检查的目的、意义、配合方法及注意事项 （5）对不配合检查的小孩遵医嘱使用水合氯醛，告知用药的目的，观察药物的作用及副作用 规范语言："您好！请问是来做术前检查的吗？""麻烦您把门诊病历……资料给我，请稍等""请问您吃早餐了吗？有无糖尿病、高血压……？"	服务到位；患者知晓术前检查的项目、目的、注意事项
健康宣教	1. 向患者及家属介绍疾病的相关知识、手术治疗的目的及意义 2. 术前用抗生素滴眼液点眼的目的及重要性，眼部用药的方法及注意事项 3. 注意保暖，预防感冒 4. 合并全身病患者坚持用药的意义	患者掌握宣教的内容
查看检查结果	认真查看各项检查结果，如有异常立即与主管医生联系，并配合医生进行处理	检查结果无漏项；异常结果汇报及时、处理及时
确定患者入院时间，予术前宣教	1. 根据医生、病房床位及手术室安排情况，与医生、患者共同商定手术日期并完成手术排期 2. 告知日间手术的流程 3. 向患者及家属进行术前宣教 4. 宣教办理入院手续的流程、日间病房制度、需准备的物品等 5. 全麻患者术前禁食、禁饮的目的及重要性，开始禁食、禁饮的时间 6. 安全指导与心理指导	患者清楚手术时间，掌握宣教的内容

　　2. 住院护理的流程与规范（表 11-3）　患者入院当天，管床责任护士按照手术方式查看术前检查结果是否齐全，检查结果是否正常，患者有无特殊情况，完成入院评估、个性化的入院宣教、术前宣教、术前准备，以最快的时间与患者进行有效沟通。

表 11-3　眼科日间手术住院护理的流程与规范

护理流程	护理标准与规范	评价标准
核对患者身份、佩戴手腕带	1. 管床责任护士热情接待患者及家属,核对、确认患者的身份 2. 协助患者佩戴手腕带,说明手腕带的作用及注意事项 规范语言:"您好,我是您的责任护士×××,请让我看一下您的(相关证件)好吗?" 规范语言:"您好,请问您叫什么名字? 我现在为您佩戴手腕带……"	核对规范;患者知晓手腕带的作用
入院护理评估与宣教	1. 术前检查项目是否齐全,检查结果是否正常 2. 入院评估 (1)患者年龄、职业、文化程度、视力、听力、智力、四肢活动情况,对治疗及护理的要求 (2)了解患者的现病史、既往病史、外伤史、过敏史,有无合并心血管疾病、呼吸系统疾病、糖尿病等病史。糖尿病和高血压患者的血糖和血压控制情况,在家遵医行为 (3)患者心理状态,家庭及社会支持情况 (4)眼部评估:评估视力、眼压、结膜有无充血和分泌物;泪道是否通畅,有无慢性泪囊炎;眼睑及周围皮肤有无感染灶等手术禁忌证 (5)全麻患者有无上呼吸道感染等全身麻醉禁忌证 (6)评估患者自理能力及有无潜在安全问题,对于存在风险的患者,护士必须强化安全意识,慎防患者跌倒、坠床、迷路、走失、突发严重的全身性疾病。向患者及家属进行安全指导并贴上防坠床 /防跌倒标识,制订合适的护理措施,提供安全防范措施 3. 入院宣教 (1)介绍主管医生和护士、病房环境、住院相关制度 (2)日间手术的流程 (3)安全指导:提醒患者注意住院期间的安全,保管好自身物品,防止跌倒、坠床等意外事件的发生 (4)饮食指导:告知患者住院期间的膳食安排,根据患者病情及营养状况给予相应的饮食护理 4. 安全指导与心理护理	态度和蔼;评估及时、全面、准确;患者知晓宣教内容
术前护理	1. 术前宣教 (1)检查患者个人卫生是否符合术前准备要求,贵重物品取下交家属保管(如戒指、项链等),活动性假牙取下并妥善保存 (2)告知患者术中配合方法及注意事项 2. 参与医生与患者的术前沟通,协助医生完成医疗文书的签署 3. 执行术前医嘱:如术前剪睫毛、结膜囊冲洗、散瞳 / 缩瞳、静脉用药等 4. 核对手术风险评估单、安全核查表、手术同意书、耗材同意书,确认患者和家属是否签字,如不齐全或患者未签字需补齐 5. 送患者到手术室手术 规范语言:"您好,我是您的管床护士×××,请问您叫什么名字? 我现在准备送您到手术室手术……"	病历资料齐全;术前准备符合规范

护理流程	护理标准与规范	评价标准
术后护理	1. 迎接术毕返回病房的患者,与手术室人员做好交接班 2. 询问患者的感觉,测量生命体征,评估患者,根据手术方式及术中情况制订护理措施 3. 饮食指导:术后进食半流质1天,避免吃带骨刺及难以咀嚼的硬性食物、刺激性食物;鼓励患者进食新鲜蔬菜、水果,保持大便通畅。对糖尿病患者给药糖尿病饮食,对高血压患者给予低盐低脂饮食 4. 病情观察:观察敷料有无松脱、移位、渗血、渗液;观察患者有无眼痛、头痛、恶心、呕吐;合并糖尿病、高血压患者应监测血压、血糖,以及患者的一般情况如精神、胃纳、睡眠等 5. 术眼保护:内眼手术后需加保护眼罩,避免碰伤术眼,避免头部用力、低头,不能用力挤眼 6. 体位:根据病种和手术方式按医嘱给予合适和舒适的体位 7. 书写护理记录并做好交接班 规范语言:"您好,我是您的管床护士×××,我现在跟您讲解手术后的注意事项……如有什么不舒服请及时告知我"	交接规范,病情观察及时,护理措施到位
出院指导	1. 术后宣教:向患者介绍术后注意事项,派发健康教育处方 2. 介绍办理出院结账相关手续,交代次日回院复查的时间及注意事项等 3. 指导患者眼部用药的方法,告知患者出院后遵医嘱用药的重要性 4. 指导眼部保护方法、饮食及作息注意事项,嘱合并全身病的患者坚持治疗或到综合医院诊治 5. 对出院后仍需坚持特殊治疗体位者,应向患者说明其必要性并指导患者坚持特殊体位的方法 6. 告知患者复诊的时间,预约挂号的方法,嘱患者出院后如有不适应随时返院复查 7. 征求患者及家属对医院护理工作的意见	患者(家属)掌握宣教内容
离院前评估	全麻患者按日间手术全麻患者离院评估单(框11-1)进行评估,局部麻醉患者出院前护理评估,包括: 1. 患者的精神状态 2. 生命体征 3. 有无眼痛、头痛、恶心、呕吐等 4. 敷料是否干洁、无松脱 5. 患者及家属是否掌握术后的注意事项及自我护理的方法 6. 有无家属陪伴	评估全面、及时,符合病情需要

框 11-1　日间手术全麻患者离院评估单

姓名:_____　性别:_____　年龄:_____　病区:_____　床位:_____　住院号:_____

术毕返回病房时间:_____　离院时间:_____

离院时:T:_____℃　P:_____次/min　R:_____次/min　BP:____/____mmHg

是否排尿:是/否　是否进食:是/否

患者敏觉和恢复定向力(时间、地点和人)

	医生评估	护士评估
1. PADS>9 分		
2. 得到离院书面指导和用药处方		
3. 患者愿意离院		
4. 有责任的护送者		

医生签名:_____　护士签名:_____

3. 延续性护理的流程与规范(表 11-4)　眼科日间手术患者由于住院时间短,手术当天离开医院,离院后的病情观察及自我照护需要患者或者家属完成,因此,延续性护理的落实对于日间手术患者的康复十分重要。开展日间手术病房应建立一套延续性护理的流程与规范,以保证手术效果及患者的安全。

表 11-4　延续性护理的流程与规范

护理流程	护理标准与规范	评价标准
制订回访标准内容	制订日间手术回访标准内容,包括: 1. 患者的基本信息(信息系统导出):姓名、性别、年龄、联系方式、过敏史、既往史、住院日期、主管医生、手术方式、出院情况等 2. 随访内容:患者术后自我感觉,有无眼部疼痛、畏光、流泪、眼部分泌物等,以及视力情况、是否需要特殊体位、能否坚持特殊体位、全身情况、是否遵医嘱用药、饮食、活动与休息、患者对住院护理工作满意度、是否按时回院复诊等 3. 健康指导:用眼卫生、眼部保护、用药护理、复诊指导、戴镜指导等 4. 患者的意见与建议	回访内容符合病情需要
责任护士进行回访	责任护士在回访系统按回访的标准内容对患者进行电话回访,并做好记录 语言标准:"您好,打扰了。我是××病区的护士××,请问您是××吗?您×月×日在我院做了××手术,现在想对您术后的情况进行回访,请问您现在是否方便接受回访呢?""请问您出院以后眼睛有没有感觉不舒服?……"	回访及时,能满足患者康复需要
质量监管	护士长定期对出院患者的随访情况进行督导,责任护士对患者出现的问题,能及时给予指导、处理、解决,详细登记并汇报,定期组织相关人员对出现的问题进行分析整改	回访措施落实,患者满意

三、眼科日间手术的护理质量管理

护理质量是医疗质量的重要组成部分,眼科日间手术的护理工作应以患者为中心,在保证患者安全的前提下提供全程优质护理服务。完善的眼科日间病房护理质量管理制度可预防或减少护理不良事件和护理差错的发生,保证日间手术患者的安全。

眼科日间病房的管理必须严格落实护理核心制度及护理常规,结合眼科日间手术的特点,制定一套日间手术管理制度与标准操作流程,使护理人员在工作中有章可循、职责分明、责任到人,确保各项护理工作落实到位,保证医疗安全。

1. 日间病房的护理工作制度与流程　应制定眼科日间手术的护理流程、身份识别制度、查对制度、交接班制度、预约回访制度、健康教育制度,各级人员的岗位职责与工作标准、各项应急预案等。

2. 日间手术病房护士的工作要求　眼科日间手术运作的特点是"短、快、多"。患者当天入院、手术、24 小时内出院,患者在医院接受医疗及护理服务的时间相对短。护理人员必须知识全面,沟通教育能力强,综合素质高,熟练掌握护理评估的技巧、眼科疾病护理常规及眼科各专科疾病的护理特点,才能为患者提供高质量、快速、优质的护理服务。因此,日间手术病房护士入岗前须经各专科的培训,考核合格后方可独立当班,如白内障日间手术病房的护士独立当班前须经过培训考核(表 11-5)。

表 11-5　白内障日间手术轮科护士独立当班评估表

考核日期	评估方法	评价内容	分值	扣分原因	得分	评价者
	技术要求	剪睫毛	3			
		结膜囊冲洗	5			
		测 NCT	4			
		手卫生	3			
		送手术	8			
	理论要求	各岗位的工作内容	12			
		人工晶状体的种类、特点	5			
		白内障术前常规检查有哪些项目及结果判断	6			
		特殊手术方式、特殊晶状体术前须做哪些特殊检查	5			
		术前核对病历资料的流程	6			
		术前检查结果异常的处理流程	5			
		白内障术前、术后护理	10			
		白内障患者术后健康宣教	7			
		白内障术后常见并发症及处理方法	10			

续表

考核日期	评估方法	评价内容	分值	扣分原因	得分	评价者
	理论要求	常用降眼压药物种类、用法、注意事项	8			
		哪些患者需术前30分散瞳,哪些患者术前不能散瞳	3			
护士独立当班前由护士长、组长、带教老师根据以上内容进行考核与评定,评分90分以上者,方可独立当班。						

3. 医护一体化管理　日间手术模式在实施过程中需要多学科、多部门的分工与合作,一切以"患者为中心"共同为日间手术患者提供全面、高质量的医疗服务,实行医护一体化管理,就是要为患者提供全程、连续、无缝隙的诊疗、护理服务。

4. 护理质量评价的内容与方法　为了保证眼科日间手术患者在较短的住院时间内得到及时、有效的护理,眼科日间手术病房成立护理质量管理小组,及时对护理质量进行监控,及时反馈督导结果,做到及时分析、及时整改,保证日间手术患者的安全。护理质量评价包括要素质量评价、过程质量评价、终末质量评价。

(1)以要素质量为导向的评价:以要素质量为导向的评价是以构成护理服务要素质量基本内容的各个方面为导向所进行的评价,日间手术病房以要素质量为导向的评价主要包括:

1)日间手术病房的环境,患者所处环境的质量是否安全、清洁、舒适。

2)责任护士的工作安排及业务技术水平是否合乎标准,是否选择恰当的护理工作方法,是否掌握患者的病情,制订的护理计划和采取的护理措施是否有效,患者的生理、心理、社会的健康是否得到照顾。

3)护理管理者(护士长)的组织协调是否有效。

4)日间手术病房的仪器、设备是否处于正常的工作状态。

5)护理文书是否完整、准确。

6)医院规章制度是否落实、后勤保障工作是否到位等。

评价的方法有现场检查、考核、查阅资料、业务查房等。

(2)以过程质量为导向的评价:以过程质量为导向的评价,本质是以护理流程的设计、实施和改进为导向对护理质量进行评价。日间手术病房以过程质量为导向的评价主要体现在:

1)日间手术病房的护理流程:患者入院评估—术前准备—手术—术后护理—出院宣教及健康指导—延续性护理的流程是否合理,是否能够为患者提供全程、连续的优质护理服务。另外,还有责任护士对日间手术患者入院评估的准确性,对跌倒/坠床高风险患者的评估,制订的护理措施是否符合患者个性化需要(特别是低视力患者的护理措施),以及医嘱执行是否及时、准确等。

2)日间手术病房的护士配置及排班:日间手术病房的护士配置及排班是否可以发挥护士的最大潜能,达到高效率、高质量的运作模式。

3)操作技术质量控制:日间手术病房的快速运作更需要护士具备熟练的护理操作技能。

护士长及高级责任护士(组长)定期对不同层级的护士进行基础护理技术操作、专科护理技术操作、急救技能、护理评估技能、健康宣教技能及各种应急处理能力的考核、评估,根据考核结果进行有针对性的培训,不断提高日间手术病房的护理质量。

4)手术感染的控制:手术感染控制是日间手术病房管理的重要内容之一。日间手术患者在院时间短,存在围术期感染的潜在风险。因此,术前眼部抗生素的规范使用、患者术前的个人卫生、围术期医护人员的无菌操作、无菌物品的管理、术前术后的卫生宣教、术后规范用药等是控制日间手术感染的重要环节。护理质量管理小组制定日间手术病房医院感染管理检查的内容(表 11-6)并定期进行检查,对检查结果进行总结分析,提出整改措施。

以过程质量为导向的评价方法主要包括现场检查、考核及资料分析。

表 11-6 眼科日间手术病房医院感染管理检查记录表

检查项目	检查方法	检查日期	检查结果	执行者	检查者
1. 严格执行无菌操作技术规程	抽查 1 项无菌技术操作				
2. 严格遵守消毒隔离制度,消毒剂必须在有效期内使用,启开的消毒剂注明开启日期,不合格产品不得使用	抽查 5 件使用中的消毒剂				
3. 医疗器械、三面镜、房角镜等诊疗用品一用一消毒或灭菌,使用后应密闭送供应室处理,如有明显血迹应立即冲洗,再密闭保存	查看现场				
4. 日间病房单位的终末消毒处理符合规范要求	抽查 1 名卫生员或 1 名护士				
5. 常见的传染病及眼部感染性疾病的相应隔离措施、消毒隔离原则及方法,隔离标志使用正确	抽查 1 名护士				
6. 手术前后眼部用药符合消毒隔离原则并告知患者。手术后术眼不能使用术前开启的眼部用药	抽查 1 名护士				
7. 诊疗环境整洁,诊疗仪器洁净。严格遵守病区保洁制度,清洁用具分区使用,标识清楚,不在病房、走廊内清点污衣	查看现场				
8. 正确使用标本运送箱,每周清洗消毒,有记录,被血液等污染时随时清洗消毒	查看现场,查阅记录				
9. 无菌物品专柜放置,环境清洁干燥,按有效期顺序摆放;无过期物品	查看 10 件无菌物品				

续表

检查项目	检查方法	检查日期	检查结果	执行者	检查者
10. 医疗废物分类,使用符合标准的包装袋或容器;传染病患者产生的所有废物用双层黄色医疗废物袋包装,及时密封。存放点有明显标志,每天清洁消毒,有记录。交接废物按规定有完整记录	查看现场,查阅记录				
11. 治疗室、配药室、检查室、日间病房应每季度对空气做生物学监测,结果超标时有原因分析及改进措施。紫外线灯有使用记录,每半年有紫外线灯管强度监测。监测方法正确、有记录,并及时将结果报告医院感染管理科	查阅记录				

(3)以结果质量为导向的评价:以结果质量为导向的评价是对患者最终的护理效果的评价,主要是从患者的角度进行评价,主要有:健康教育知晓率、患者对护理工作的满意度、手术感染率、出院患者回访率、高危患者入院评估率、患者复诊的依从性、护理不良事件发生数、患者投诉数、护患纠纷发生次数等。以结果为导向的评价方法主要为现场检查、考核、问卷调查、资料分析、医院信息系统提取等。

护士长定期召集护理质量管理小组成员针对问题进行讨论、分析,采用现代化管理方法、工具,制定切实、可行、有效的整改措施,组织人员分工落实并告知日间病房全体护理工作人员,积极调动护理人员对护理管理工作的积极性,全面进行护理质量持续改进,有效提高日间手术病房的护理质量。

第十二章 护理信息管理

第一节 护理信息管理概述

一、护理信息管理相关概念

1. 护理信息　是指在护理活动中产生的各类情报、信息、数据、指令、报告等,是护理管理中最活跃的因素。

2. 护理信息系统　是利用信息技术、计算机技术和网络通信技术对护理管理和业务技术信息进行采集、存储、处理、传输、查询,以提高护理管理质量为目的的信息系统,是医院信息系统的一个重要子系统。

3. 护理信息管理　是为了有效地开发和利用信息资源,以现代信息技术为手段,对医疗及护理信息资源的利用进行计划、组织、领导、控制和管理的实践活动。简单地说,护理信息管理就是对护理信息资源和信息活动的管理。

4. 护理信息学　是一门整合护理科学、计算机科学和信息科学的新兴交叉学科,以信息化的手段在整个护理业务范畴内管理临床业务数据、患者的信息反馈、护理资产信息以及其他相关内容。通过信息的收集、信息数据的获取、转换、传输、处理和控制的综合功能帮助医生、护士、患者本人和其他保健服务人员决策,帮助护理人员提高问题的分析能力,提高研究和持续改进水平。

二、护理信息的特点

1. 生物医学属性　护理信息主要是与患者健康有关的信息,因此具有生物医学属性的特点,在人体这一复杂的系统中,由于健康和疾病处于动态变化的状态,护理信息具有动态性和连续性。

2. 复杂性　护理工作与医疗、医技、药技、后勤等部门紧密联系,信息数据量非常大,另外可能因为医生的习惯、采用的语言不同,病历、医嘱、处方书写时可能是中文、英文、拉丁文等不同文种或几种文字的混合,因此,护理信息具有复杂性。

3. 相关性强　护理信息大多是由若干信息变量构成的信息群,如分级护理质量指标、护理安全指标都是由一组相互作用的信息提供的。

4. 随机性大　在日常护理工作中,患者的病情变化和医嘱的修改随机性大,医院内的突发事件难以预料,因此,护理信息的产生、收集、处理随机性很大。

5. 质量要求高　护理信息直接关系到患者的安全与健康,因此,对其准确性、完整性、可靠性有非常高的要求,这也是开展护理信息管理的重要价值和必要性所在。

三、护理信息的分类

医院的护理信息种类繁多,主要分为护理业务信息、护理科技信息、护理管理信息和护理教育信息。

1. 护理业务信息　主要是来源于临床护理活动中的信息,这些信息与患者直接相关,如入院信息、出院信息、患者的一般信息、医嘱信息、护理文件信息等。

2. 护理科技信息　包括院内护理科研计划、论文、著作、成果、学术活动等,护理技术资料,开展新业务新技术资料等。另外还包括国内外护理新进展新技术、护理科研成果、学术活动等。

3. 护理管理信息　护理管理信息与护士直接相关,如护士的技术档案、护士排班、护士考勤、护士奖惩情况、护理管理制度、护理工作计划、护理会议记录、护理质量评价等。

4. 护理教育信息　包括护士业务学习、护理查房,护士层级培训计划、培训内容、考核成绩及试卷等,三基培训计划、培训内容、考核成绩等,进修护士管理资料等。

第二节　护理信息标准化

护理信息化与护理信息化标准是医院信息化的重要组成部分。

一、护理信息标准化相关概念

1. 护理信息化　是医院信息化的重要组成部分,医院信息系统利用电子计算机和通信设备,为医院所属各部门提供对患者诊疗信息和行政管理信息的收集、存储、处理、提取及数据交换,满足所有授权用户功能需求的信息系统。医院信息系统既支持医院的行政管理与事物处理业务,又支持医务人员的临床活动,并收集和处理患者的临床医疗信息。简单地说,护理信息化就是利用现代网络技术、计算机技术、通信技术等,对护理工作进行信息化处理和应用的统称。

2. 护理信息化标准　参照有关定义,可以解释为在护理工作中,为获取最佳秩序,经研究制定并由公认机构批准,共同重复使用的护理信息化工作规范性文件,包括护理术语标准化、护理工作流程标准化、护理数据标准化等。

3. 护理信息化标准的作用 主要体现在对管理工作和技术文档等所有过程和结果的规范性表达上,没有标准就没有信息交流的条件,就不可能实现信息的共享,标准化是信息化的基础。

二、护理信息化标准建设的必要性

医院是关乎患者生命的地方,现有的医院信息系统(Hospital Information System,HIS)对医院护理信息的支持多数仅限于对临床护理中医嘱的处理和出入院患者一般信息的处理,已明显暴露出不能适应目前医院护理工作发展的弱点。护理需要的大量临床信息的采集、处理不仅需要计算机等硬件的支持,而技术标准更是关键——护理信息表达内容及方式、护理工作流程、护理病历格式内容等都需要统一的标准作基础才能发挥正常的作用。在相关护理软件和系统"各自为政"的现状下,所有用户都是根据自身情况定制和开发应用系统,市场开发上的培育相对薄弱,系统的维护、升级都没有保障。技术标准的缺失造成行业上应用的所有系统缺乏推广前景,同时也很难有较长的生命周期。

信息技术的发展要求必须进行信息标准化建设,包括术语、编码的标准化、接口的标准化等,它是信息共享的基础,是国家基础信息库建设的保证,进行相关国际标准的制定更是我国在国际竞争中获取主动权的关键环节。如果没有信息的标准化,就会导致一个个信息孤岛的出现。因此,护理信息化标准研究迫在眉睫。

三、护理信息标准化的构成

护理信息标准化是本学科现代化的基础性工作,是制定、贯彻、修订学术标准的有组织活动的全过程。主要包括:

1. 护理学信息内容标准化 一是理论标准化;二是操作规范信息化;三是应用现代管理理论和方法,建立护理学术管理规范和流程。

2. 护理学信息管理指标体系的建立 护理学科信息管理指标体系是在"标准"的指导下,根据信息管理的目标要求,对相应信息管理系统中的每个管理"项目"进行概念的界定,确立其内涵"信息"之间的关系,并把所有的"信息项"依据其自身的作用和相互间的关系,按一定的逻辑层次关系进行归纳整合所形成的一个信息项集合。

3. 护理专业信息分类与编码 在护理信息化标准的基础文档中明确了护理管理和护理业务所涉及的概念性定义、操作标准、定量以及定性的描述,要将这些内容输入数据库进行管理,还要进行必要的编码。编码时可参考有关行业标准执行。

第三节 护理信息系统

护理信息系统是医院信息系统的重要分支,利用计算机及网络设备为临床护理提供信息,收集、存储、提取、转换信息,满足临床护理工作和护理管理工作的需求。

一、临床护理信息系统

临床护理信息系统覆盖护士日常工作中所涉及的所有信息处理的内容,可进行医嘱处理、收集护理资料、制订护理计划、实施患者监控等。

(一)临床护理信息系统的内容

1. 住院患者信息管理系统　主要功能是患者基本信息和出入院信息的管理。患者办理入院手续后,患者信息在护士工作站电脑终端显示,患者到病区报到后可显示出一览表、床头卡等相关信息。医生录入医嘱后,随着医嘱自动修改护理级别、饮食等;并与药房、收费处、病案室、统计室等相应科室共享,有利于患者的动态管理,又节约护士的工作时间。

2. 住院患者医嘱处理系统　医生在电脑终端录入医嘱,护士通过工作站核实医生下达的医嘱,无疑问确认后即可产生各种执行单、医嘱单等;确认领取当日、明日药后,药房自动产生请领总表及患者个人明细表,药费自动与收费处联网入账;住院费、护理费、治疗项目按医嘱自动产生费用。

3. 住院患者药物管理系统　病区电脑终端设有借药及退药功能,在医嘱更改、患者出院时可及时退药,并根据患者用药情况设有退药控制程序,避免人为因素造成误退、滥退药。

4. 住院患者费用管理系统　根据录入的医嘱、诊疗、手术等情况,可随时统计患者在住院整个过程中的费用使用情况;以及病区的费用管理信息:科室在某一时间段的入、出院情况,各项收入明细、比例,有利于调整费用的结构,达到科学管理。

(二)临床护理信息系统的应用

1. 护理电子病历　护理电子病历是将计算机信息技术应用于临床护理记录,以提高效率、改进护理质量为目的的信息系统,是电子病历的重要组成部分,是协助护士对患者进行病情观察和实施护理措施的原始记录。其属于护理文书,具有举证作用,应有严格权限及安全控制。护士需用用户名及密码登录,护士只能修改自己的记录,护士长、质控护士可以修改所管护士的护理记录。

护理电子病历包括电子体温单、首次护理评估单、一般护理记录单、风险评估单、健康教育执行单、健康教育处方、病区护理交接记录单等项目,能够根据相应记录生成各类图表。可与HIS、各种仪器无缝链接,使用PDA、移动工作站、蓝牙技术等进行信息的自动读取和传输。

护理电子病历软件对电子病历的书写时限、书写质量进行事前提醒、事中监督、事后评价的全过程实时监控,为护理病历质量控制提供安全、方便、快捷、有效的管理途径。

2. 移动护士工作站　移动护士工作站采用无线网络、移动计算机、条码及自动识别等技术,充分利用HIS的数据资源,将临床护理信息系统延伸到患者床旁。通过移动护士工作站可以进行确认患者身份,查询与统计患者信息,生命体征的实时采集,医嘱查询、执行与统计,检验标本的采集、校对、查询结果,给药管理,患者护理过程的记录及护理工作量的统计,护理质量查房移动记录等,既保证患者得到及时恰当的处理,又降低了医疗事故率,对于提高患者医疗安全、推动医院信息化建设起到了重要的作用。

3. 条形码 条形码是将宽度不等的多个黑条和空白,按照一定的编码规则排列,以表达一组信息的图形标识符。其主要用于临床检验、放射科、物资管理、病案管理、财务管理等方面。护理信息系统主要用于标本采集、配液系统(输液贴、输液卡)、灭菌物品跟踪系统、耗材管理系统等。

二、围术期信息管理系统

围术期信息管理系统实现了手术患者身份识别的闭环管理和手术环节的可追溯性,保证患者安全,执行手术患者的精细化管理。围术期信息管理系统通过扫描患者手腕带的条形码(二维码)实现两个不同系统的信息自动核对。手术环节的追溯分为无菌物品使用的追溯、术中重点环节的实时记录、患者家属查询手术进程三部分。通过无菌包标签条码与患者手腕带的绑定实现追溯,保证患者的安全,提高工作效率,为医院的精细化管理提供便利;家属通过二维码可以查询患者的手术进程,提供人性化服务。

围术期信息管理系统包含医生下达医嘱,护士确认医嘱信息,患者离病房前身份核查,入手术室的身份核查,三方(手术医生、麻醉医生、巡回护士)核查,无菌物品使用的闭环管理,回病房后的身份核查等。

三、回访管理系统

回访管理系统利用电信科技和互联网信息技术,涵盖患者信息管理、回访管理、回访统计等,提高医院医前医后服务质量,变"被动服务"为"主动服务",不断挖掘医院服务潜能,进一步规范医疗服务行为,提升医院服务功能和服务水平。回访系统一般包括:

1. 患者信息管理 从 HIS、电子病历等系统自动导入患者的信息。

2. 回访管理 包括根据病种设计的随访内容及随访间隔时间,系统根据随访计划每天自动提醒随访。

3. 回访统计 对随访情况进行自动统计。

4. 反馈管理 记录患者的反馈信息,方便医务人员处理。

5. 通信管理 支持软件拨号、耳麦通话、电话录音、自动保存记录。

四、护理管理信息系统

护理管理信息系统包括护理人力资源管理、护理质量管理、不良事件上报、护理教学信息化管理系统等。

1. 护理人力资源管理 护理人力资源管理系统主要包括护理人力资源的配置、护士排班、护士的调配、护士的培训与考核、护士岗位管理及护士科研管理等。通过护理人力资源管理系统,护理部、护士长可以实时了解护士的上岗情况,根据不同护理单元的实际工作量进行护士的弹性调配。也可以通过统计护理工作量、岗位风险系数、患者满意度及科研教学等综合指标进行护士的绩效考核,实现护理人力资源的科学管理。

2. 护理质量管理 护理质量管理系统主要包括护理单元的护理质量管理、护理风险动态评价、护理文书书写质量监控、专科护理质量管理等。各医院根据实际情况将护理质量的关键要素制定护理质量考核与评价标准,建立数据库,护理部、护士长、质控人员通过护理质量管理系统完成信息的存储、分析与评价。

3. 不良事件上报　护理不良事件是指医疗流程或者医护措施导致的具有高风险或非预期的患者伤害。做好不良事件的及时上报、分析、整改,杜绝不良事件的发生是医疗安全的重要保证。通过护理不良事件上报系统,鼓励临床护士积极主动、及时、自愿上报不良事件,护理管理者通过对不良事件发生的原因、过程及结果进行分析,制定有效、可行性强的整改措施,从而减少不良事件的发生;同时可对改进措施的落实进行追踪评价、完善护理记录、对患者进行动态病情观察等,以减轻患者的伤害,保证患者的安全。

4. 护理教学信息化管理　护理教学信息管理主要包括护理医学生的动态管理档案系统、在线考试系统、教学检查管理系统等。

1. 孙永正 . 管理学 . 2 版 . 北京 : 清华大学出版社 , 2007.
2. 吴欣娟 , 王艳梅 . 护理管理学 . 4 版 . 北京 : 人民卫生出版社 , 2017.
3. 王兴鹏 . 医院全质量管理——理论与实践 . 上海 : 上海交通大学出版社 , 2016.
4. 马仁杰 , 王荣科 , 左雪梅 , 等 . 管理学原理 . 北京 : 人民邮电出版社 , 2013.
5. 石振武 . 道路经济与管理 . 武汉 : 华中科技大学出版社 , 2007.
6. 吴素虹 . 临床眼科护理学 . 北京 : 人民卫生出版社 , 2007.
7. 张幸国 , 王临润 , 刘勇 . 医院品管圈辅导手册 . 北京 : 人民卫生出版社 , 2012.
8. 何金爱 . 护理专案改善方法与案例 . 广州 : 暨南大学出版社 , 2015.
9. 彭刚艺 , 陈伟菊 . 护理管理工作规范 . 广州 : 广东科技出版社 , 2011.
10. 吴素虹 . 眼科手术配合技巧 . 北京 : 人民卫生出版社 , 2014.
11. 吴素虹 . 眼病家庭康复宝典 . 北京 : 人民卫生出版社 , 2016.
12. 吴素虹 . 眼的奥秘与呵护 . 北京 : 人民卫生出版社 , 2016.
13. 吴素虹 . 临床眼科护理指引 . 广州 : 广东科技出版社 , 2010.
14. 吴素虹 . 临床眼科护理工作标准操作程序 . 广州 : 广东科技出版社 , 2014.
15. 许玉华 . 医院医疗质量标准化管理手册 . 北京 : 人民卫生出版社 , 2017.
16. 宋瑰琦 , 秦玉霞 . 三级综合医院评审护理质量管理指导 . 合肥 : 中国科学技术大学出版社 , 2012.
17. 马洪升 . 日间手术 . 北京 : 人民卫生出版社 , 2016.
18. 张洪君 , 成守珍 . 临床护理与管理信息化实践指南 . 北京 : 北京大学医学出版社 , 2016.
19. 董建成 . 医学信息学概论 . 北京 : 人民卫生出版社 , 2010: 89-90.
20. 周保利 , 英立平 . 临床路径应用指南 . 北京 : 北京大学医学出版社 , 2007.
21. 王磊峰 . 泪腺腺样囊性癌的研究现状 . 眼科研究 , 2007, 25 (6): 477-480.
22. 国家卫生和计划生育委员会 . 医院消毒供应中心 第 1 部分 : 管理规范 : WS 310. 1—2016. 北京 : 中国标准出版社 , 2016.
23. 国家卫生和计划生育委员会 . 医院消毒供应中心 第 2 部分 : 清洗消毒及灭菌技术操作规范 : WS 310. 2—2016. 北京 : 中国标准出版社 , 2016.
24. 卫生部 . 医疗机构消毒技术规范 : WS/T 367—2012. 北京 : 中国标准出版社 , 2012.
25. 郭莉 . 手术室护理实践指南 (2019 年版). 北京 : 人民卫生出版社 , 2019.
26. 卫生部 . 医院感染管理办法 : 卫生部令 (第 48 号).(2006-07-06)[2021-12-01]. http://www. nhc. gov. cn/cms-search/xxgk/getManuscriptXxgk. htm ? id=185161dcd46d4ffca7a6cc95bf0232ca.
27. 国家卫生健康委员会 . 三级医院评审标准 (2020 年版) 实施细则 .(2021-10-21)[2021-12-01]. http://www. nhc. gov. cn/yzygj/s7657/202110/b9fceda937184f259ecae7ece8522d24/files/e50177be353c4d5aa2679-

16ebab25694. pdf.

28. 卫生部 . 医院手术部 (室) 管理规范 (试行): 卫医政发〔 2009 〕90 号 .(2009-09-18)[2021-12-01]. http:// www. nhc. gov. cn/wjw/ywfw/201306/4cb8bcbf4b4e497099b2021c8fbd1492. shtml.

29. 佚名 . 手术部医院感染预防与控制技术规范 (征求意见稿)// 中国医院协会医院感染管理专业委员会 . 中国医院协会第十三届全国医院感染管理学术年会论文汇编 .[出版者不详], 2006: 474-479.

30. 住房和城乡建设部，国家质量监督与检验检疫总局 . 医院洁净手术部建筑技术规范：GB 50333— 2013. 北京：中国建筑工业出版社 , 2014.

31. 卫生部 . 医院空气净化管理规范：WS/T 368—2012. 北京：中国标准出版社 , 2012.

32. 国务院 . 医疗废物管理条例 (2011 修订).(2018-08-30)[2021-12-01]. http://www. nhc. gov. cn/fzs/s3576/ 201808/e881cd660adb4ccf951f9a91455d0d11. shtml.

33. 卫生部 . 医疗卫生机构医疗废物管理办法：卫生部令第 36 号 .(2003-10-15)[2021-12-01]. http://www. nhc. gov. cn/fzs/s3576/201808/fb4c9e59b0cf45c3843ad585b30b0c6d. shtml.

34. 国家环境保护总局，国家质量监督检验检疫总局 . 医疗机构水污染物排放标准：GB 18466—2005. 北京：中国环境科学出版社 , 2005.

35. 卫生部 . 血源性病原体职业接触防护导则：GBZ/T 213—2008.(2009-09-23)[2021-12-01]. http://www. nhc. gov. cn/wjw/pyl/200909/42930/files/f3beee0e56424ad1b7f5d09380155e73. pdf.

36. 卫生部 . 医院隔离技术规范：WS/T 311—2009.(2009-12-01)[2021-12-01]. http://www. nhc. gov. cn/wjw/ s9496/200904/40116/files/3f2c129ec8d74c1ab1d40e16c1ebd321. pdf.

37. 全国医用临床检验实验室及体外诊断系统标准化技术委员会 . 医用一次性防护服技术要求：GB 19082—2009. 北京：中国标准出版社 , 2009.

38. 环境保护部 . 排污许可证管理暂行规定：环水体〔 2016 〕186 号 .(2016-12-23)[2021-12-01].   https:// www. mee. gov. cn/gkml/hbb/bwj/201701/t20170105_394012. htm.

39. 国家卫生和计划生育委员会 . 医疗机构环境表面清洁与消毒管理规范：WS/T 512—2016. 北京：中国标准出版社 , 2016.

40. 卫生部 . 外科手术部位感染预防与控制技术指南 (试行): 卫办医政发〔 2010 〕187 号 .(2010-11-29) [2021-12-01]. http://www. gov. cn/gzdt/2010-12/14/content_1765450. htm.

41. 国家卫生健康委员会 . 医务人员手卫生规范：WS/T 313—2019.(2019-11-26)[2021-12-01]. http://www. nhc. gov. cn/wjw/s9496/202002/dbd143c44abd4de8b59a235feef7d75e/files/6a3e2bf3d82b4ee8a718dbfc-3cde8338. pdf.

42. 国家卫生和计划生育委员会 . 医院医用织物洗涤消毒技术规范：WS/T 508—2016. 北京：中国环境科学出版社 , 2016.

43. 国务院 . 医疗器械监督管理条例：中华人民共和国国务院令第 650 号 .(2014-04-23)[2021-12-01]. http:// www. nhc. gov. cn/fzs/s3576/201404/54d4a75edd924124abf7864055e55e34. shtml.

44. 卫生部 . 医疗机构传染病预检分诊管理办法：卫生部令第 41 号 .(2005-02-28)[2021-12-01]. http://www. nhc. gov. cn/fzs/s3576/201808/8851566b12454d5e9c6dd41d782b1c37. shtml.

45. 国家卫生和计划生育委员会 . 消毒产品卫生安全评价规定：国卫监督发〔 2014 〕36 号 .(2014-07-09) [2021-12-01]. http://www. nhc. gov. cn/cms-search/xxgk/getManuscriptXxgk. htm ? id=9798bda61e9b4b028a-679d2c9b9a3202.

46. 国家卫生和计划生育委员会 . 消毒产品卫生监督工作规范：国卫监督发〔 2014 〕40 号 .(2014-07-09) [2021-12-01]. http://www. nhc. gov. cn/cms-search/xxgk/getManuscriptXxgk. htm ? id=4589fe96f3c148f8bf4-6bfac345c9b35.

47. 国家卫生和计划生育委员会 . 消毒管理办法 .(2018-06-04)[2021-12-01]. http://www. nhc. gov. cn/cms-search/xxgk/getManuscriptXxgk. htm?id=047c54980196495ab95856cc4839f3cc.